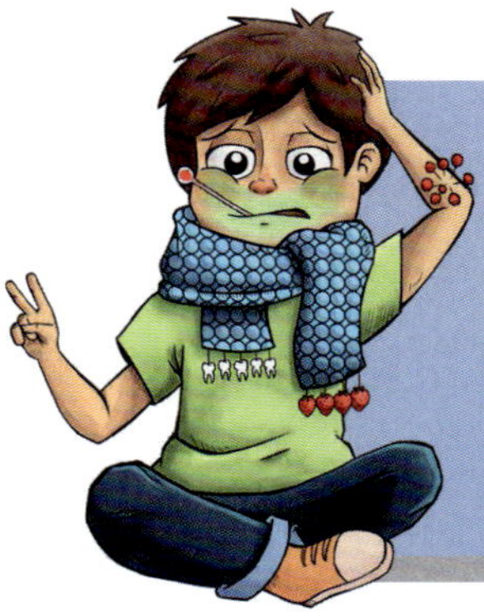

Pädiatrie
S. 12

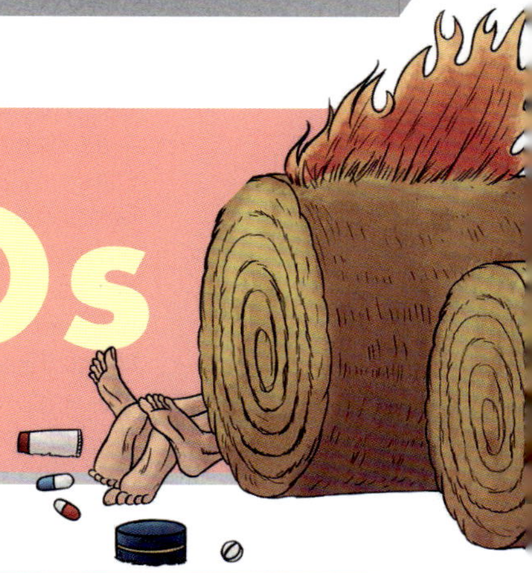

STDs
S. 82

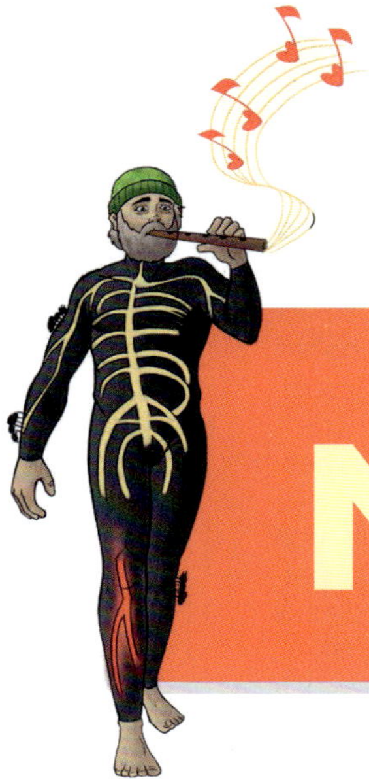

NEUROLOGIE
S. 124

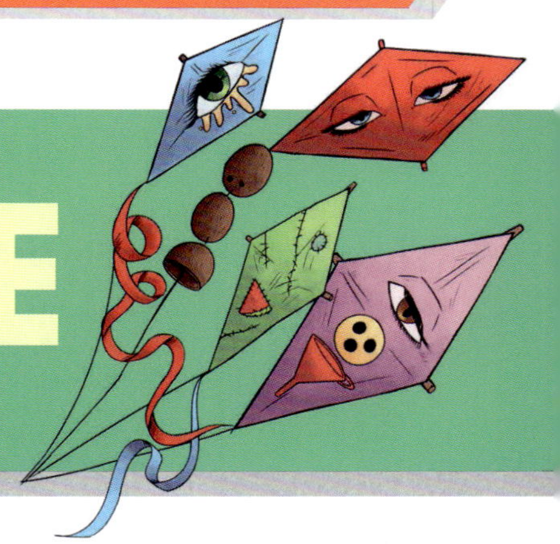

AUGE
S. 162

Viel Spaß beim Merken!

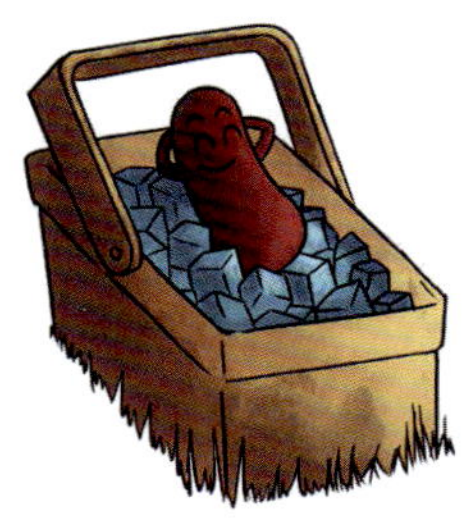

Und endlich wuseln sie auf dem Papier, die Erreger.

Vorwort

Dies ist die zweite Auflage von Band1. Wir freuen uns über die viele positive Rückmeldung, die Zusendung von Verbesserungsvorschlägen und haben einige orthografische Schnitzer beseitigt.
Dies ist das Buch, mit dem wir gerne im Studium gelernt hätten. Das Kreieren der Bildideen, die Literaturrecherche, das Zeichnen, der Zuwachs an Wissen – all das war eine intensive, starke Zeit. Diese Bild- und Wissenswelt mit angehenden und fertigen Medizinern zu teilen, war eine große Motivation. Denn es erforderte so einiges am Fleiß und Durchhaltevermögen. Uns alle begeistert die Möglichkeit, clevere, didaktische Kniffe mit ansprechenden Grafiken zu verbinden. So freuen wir uns jetzt, dieses Werk zu präsentieren. Auf dass es gefalle und bilde.

Uns von Meditricks eint eine Vision

Mit dem richtigen Lernmedium kann jeder medizinisches Wissen meistern und behalten.
Wir, das Team Meditricks, sind eine neugierige, lernbegeisterte Gemeinschaft kreativer Köpfe. Wir haben einen hohen Anspruch an Inhalt, Technik und Visuelles. Zusammen arbeiten wir unaufhörlich daran, unser Konzept für Dich zu verbessern. Dies erreichen wir durch gegenseitiges Fördern und Fordern, Helfen und Unterstützen; durch konstruktives, persönliches Feedback und weil uns dieses Projekt eine Herzensangelegenheit ist.

Dein Team Meditricks

Das Kleingedruckte
Die Angaben in diesem Buch ersetzen natürlich nicht die eigenständige, kritische Recherche. Die Anwendung des hier dargestellten Wissens erfolgt auf eigene Gefahr des Lesers. Wir übernehmen auch keine Haftung für Inhalte hier enthaltener Links (das Web ändert sich ja schließlich alle paar Minuten).

Fehler
Auch Mediziner sind Menschen, auch Mediziner machen Fehler. Dies zuzugeben haben wir leider noch nicht ausreichend gelernt (Mediziner und Menschen). Etwaige Fehler in diesem Werk bitten wir uns zu melden. Danke.

Das Politische
Unsere Bilder arbeiten mit Assoziationen, unsere Assoziationen vielfach mit Stereotypen. Diese sind in keinster Weise gewählt, um Personen zu diskreditieren. Wir suchen nach den besten, allgemeingültigen Assoziationen, denn: Unser Ziel ist es, Wissen effektiv und nachhaltig zu vermitteln, damit Mediziner/innen ihre Patientinnen und Patienten besser behandeln können.
Auch aus diesem Zweck haben wir versucht, mit gängigen Stereotypen zu spielen, sie umzukehren, sie auch für den Aha-Effekt zu durchbrechen. Sollte uns dies nicht immer gelungen sein, sollte sich jemand verprellt fühlen, so bitten wir dies zu entschuldigen – es war keine böse Absicht.
Weitere Informationen zu unserem Umgang bezüglich Gleichberechtigung und Diversität: **meditricks.de/diversitaet**

Kontakt
Wir freuen uns über kritische Rückmeldung, Anregungen, Meldungen über Fehler und Schnitzer; über Interessierte, die bei unserem Projekt als Ideengeber, Grafiker, Sprecher oder Multiplikator mitwirken wollen: **kontakt@meditricks.de**

Konzept, Vorlayout, Koordination
Paul von Poellnitz
Michael Seifert

Layout
Maximilian Henning
Jenny Groten
Paul von Poellnitz, Michael Seifert, Johanna Sophie Ellensohn

Bildideen und Recherche
Julia Arhelger
Kristina Kaeppel
Johanna Sophie Ellensohn
Paul von Poellnitz, Michael Seifert, Philine Wetzel, Larissa Schenk, Luisa Burkhard, Bianca Hennies, Franziska Lindner, Alexandra Euler, Friederike Selbach, Sebastian Haag, Vanessa Naßhan, Sarah Schlaffer, Anja Mentzel, Jessica Kowalski, Jeremy Rott

Zeichnungen
Giulio Maria de Matteis, Berlin/Italien/Frankreich/Portugal
Raffaela Raab, Paul von Poellnitz, Jessica Kowalski, Sophia Hörmann, Ricarda Breer, Claudia Klein, Christian Schlee, Michael Seifert, Sebastian Haag, Johanna Sophie Ellensohn
Aufbereitung für Illustration: Paul von Poellnitz, Steffen Reimers, Iva Nedveda, Michael Seifert

Illustration, Grafik
Diego Jose Carballo Guillen, El Salvador
Sehreen Shahzad, USA/Pakistan
Cvek, Serbien

Buchtexte
Miriam Seifert
Paul von Poellnitz

Lektorat
Miriam Seifert
Sabine Weber
Johanna Sophie Ellensohn
Florian Hagenbourger, Sophia Hörmann, Ricarda Breer, Anna Schulze Entrup, Eva Ausbüttel, Maximilian Henning

Überarbeitung 2. Auflage
Laura Steuer, Johanna Sophie Ellensohn

2. Auflage

Printed in Germany
Gereift unter der Sonne Freiburgs
ISBN 978-3-94686-22-0

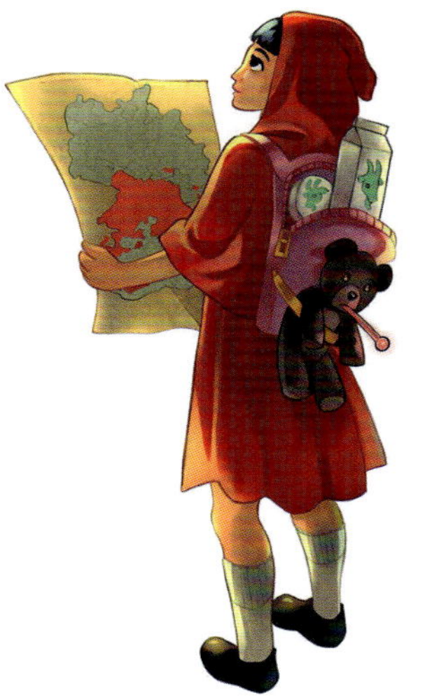

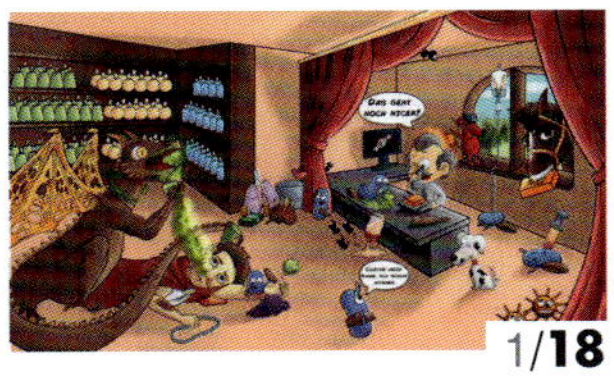
1/18

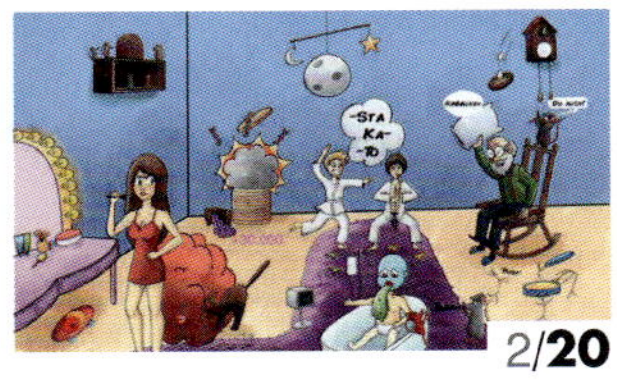
2/20

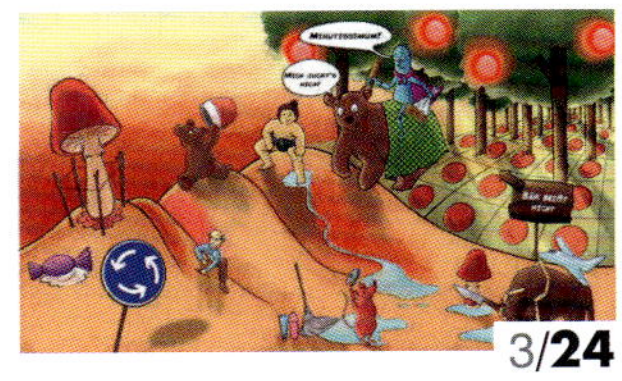
3/24

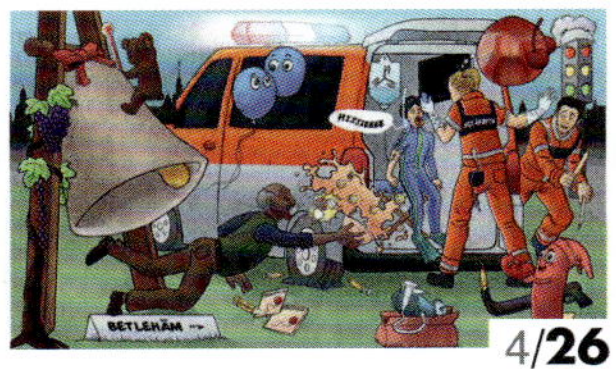
4/26

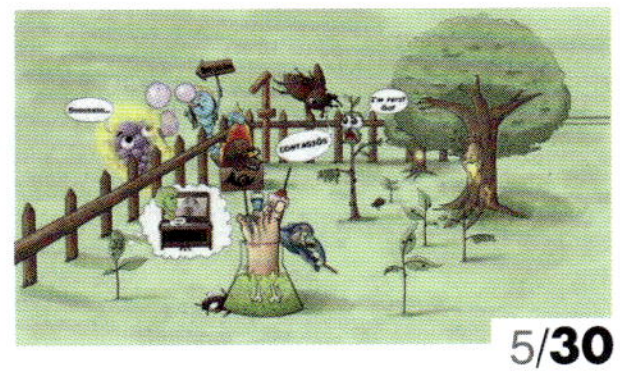
5/30

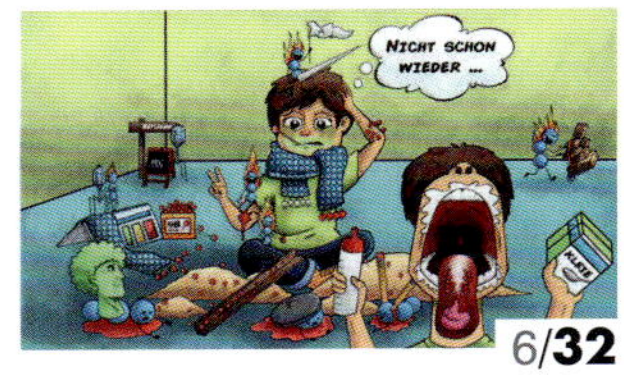

6/32

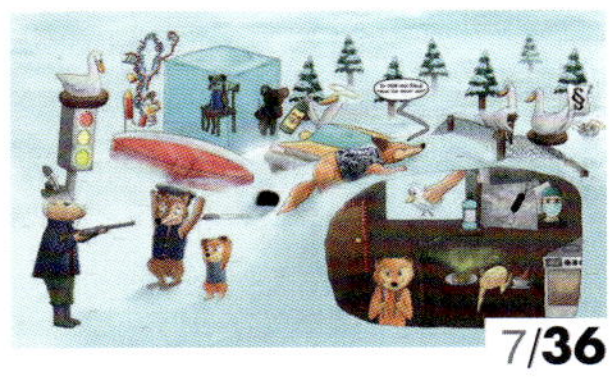
7/36

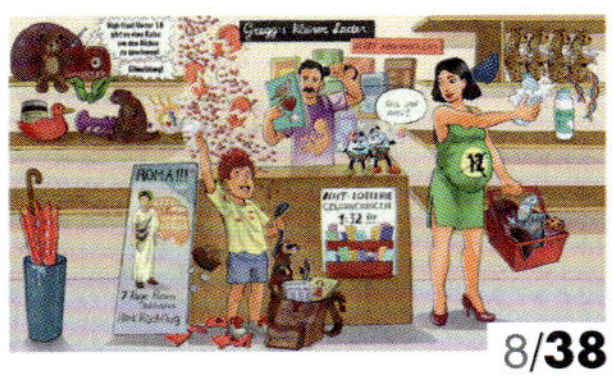
8/38

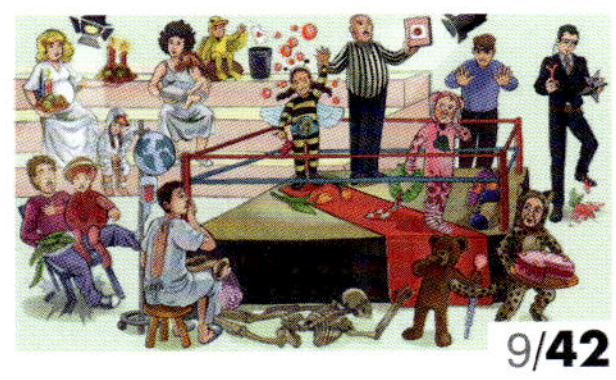
9/42

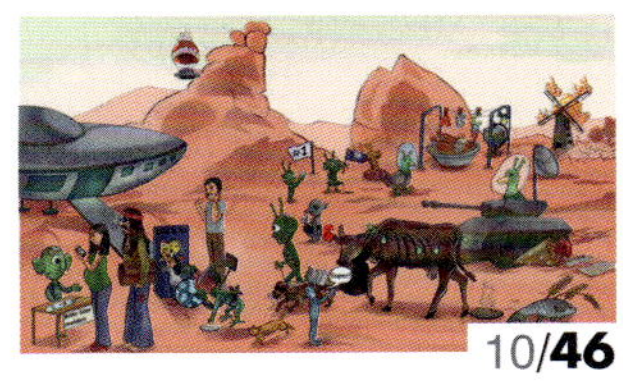
10/46

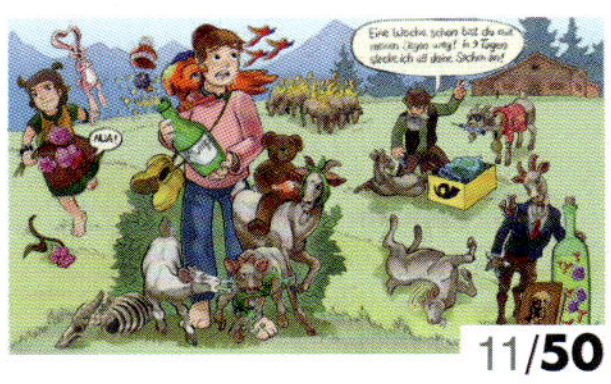
11/50

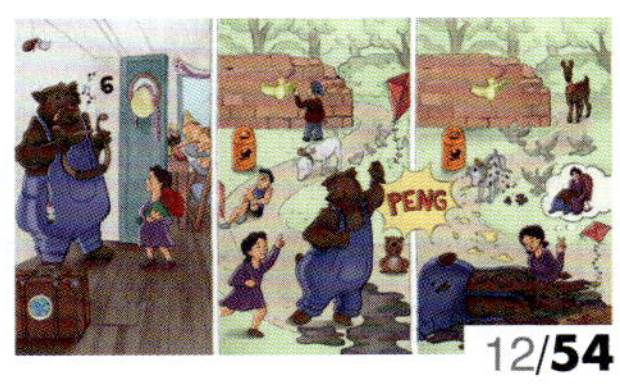

12/54

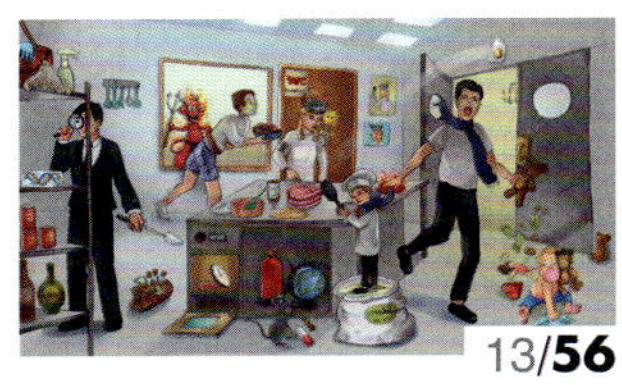
13/56

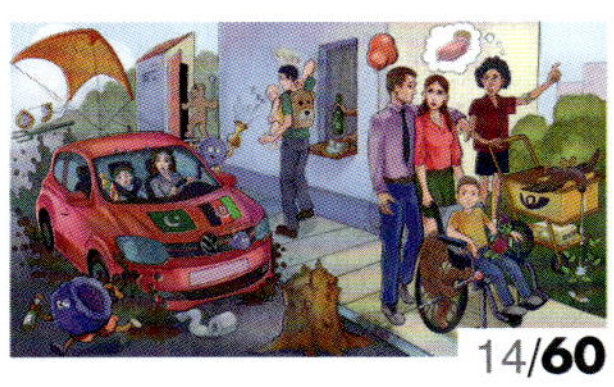
14/60

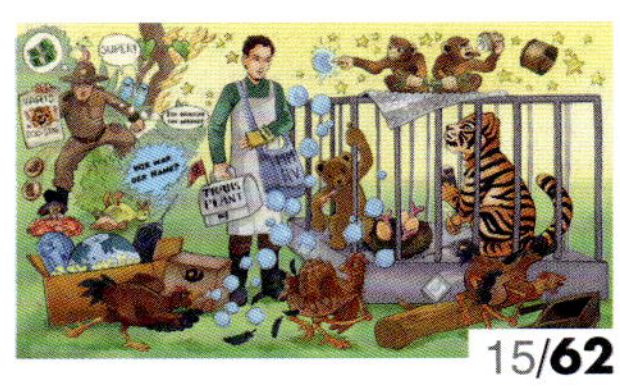
15/62

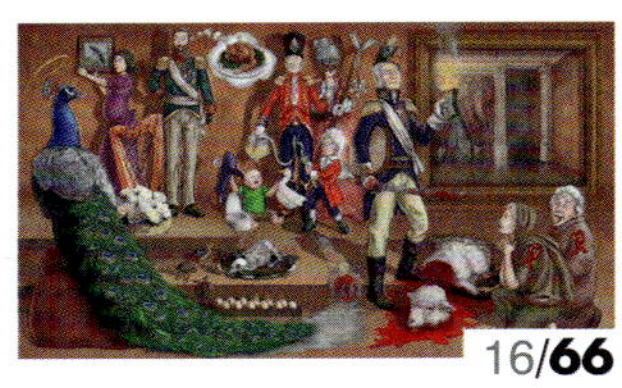
16/66

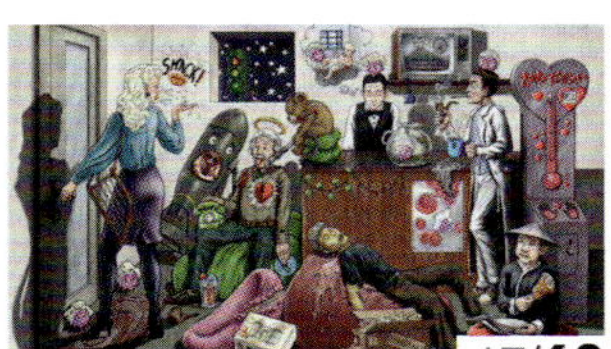
17/68

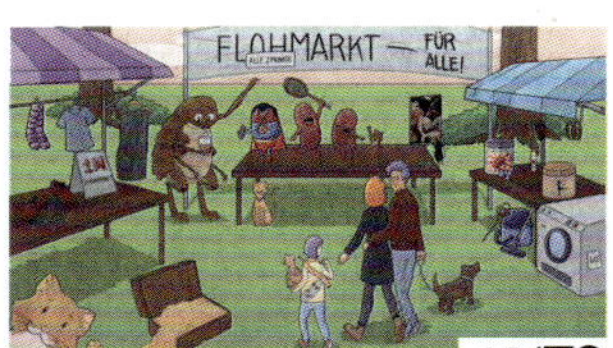

18/72

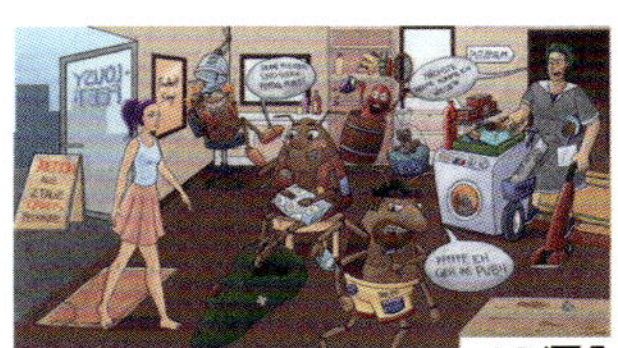
19/74

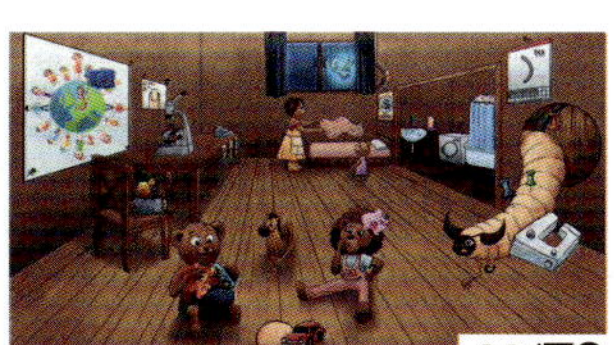
20/78

STDs 82

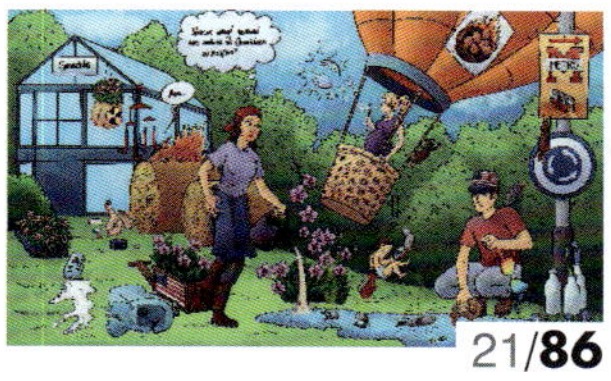
21/86

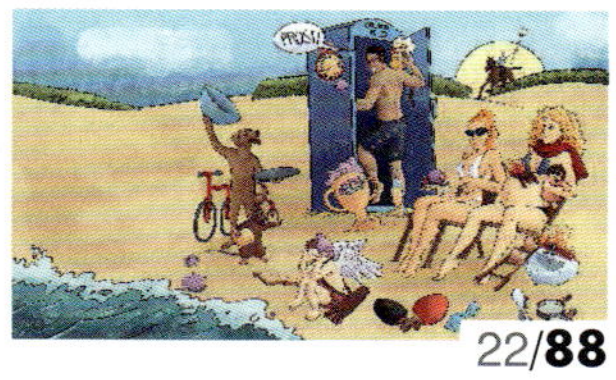
22/88

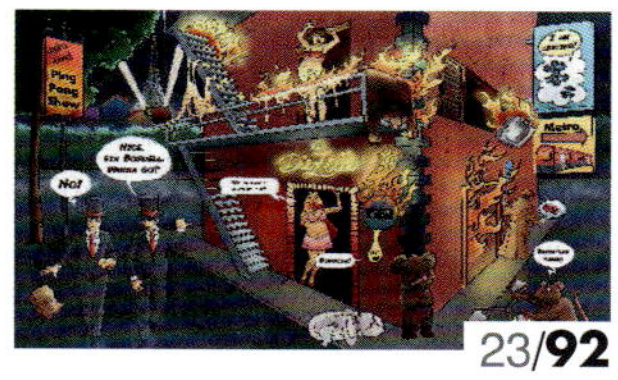
23/92

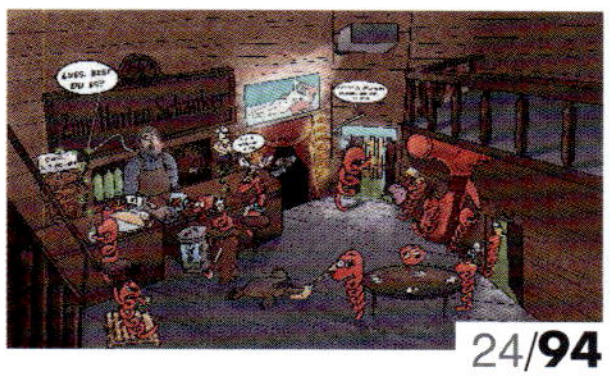
24/94

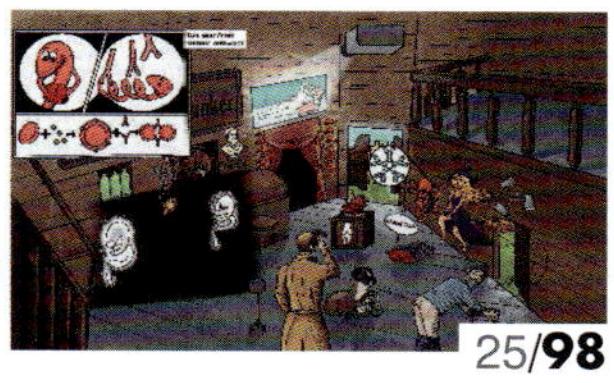
25/98

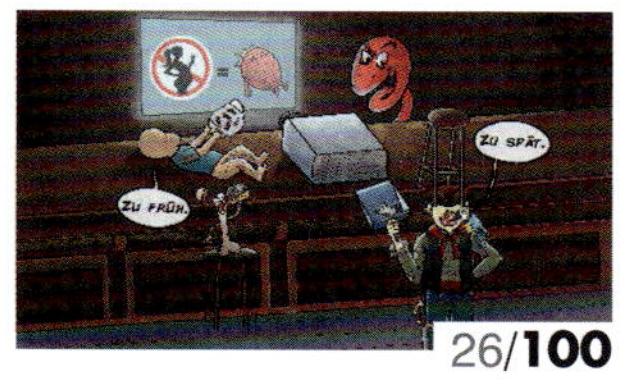
26/100

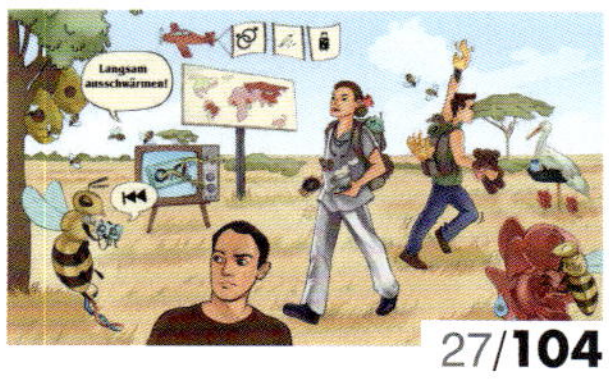
27/104

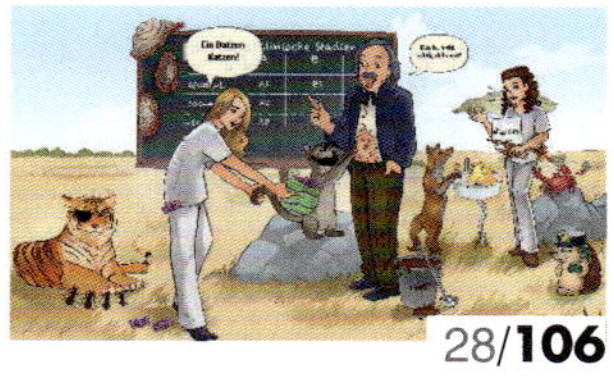
28/106

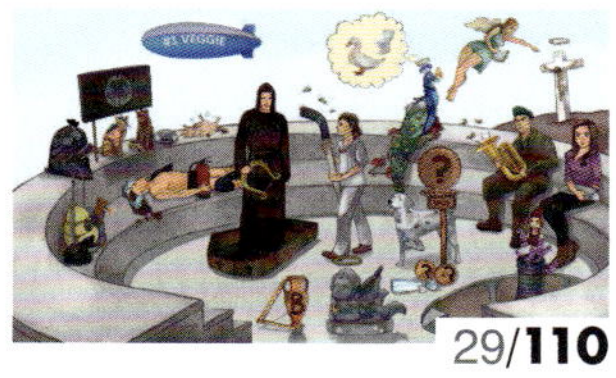
29/110

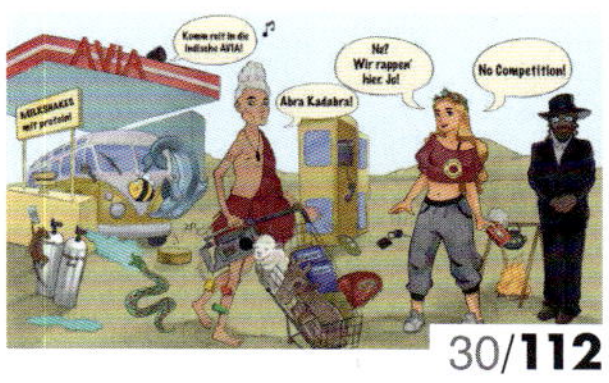
30/112

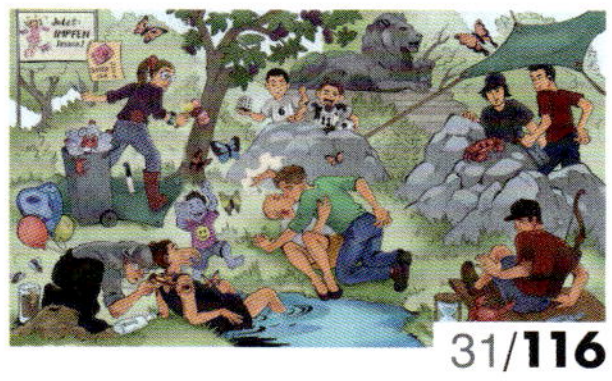
31/116

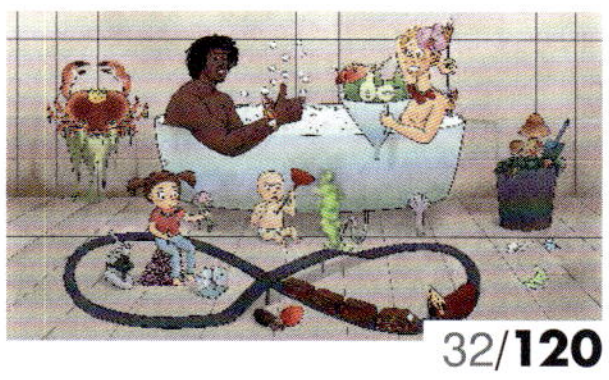
32/120

NEUROLOGIE 124

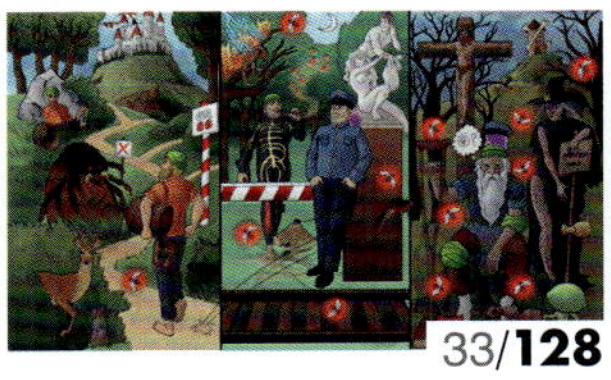
33/128

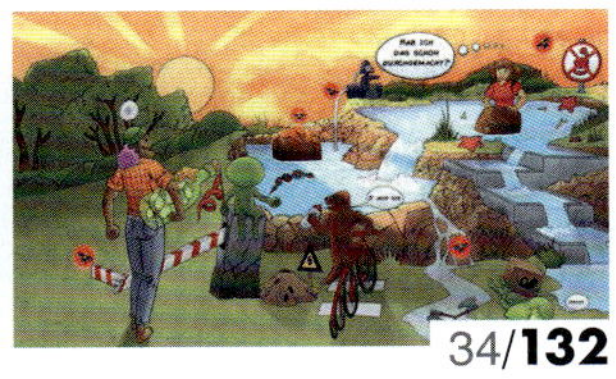
34/132

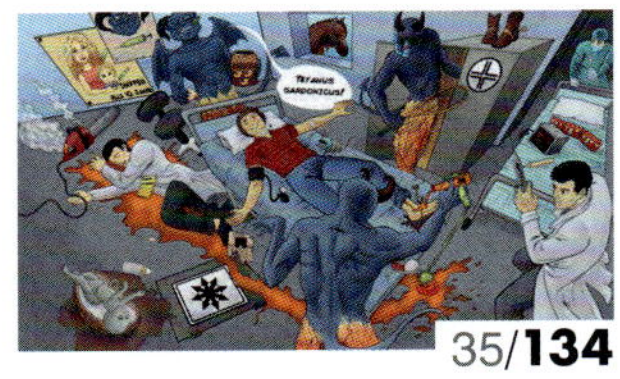
35/134

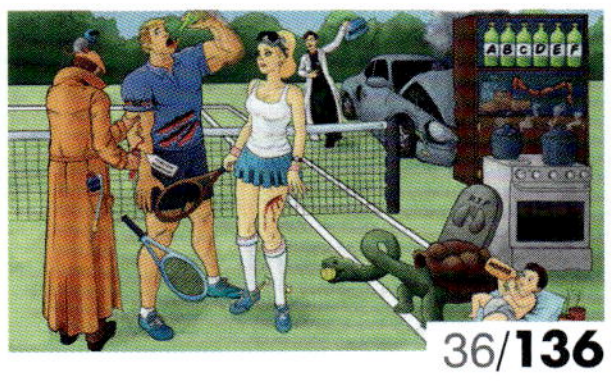
36/136

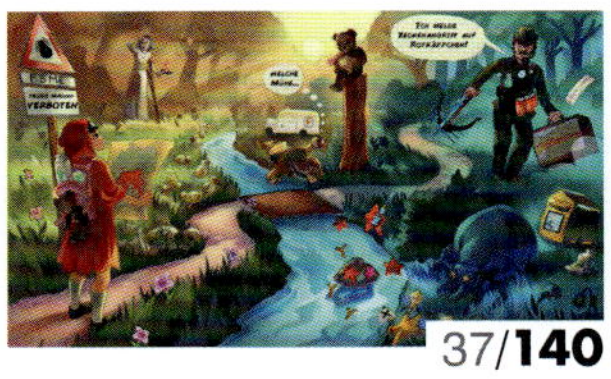
37/140

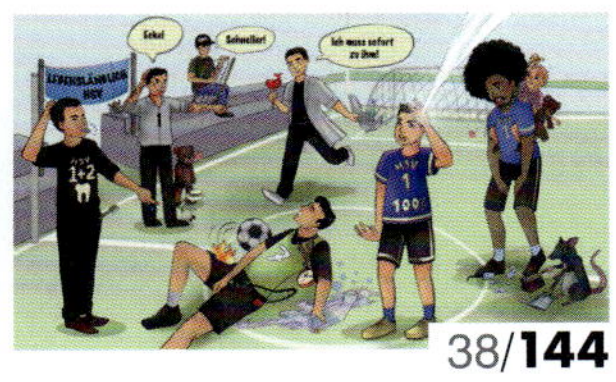
38/144

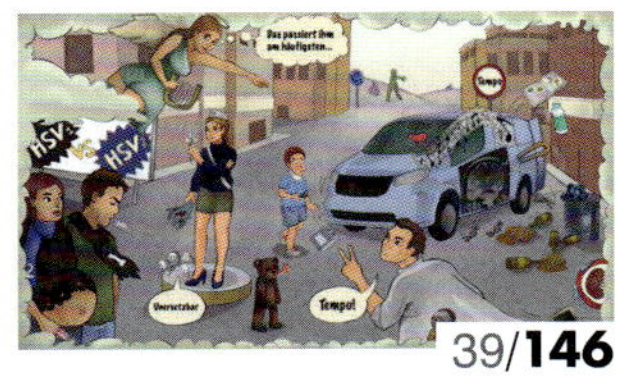
39/146

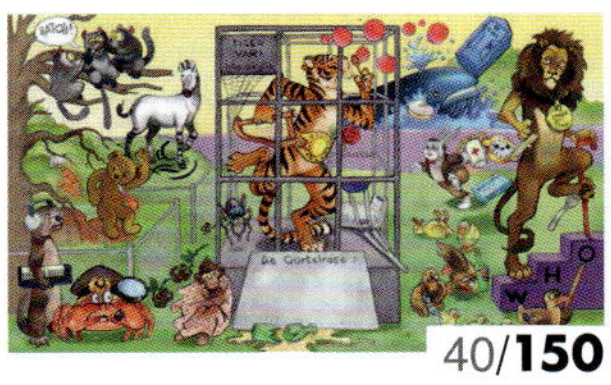
40/150

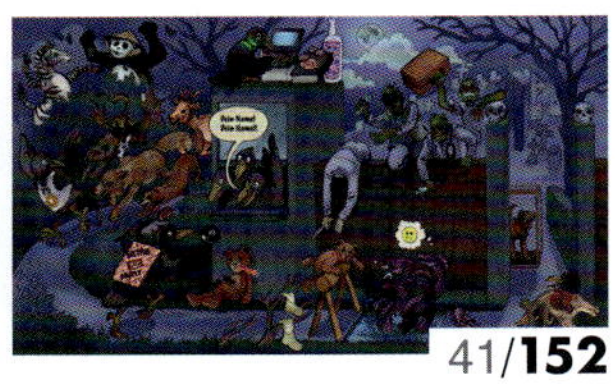
41/152

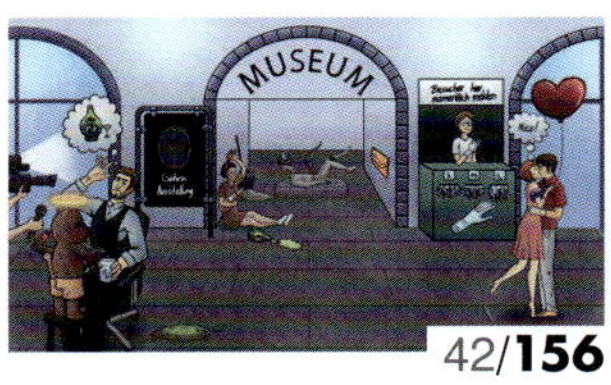

42/156

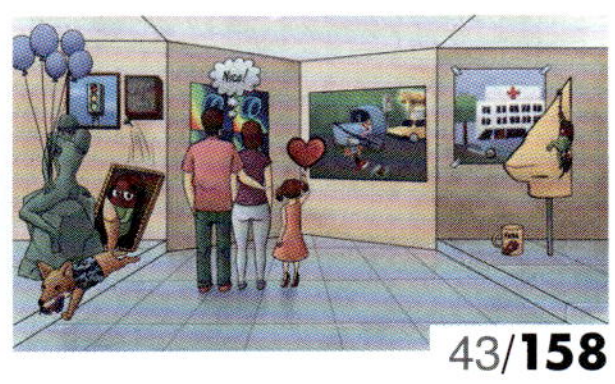
43/158

AUGE 162

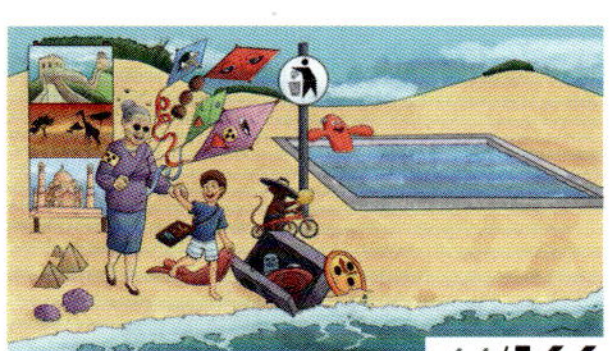
44/166

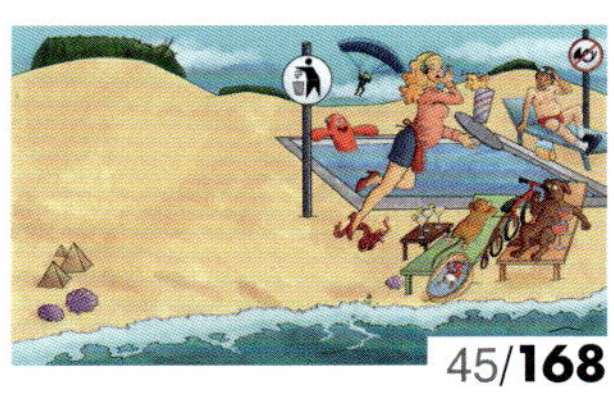
45/168

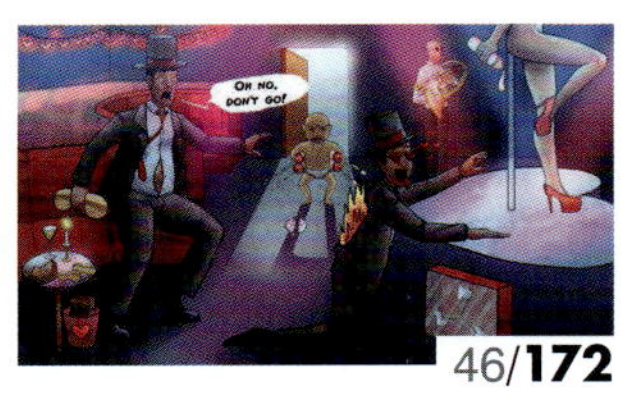
46/172

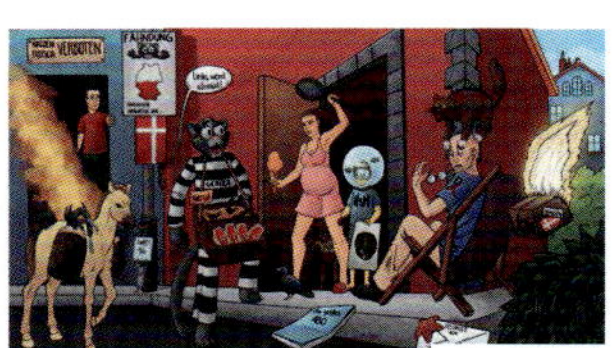
47/174

QUELLEN

In dieses Buch sind diverse Quellen eingeflossen: eigene klinische Erfahrungen, das Wissen von Kollegen, Kommilitonen und aus den Vorlesungen unserer Heimat-Universitäten.
Neben Internetrecherchen, bei denen wir zumeist auf Artikel der unterschiedlichen Fachgesellschaften zurückgegriffen haben, sind als unsere vorrangigen Quellen jedoch zu nennen:

UpToDate
www.uptodate.com

AMBOSS
www.amboss.miamed.de

Robert-Koch-Institut
www.rki.de

Gerd Herold: Innere Medizin
www.herold-innere-medizin.de

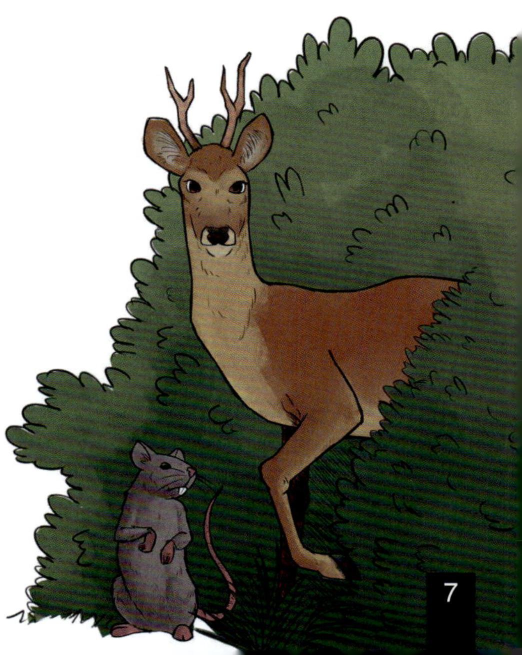

KLINISCHE EINTEILUNG

Anleitung und Einleitung

TITEL DES MEDITRICK

Einstein an der Tafel

MERKBILD

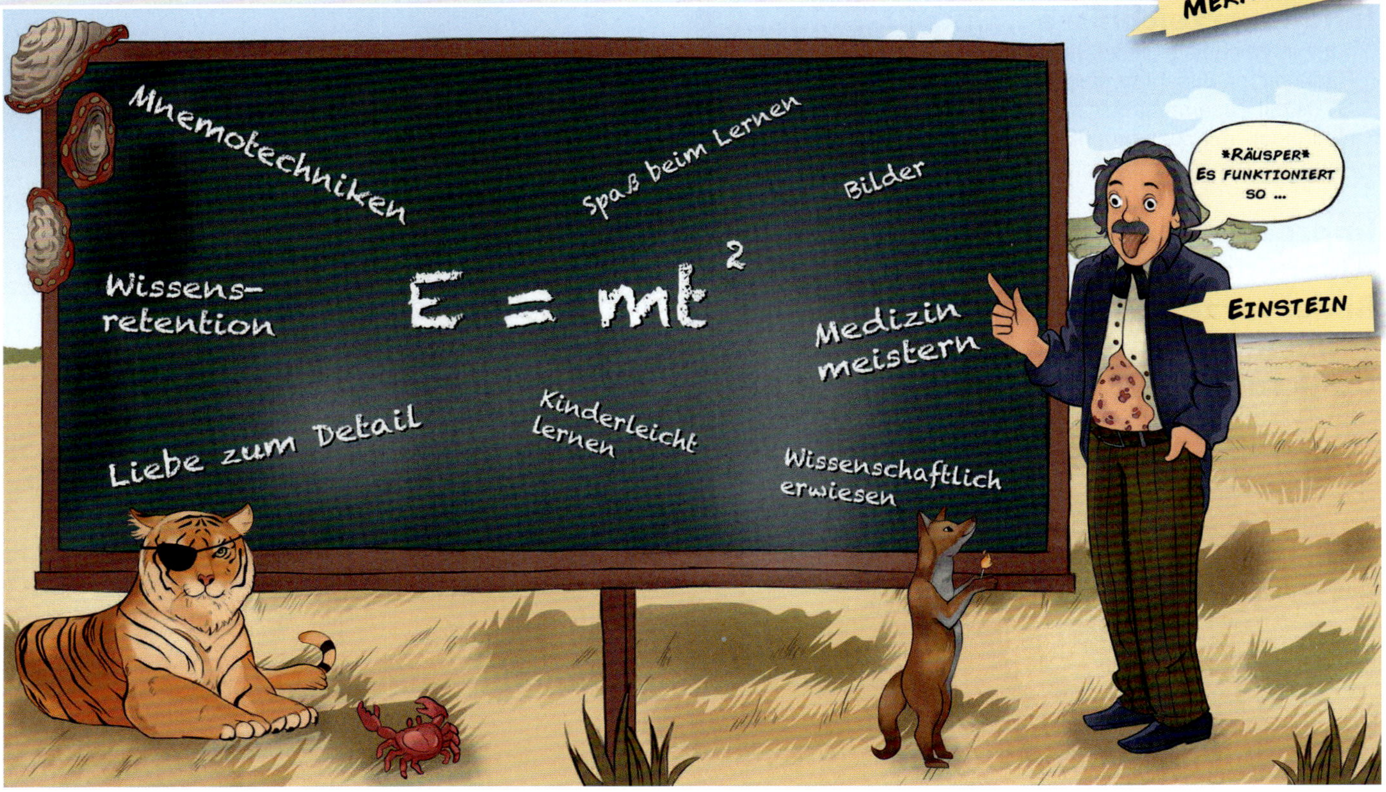

Hier erzählen wir in blau die Geschichte zu jedem Meditrick. Die Geschichte soll dabei nicht nur unterhalten. Sie erleichtert es, sich in die Szene zu versetzen und stimuliert das episodische Gedächtnis. Handlungsstränge prägen sich besonders gut ein und erlauben zeitliche Abfolgen (bspw. Antikörpertiter im Verlauf) besser zu erinnern.

Allgemein

In den grauen Boxen erklären wir nach und nach den Meditrick. Wir nehmen das Bild auseinander und erklären es Fakt für Fakt, Figur für Figur und Objekt für Objekt. Daher erklären wir Dir jetzt, warum Einstein glaubt, dass Energie gleich Meditricks zum Quadrat ist.

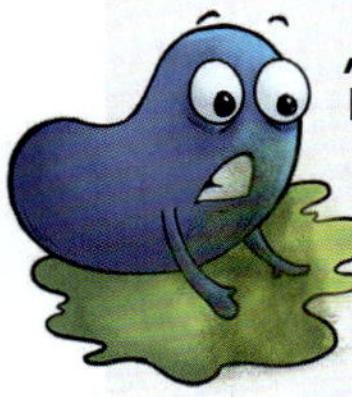

„Habt Ihr Drogen genommen?"

Diese Frage wird uns immer wieder gestellt, wenn wir Leuten erzählen, was all die Figuren auf unseren Bildern bedeuten. Und an dieser Stelle möchten wir sagen: *„NUR KÖRPEREIGENE!"*

Warum machen wir dann diese bunten, oft abgefahren Bilder? Weil wir im eigenen Studium bis in den ärztlichen Beruf hinein von dieser Art des Lernens profitiert haben. Und: es sind **wissenschaftlich gut belegte Methoden**! Zuerst können wir ja erzählen was hinter den Grafiken steckt und dann die Wissenschaft dahinter erläutern.

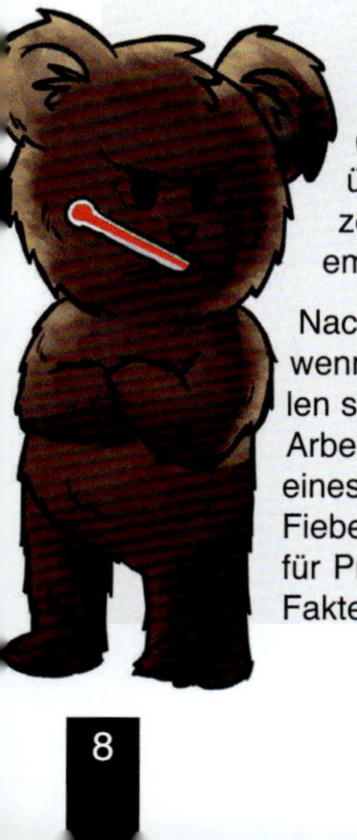

Was sind Meditricks?

Kurz gesagt, sind Meditricks **Mnemotechniken** (Merkhilfen oder Eselsbrücken). Wir gehen dabei über die klassischen Merksprüche hinaus und nutzen weitere Techniken, Sinneskanäle und setzen auf emotionale Aktivierung.

Nach dem ersten Durchblättern diesen Buches – oder wenn Du unsere Videos schon kennst – wird Dir aufgefallen sein: Meditricks arbeitet mit Assoziationen. Der erste Arbeitsschritt für Meditricks ist die gründliche Recherche eines Themas, z.B. einer Erkrankung wie dem Drei-Tage-Fieber. Wir selektieren Fakten und Informationen, die für Prüfungen und die klinische Tätigkeit relevant sind; Fakten und Informationen, die man wissen sollte.

Vorteil von Assoziationen und Bilder

Zu all diesen Fakten finden wir **Assoziationen**, die wir uns möglichst bildhaft vorstellen können. Die Assoziationen basieren oft auf der Phonetik (Klangähnlichkeit) der Fakten. Campylobacter wird bei uns zum campenden Bäcker. Danach verknüpfen wir die Assoziationen in einer kleinen Geschichte: Der campende Bäcker hat Berufsverbot wegen seiner Diarrhoe bekommen und geht mit seiner Familie in den Urlaub (Berufsverbot, u.a. in der Gastronomie bei Erkrankung). An das Gesamtbild, das dabei entsteht, erinnert man sich nochmals besser, als die bloße Geschichte.

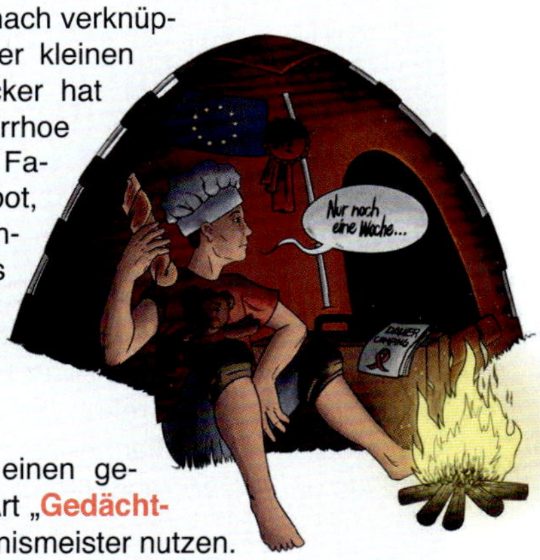

Ein Ort für Dein Wissen

Hinzu kommt, dass die Bilder einen geschlossenen Raum bilden, eine Art **„Gedächtnispalast"**, wie ihn auch Gedächtnismeister nutzen. Bei uns geht es aber nicht um die Zahl Pi, sondern um Medizin. Dieser Raum dient Dir dazu, Fakten zu einem Thema schneller hervorzuholen (zu rekrutieren), wenn Du sie brauchst, da sie an einem Ort sind – in der Prüfung, am Patientenbett. Dein Wissen wird extrem konkret organsiert, anstelle lose und wenig verknüpft im „**Wissensnetz**" zu schwimmen, der Gesamtheit Deines Wissens zu einem Thema (V. Birkenbihl). Speaking of Wissensnetz: Unsere Assoziationen arbeiten mit Inhalten, die bereits in Deinem Gehirn vorhanden sind (Konzept Bäcker). Neues Wissen wird fester ergänzt. So lassen sich auch komplizierte Namen auf Anhieb besser merken (Thiopurin-Methyltransferase...).

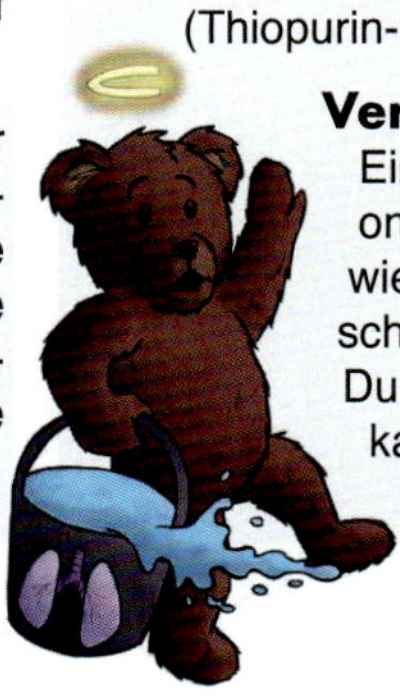

Vernetzung zwischen Meditricks

Ein weiterer Vorteil ist, dass sich Assoziationen in den einzelnen Meditricks wiederholen. Den Heiligenschein für die Meningitis findest Du in diversen Meditricks und kannst so schneller und effizienter lernen. BÄMM!

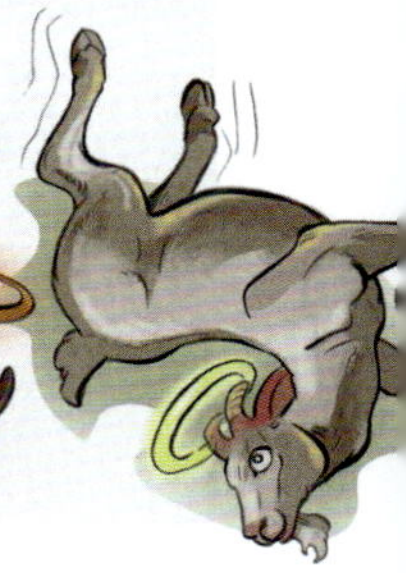

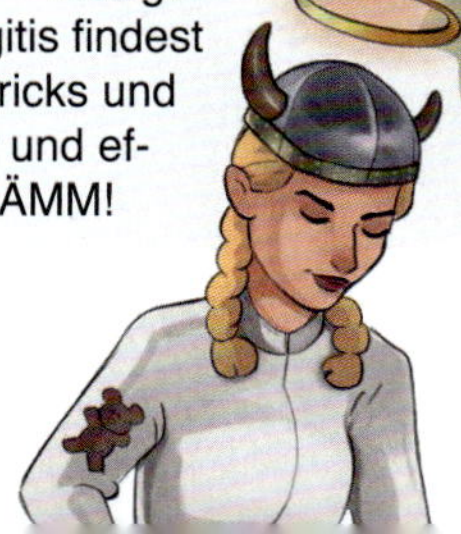

Quintessence, so heißt bei uns das Format, in dem wir die wichtigsten Fakten zusammenfassen. Hier findest Du immer einen guten Einstieg in das Thema, eine wiederholende Zusammenfassung und die relevantesten Aspekte. Die Quintessence hier lautet: Schlaues Lernen aktiviert viele Kanäle und verknüpft neues mit bekanntem Wissen. Und das tun unsere Meditricks: Sie verbinden Fakten mit bekannten Assoziationen. Darüber hinaus schaffen sie Dir einen konkreten Raum, Gedächtnispalast, in dem dieses Wissen untergebracht ist. Die Geschichten und Figuren wecken Emotionen und wiederholen sich zudem noch in den verschiedenen Meditricks, wodurch eine weitere Vernetzung des Gelernten entsteht. Beim Wiederholen wiederum ist es von Vorteil, auf testbasierte Wiederholung zu setzen, um das Bestätigungsbias zu vermeiden. Anderen die Meditricks zu erklären oder sie selbst zusammenzufassen wiederum bedeutet einen aktiven Wissenstransfer und eine Elaboration des Gelernten.

QUINTESSENCE A.K.A. DAS WICHTIGSTE

Die Wissenschaft dahinter

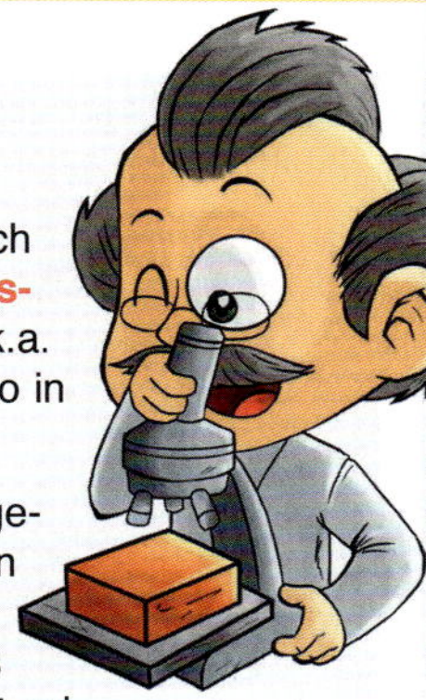

Mnemotechniken

Hinter dem Begriff Mnemotechniken befinden sich Methoden, durch Merkhilfen die **Gedächtnisleistung** zu steigern. Die Gedächtniskunst (a.k.a. Mnemotechnik) wurde schon vom Redner Cicero in seinem Buch De oratore beschrieben.

Mnemotechniken haben in Studien wiederholt gezeigt, dass sie die Gedächtnisleistung steigern (Scruggs, Roediger) sowie **komplexes Denken** erleichtern ("higher-order thinking", Levin). Das ist entscheidend. Lernen mit Verständnis (nicht reines Memorisieren) ist eine zentrale Herausforderung der Lernenden und Lehrenden. Ziel ist komplexe Aufgabenstellungen lösbarer zu machen (National Research Council).

Text und Bild sind gute Freunde

In der Studie von Levin wird die Kombination von Texten und Bildern als effektiv befunden, genauso wie in einer amerikanischen Studie mit einem Medium, welches Meditricks ähnelt, bloß auf Englisch (Yang et al., 2014).

Mnemotechniken sind in ihrer Effektivität so beeindruckend, dass ihre Anwendung sich in jungen Jahren im Gedächtnissport manifestiert hat (erste Gedächtnisweltmeisterschaft 1991; *Wetten, dass?*).

Medien

Auch der Einsatz von **Medien** hat sich in Studien auf das Lernen positiv ausgewirkt, ganz ohne Mnemotechniken. Das zeigte zum Beispiel die Studie von Mayer: Die Studierenden lernen besser mit Bildern und Worten als mit Worten allein (Mayer 2003). Ein interessanter Aspekt der Studien war, dass die Distanz zwischen den Bildern und dem Text einen Einfluss auf die **Lerneffektivität** von diesem Inhalt hatte. Wir haben daher die Wissenschaft auf unserer Seite, wenn wir unsere Charaktere im Fließtext direkt neben den Fakten, die sie darstellen, platzieren. Zum Beispiel Einstein ist in einigen Bildern unsere Assoziation für das Epstein-Barr-Virus. Einstein platzieren wir dann einfach direkt neben dem Wort Epstein-Barr-Virus, damit Dir sofort klar wird, was wir damit meinen.

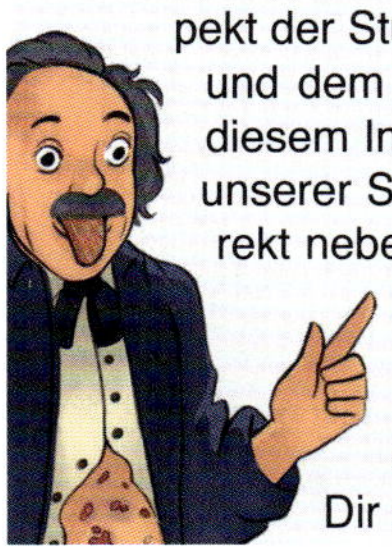

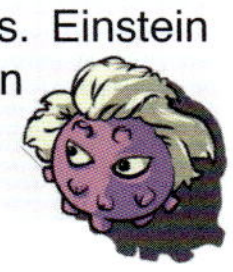

Infoboxen

Hier findest vernetzende Informationen und Erklärungen zu unseren Lernsträngen. Die Infoboxen geben beispielsweise eine Übersicht über alle Flaviviren und wo Du sie im Buch findest. Die Lernstränge wiederum fassen alle Impfungen zusammen und verweisen auf die Seitenzahlen der relevanten Meditricks.

INFOBOXEN FÜR VERNETZTES WISSEN

Exkurse, Trivia, Blick hinter die Kulissen

Die Exkurse dienen der Auflockerung. Hier gibt es einfach ein wenig Unterhaltung. Wusstest Du zum Beispiel, dass ein Meditrick gut 50 Stunden braucht, bis das Bild und Video stehen? Oh je, und dann ist noch nicht mal diese Seite hier konzipiert. Aber zum Glück ist einem Hirten irgendwann aufgefallen, dass seine Zieglein munterer wurden, als sie die Früchte der Kaffeepflanzen aßen. Hmm... Kaffee...
Erfahrung und Wissenschaft sind wieder bei uns: Das Gedächtnis speichert Informationen besser, wenn es zwischen Fokussierung (Lernen) und Entspannung (Pause) hin- und herwechselt. Es gibt viele Studien und einen guten TED-Talk zu disem Thema („Learning to learn").

Zum Buchaufbau

Auf diesen zwei Seiten hast Du jetzt schon einiges über die Lernmethode von Meditricks und dem Konzept dahinter gelesen. Diese Doppelseite soll dir aber auch zeigen, wie wir die Themen in diesem Buch aufgebaut haben. In der oberen Leiste kannst Du Dich schnell **orientieren**, um welches Fach, um welche Erkrankung und um welchen Erreger es sich handeln. Das Merkbild findest Du immer am Anfang der Doppelseite. Es ist jedes Bild passend zur kleinen Geschichte betitelt. Die Geschichte nutzen wir, um einen emotionalen Zugang zum Meditrick zu gestalten. Und ja, es gibt Studien, die einen Vorteil beim Lernen zeigen, wenn Emotionen involviert sind.

Nach dem Haupttext folgen ein paar Boxen, um den klinischen Bezug herzustellen, das Wissen zu vernetzen und auch mal kurz abzuschalten.

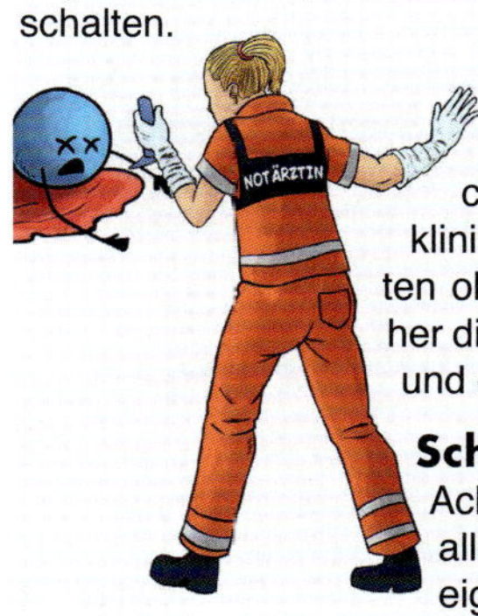

Klinik vs. Mibi

Wir möchten mit diesem Buch die Brücke zwischen der Mikrobiologie und der klinischen Infektiologie schlagen. In der Leisten oben auf den Doppelseiten siehst du daher die Einteilung nach klinischem Fach (links) und dem Erreger (rechts).

Schlüsselfakten

Ach ja, die **fett rot markierten Wörter** sind alle Schlüsselfakten, die in der Regel eine eigene Assoziation haben und die wir hervorheben möchten.

Au final

Dies Buch zu produzieren war für uns eine große, spannende Herausforderung! Viel, viel haben wir gelernt und sind stolz, unsere Bilder in diesem, gedruckten Format präsentieren zu können! Ein ausführlicheres Dankeschön an alle Beteiligten findest Du auf Seite 181. Und damit machen wir erst mal Schluss.
Viel Spaß beim Merken!

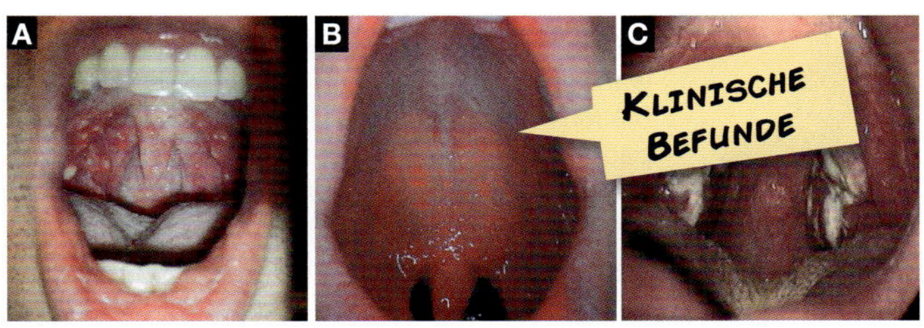

KLINISCHE BEFUNDE

Klinische Befunde werden leider viel zu oft genannt, ohne dass der interessierte Leser ein Bild präsentiert bekommt. Viel haben wir diskutiert, ob wir auch Bildbefunde unterbringen, die, sagen wir mal, potentiell das Brechzentrum stimulieren oder dem Sitznachbarn im Zug zeigen, dass es sich doch nicht um Comics handel. Für uns zählt: Mediziner müssen klinische Befunde kennen. Also her damit. Abbildungen von Erregern, Stigmata usw. sind schwer zu bekommen. Wir haben viel Energie investiert, um an gemeinfreie, urheberrechtslose Bilder zu kommen und bedanken uns bereits hier für all die großzügigen Spender! Die Quellen sind auf S. 178 nachzulesen.

Quiz

Auf den Quiz-Doppelseiten stellen wir Dir nicht nur fachliche Fragen, sondern auch zum Bild, zu den Assoziationen. Testbasierte Wiederholung ist dem reinen Wiederholen überlegen (Roediger 2006). Setz Dich in der Kaffeepause mit Deinen Kommilitonen zusammen. Fragt euch gegenseitig ab. Gegenseitiges erklären befördert die Vertiefung von Wissen. Du findest immer wieder Merkbilder auf Doppelseiten, die sich für diesen Zweck hervorragend eignen.

LERNSTRÄNGE FÜR ZUSAMMENHÄNGE
Erklärt auf Seite 10

IMPF /17 +B2

Cholera 90	Hepatitis A 16	Influenza 144	Pertussis 20	Tollw…
Diphtherie 18	Hepatitis B 100	Masern 46	Polio 60	Typhus [illegible]
FSME 140	HiB 26	Meningitis 156	Röteln 38	Varizellen 62
Gelbfieber 26	HPV 116	Mumps 50	Tetanus 134	

Der goldene Faden, der Wissen verknüpft

Unsere Lernstränge fassen Themen zusammen, die einen gemeinsamen Hintergrund haben, häufig im selben Kontext gefragt sind und der Verknüpfung von Wissen dienen.
Hier findest Du die Übersicht über alle Lernstränge. Jeder Lernstrang hat eine eigene Informationsbox oder -seite mit weiteren Informationen zum jeweiligen Thema. Die Mini-Übersichten findest Du bei jedem zugehörigen Meditrick ganz unten auf der Seite. Wie die Mini-Übersichten funktionieren, siehst Du rechts oben.

Die Mini-Übersichten zeigen alle Meditricks, die zum jeweiligen Lernstrang gehören. Sie zeigen die zugehörigen Seitenzahlen und verweisen auf die Infobox.
Neben den Lernsträngen gibt es quer über das Buch noch weitere Informationskästen.

Kinderexanthemerkrankungen, KEX

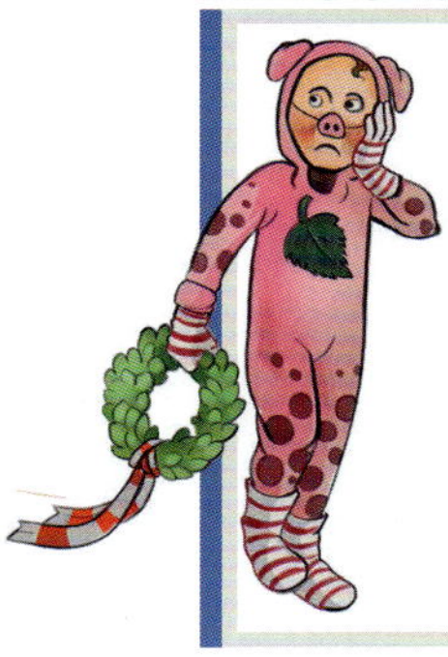

Die verschiedenen Exantheme auseinanderzuhalten ist schwierig. Unser Lernstrang stellt die Unterschiede in einer Tabelle gegenüber (S. 49) und nennt weitere Charakteristik der jeweiligen Erkrankung.
Ziel ist, die differentialdiagnostischen Aspekte zu kennen. Wir wollen Dich wappnen, die klinische Herausforderung ‚Kind mit roten Flecken' zu meistern und in den Examina die richtigen Schlagworte zu erkennen und mit dem jeweiligen Krankheitsbild zu assoziieren.

Hier schon mal ein kleiner **Merkspruch**:

Kommt´s Exanthem von den Gelenken, musst Du an Scharlach denken. Kommt´s von Kopf und Hals, sind's Röteln, Masern allenfalls.

KEX /49

Masern (1st disease) **46**
Scharlach (2nd disease) **32**
Röteln (3rd disease) **38**
Ringelröteln (5th disease) **42**
Dreitagefieber (6th disease) **54**
Varizellen, Windpocken **62**

AIDS-Definierende Erkrankungen , ADE

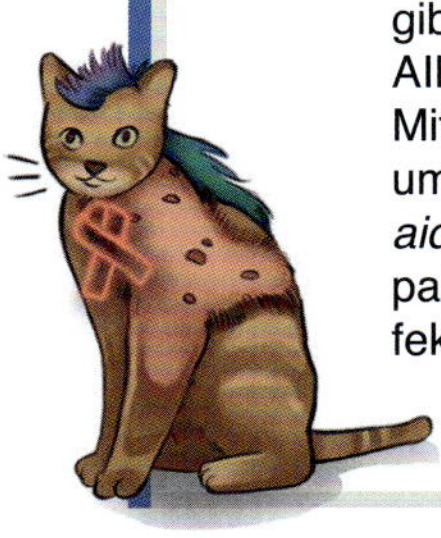

Viele, viele AIDS-definierende Erkrankungen gilt es zu kennen. Und damit nicht genug: Es gibt auch Nicht-AIDS-definierende.
AIDS entspricht Stadium C der HIV-Infektion. Mit unserem Meditrick im C-förmigen Stadium, dem Kampf einer tapferen Helferin (engl. *aides* ‚Helfer'), schaffen wir einen ‚Gedankenpalast' für die typischen opportunistischen Infektionen und AIDS-definierenden Malignome.
Das zweite Merkbild zu Stadium B vermittelt die nicht-definierenden Erkrankungen.

B

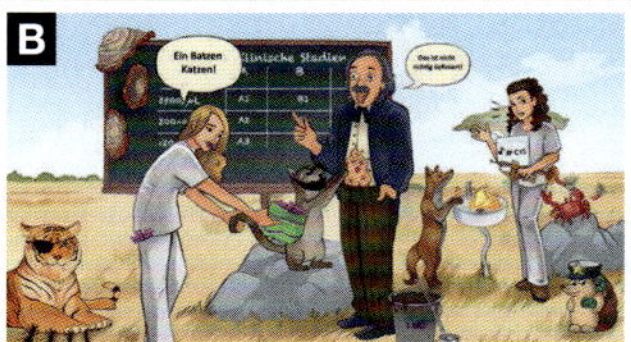

28/106

C

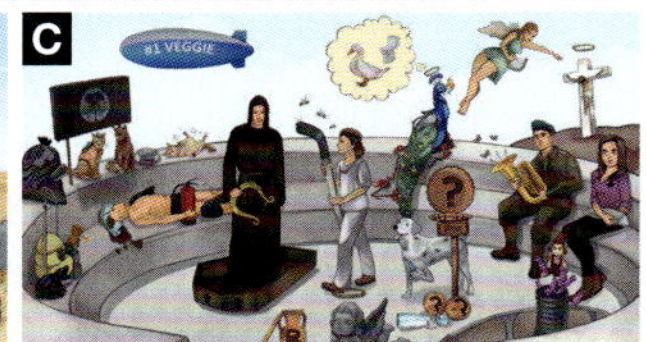

29/110

ADE /110

CMV **66**
HIV Stadium C **110**
HSV-Enzephalitis **146**
Leishmaniose 50
PJP 150
TBC 128
Toxoplasmose **174**
Trypanosomiasis 42

Impfungen, IMPF

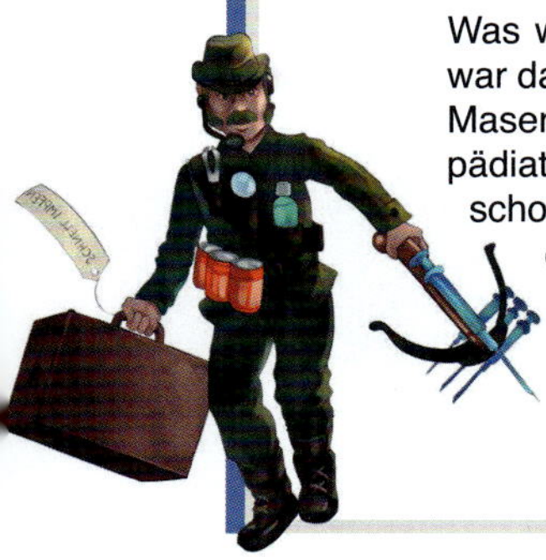

Was war Tot- was war Lebendimpfstoff? Wie war das Impfschema für MMRV? Wer wird bei Masern nachgeimpft und wer nicht? Mit den pädiatrischen Meditricks decken wir in Band 1 schon viele Impfungen ab, in Band 2 folgen die Reiseimpfungen.
In Band 1 geben wir eine Übersicht über die Grundimmunisierungen und erläutern wichtige Begrifflichkeiten.

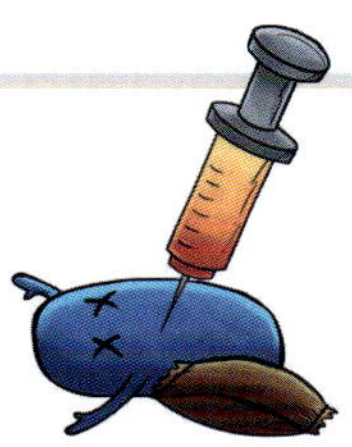

IMPF /17 **+B2**

Cholera 90
Diphtherie **18**
FSME **140**
Gelbfieber 26
Hepatitis A 16
Hepatitis B 100
HiB **26**
HPV **116**
Influenza 144
Masern **46**
Meningitis **156**
Mumps **50**
Pertussis **20**
Polio **60**
Röteln **38**
Tetanus **134**
Tollwut **152**
Typhus 88
Varizellen **62**

Konnatale Infektionen, KON

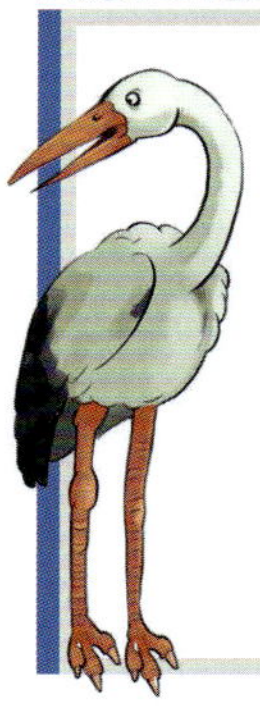

Was war die Trias bei Röteln, was bei Toxoplasmose? Unsere Meditricks geben konkrete Figuren und Symbole, verknüpft mit dem gesamten Merkbild. Der Klapperstorch wiederum schaut in einigen Bildern vorbei und verdeutlicht die konnatalen Infektionen.

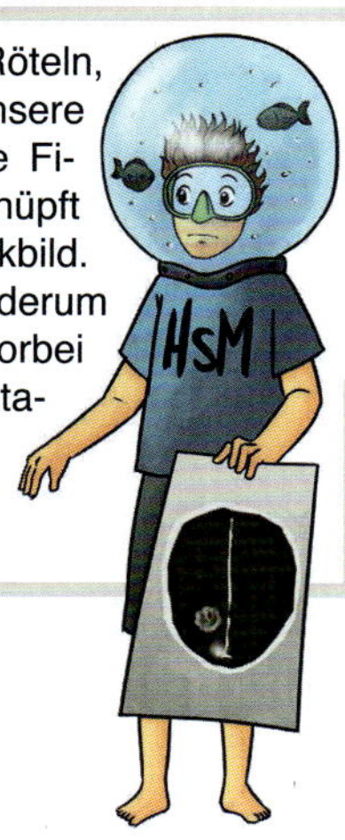

Grundlegende konnatale Infektionen fasst das hilfreiche **Akronym** "STORCH" zusammen. (Syphilis, Toxoplasmose, others, Röteln, CMV, Hepatitis B).

KON /81

CMV **66**
Gonokokken **92**
Hepatitis B 100
HIV **104**
HPV **116**
HSV1/2 **144**
Listeriose **36**
Ringelröteln **42**
Röteln **38**
Syphilis **94**
Toxoplasmose **174**
Varizellen **62**

LERNSTRANGKÜRZEL → **KON** | SEITENZAHL

KON
/81

CMV **66**	HPV **116**	Röteln **38**
Gonokokken **92**	HSV1/2 **144**	Syphilis **94**
Hepatitis B 100	Listeriose **36**	Toxoplasmose **174**
HIV **104**	Ringelröteln **42**	Varizellen **62**

SEITENZAHL DER INFOBOX ZUM LERNSTRANG

TEIL VON BAND 2

MEDITRICKS, DIE ZUM LERNSTRANG GEHÖREN

Toxinbildner, TOX

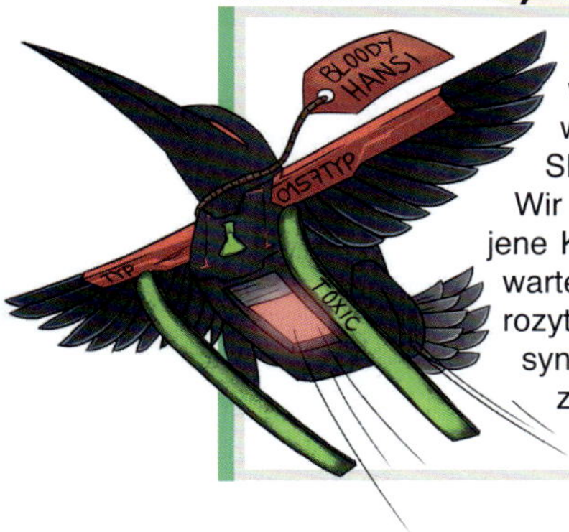

Blutige Diarrhoe, Lebensmittelvergiftung – wer ist Schuld? Und warum besitzt Escherichia coli das Shigatoxin der Shigellen?
Wir geben eine Übersicht über alle jene Keime, die mit fiesen Toxinen aufwarten. Manche Toxine lysieren Erythrozyten, manche hemmen die Proteinsynthese und wieder andere führen zu Spasmen.

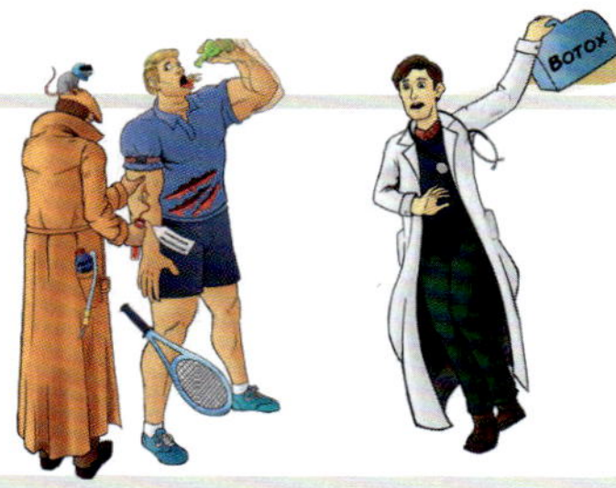

TOX
/B2

B. pertussis **20**	*C. difficile* 94	*Shigella* 78
C. botulinum **138**	*C. diphtheriae* **18**	*Vibrio cholerae* 90
C. tetani **134**	*E. Coli* 70	

Humane Herpesviren, HHV

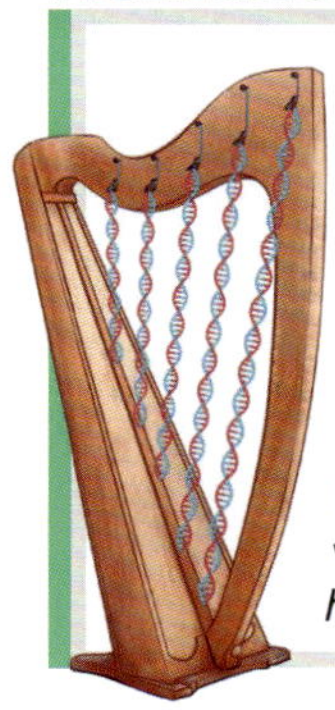

Die Herpesviren bilden eine große Familie mit diversen Vertretern. HSV-1 und -2 (wir haben ein schönes Fußballspiel veranstaltet) a.k.a. HHV-1 und -2 sind da noch die Einfachen. Wer erinnert sich aber, dass das Cytomegalievirus, kurz CMV, auch das Herpesvirus 5 ist? Oder HHV-6 (und -7) das Exanthema subitum auslösen? In unseren Meditricks wird immer dann Harfe gespielt, wenn es um die Herpesviren geht, von engl. *harp,* was klangbildlich Herpes ähnelt.

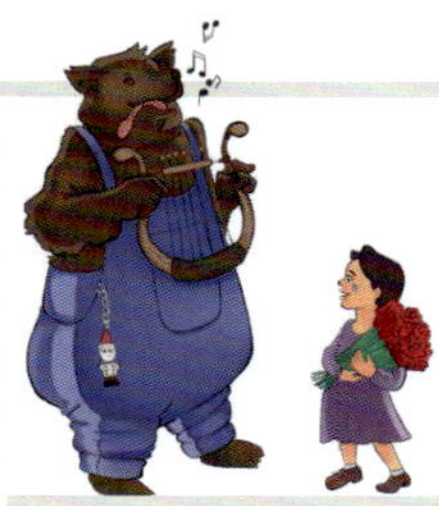

HHV-1/2 = Herpes-simplex-Virus, HSV1/2
HHV-3 = Varizella-Zoster-Virus, VZV
HHV-4 = Epstein-Barr-Virus, EBV
HHV-5 = Cytomegalievirus, CMV
HHV-6/7 = Exanthema subitum
HHV-8 = Kaposi-Sarkom-Herpesvirus, KSHV

HHV
/11

HHV-1/2 = HSV-1/2 **144**	*HHV-5 = CMV* **66**
HHV-3 = VZV **62**	*HHV-6&7* **54**
HHV-4 = EBV **68**	*HHV-8 = KSHV* **111**

Intrazelluläre Erreger, IZE

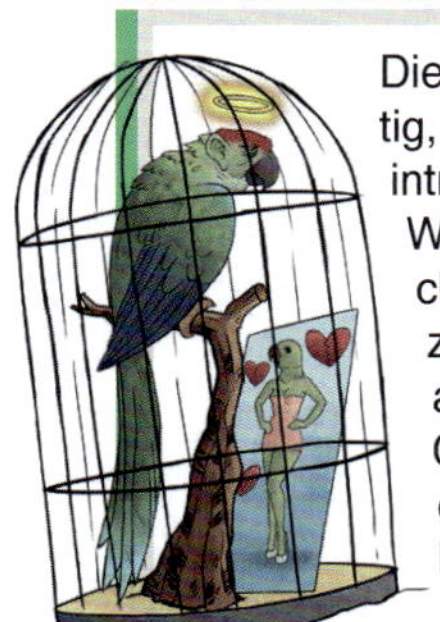

Die intrazellulären Erreger zu kennen ist wichtig, da die gewiefte Medizinerin dann zu einem intrazellulär wirksamen Antibiotikum greift.
Wer würde sich nicht, in einer Zelle verstecken, um seine Zellwände vor Penicillinen zu schützen? Aber keine Chance bei den aggressiven Schneeflocken vom Flur nach China, den Floxacinen der Fluorchinolone oder der Dogge auf dem Tetra-Cycle für Doxycyclin der Tetrazykline.

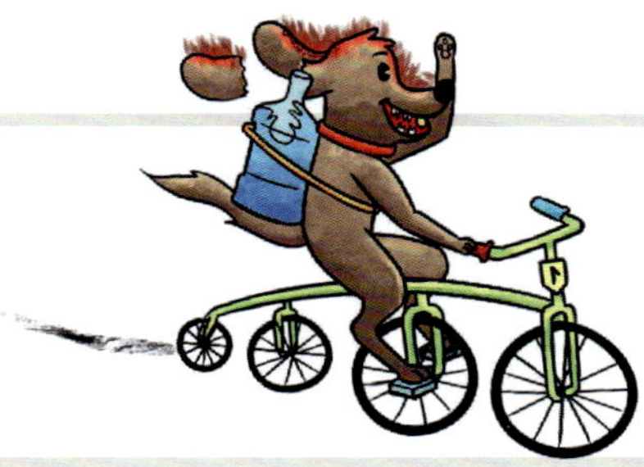

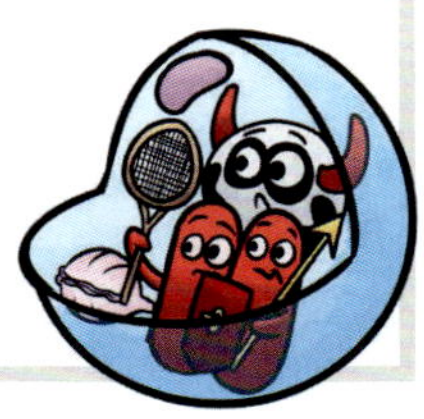

IZE
/B2

Obligat	Fakultativ	
C. trachomatis **166**	*B. melitensis* 168	*M. tuberculosis* 128
C. psittaci 140	*L. pneumophila* 140	*N. gonorrhoeae* **92**
C. burnetii 138	*L. monocytogenes* **36**	*S. typhi* 84

SPORENBILDNER, SPOR

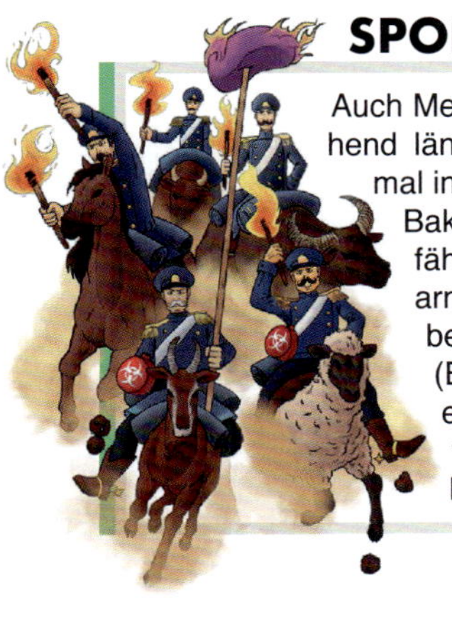

Auch Medizinstudierende ziehen sich während längerer Lernphasen immer wieder mal in das Sporenstadium zurück.
Bakterien bilden diese widerstandsfähige Dauerform, um in nährstoffarmen Milieus zu überleben. Verbessern sich die Umweltbedingen (Eintritt in eine Wunde, plötzliches erwachen in einer nicht-abgekochtes Leberwurstpastete), legen die Bakterien wieder los.

In unseren Meditricks tragen die Sporenbildner Pferdesporen an den Füßen.

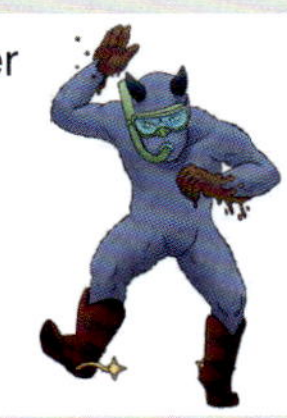

SPOR
/11

Bacillus anthracis 166	*Clostridium difficile* 94
Clostridium botulinum **138**	*Clostridium tetani* **134**

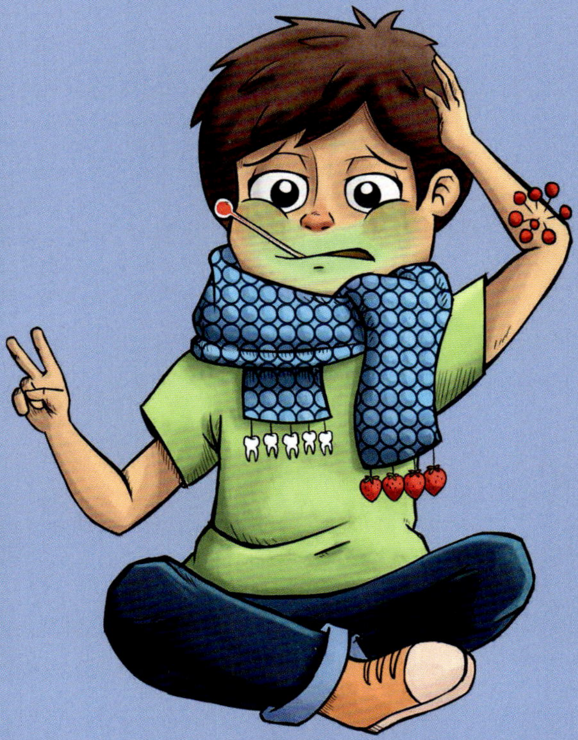

PÄDIATRIE

STDs S.82
NEURO S.124
AUGE S.162

Diphtherie
Brauner Drachen in der Düfterie

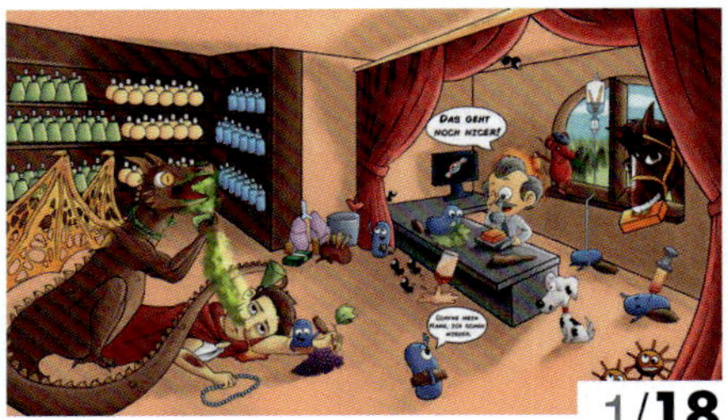

1/**18**

Die Diphtherie wird vom grampositiven *Corynebacterium diphtheriae* verursacht. C. diphtheriae ist ein Toxinbildner, der die Proteinsynthese hemmt. Die Kehlkopfdiphtherie wird auch echter Krupp genannt und zeigt sich klassisch durch bellenden Husten. Die Rachendiphtherie ist eine Angina tonsillaris mit grau-gelblichen Pseudomembranen und süßlich-fauligem Mundgeruch. Die Therapie besteht in der Gabe von Antitoxin sowie Penicillin. Ein Totimpfstoff gibt im Gegensatz zur Erkrankung dauerhafte Immunität, wenn die Auffrischung alle 10 Jahre erfolgt.

Pertussis Keuchhusten
Tussi-Babysitterin ist genervt

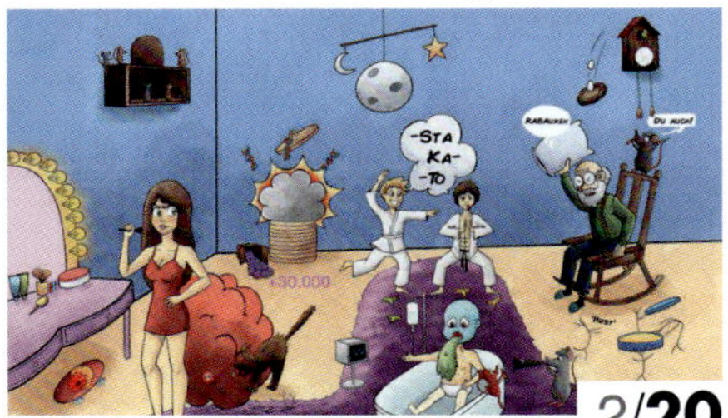

2/**20**

Keuchhusten (syn. Pertussis) wird durch *Bordetella pertussis* über Tröpfcheninfektion übertragen. Es kommt zunächst zu Nasenlaufen und Konjunktivitis mit anschließend typischem stakkatoartigen Keuchhusten, oft begleitet von Zyanose, Dyspnoe sowie zäherbrochenem Schleim. Meist sind Kinder und Ältere ohne Impfschutz betroffen. Ohne Antibiotika dauert Keuchhusten wochenlang. Antibiotika sollten auch den nicht-geimpften Kontaktpersonen gegeben werden.

Erythrasma
Erythrozyten-Terasse

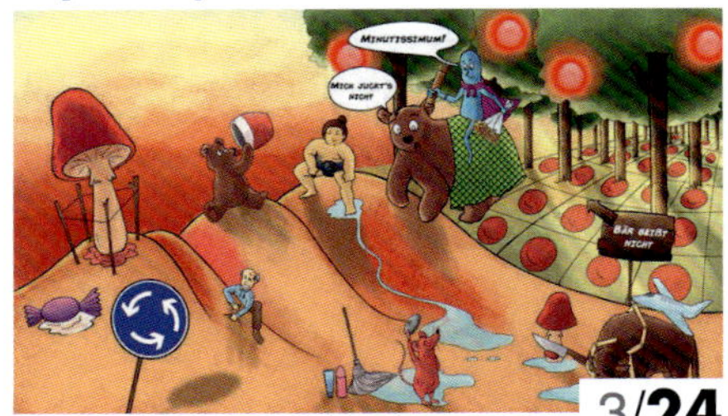

3/**24**

Das Erythrasma wird auch Baerensprung'sche Krankheit genannt. Auslöser ist *Corynebacterium minutissimum.* Meist asymptomatisch, zeigt sich das Erythrasma als leicht schuppende Hautrötung in Falten. Es betrifft vor allem Immungeschwächte, Risikofaktoren sind Feuchtigkeit, starkes Schwitzen, Adipositas und Diabetes. Diagnostisch macht man sich die Porphyrinbildung zunutze, die mit Woodlicht nachgewiesen wird. Therapeutisch helfen Trockenlegung und lokale Antimykotika bzw. Antibiotika. Rezidive sind häufig.

Epiglottitis
Epische Glocke

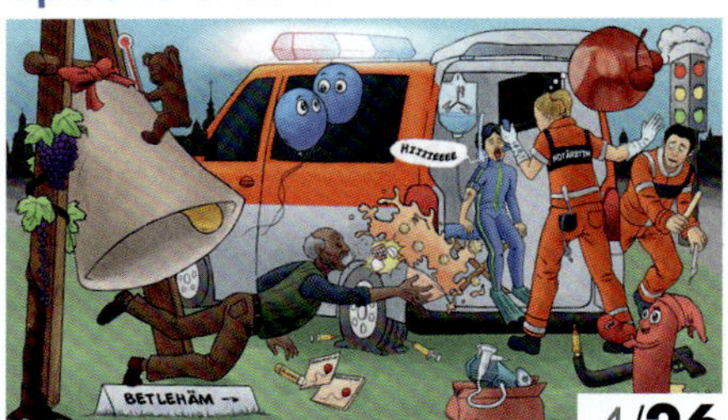

4/**26**

Die Epiglottitis ist eine extrem seltene, dafür extrem akut verlaufende Kehlkopfentzündung. Früher waren v.a. Kindern betroffen. Seit der Haemophilus-Impfung sind eher Senioren, Ungeimpfte und Impfversager betroffen. Erreger sind mittlerweile meist *Pneumokokken*, *Staphylo-* und *Streptokokken*. Die 5S sind diagnostisch wegweisend: Inspiratorischer Stridor, ausgeprägtes Sabbern, kloßige Sprache, starke Schluckbeschwerden und schnorchelnde Atmung. Eine stationär überwachte Behandlung mit Antibiotika und Sedation ist indiziert, in schweren Fällen auch die Intubation.

Impetigo contagiosa Borkenflechte
Borkenkäfer ruft: I'm peti! Go!

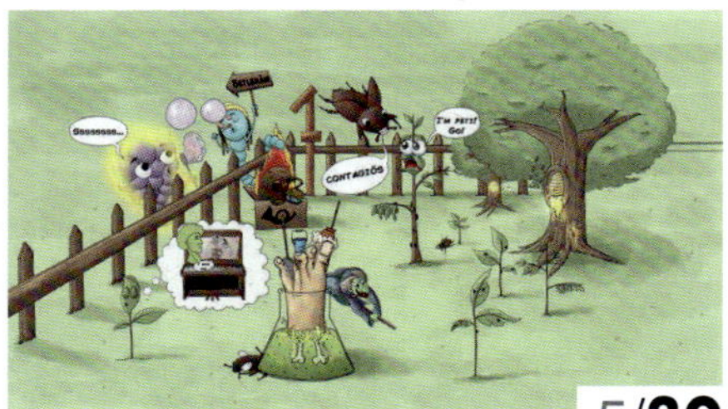

5/**30**

Die ansteckende Borkenflechte, lat. Impetigo contagiosa, ist die häufigste bakterielle Infektionskrankheit der Haut im Kindesalter. Sie wird durch *Staphylo* - und *Streptokokken* verursacht. Typisch sind (oft perioralen) Bläschen, die im Verlauf honiggelbe Krusten ausbilden. Die klinische Diagnose wird in Ausnahmen durch den mikrobiologischen Nachweis ergänzt. Komplikationen sind wie bei Scharlach Poststreptokokkenerkrankungen, wie eine Glomerulonephritis. Therapeutisch sind Hygienemaßnahmen und topische Antibiotika entscheidend.

Scharlach
Schal, der lacht

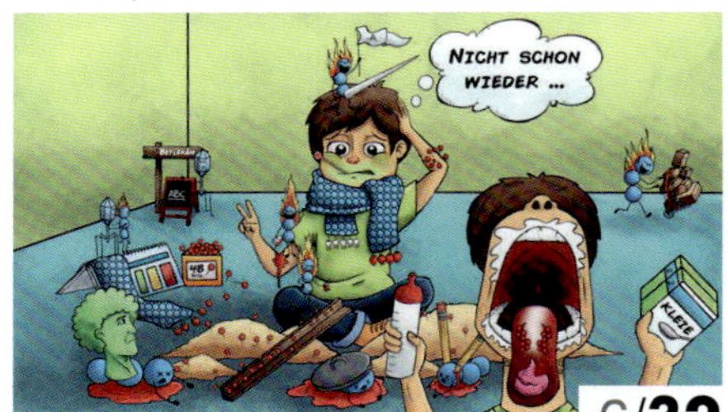

6/**32**

Scharlach gehört zu den Kinderexanthemen. Auslöser sind *ß-hämolysierende Streptokokkum der Gruppe-A* und ihre Toxine. Immunität besteht nur für einzelne Subtypen (wiederholte Infektionen möglich). Typisch sind eine Tonsillopharyngitis, Fieber und das Scharlachexanthem: stecknadelkopfgroße, feinfleckige Effloreszenzen. Die Diagnose verlangt mind. ein Zusatzkriterium wie bspw. Wangenrötung, periorale Blässe ("Milchbart") oder Himbeerzunge. Therapeutisch sollte immer Penicillin verabreicht werden, um v.a. Poststreptokokkenerkrankungen zu verhindern.

Listeriose
Listiger Fuchs

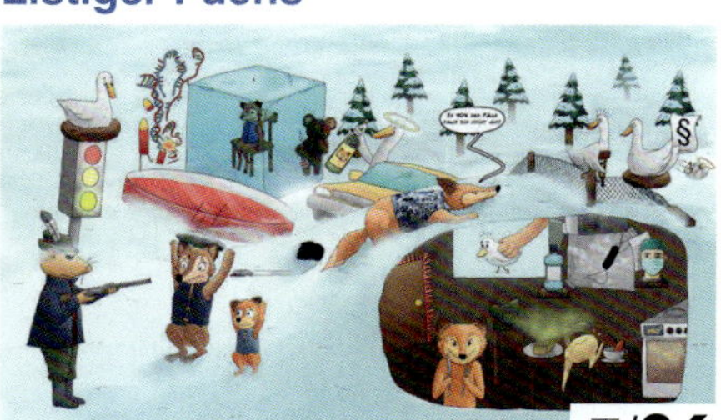

7/**36**

Die Listeriose manifestiert sich meist als Bauchschmerzen und Durchfall. Sie kann diverse andere Organe betreffen. In 90% der Fälle verläuft sie asymptomatisch. Erreger ist das grampositive, kälte-resistente Stäbchenbakterium *Listeria monocytogenes*, u.a. Übertragen durch kontaminierte Rohmilchprodukte. Die diaplazentare Übertragen in der Schwangerschaft ist gefürchtet. Die Diagnose erfolgt durch den direkten Erregernachweis. Therapiert wird typischerweise mit Ampicillin und Gentamicin. Präventiv sollten Schwangere auf Rohmilchprodukte verzichten oder diese gut erhitzen.

VIREN

Röteln Rubella
Rubellos

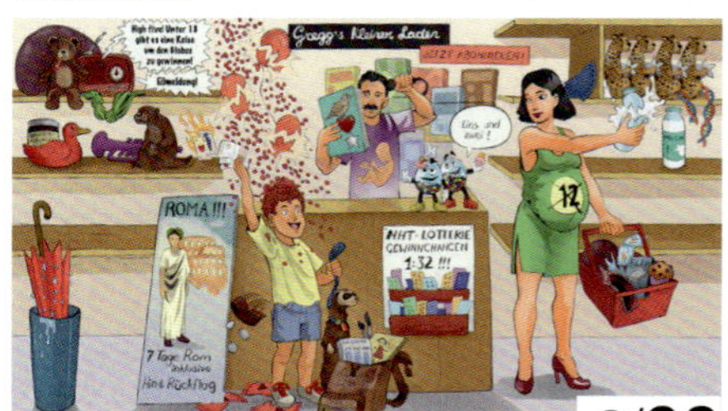

8/**38**

Das *Rötelnvirus* befällt v.a. Kinder zw. 5 und 9 Jahren. Es beginnt mit einem fein- bis mittelfleckigen Exanthem hinter den Ohre und befällt im Verlauf den ganzen Körper. Eine nuchale und retroaurikuläre LKS treten auf. Der Verlauf ist mild. Bei diaplazentarer Infektion droht dem Ungeborene die Rötelnembryofetopathien mit Mikrozephalus, geistiger Retardierung und schweren Fehlbildungen – bis zum Abort. Ein Lebendstoffimpfung wird als Kombination mit Masern und Mumps (ggf. Varizellen) empfohlen. Die Therapie ist symptomatisch.

Ringelröteln

nicht im JFSG

19tes Kinderringen in Konstümen

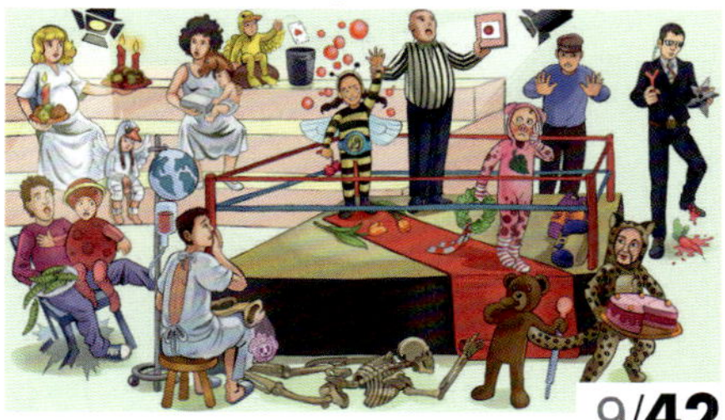

9/42

Auslöser der Ringelröteln ist *Parvovirus B19.* Sie betreffen v.a. Schulkinder. In der Schwangerschaft drohen Abort, Hydrops fetalis oder fetale Anämie. Bei Kindern ist der Verlauf harmlos und beginnt mit dem sog. Ohrfeigenexanthem. Es breitet sich girlandenförmig auf den ganzen Körper aus und ist zu diesem Zeitpunkt nicht mehr ansteckend. Oft kommt es zur Arthritis, hiervon sind 50% der Erwachsenen betroffen. Seltener sind aplastische Krisen bei chronischer hämolytischer Anämie. Der meist selbstlimitierende Verlauf wird oft rein symptomatisch therapiert.

Masern

§6, §7

Marsianer landen in der Wüste

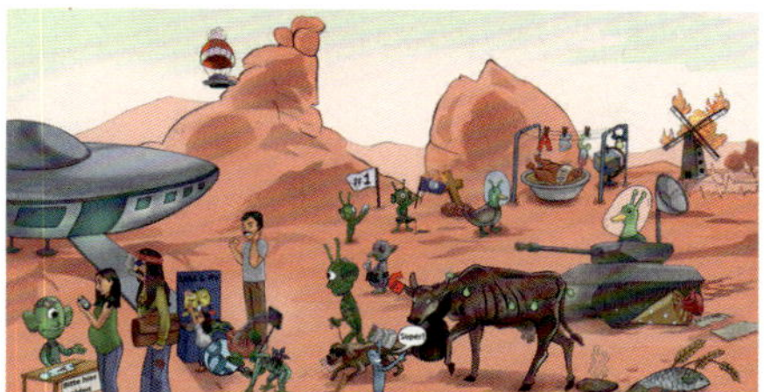

10/46

Masern sind seit der Impfung selten.
Ihr Verlauf ist zweiphasig. Im katarrhalischen Stadium treten Allgemeinsymptome und das pathognomische Enanthem mit Koplik-Flecken auf. Der Entfieberung folgt das Exanthemstadium. Es kommt erneut zu stark erhöhter Temperatur. Das Exanthem beginnt hinter den Ohren und breitet sich über den ganzen Körper aus. Die Immunsuppression bei Masern kann Monate bis Jahre andauern und begünstigt teils schwerwiegende Komplikation. Die Grundimmunisierung wird zweimal im Kleinkindalter verabreicht, bzw. einmal bei nach 1970 Geborenen.

Mumps Ziegenpeter

§6, §7

Ziegenpeter trinkt Mumps-Sekt

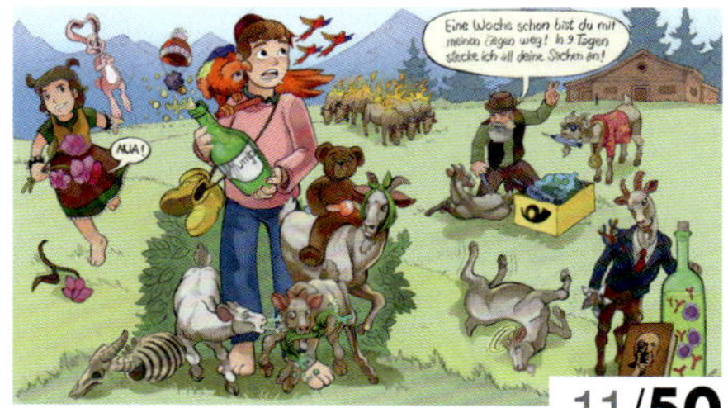

11/50

Das *Mumpsvirus* ist hochansteckenden (Tröpfcheninfektion). Kinder zw. 2-15 Jahren sind am häufigsten betroffen. 50% der Fälle verlaufen asymptomatisch/grippal. Symptomatisch wird Mumps zunächst als Speicheldrüsenentzündung (Kauschmerzen, Fieber). Komplikationen sind eine Pankreatitis, die Mumpsorchitis (bis hin zur Unfruchtbarkeit) oder ein seröse Meningitis. Die Diagnose erfolgt durch Antikörpernachweis. Die Therapie ist symptomatisch, die überstandene Infektion führt zu lebenslanger Immunität. Eine Schutzimpfung ist vorhanden: MMR(V).

nicht im JFSG

Exanthema subitum Dreitagefieber

Plötzlicher Besuch vom Fieberbär

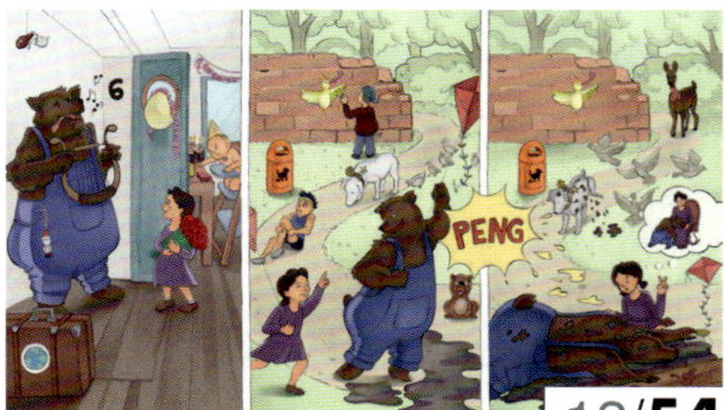

12/54

Das Dreitagefieber wird von den *Humanen Herpesviren 6 und 7* ausgelöst. Synonyme sind Roseola infantum oder Sechste Erkrankung. Die Klinik besteht typischerweise aus einem plötzlichem Fieberanstieg, welcher nach drei bis fünf Tagen wieder zurückgeht. Der Fieberschwund erfolgt oft genauso rasch wie der Ansteig. Gleichzeitig mit dem Rückgang des Fiebers tritt oft ein kleinfleckiges, blass-rötliches Exanthem am Stamm auf. Die Therapie ist symptomatisch.

Coxsackie A und B

nicht im JFSG

Anfänger-Koch auf einem Sack

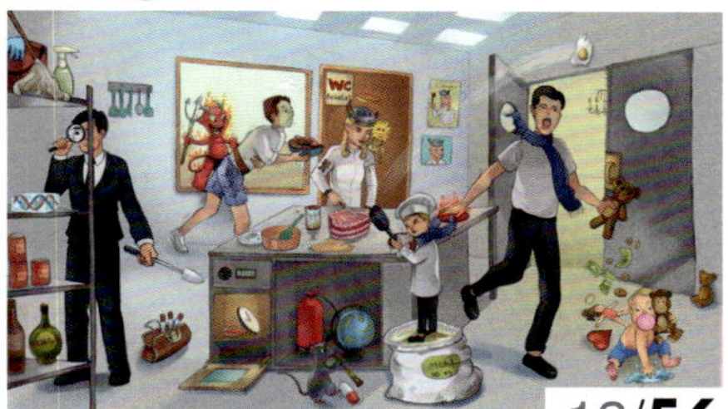

13/56

Coxsackie-Infektionen treten vor allem in den Sommermonaten auf. Die Infektion verläuft meist asymptomatisch. Betroffen sind v.a. Neugeborene und kleinere Kinder. *Coxsackie A* ist Erreger der Herpangina und der Hand-Fuß-Mund-Krankheit. *Coxsackie B* beginnt plötzlich und kann zur Pleurodynie und grippalen Symptomen führen. Das Virus ist häufiger Erreger der viralen Meningitis und die häufigste Ursache einer viralen Myo(peri)karditis. Die Mehrheit der Coxsackie-Erkrankungen ist selbstlimitierend. Bei Risikopatienten kann man eine Therapie mit Immunoglobulinen erwägen.

Polio Kinderlähmung

§6, §7

Polo mit gelähmtem Kind

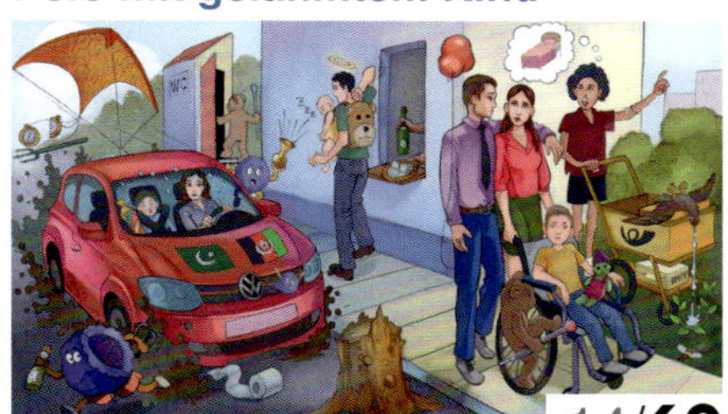

14/60

Polio ist in Europa fast ausgerottet.
Die Infektion mit dem *Polioviurs* ist klinisch oft unauffällig. Die abortive Polio beginnt mit grippalen Symptomen. Die nicht-paralytische Poliomyelitis mit Hirnhautbeteiligung verläuft ohne Lähmungen. Die seltenere paralytische Poliomyelitis geht mit der gefürchteten Atemlähmung einher. Als Spätfolgen kann Jahrzehnte später das Postpoliosyndrom auftreten. Die Therapie ist symptomatisch, Bettruhe ist geboten. In Europa wird ein Totimpfstoff verabreicht.

Varizellen Windpocken

§6, §7

Vari in der Zelle

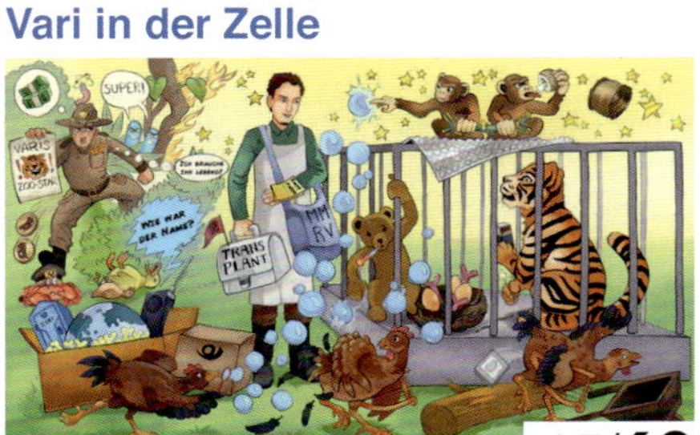

15/62

Auslöser ist das *Varizellazostervirus* (VZV, auch HHV-3). Typisch ist neben Fieber und grippalen Symptomen das stark juckende Exanthem am gesamten Körper. Die verschiedene Exanthemstadien existieren parallel, was an einen Sternenhimmel erinnert. Konnatale bzw. diaplazentare Formen können letal enden. Es herrscht lebenslange Immunität nach Impfung (MMRV) oder durchgemachter Infektion. Bei Immunschwäche kann eine Reaktivierung als Herpes zoster erfolgen. Die Therapie ist symptomatisch, bei Riskopatientinnen wird u.a. Aciclovir eingesetzt.

Cytomegalievirus CMV

"STORCH" "HHV5"

Der Zar und sein Pfau

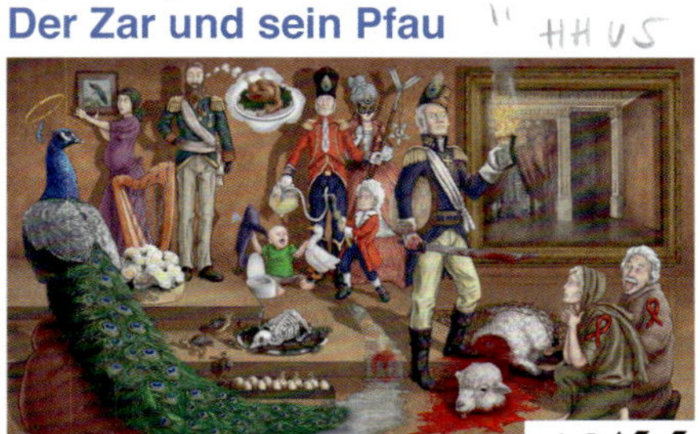

16/66

Usurpator ist das *humane Zytomegalievirus* (HCMV, auch HHV-5). Die Zytomegalie verläuft bei Immunkompetenten asymptomatisch bzw. grippal. In Deutschland liegt die Durchseuchung bei 90%. Schwangere werden auf CMV getestet, da die diaplazentare möglich ist. Komplizierte Verlaufe betreffen v.a. Immunsupprimierten, hierzu gehören: die CMV-Pneumonie, -Retinitis, -Ösophagitis, -Hepatitis und -Meningoenzephalitis. Pathognomonisch sind die Eulenaugenzellen. Im Blut lassen sich Antikörper- und das pp65Antigen nachweisen. Therapeutika sind (Val-)ganciclovir oder Foscarnet.

auch sexuell übertragbar!

Epstein-Barr-Virus Mononukleose

nicht im JFSG

Einstein in der Bar

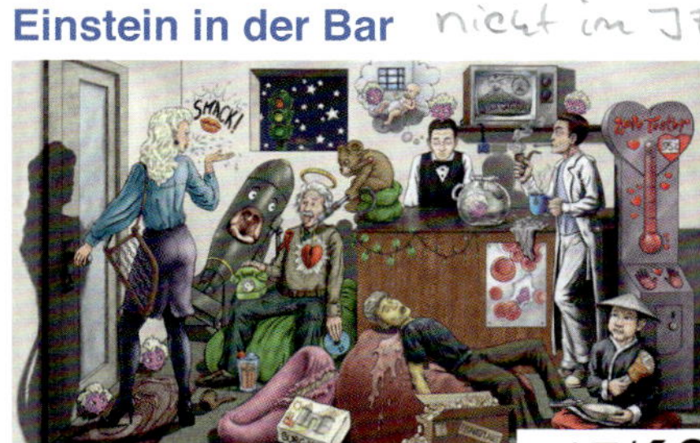

17/68

Das *Epstein-Barr-Virus* (EBV) führt zur fieberhaften Angina tonsillaris mit weißlich-grauen Belägen, (teils generalisierter) LKS, oft auch zur (Hepato-)Splenomegalie. Normalerweise selbstlimitierend, kann die Infektion auch protrahiert verlaufen. EBV persistiert lebenslang in Lymphozyten und wird bei Immunsuppirmierung reaktiviert. EBV ist mit Malignomen assoziiert: B-Zell-NHL, Burkitt- und Nasopharynx-Ca. Pfeiffer-Riesenzellen und Antikörpernachweise sind diagnosebestimmend. Pathognomonisch ist das Arzneimittelexanthem, wenn mit Aminopenicilline auf bakterielle Angina behandelt wird.

Flöhe
Flohmarkt

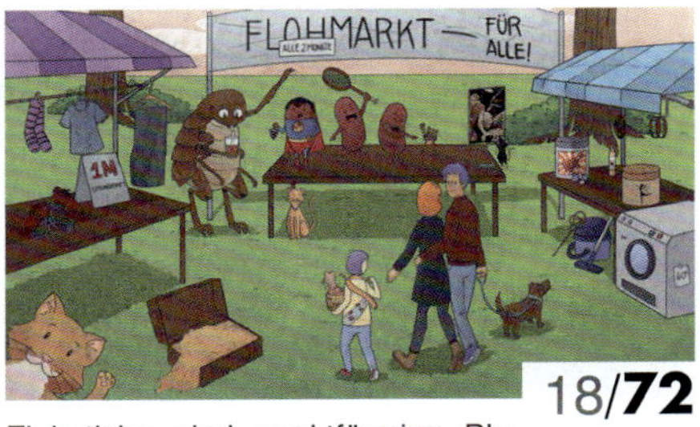

18/**72**

Flohstiche sind punktförmige Blutungen mit umgebenden Hof, meist in Straßen angeordnet und stark juckend. Flöhe sind Vektoren für verschiedene Krankheitserreger (Rickettsien, Bartonellen), Superinfektion mit Staphylo- oder Streptokokken sind möglich. Man unterscheidet: Katzen-, Hunde-, Menschen- und Sandflöhe. Die Übertragung erfolgt von Mensch zu Mensch oder von Tier zu Mensch, indirekt über Kleidung. Die Therapie ist symptomatisch. Gleichzeitig sollte eine Flohprophylaxe der Haustiere und Reinigung von Textilien erfolgen, u.a. Waschen bei 60°C.

Läuse Pedikulose
Lausige Pediküre

Verlausen, S.34

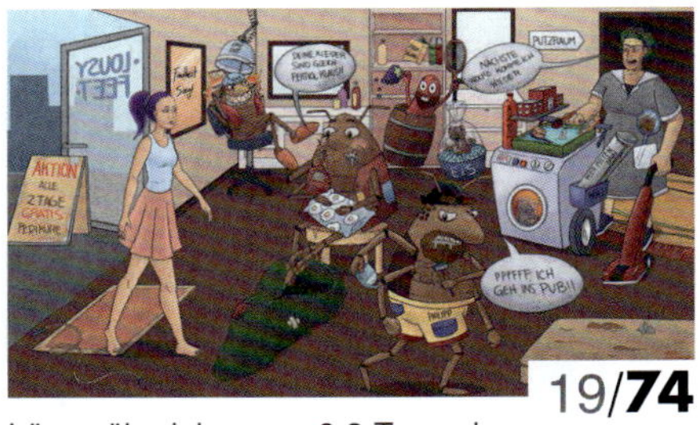

19/**74**

Läuse überleben nur 2-3 Tage ohne Blut. Alle Läusetypen werden direkt von Mensch zu Mensch übertragen sowie indirekt über Kleider. Unterscheiden kann man Kopf-, Kleider und FIlzläuse. Lauseier werden Nissen genannt. Allen gemeinsam ist, dass sie Juckreiz auslösen. Die Therapie besteht in der Behandlung mit Shampoos bspw. mit dem Antilausmittel Dimeticon. Die Nissen werden danach ausgekämmt. Die Behandlung wird nach 8-10 Tage wiederholt. Gegenstände, die mit Läusen in Kontakt gekommen sein können, sollten heiß gewaschen oder aber 3 Tage luftdicht abgepackt werden.

Oxyuriasis
Uri und der Ochsenwurm

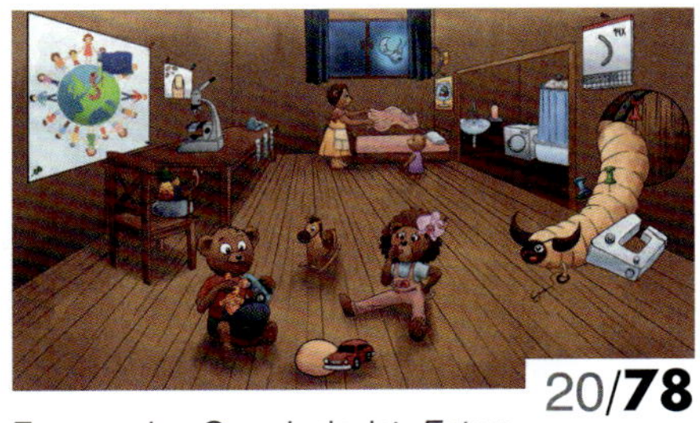

20/**78**

Erreger der Oxyuriasis ist *Enterobius vermicularis* (Syn. Madenwurm). Betroffen sind meist Kinder und deren Familien. Typisch ist der Teufelskreis der digital-oralen Reinfektion: Kratzen bei nächtlichem Juckreiz (das typischste Symptom) und anschließendes Lutschen am Finger. Bei Mädchen kann neben dem perianalen Juckreiz auch eine Vulvovaginitis symptomatisch werden. Zur Diagnose verwendet man am besten morgens den Klebestreifentest. Die Therapie besteht in einer Kombination aus Hygienemaßnahmen und systemischen Antihelminitika (Mebendazol, Pyrantel).

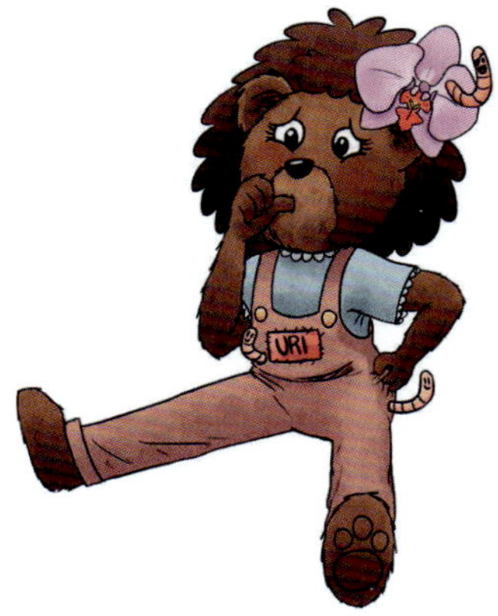

STDs S.82
NEURO S.124
AUGE S.162

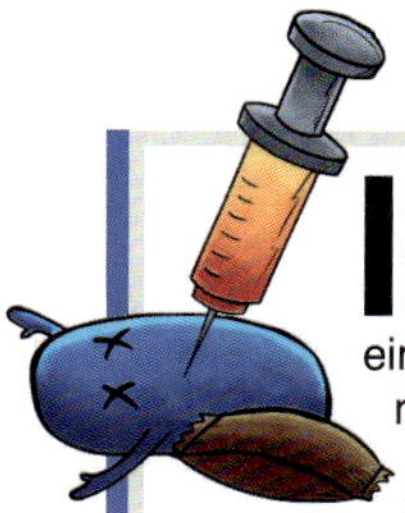

Standardimpfungen , IMPF

Impfungen dienen dem Schutz der einzelnen Person sowie der gesamten Bevölkerung. Die **Herdenimmunität** beschreibt dabei das Phänomen, dass durch eine hohe Durchimpfungsrate der Bevölkerung auch nicht geimpfte Personen profitieren, da Erkrankungen nicht verbreitet werden.

Die Pocken wurden beispielsweise durch Impfungen ausgerottet. Aktuell wird dies für Masern, Röteln und Polio angestrebt. Wir unterscheiden drei verschiedene Impfformen: Aktivimpfung, Passivimpfung und die Simultanimpfung als Kombination der ersten beiden.

Bei der **Aktivimpfung** werden die Erreger selbst entweder als Lebend- oder Totimpfstoffe verabreicht. Die anschließende Reaktion des Immunsystems führt zur Ausbildung von Gedächtniszellen und der Aktivierung der körpereigenen Abwehr.

Lebendimpfstoffe setzen auf vermehrungsfähige, aber abgeschwächte (attenuierte, lat. *attenuare* dämpfen) Erreger. Da die Körperreaktion auf Lebendimpfstoffe stärker ausfällt, reicht theoretisch eine einmalige Impfung. Eine zweite wird empfohlen, um mögliche Impfversagende zu erreichen.

Totimpfstoffe bestehen aus inaktivierten Erreger bzw. Erregerbestandteilen (Antigenen). Bei Tetanus und Diphterie wird das inaktivierte Toxin geimpft. Bei Totimpfstoffen ist die Immunreaktion nach einmaliger Gabe nicht ausreichend, es müssen regelmäßig Auffrischimpfungen erfolgen.

Bei der **Passivimpfung** werden nicht die Erreger oder ihre Bestandteile selbst, sondern direkt Antikörper gegen die Erreger oder ihre Bestandteile gespritzt. Streng genommen handelt es sich daher nicht um eine Impfung, weil der Körper nicht zur Ausbildung von Gedächtniszellen angeregt wird und somit kein langfristiger Schutz garantiert ist.

Postexpositionsprophlaxe, PEP: Die Passivimpfung kann als akute Therapie nach Exposition verstanden werden, bspw. bei Kontakt einer ungeimpften Schwangeren mit Masern oder Röteln. Anschließend darf für 3-6 Monate kein Lebendimpfstoff gegeben werden, da dessen Wirkung durch die noch vorhandenen Antikörper eingeschränkt wird.

Die **Simultanimpfung** wird nur postexpositionell eingesetzt und ist die Kombination aus Totimpfstoff, also der Aktivimpfung, mit der Passivimpfung. Wichtig hierbei: Lebendimpfstoffe und Antikörper würden sich bei gleichzeitiger Gabe in der Wirkung gegenseitig aufheben.

Obwohl der Nutzen von Impfungen wissenschaftlich belegt ist, sind Impfungen ein umstrittenes Thema. Fakt ist, dass es nach Impfungen zu sogenannten **Impfreaktionen** (1:100), **Impfkomplikationen** (1:1.000) und sehr selten (1:1.000.000) auch zu **bleibenden Impfschäden** kommen kann. Impfreaktionen sind lokale Reaktionen, die bald darauf wieder folgenlos verschwinden. Impfkomplikationen sind stoffabhängig und können Allergien oder Fieberkrämpfe beinhalten. Jedoch werden Impfungen fast immer gut vertragen und überwiegen bei fast allen in ihrem Nutzen eindeutig die seltenen Risiken.

Kontraindikationen für Impfungen sind schwere Krankheit oder bekannte Allergien gegen Impfstoffbestandteile. Bei Schwangeren und Immunsupprimierten darf zudem kein Lebendimpfstoff gegeben werden, da dies zum Ausbruch der Erkrankung bzw. zur Übertragung auf das Ungeborene führen kann. Aktuelle Informationen und die deutschlandweiten Empfehlungen sind auf der Seite des Robert-Koch-Instituts und der zugehörigen STIKO (Ständige Impfkommission) zu finden.

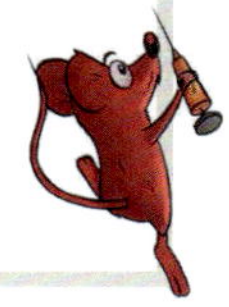

IMPF /17 **+B2**

Cholera 90	Hepatitis A 16	Influenza 144	Pertussis **20**	Tollwut **152**
Diphtherie **18**	Hepatitis B 100	Masern **46**	Polio **60**	Typhus 88
FSME **140**	HiB **26**	Meningitis **156**	Röteln **38**	Varizellen **62**
Gelbfieber 26	HPV **116**	Mumps **50**	Tetanus **134**	

Standardimpfungen merken!

Masern, Mumps, Röteln und ggf. Varizellen, kurz **MMRV**, finden die meisten wegen des Akronyms einfach zu merken. Es handelt sich um **Lebendimpfstoffe**.

MMR(V) wird in der Regel bei der U6 und U7 geimpft, grob bei Vollendigung des ersten und zweiten Lebensjahres. Zwei Impfungen machen also die Grundimmunisierung aus. Das Kind aus dem Masern Meditricks reckt hier zwei Finger hoch, um an die MMRV-Süßigkeiten zu kommen.

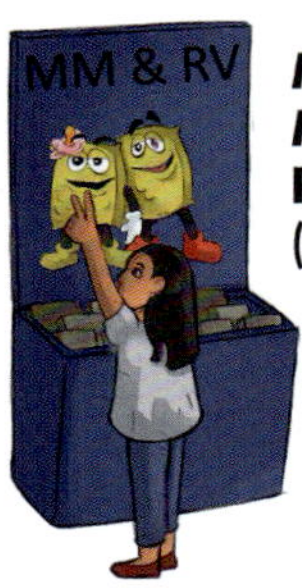

Masern
Mumps
Röteln
(Varizellen)

Die **Totimpfstoffe** stellen uns vor eine größere Herausforderung. Es sind derer sechs plus ggf. Pneumokokken und sie werden viermal (Pneumokokken drei bis viermal) verabreicht. Auffrischimpfungen sind nötig. Wir dienen hier mit einer Geschichte. Sage sie Dir auf, wenn es drum geht, die sieben Impfstoffe zu reproduzieren.

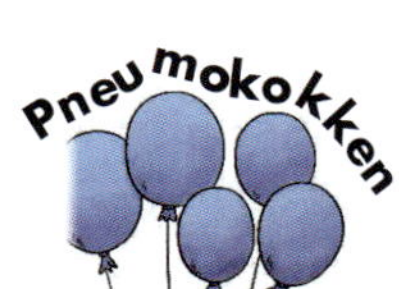

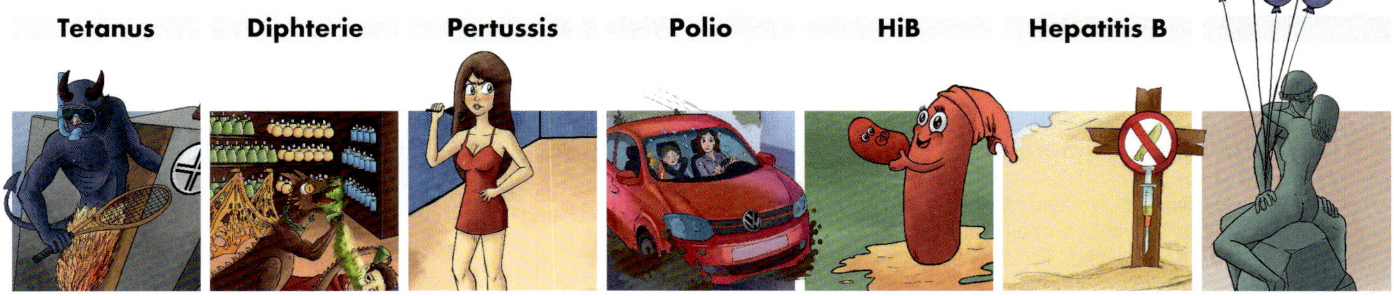

Die Geschichte der sieben Standardtotimpfstoffe: Der Tetanus-Teufel geht zum Rachendrachen in die Düfterie (Diphterie), um für die Pertussis-Tussi ein Parfüm zu kaufen. Kurz darauf wird er beinahe vom Polio-Polo überfahren. Glück gehabt. Das freut auch das hippe (HiB) Haemophilus influenzae Typ B Bakterium mit seinem Erythrozytenbaby (B wie Baby). Nun geht es endlich an den Strand, wo aber Surfverbot herrscht (Surfen wie Surface-Antigen des Hepatitis-B-Virus). Wenn sie jetzt noch guter Dinge sind, können die beiden ins Meningitismsueum und die Luftballons bestaunen (Pneumokokkenimpfung ist optional).

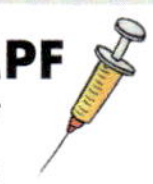

Diphtherie Rachenbräune

Brauner Drachen in der Düfterie

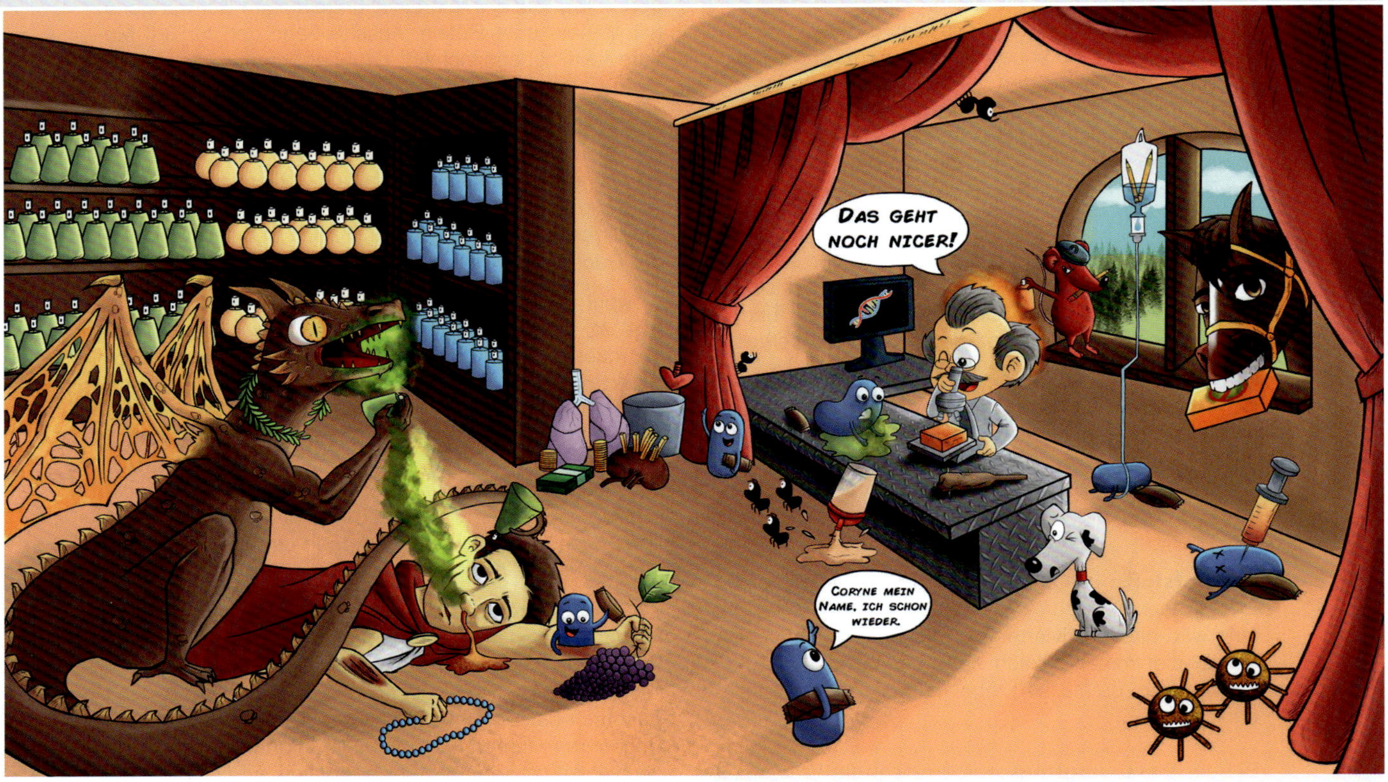

In der Düfterie, dem Parfüm-Geschäft, treibt ein brauner Drache sein Unwesen. Zusammen mit den Corny-Riegel-Bakterien versprüht er giftige Düfte. Der Ursprung aus dem Griechischen (*Diphtherie* ‚Gerbhaut') nimmt Bezug auf die braunen Pseudomembranen („Rachenbräune"), bestehend aus abgestorbener Schleimhaut und Blut.

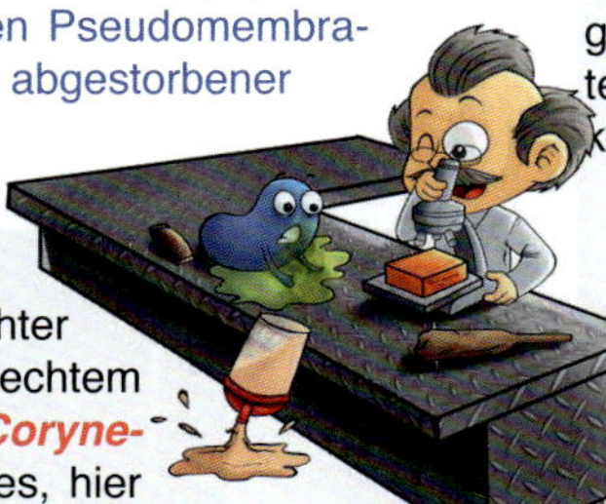

Erreger

Ein Synonym für die Diphtherie ist „Echter Krupp" – hier der massive Tresen aus echtem Kruppstahl. Erreger der Diphtherie ist ***Corynebacterium diphtheriae***, ein grampositives, hier blaues, Stäbchenbakterium **A**. Das Corynebakterium hat hier einen Corny-Müsliriegel. Mikroskopisch stellt man *C. diphtheriae* mittels der speziellen **Neisser-Färbung** als **keulenförmige Erreger** dar – der Verkäufer guckt hier durch das Mikroskop und nimmt Bezug auf die Neisser-Färbung, indem er "*DAS GEHT NOCH NICER!*" sagt. Daneben liegt nochmals eine kleine Keule für die Keulenform. *C. diphtheriae* ist ein **Toxinbildner** – hier die vielen Parfümflaschen mit Toxin drin. Übertragen wird die Diphtherie via Tröpfchen oder **Schmierinfektion** – das Corny-Bakterium verschmiert hier seinen Duft über den Tresen. Das Diphtherie-Toxin **hemmt die Proteinsynthese** – ein Proteinshake fliegt durchs Schmieren vom Tresen. Aufgepasst: Bei der Diphtherie besteht **namentliche Meldepflicht** – und das bereits bei Verdacht! Das Corny-Bakterium meldet sich und sagt dem Verkäufer: „*CORYNE MEIN NAME, ICH SCHON WIEDER*".

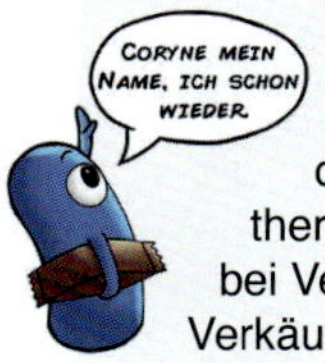

Klinik – Kehlkopfdiphtherie

Sie nennt sich auch ‚**Echter Krupp**' im Gegensatz zum Pseudokrupp oder Krupp-Syndrom, welche meist durch Parainfluenzaviren verursacht sind. Hier in der Ecke das Paar Parainfluenzaviren aus rostendem Pseudo-Krupp-Stahl. Typisch ist ein **bellender Husten** – daher der bellende Hund des Ladenbesitzers. Es kommt zur **Heiserkeit** – der Hund wird zunehmend heiser und hat einen durch das Halsband eingeschnürten Hals – welches an den **inspiratorischen Stridor** bei Kehlkopfdiphtherie erinnert.

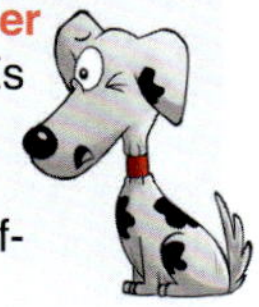

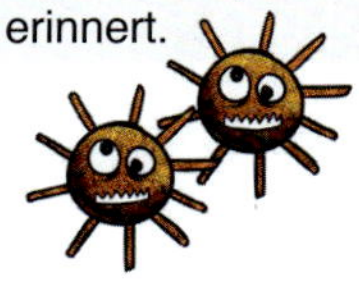

Rachendiphtherie

Sie ist hier durch den braunen Drachen gezeigt – ein Synonym ist die Rachenbräune: Eine Angina tonsillaris mit grau-gelblichen Belägen, den sogenannte **Pseudomembranen** – hier die durchlöcherten, gelblichen Pseudo-Flügel des Rachendrachen **B**. Die Bräune kommt durch nekrotisierendes Rachenepithel sowie kleine Blutungen – ein süßlich-fauliger Mundgeruch entsteht, hier verkörpert durch den grünlichen, **süßlich-fauligen Duft**, mit dem der Drachen sich die Tonsillen einsprüht. Ein weiteres Symptom: Der **Cäsarenhals** (durch stark geschwollene Halslymphknoten) – der Drache hat Cäsars Lorbeerkranz geklaut und sich um den Hals gelegt **C**.

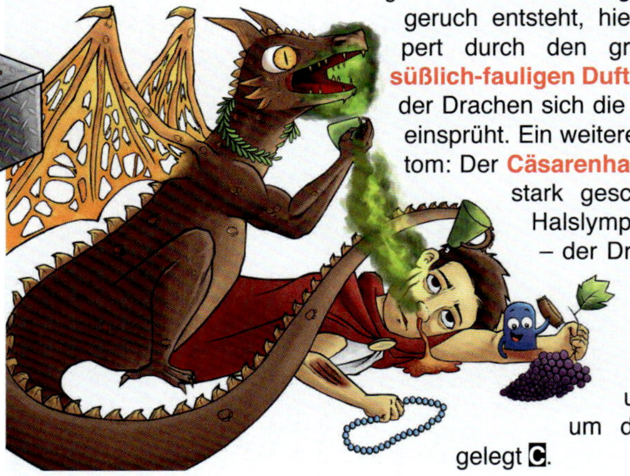

Hautdiphtherie

Cäsar illustriert die Hautdiphtherie. Sie geht einher mit einem Erythem (einer Rötung) bis hin zu Ulzerationen – Cäsar hat eine zerkratzte Haut und Ulzera – in echt zeigt sich dies alles an einer Manifestationsstelle **D**. Diese sind oft von **Mischinfektionen** durch die Normalflora betroffen, also Staphylo- und Streptokokken. Cäsar hat Trauben für die Staphylo- bzw. Traubenkokken und eine Perlenkette für die Ketten- bzw. Streptokokken.

Nasendiphtherie

Cäsars Nase wird vom Duft der Toxinflasche benebelt. Sie verläuft serös oder eitrig bis hin zu **blutigem Schnupfen** – Cäsar hat gelb-rotes Nasenbluten.

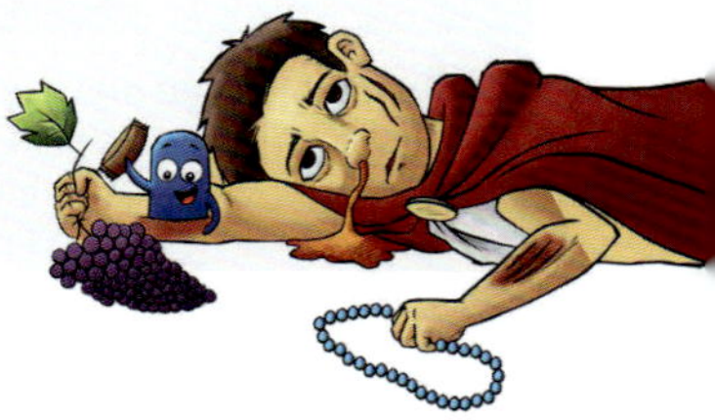

Die **Diphtherie** wird vom grampositiven *Corynebacterium diphtheriae* verursacht. Es ist eine Tröpfchen- oder Schmierinfektion. C. diphtheriae ist ein Toxinbildner, der die Proteinsynthese hemmt. Die Kehlkopfdiphtherie wird auch echter Krupp genannt und zeigt sich klassisch durch bellenden Husten. Die Rachendiphtherie ist eine Angina tonsillaris mit grau-gelblichen Pseudomembranen und süßlich-fauligem Mundgeruch. Die Therapie besteht in der Gabe von Antitoxin sowie Penicillin. Die Umgebungsprophylaxe besteht in Isolation und Gabe von Erythromycin an Kontaktpersonen. Ein Totimpfstoff gibt im Gegensatz zur Erkrankung dauerhafte Immunität, wenn die Auffrischung alle 10 Jahre erfolgt. Die Diphtherie ist namentlich meldepflichtig.

Komplikationen

Möglich sind: eine **toxische Myokarditis** – Corny wirft hier die Herzduftflasche in den Mülleimer (sozusagen hier die Müll-Karditis für die Myokarditis); eine **Polyneuritis diphtherica**: eine Polyneuropathie mit Nervenlähmungen (wie einer Gaumensegelparese) – hier die herumlaufenden Ameisen für das Gefühl des Ameisenlaufens an den peripheren Extremitäten bei Polyneuropathie sowie der Vorhang, der an das Kulissenphänomen bei **einseitiger Gaumensegelparese** erinnert (dann weicht das Gaumensegel – hier nicht illustriert – zur gesunden Seite). Weiter möglich sind: eine **interstitielle Nephritis** – hier die Niere mit Fritten drin (quasi die Neph-frittis); eine **Pneumonie**, also Lungenentzündung: neben dem Papierkorb die Lunge mit Münzen und Scheinen daneben für „*Pneu-Money*", also englisch luftiges Geld.

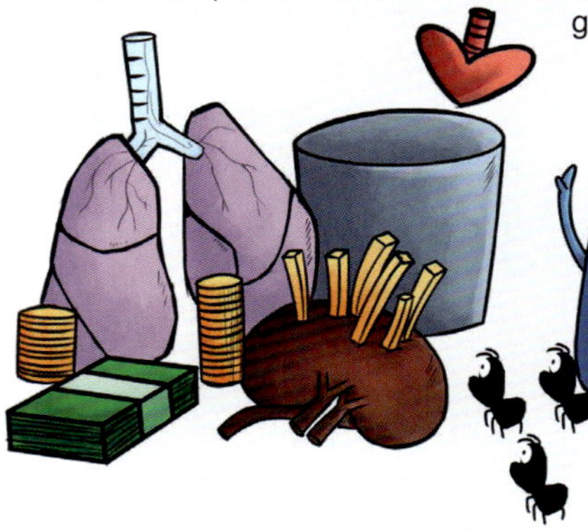

Diagnostik

Die Klinik spricht für sich. Typisch sind die **Pseudomembranen**. Ferner möglich sind ein direkter Erregernachweis via Kultur und das gezeigte, typische Erscheinen unter dem Mikroskop. Der Nachweis des Toxin-Gens ist mittels **PCR** (also Polymerase-Kettenreaktion) möglich – auf dem PC-Monitor der Bildschirmschoner mit DNA-Helix.

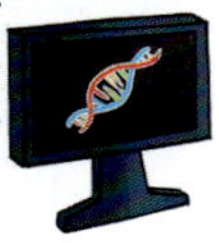

Therapie

Therapiert werden muss das Toxin sowie die Toxin-produzierenden Corynebakterien. Es gibt ein **Antitoxin** – vom Pferd. Dieses schaut hier zum Fenster rein und hält die Packung mit Antitoxin (die durchgestrichene Duftwolke) im Mund. Corynebakterien sind **in der Regel Penicillin-sensibel** (Alternativ: Erythromycin). Das Corny-Bakterium bekommt hier eine Infusion mit Stiften, engl. *pencils*, für Penicillin. Zur Umgebungsprophylaxe gehört die Isolation Betroffener und die **Kontaktprophylaxe mit Erythromycin** von Umgebungspersonen (hier der Verkäufer). Das Makrolid Erythromycin ist hier die rote Maus mit Deckel auf dem Kopf. Makrolide sind bei uns die ‚großen Deckel', von engl. *macro lids*. Erythromycin ist rot wie die Erythrozyten und -mycin kling wie engl. *mice* ‚Mäuse'.

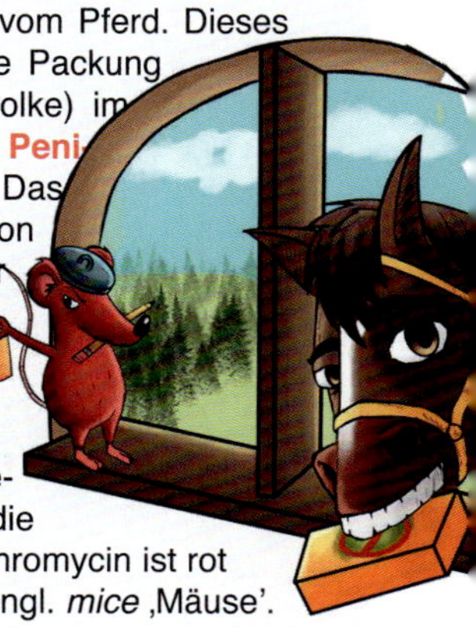

Prophylaxe

Die Diphtherie ist eine klassische Erkrankung, die mittels **vier Impfungen** im **1. Lebensjahr** verhindert wird. Hier die Impfspritze, welche das Corny-Bakterium erledigt. Es folgen **zwei Auffrischungen** um das 6. und 12. Lebensjahr, danach **Auffrischungen alle 10 Jahre**. Es ist ein **Totimpfstoff**. Die durchgemachte Erkrankung verleiht keine Immunität. Diesen Punkt betont hier das Corny-Bakterium vom Anfang, es sagte ja: „CORYNE MEIN NAME, ICH SCHON WIEDER". Einerseits ja wegen der namentlichen Meldepflicht (schon bei Verdacht) und aber, weil es auch nach Infektion erneut vorbeischaut – es sei denn, es wurde bereits erfolgreich geimpft.

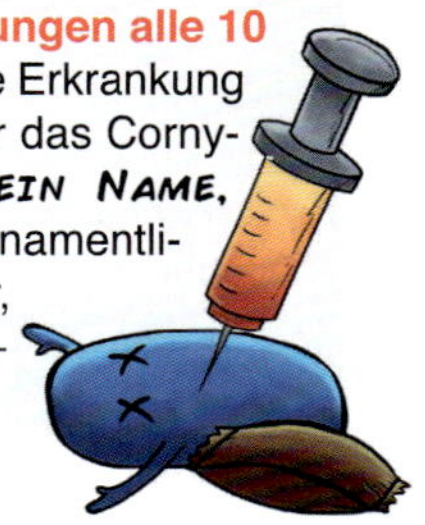

Blick hinter die Kulissen

Von der Idee zur Skizze zur Grafik – viel Zeit, Energie und Liebe zum Detail fließen in die einzelnen Meditricks. Hier sind Jessicas Skizzen zur Diphtherie.

Tina, Paul und Basti haben die Recherchearbeit gemacht und die Idee entworfen, und Diego hat das Bild illustriert. Falls Dir die Namen nichts sagen, kannst du das Meditricks-Team auf medtricks.de/team kennenlernen.

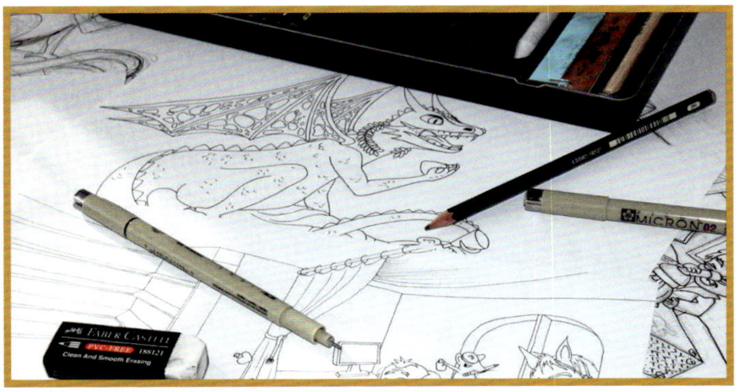

Trivia

Bellender Husten? Hunde spielen auch eine ganz andere Rolle: Berühmt geworden ist ‚Balto', ein Husky. Als Leithund eines Hundeschlittengespanns half er im Januar 1925 im kleinen Ort Nome im Westen Alaskas die nötigen Impfseren herbeizuschaffen. Die mehrheitlich indianische Bevölkerung hatte keine Antikörper gegen Diphtherie.

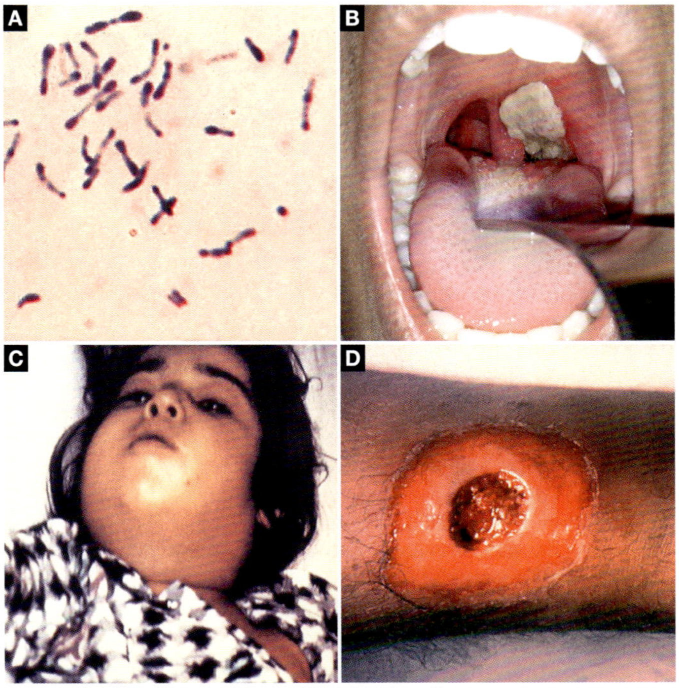

A *Corynebacterium diphtheriae* **B** Pseudomembranöse Rachenbeläge **C** Kind mit geschwollenen Halslymphknoten **D** Hautmilzbrand

Pertussis Keuchhusten

Tussi-Babysitterin ist von den Rabauken genervt

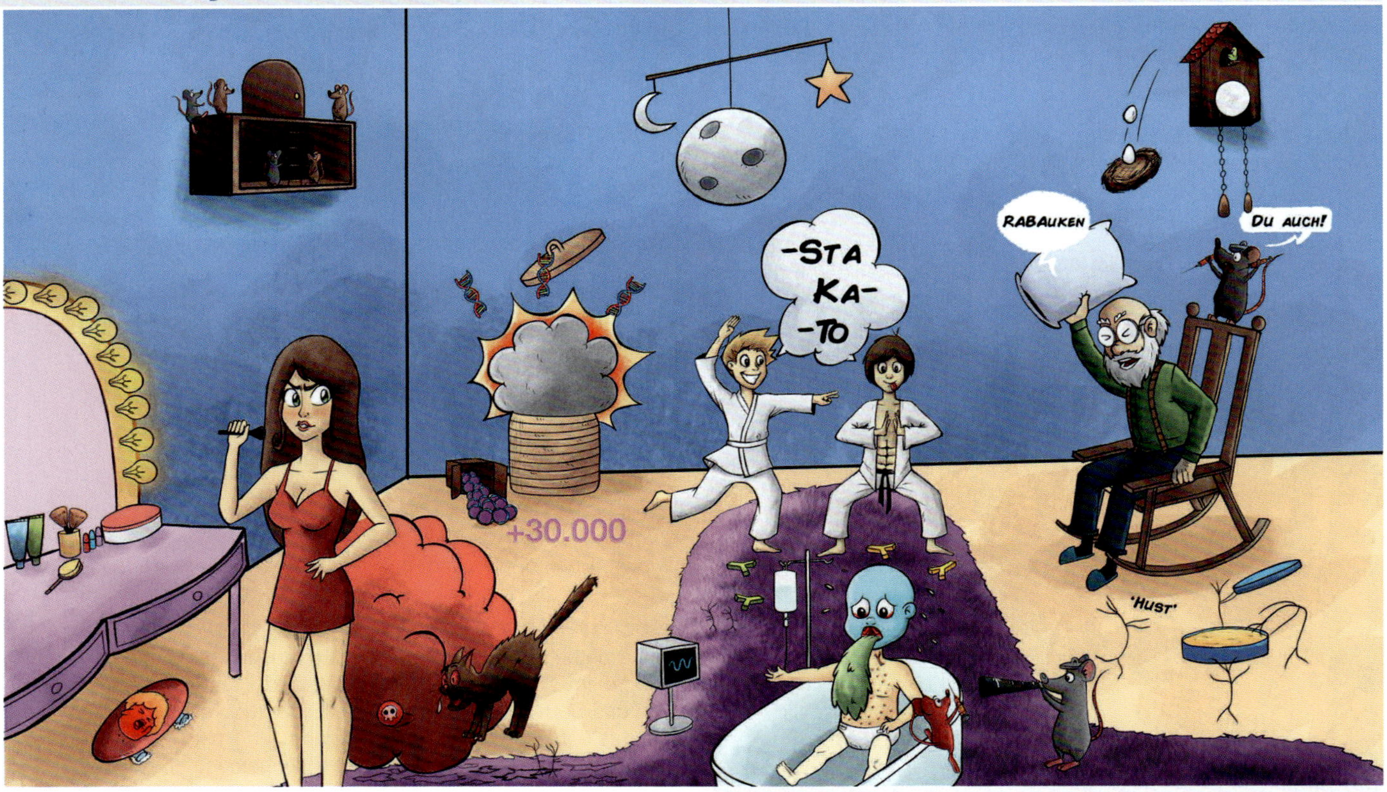

Der Schauplatz für die einst klassische Kinderkrankheit Pertussis (Keuchhusten) ist hier das Kinderzimmer, wo die Tussi-Babysitterin auf die kleine Kranke aufpassen muss, während der Opa die Kung-Fu kämpfenden Rabauken beschimpft.

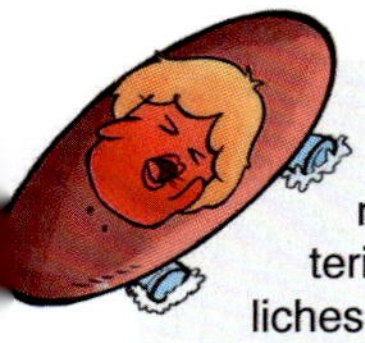

Erreger

Bordetella pertussis **A**, hier dargestellt als das tellerförmige Skateboard der Tussi mit dem Plüsch-Tussi-Bakterium darauf, ist ein **kokkoides**, also kugelförmiges/rundliches **gramnegatives** Bakterium. Bordetella ist unbeweglich, weshalb das Skateboard am Boden festgeklebt ist, und obligat aerob, was die riesige Puderwolke hinter der Babysitterin verdeutlicht.

Infektionsweg

B. pertussis infiziert das **Flimmerepithel** des Pharynx, auf dem es sich auch vermehrt und welches es durch seine **Toxine** zerstört. Deshalb werden der Flimmerepithel-Teppich und die kleinen Flimmerepithelmännchen durch die Puderdose der Tussi, die für das Pertussistoxin steht, zerstört. Übertragen wird Keuchhusten via Tröpfcheninfektion – hier die Tröpfchen um das Baby.

Epidemiologie

Es besteht **kein Nestschutz** durch mütterliche Antikörper. Ein nachgeburtliches Auftreten ist daher direkt möglich – das Nest fällt hier von der Kult-Uhr. Heutzutage sind häufiger **ältere Patienten** betroffen. Bedingt ist dies durch einen Immunitätsverlust bei Verpassen der alle zehn Jahre notwendigen Auffrischungsimpfungen – hierfür steht der Opa im Schaukelstuhl.

Klinik

Der Verlauf und die Zunahme der Symptomatik wird repräsentiert durch unseren Rasenteppich. Das **Stadium catarrhale** wird dabei durch den Kater am Anfang des Rasenteppichs verdeutlicht. Es dauert ein bis zwei Wochen, weshalb der Kater zwei Klauen zeigt. Es ist gekennzeichnet durch eine **Konjunktivitis** und **Erkältungssymptomatik** – der Kater hat rot unterlaufene Augen sowie eine laufende Nase.

Es folgt das **Stadium convulsivum** (*convulsivum* steht für krampfartig), hier die Kung-Fukinder. Dieses dauert zwei bis sechs Wochen: Das linke Kind versucht mit zwei Fingern dem anderen in die Augen zu stechen; das rechte hat einen Sixpack für die sechs Wochen. Typisch für dieses Stadium ist der Keuchhusten: Dies ist ein **stakkatohaft klingender Husten** **B**+**C**, also eine Folge rascher Hustenstöße mit anschließend keuchendem Luftholen. Die Kung-Fukinder brüllen „STA! KA! TO!" (was sie aus Kung-Fu Filmen gelernt haben) und holen dazwischen keuchend Luft. Es kommt dabei zur **Zyanose**, weshalb das Gesicht des Babys bläulich ist. Die Symptome treten vor allem **nachts** auf, dafür steht das Mond-Sterne-Mobile. Möglich sind Erbrechen sowie eine Larynxreizung (am Baby zu sehen), eine obere Einflussstauung (die geschwollene Halsvene des Babys), Petechien und konjunktivale Einblutungen (ebenfalls am Kind illustriert).

Es folgt das Abklingen der Symptome im **Stadium decrementi**. Dabei erholt sich das Flimmerepithel – wie hier auch der Teppich. Den Flimmerhärchen geht es wieder besser und sie gesellen sich um die Creme. Übrig bleiben kann ein **Reizhusten**, weshalb ein Flimmerhaar hustet.

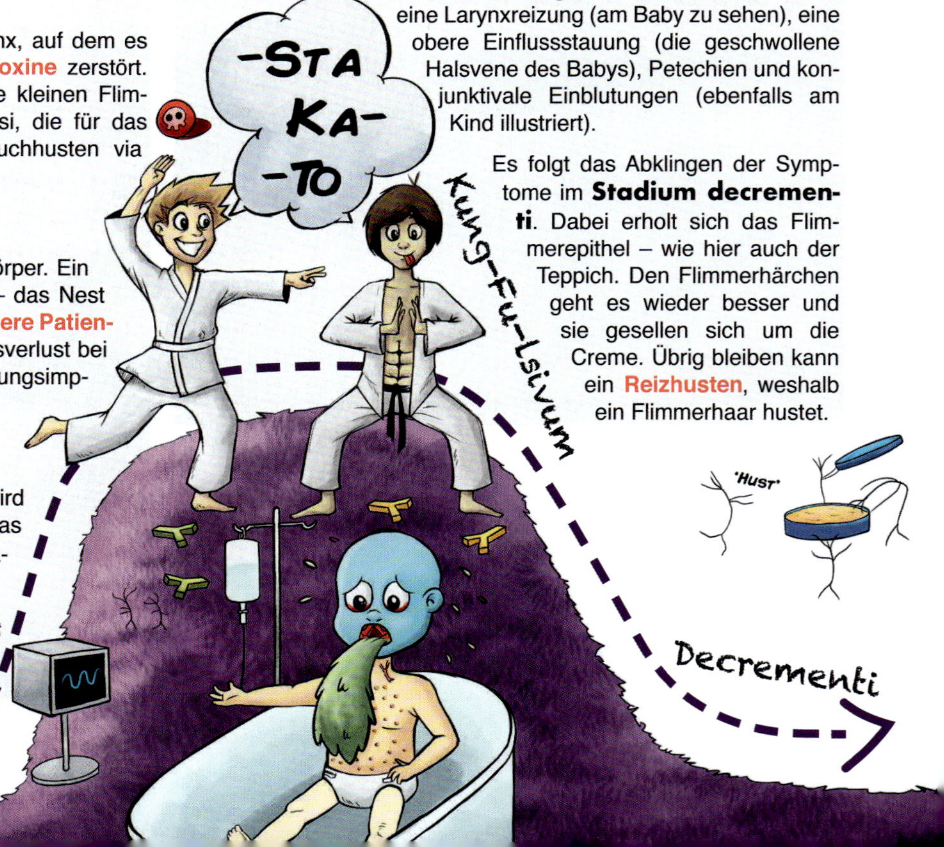

Pertussis ist eine durch heftige Hustenattacken (daher auch Keuchhusten) charakterisierte Infektionserkrankung. Auslöser sind die gramnegativen Kokken *Bordetella pertussis*. Der Befall des respiratorischen Flimmerepithels löst zunächst Nasenlaufen und Konjunktivitis aus, das sog. Stadium catarrhale. Im Stadium convulsium folgt der typische stakkatoartige Keuchhusten. Die Attacken führen evtl. bis zur Zyanose und Dyspnoe. Betroffen sind meist Kinder und Ältere ohne Impfschutz. Die klinische Diagnose bestätigt man durch PCR, Kultur oder Antikörpernachweis. Unbehandelt dauert Keuchhusten wochenlang. Antibiotika verkürzen die Krankheitsdauer und sollten auch den nicht geimpften Kontaktpersonen gegeben werden. Eine durchgemachte Infektion garantiert keine Immunität.

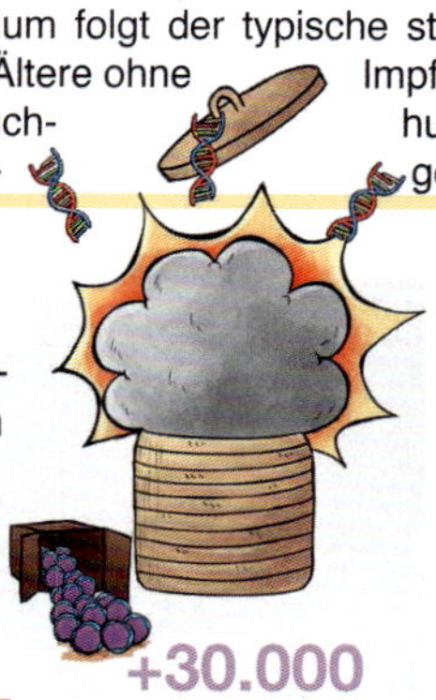

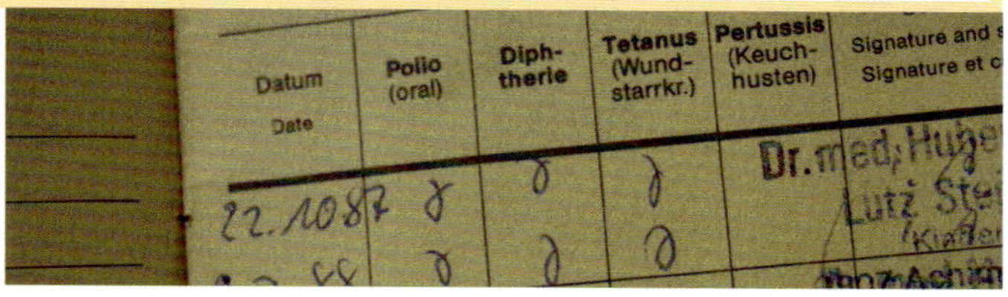

Impfass mit fehlender Pertussis-Impfung; hier wurde gegen Polio, Diphterie und Tetanus geimpft, jedoch nicht gegen Pertussis. Diese Lücken, wie die fehlende Auffrischung, ermöglichen Infektionen bei Älteren.

Diagnostik

Möglich sind ein DNA-Nachweis via **PCR** (Polymerase-Chain-Reaction). Die explodierenden DNA-Ketten symbolisieren hier die Kettenreaktion. Für den Nachweis via **Kultur** steht unsere Kult-Uhr: Das Ziffernblatt ähnelt einer Petrischale.

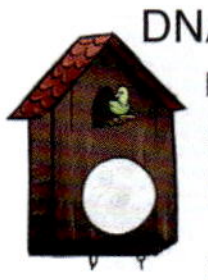

Laborchemisch kommt es zur **Lymphozytose** mit über 30.000 Lymphozyten – aus der umgefallenen Schachtel purzeln, wie Murmeln, haufenweise Lymphozyten. Ein **Antikörpernachweis** ist nur in der zweiten bis vierten Woche während des Stadiums convulsivums möglich. Deshalb liegen um die Kung-Fukinder Antikörperbausteine verteilt. Zwei gelbe und zwei grüne (2+2 macht 4, für zwei bis vier Wochen). Es herrscht **Überwachungspflicht** bei Säuglingen, da bei diesen Apnoe-phasen möglich sind. Hierfür steht der Atemmonitor neben dem Baby.

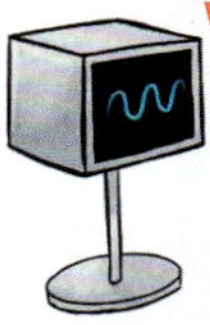

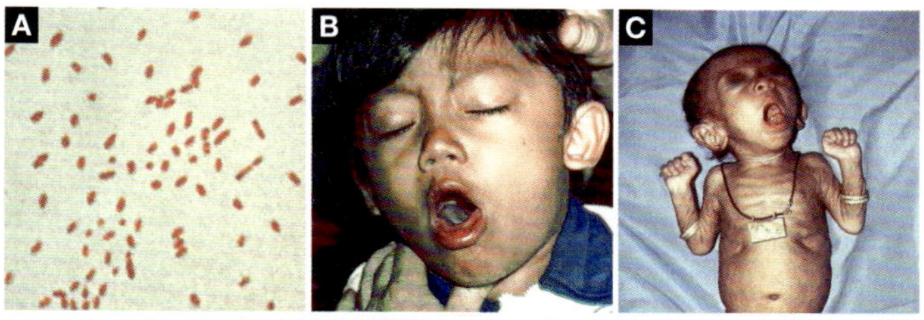

A Bordetella pertussis **B** Junge mit Keuchhustenanfall **C** Baby mit Keuchustenanfall und typisch herausgestreckter Zunge

Fallzahlen in Deutschland
Keuchhusten kommt leider trotz der effektiven Impfung immer noch vor. Seit 2013 besteht für Pertussis die bundesweite Meldepflicht. Unsere Grafik zeigt die Anzahl der registrierten Pertussis-Fällen in Deutschland.
Quelle: Jahresstatistik RKI.

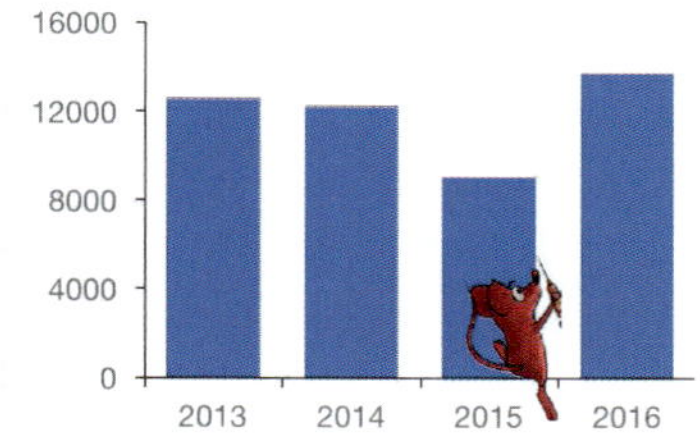

Therapie

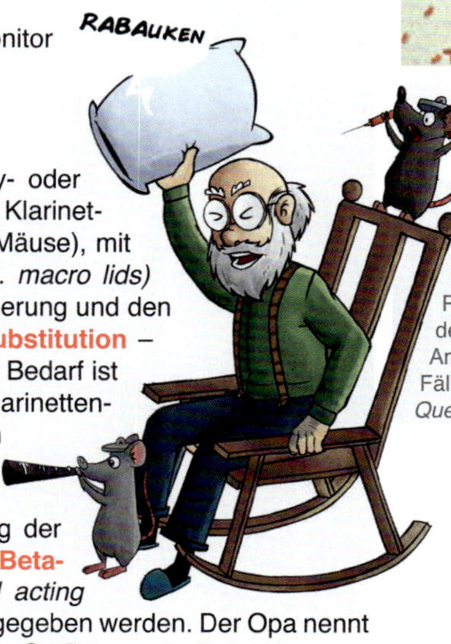

Erste Wahl sind **Makrolide** wie Ery- oder Clarithromycin – hier die rote und die Klarinette spielende Maus (von engl. *mice*, Mäuse), mit großem Deckel auf dem Kopf (engl. *macro lids)* für die Makrolide. Gegen die Dehydrierung und den zähen Schleim hilft eine **Volumensubstitution** – das Kind bekommt eine Infusion. Bei Bedarf ist eine **Sedierung** angebracht – die Klarinettenmaus spielt dem leidenden Kind ein Schlaflied und die Makrolidmaus will den in Rage geratenen Opa mit Sedativa beruhigen. Zur Erweiterung der Atemwege können **kurzwirksame Beta-Mimetika**, also RABAs (engl. *rapid acting beta agonists*) wie etwa Salbutamol, gegeben werden. Der Opa nennt die Kung-Fukinder deshalb hier „*RABAUKEN*". Bei schwerem Verlauf sind ggf. **Glucocorticoide** indiziert – dafür steht hier das Kissen, von engl. *cushion* für den Morbus Cushing, den Hypercortisolismus.

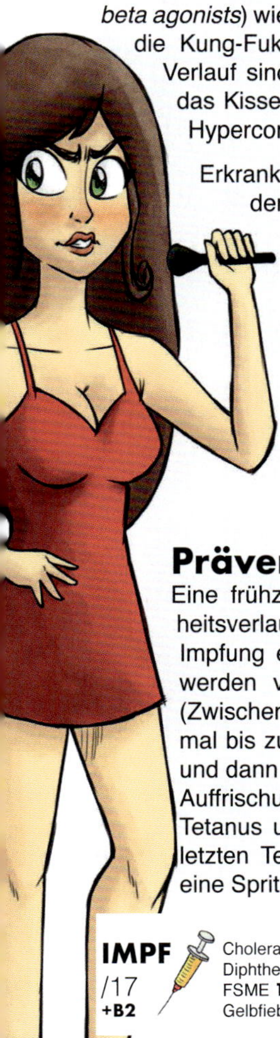

Erkrankte dürfen frühestens nach fünf Tagen Therapie wieder öffentliche Einrichtungen wie Schulen besuchen. Die fünf Mäuse symbolisieren die fünf Tage. Sie warten darauf endlich wieder zur Schule zu dürfen. Eine **Prophylaxe** von Gefährdeten, also v. a. Personen ohne Impfschutz und Kontaktpersonen, wird mit dem gleichen Antibiose-Schema vollzogen: Die Makrolidmaus mit der Impfspritze zeigt auf den Opa und sagt „*DU AUCH!*"

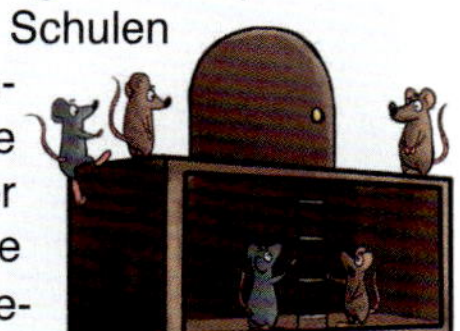

Prävention

Eine frühzeitige antibiotische Therapie verkürzt den Krankheitsverlauf und damit auch die Ansteckungsgefahr. Die Impfung erfolgt durch einen **Totimpfstoff**: Geimpft werden vier Teilimpfungen im ersten Lebensjahr (Zwischen 2. und 14. Monat), aufgefrischt wird zweimal bis zum 18. Lebensjahr (5.-6. LJ und 9.-16. LJ) und dann einmalig nach dem 18. Lebensjahr. Diese letzte Auffrischung erfolgt gemeinsam mit der Auffrischimpfung für Tetanus und Diphtherie; in der Regel zehn Jahre nach der letzten Tetanus-Diptherie-Impfung. Das Kind bekommt hier eine Spritze von der roten Maus in den Arm.

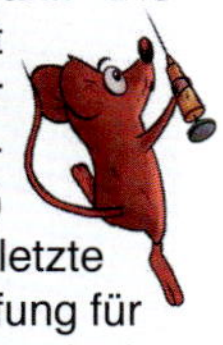

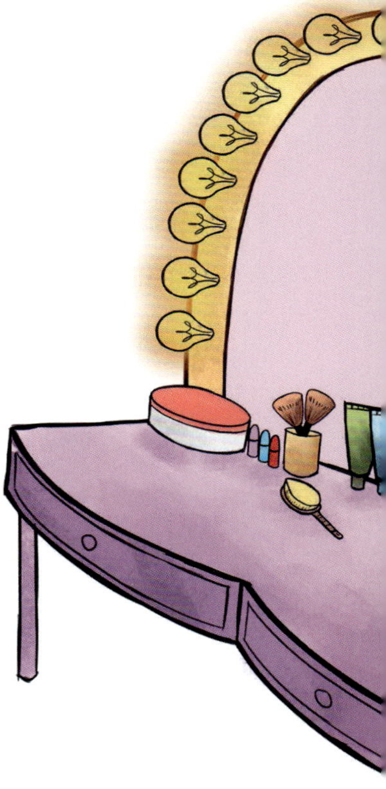

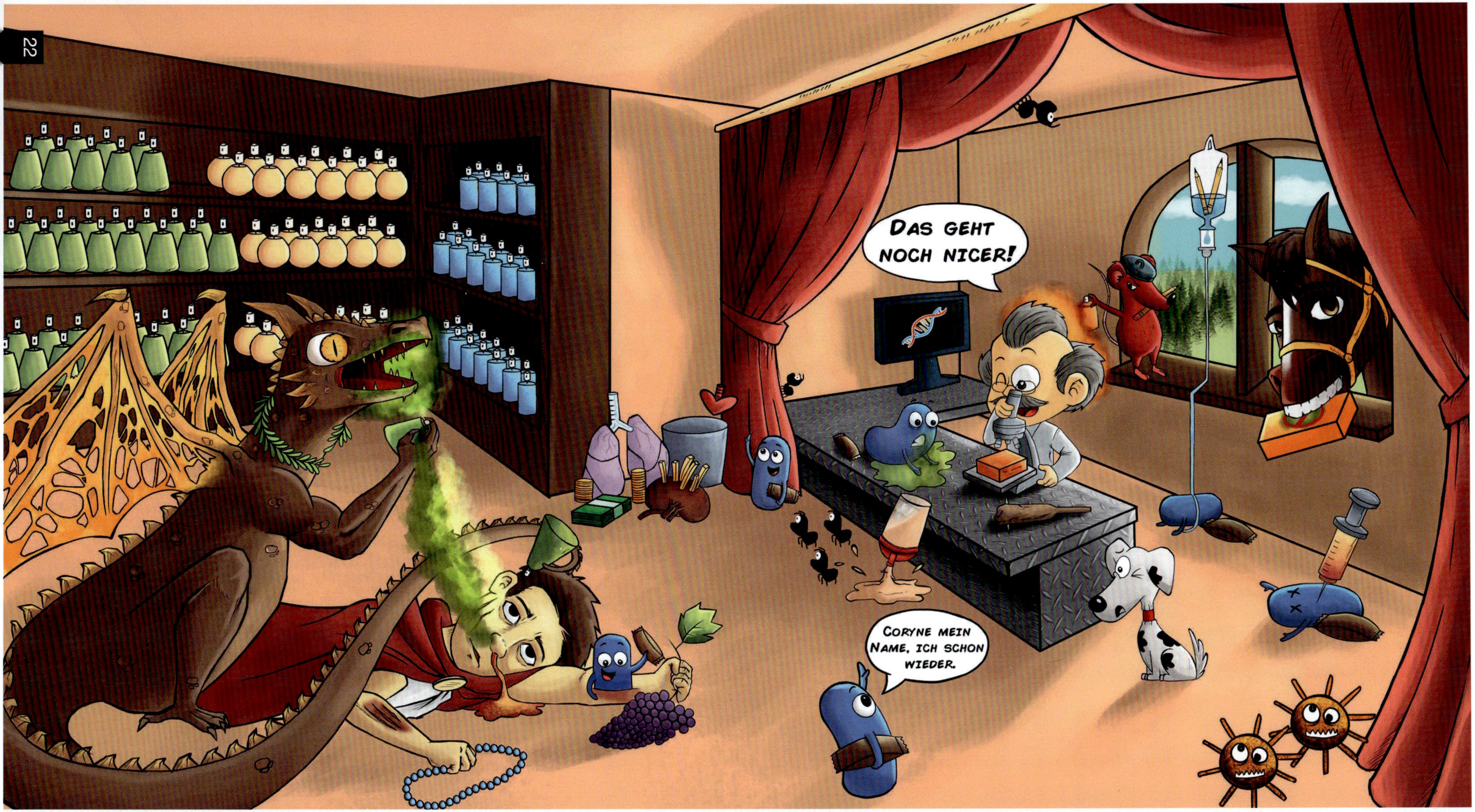
DAS GEHT NOCH NICER!
CORYNE MEIN NAME, ICH SCHON WIEDER.

Quiz

1. Wofür steht der Müsliriegel der Bakterien?
2. Welche Formen der Diphtherie gibt es?
3. Woran erinnert uns der Proteinshake, der vom Tisch fällt?
4. Welche Symptome sind klassisch für die Kehlkopfdiphtherie?
5. Welche Organe können von Komplikationen betroffen sein?
6. Wofür steht das Pferd?
7. Warum ist Herr Düff von den giftigen Düften nicht betroffen?

Antworten

1. Für das *Corynebacterium diphtheriae*.
2. Die Kehlkopf- (Hund), Rachen- (Drachen), Haut- und Nasendiphtherie (Caesar).
3. Das Toxin des *C.diphtheriae* hemmt die Proteinbiosynthese.
4. Bellender Husten, inspiratorischer Stridor und Heiserkeit (enges Hundehalsband).
5. Herz (toxische Myokarditis = Müllkarditis), Lunge (Pneumonie = pneu money), Niere (Interstitielle Nephritis = Nieren-Fritten) und Nerven (Polyneuritis diphtherica: Polyneuropathie mit Nervenlähmungen = Ameisenlaufen).
6. Für die Therapie mit dem Antitoxin.
7. Er wird von der roten Maus prophylaktisch beschützt: Die antibiotische Prophylaxe von Kontaktpersonen erfolgt durch Erythromycin.

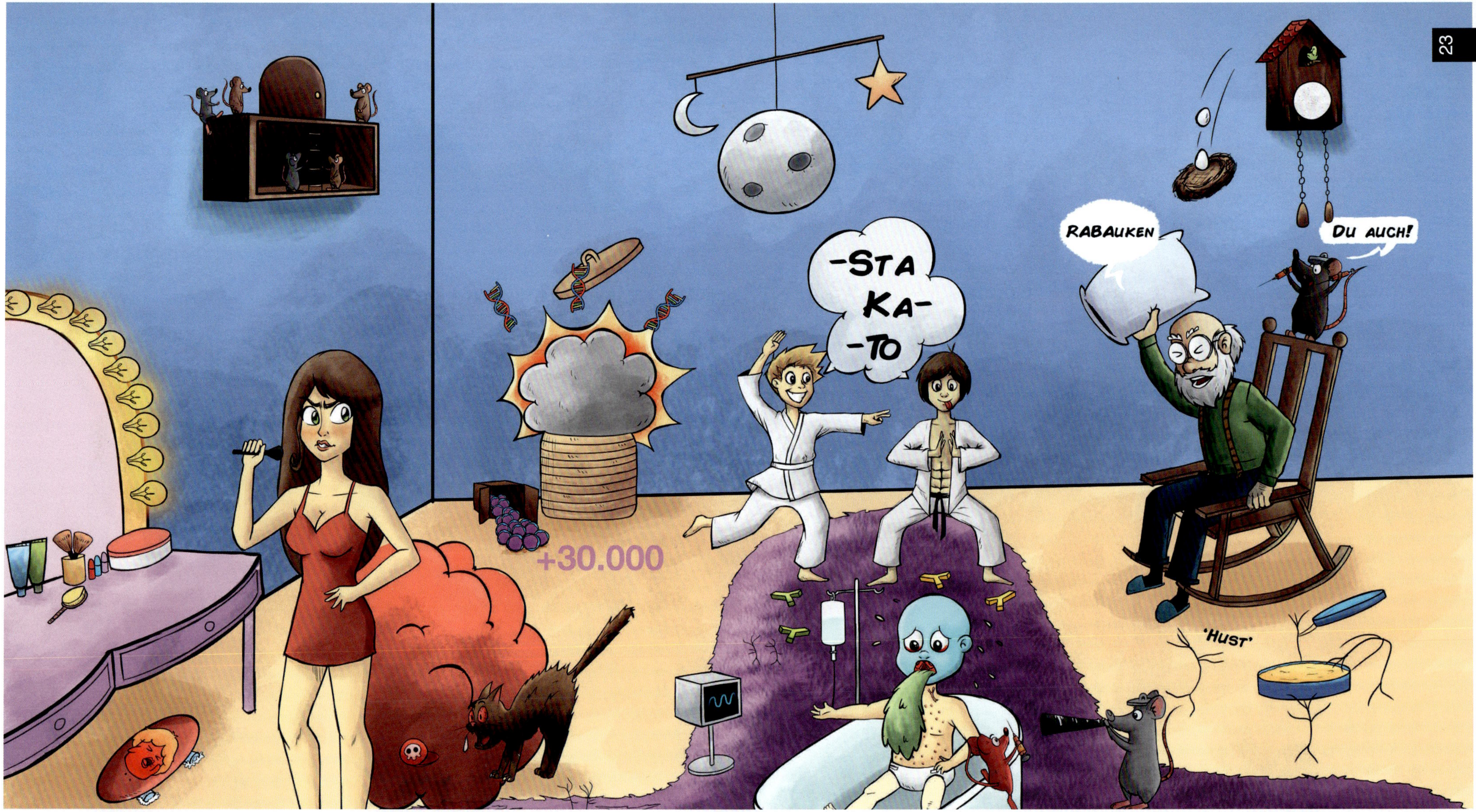

Quiz

1. In welchen drei Stadien verläuft die Pertussis?
2. Welche Patientengruppen sind gehäuft von Pertussis betroffen?
3. Wie wird Pertussis übertragen?
4. Was ist das klassische Symptom der Pertussis?
5. Wofür steht das runterfallende Nest?
6. Warum beschimpft der Opa die Kinder als Rabauken?
7. Warum spielt die Maus dem Kind ein Schlaflied mit seiner Klarinette?

Antworten

1. In den Stadien catarrhale, convulsivum und decrementi.
2. Kinder und ältere Menschen.
3. Per Tröpfchen- bzw. Schmierinfektion.
4. Der starke stakkatoartige Husten.
5. Es besteht kein Nestschutz durch die Mutter.
6. Weil zur Erleichterung der Atmung *rapid acting beta agonists* (kurz RABA; Beta-Agonisten) wie Salbutamol gegeben werden.
7. Makrolide wie Clarithromycin können therapeutisch eingesetzt werden.

Erythrasma

Erythrozyten-Terrasse

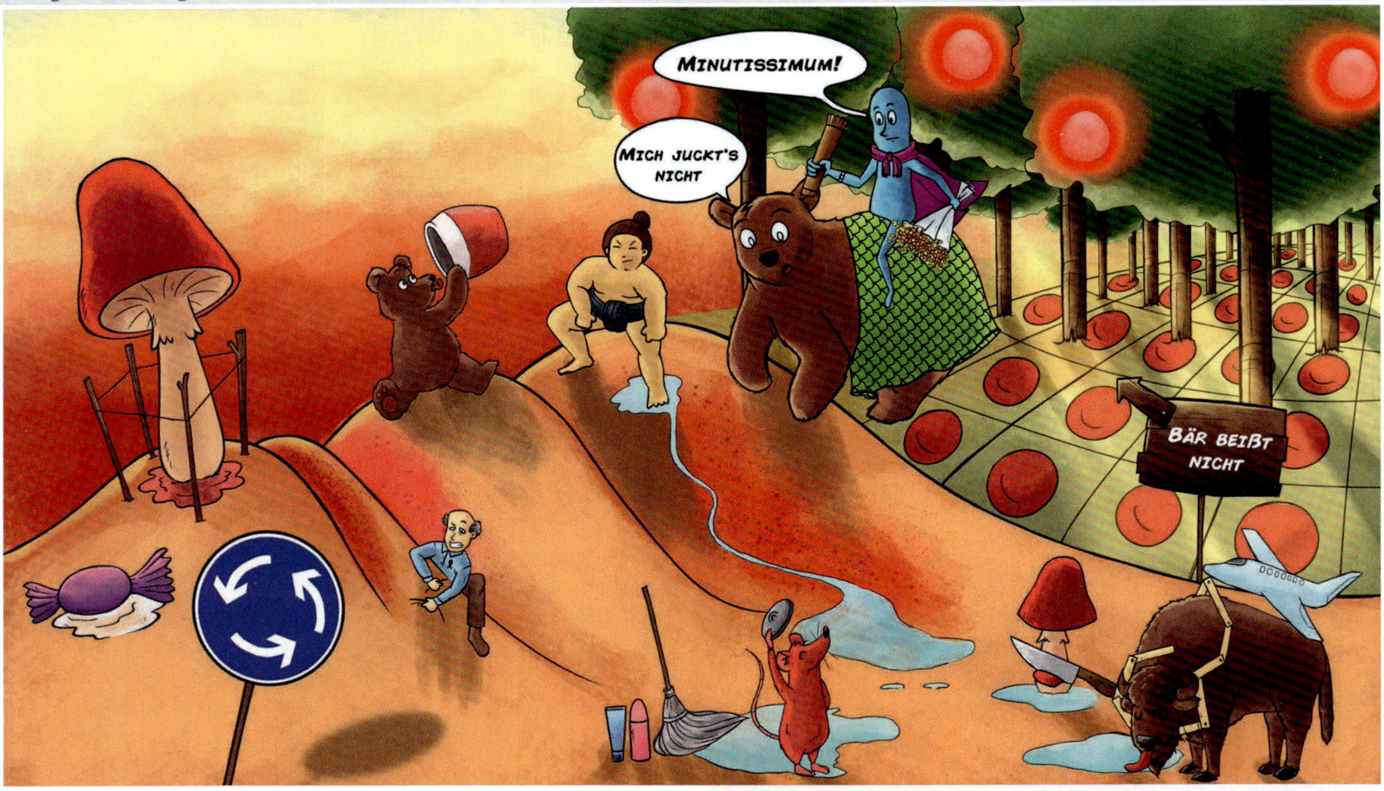

Das Erythrasma, auch Baerensprungsche Krankheit, ist hier der Bär, der aus dem Wald über die Erythrozyten-Terrasse läuft und zum Sprung über die drei Hügel ansetzt. Diese stehen für die Risikofaktoren. Geritten wird der Bär vom Corny-Bakterium.

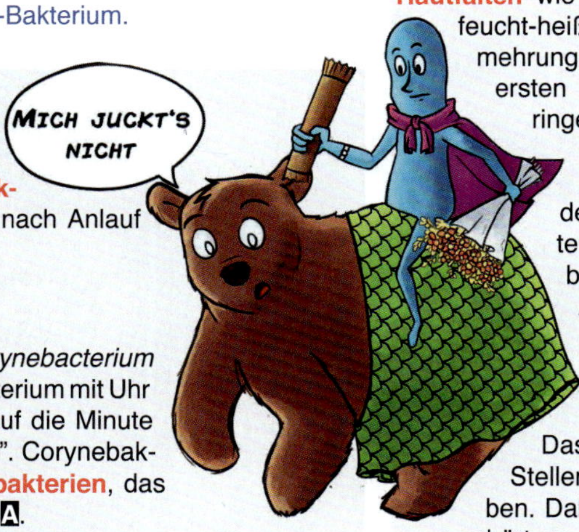

Allgemein

Die Erythrozyten-Terrasse repräsentiert hier das Erythrasma. Es wird auch **Baerensprungsche Krankheit** genannt – hier springt ein Bär nach Anlauf über die Terrasse aus dem Wald.

Erreger

Erreger des Erythrasmas ist *Corynebacterium minutissimum*, das Corny-Riegel-Bakterium mit Uhr am Handgelenk – Uhr, denn es ist auf die Minute pünktlich und sagt „MINUTISSIMUM". Corynebakterien sind **grampositive Stäbchenbakterien**, das Corny-Riegel-Bakterium ist also blau A.

Das Erythrasma ist eine Hautinfektion – der Bär springt über drei Hautfalten, welche verschiedene Dinge illustrieren.

Corynebakterium minutissimum gehört zur **normalen Hautflora**, weshalb das Bakterium einen Blumenstrauß zur Hand hat. Es produziert **Porphyrine**. Porphyrine sind eisenhaltige Verbindungen, was für die Diagnostik relevant ist. Der Name der Porphyrine leitet sich vom griechischen Wort für Purpur ab, weshalb das Bakterium einen purpurfarbenen Umhang hat.

Risikofaktoren

Die Risikofaktoren werden an den drei Hautfalten gezeigt: **Feuchte Hautfalten** wie bei Adipositas, starker Schweißbildung oder bei feucht-heißem Klima begünstigen die schlagartige Vermehrung von *Corynebakterium minutissimum* – auf der ersten Hautfalte steht ein stark schwitzender Sumoringer, auf den die Sonne scheint. Der **Diabetes mellitus** ist ein weitere Risikofaktor. *Mellitus* heißt honigsüß und für den Diabetes steht hier der bekannte Honig-liebende Bär auf der zweiten Hautfalte. Auch eine **Immunschwäche** begünstigt das Erythrasma. Der alte Mann mit Aidsschleife (für die Immunschwäche) versucht sich an der dritten Falte hochzuziehen.

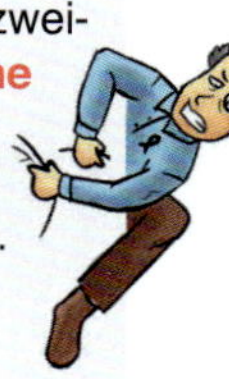

Effloreszenzen

Das Erythrasma findet sich oft **intertriginös**, also an Stellen, wo zwei Hautflächen permanenten Kontakt haben. Daher hier die gedoppelte Hautfalte. Das Erythrasma gehört zu den Pseudomykosen – auf der Hautfalte wächst hier ein roter Fliegenpilz, der von einem Zaun umgeben wird, da das Erythrasma sehr **scharf begrenzt** ist. Die Effloreszenzen sind also flächige, scharf begrenzte, rotbraune Maculae mit diskreter Schuppung B – weshalb der Bär auch einen Rock in Fischschuppenoptik trägt.

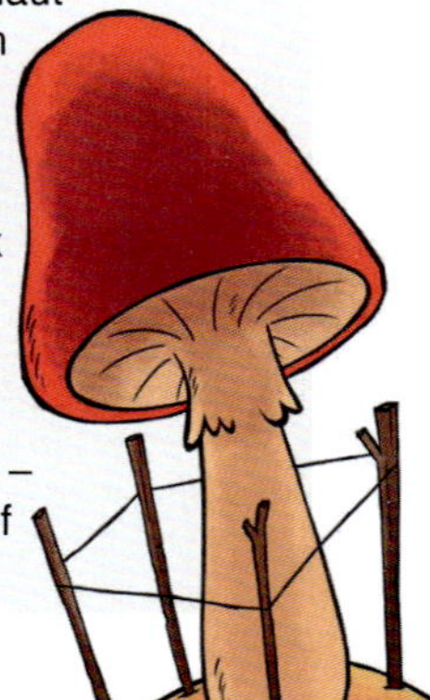

Der klinische Verlauf ist meist **asymptomatisch**, selten mit Juckreiz – der Bär sagt: „MICH JUCKT'S NICHT". Das Erythrasma ist meist auch gefahrlos – das Schild weist auf diesen Aspekt hin und drauf steht:

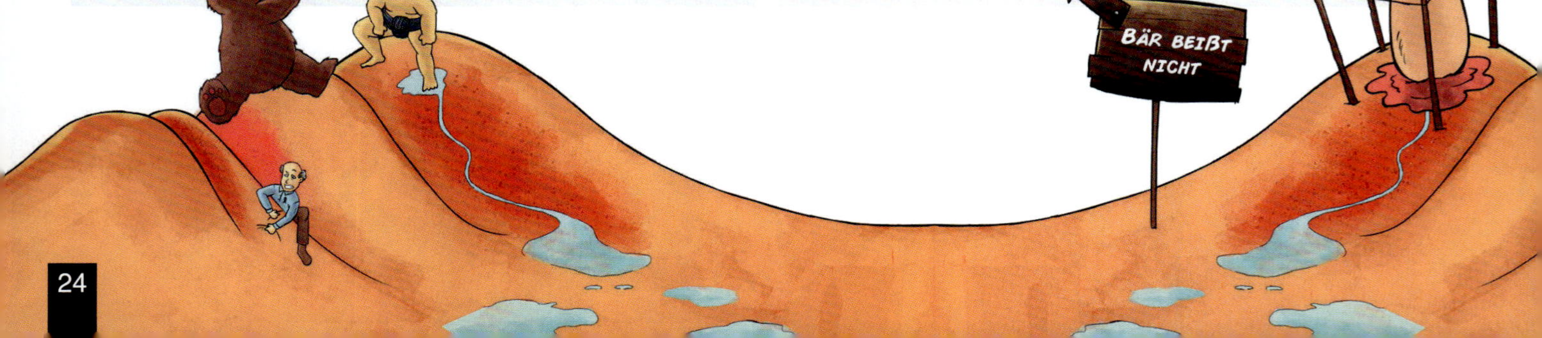

Das **Erythrasma**, auch Baerensprungsche Krankheit genannt, wird durch *Corynebacterium minutissimum* verursacht. Die Hautinfektion ist meist asymptomatisch und zeigt sich als leicht schuppende Hautrötung in Hautfalten. Sie betrifft vor allem Immungeschwächte und kann durch erhöhte Feuchtigkeit, starkes Schwitzen, Adipositas und Diabetes begünstigt werden. Für die Diagnostik macht man sich die Porphyrinbildung zunutze, da man diese mit dem Wood-Licht nachweisen kann. Therapeutisch helfen Trockenlegung und lokale Antimykotika bzw. Antibiotika. Die Erkrankung verläuft meist harmlos, Rezidive sind allerdings häufig.

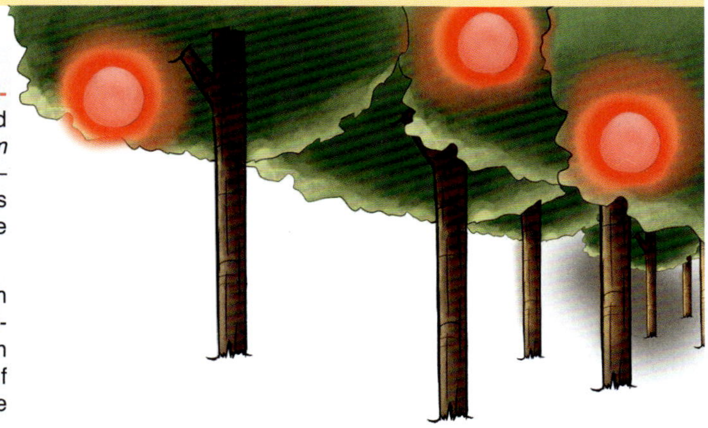

Diagnostik

Die Diagnose wird klinisch gestellt. Eine Beleuchtung mit **Wood-Licht** kann helfen. Dieses hat eine Wellenlänge von 365nm und zeigt im Falle des Erythrasmas wegen der von *Corynebakterium minutissimum* produzierten Porphyrine kaminrote Fluoreszenzen – der Bär springt aus dem Wald mit kaminroten Licht-Lampions für das Wood-Licht. Diese hängen dort das ganze Jahr mit 365 Tagen für die Wellenlänge von 365nm **C**.

Differentialdiagnosen sind einmal die **Intertrigo** – ein durch den Pilz *Candida albicans* verursachtes Erythem, ebenfalls intertriginal lokalisiert und daher der Name Intertrigo. Wir haben hier den Bonbon, engl. *candy* ‚Süßigkeit' für *Candida*, der auf weißer Mazeration neben der Hautfalte liegt und die typischen Effloreszenzen zeigt.

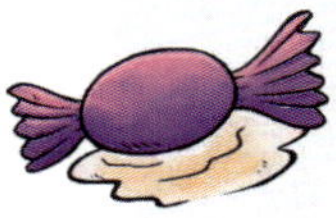

Therapie

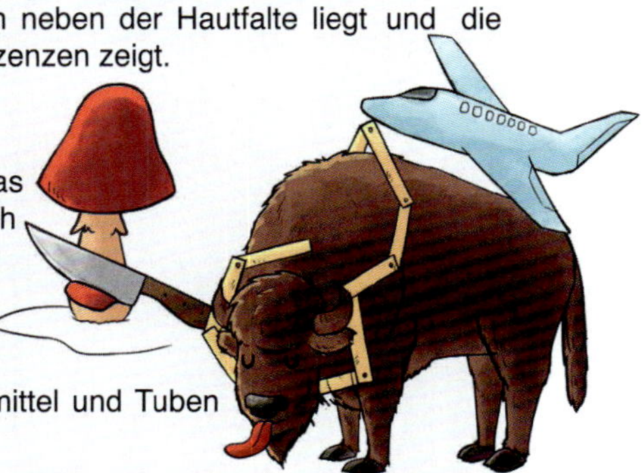

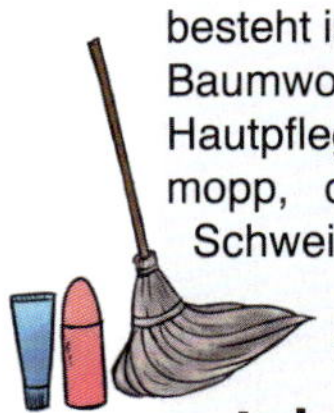

Die Therapie des Erythrasmas besteht in **Trockenlegung** durch Baumwoll- oder Leintücher und Hautpflege – hier der Wischmopp, der die Pfütze des Schweißes des Sumoringers aufsaugt, sowie Putzmittel und Tuben für die Hautpflege.

Lokale Antimykotika therapieren sowohl (!) die Corynebakterien als auch die evtl. ebenfalls oder alternativ vorliegende Infektion durch Pilze wie *Candida*. Der Pilz wird hier mit einem Messer abgeschnitten. Lokale Antimykotika umfassen **Fluconazol** oder **Bifonazol** – hier das Flugzeug mit Zollstock für Fluconazol und der Büffel mit Zollstock für Bifonazol.

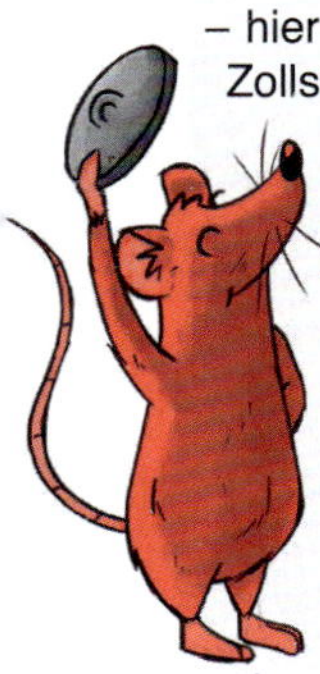

Systemische Antibiotika kommen bei schweren Verläufen in Frage, so **Erythromycin** – hier die rote Maus mit großem Deckel auf dem Kopf für engl. *macro lid*, großer Deckel – die Makrolide.

Prognose

Das Erythrasma verläuft meist unkompliziert, aber Rezidive sind häufig. Daher steht hier das Kreisverkehrsschild.

Blick hinter die Kulissen

Erster Entwurf zum Erythrasma von Johanna.

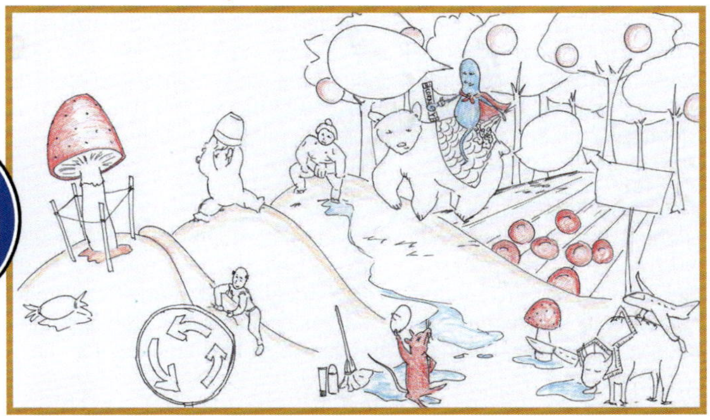

Exkursion Hautarzt

„Das Erythrasma ist eine prinzipiell harmlose Hautinfektion. Wichtig ist die Therapie der Risikofaktoren. Eine konsequente Hygiene und evtl. antibiotische Therapie genügen. Pilzinfektionen sind differenzialdiagnostisch zu erwägen. Antimykotika wirken praktischerweise auch bei C. minutissimum."

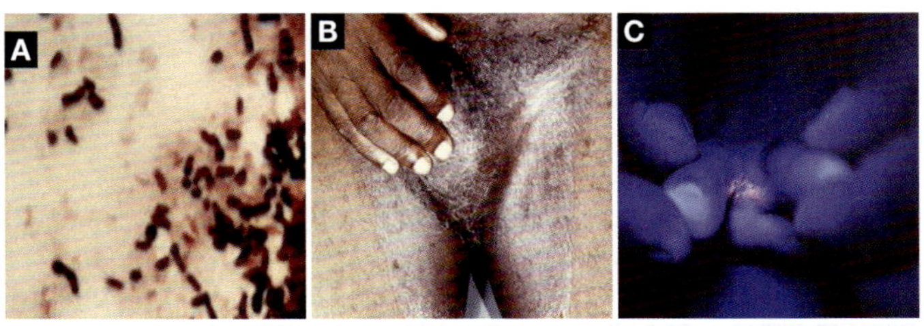

A *Corynebacterium minutissimum* **B** Läsion im männlichen Genitalbereich
C Erythrasma unter Wood-Licht

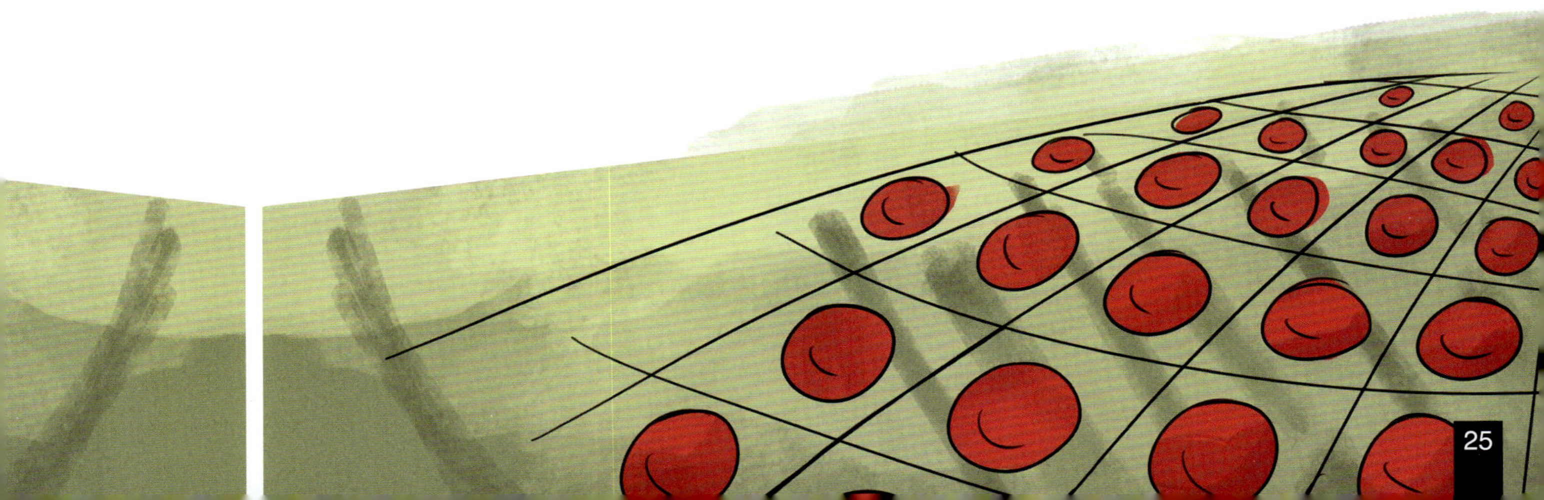

Epiglottitis

Epische Glocke an Fritzchens geplatztem Geburtstag

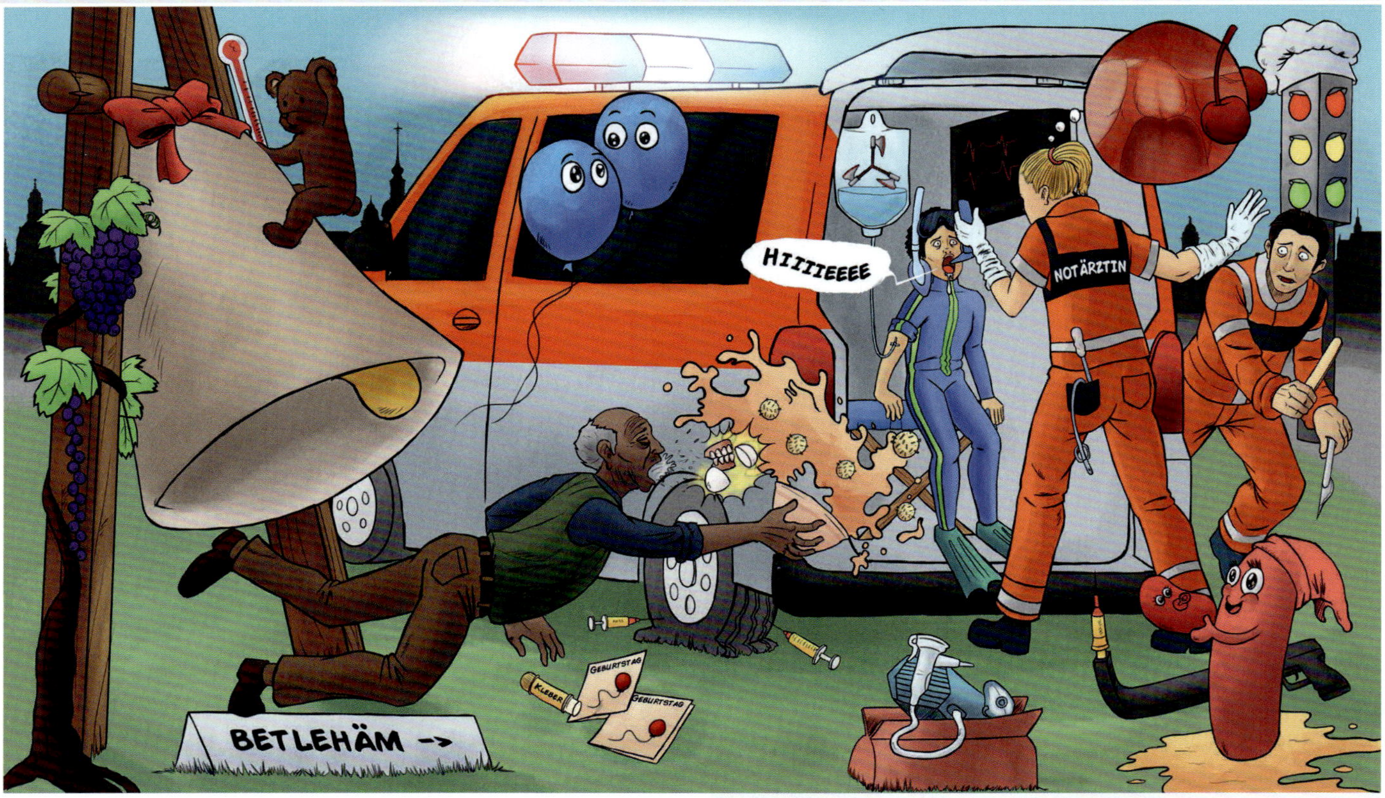

Opa versucht, zu Fritzchens Geburtstag die epische Glocke zu läuten – und das geht ordentlich schief. Außerdem hat Fritzchen einen Kloß seiner Geburtstagssuppe verschluckt, die akute Luftnot bedingt einen Einsatz der Notärztin. Diese muss ihren übereifrigen Studenten mit Mundspatel in der Hand zurückhalten.

Allgemein

Die epische Geburtstagsglocke repräsentiert hier die Epiglottitis. Sie wird auch **Laryngitis supraglottica** genannt und wird durch das Geburtstagskind im Taucheranzug dargestellt. Statt des Schnorchels hat es eine Larynxmaske. Die Larynxmaske betont auch die stete Intubationsbereitschaft, die es bei der Epiglottitis zu beachten gilt.

Erreger

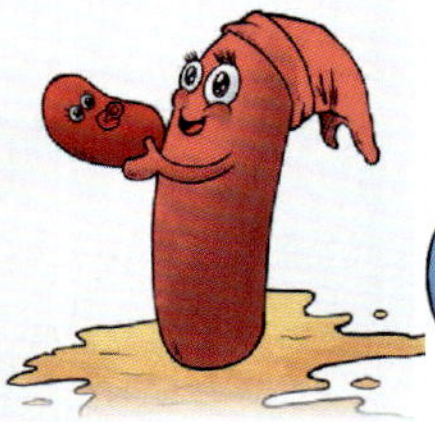

Auslöser bei Kindern ist v.a. das gramnegative Bakterium ***Haemophilus influenzae Typ B*** (haemo-phil heißt so viel wie blutliebend). Dargestellt wird der Erreger durch das blutliebende Bakterium mit Baby-Erythrozyten (Baby wie Typ B). Früher waren v.a. Kinder zwischen dem zweiten und siebten Lebensjahr betroffen. Heute kommen nur noch 0,2 Fälle auf 100.000 Personen pro Jahr. Haemophilus trägt im Bild die rote Zwergenmütze für die Zwei- bis Siebenjährigen (zwei Zipfel für Zweijährige, sieben Zwerge für Siebenjährige).

Bei Kindern kommt die Epiglottitis dank der routinemäßigen Impfung heutzutage nur noch bei Impfversagern vor (ca. ein bis zwei Impfversager pro 100.000 Impflinge).

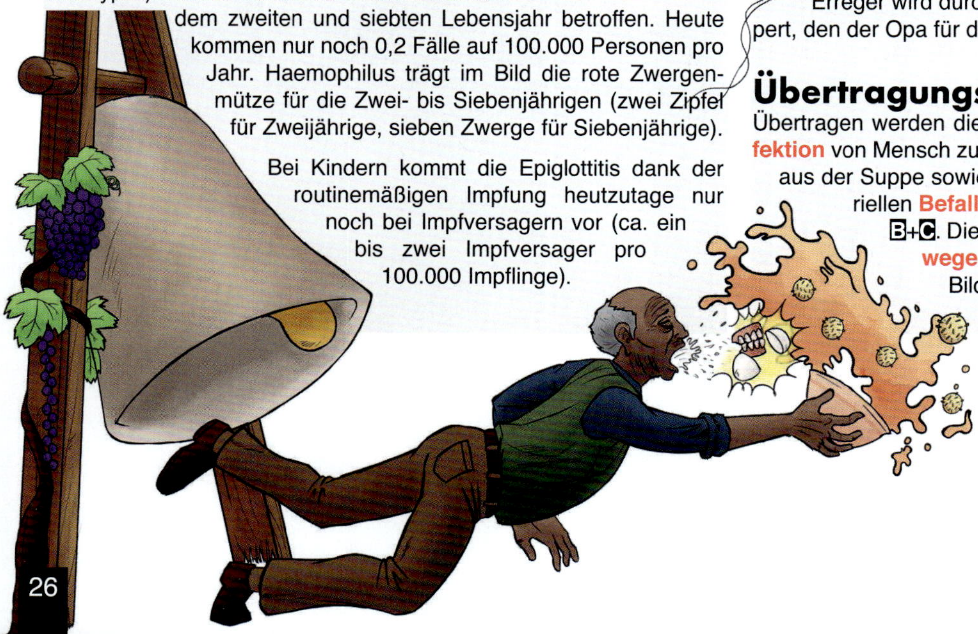

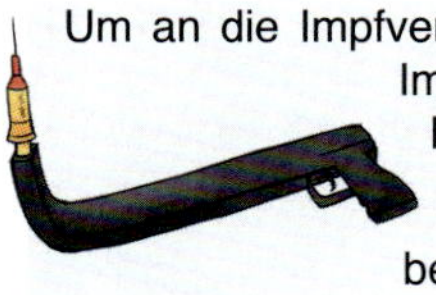

Um an die Impfversager zu erinnern, hat Haemophilus, um die Impfung zu sabotieren, die Impf-Harpune des Kindes im Taucheranzug verbogen.

Heutzutage sind **ungeimpfte Erwachsene**, besonders Immunsupprimierte oder Ältere, häufiger betroffen (2-3 pro 100.000 pro Jahr). Der Opa des Jungen ist gestolpert (schwach und alt). Er fällt mit dem Gesicht in die Geburtstagssuppe (die Suppe steht für die Immunsupprimierten).
Das Erregerspektrum bei Älteren unterscheidet sich von dem bei Kindern. In Frage kommen **Staphylo-**, also **Traubenkokken**. Deshalb sieht man nahe beim Opa die Weinreben mit Trauben an der epischen Glocke. Eine weitere Möglichkeit sind **beta-hämolysierende Streptokokken der Gruppe A** (also Kettenkokken). Daran erinnern die kettenförmigen Weintrauben sowie das Schild nach „BETLEHÄM" (für Betahämolyse A), über das der Opa stolpert. Es können auch **Pneumokokken** sein, verbildlicht durch die zwei aufsteigenden blauen Luftballons (für die grampositiven Diplokokken, *Streptococcus pneumoniae*). In Frage kommt außerdem ***Klebsiella pneumoniae***. Dieser Erreger wird durch den Klebestift (für *Klebsiella*) verkörpert, den der Opa für die Geburtstagseinladungen verwendet hat.

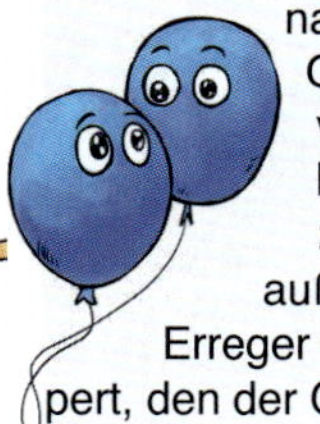

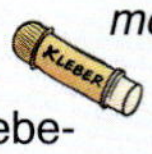

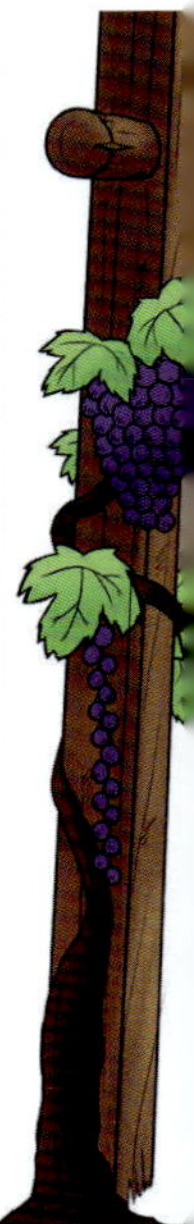

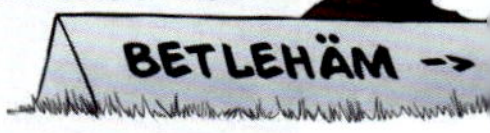

Übertragungsweg

Übertragen werden die entsprechenden Erreger via **Tröpfcheninfektion** von Mensch zu Mensch. Gezeigt wird dies an den Spritzern aus der Suppe sowie am niesenden Opa. Es kommt zum bakteriellen **Befall der Epiglottis mit Ödem und Schwellung** B+C. Dies kann bis hin zur **Verlegung der Atemwege** führen. Gezeigt wird dies am Bildausschnitt des Laryngoskops der Notärztin.

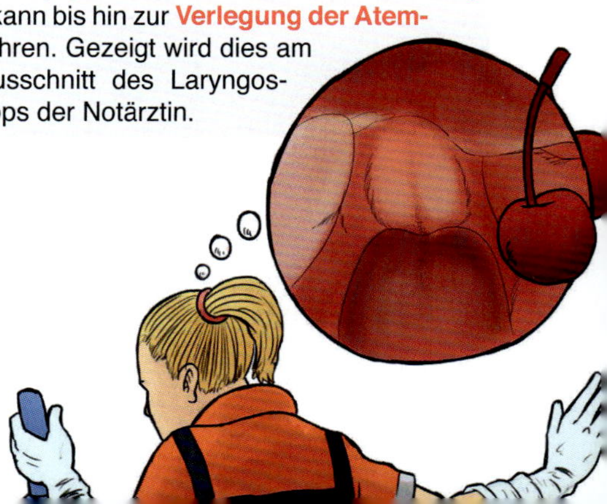

Die **Epiglottitis** ist eine extrem seltene, dafür extrem akut verlaufende Kehlkopfentzündung. Früher waren v.a. Kindern betroffen, als es noch keine Impfung gegen Haemophilus influaenzae gab. Heute sind eher Seniorinnen, Ungeimpfte und Impfversager betroffen. Auch die Erreger sind mittlerweile meist andere Bakterien wie Pneumokokken, Staphylo- und Streptokokken. Der fulminante Verlauf ist von akut einsetzender Luftnot geprägt. Die 5S sind diagnostisch wegweisend: Inspiratorischer Stridor, ausgeprägtes Sabbern, kloßige Sprache, starke Schluckbeschwerden und schnorchelnde Atmung. Eine stationär überwachte Behandlung mit Antibiotika, Sedation und in schweren Fällen auch Intubation ist indiziert.

Klinik

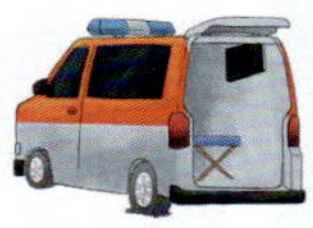

Die Epiglottitis ist ein **akutes Krankheitsgeschehen**. Deshalb sitzt das Geburtstagskind bereits im Rettungswagen, mit dem es unter Blaulicht in die Klinik starten soll.

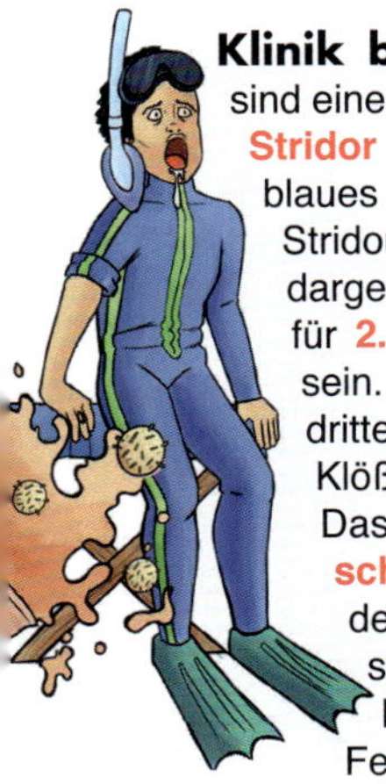

Klinik bei Kindern: Die **5S der Epiglottitis** sind eine Merkhilfe. Das erste S steht für den **1. inspiratorischen Stridor** mit Einziehungen und Zyanose. Der Junge hat ein blaues Gesicht (Zyanose). Der inspiratorische Stridor ist durch seinen Versuch Luft zu holen dargestellt („*HIIIIEEEE*"). Das zweite S steht für **2. Sabbern**, dies kann sehr ausgeprägt sein. Der Sabber läuft am Kind hinunter. Das dritte S steht für die **3. kloßige Sprache**. Die Klöße aus der Suppe fliegen gegen das Kind. Das vierte S steht für die **4. starken Schluckbeschwerden**. Der Taucheranzug schnürt den Hals des Jungen ein. Das fünfte und letzte S schließlich steht für die **5. schnorchelnde Atmung**. Das Kind hat eine schnorchelförmige Larynxmaske. Ferner kommt es zu **schlagartigem, hohem Fieber**. Der Fieber-Bär klammert sich an die epische Glocke und wird ordentlich durchgerüttelt, da diese gerade erst angeschlagen wurde. Ein reduzierter Allgemeinzustand ist auch kennzeichnend. Deshalb sieht das Kind so groggy aus.

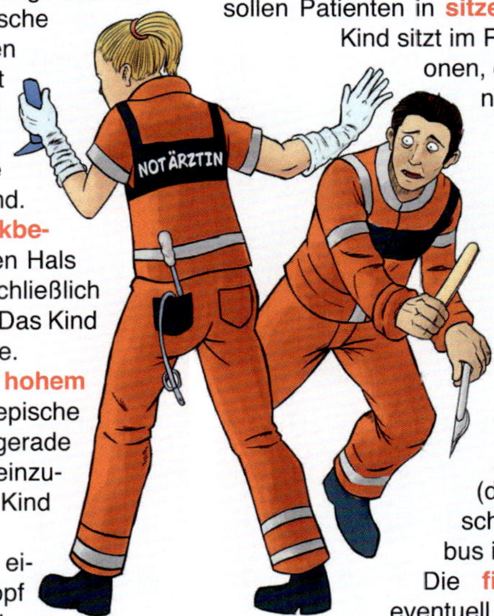

Wegen der akuten Luftnot tendieren die Kinder zu einer Körperhaltung mit nach hinten geneigtem Kopf und aufgestützten Armen. So wird der Atemfluss unter Zuhilfenahme der Atemhilfsmuskulatur optimiert.

Klinik bei Erwachsenen: Erwachsene klagen häufig über **Dysphagie** (Schluckbeschwerden) und eine veränderte Stimme (das Gebiss des Opas für dessen nun veränderte Stimme fällt in die Suppe). Erwachsene Patienten leiden jedoch nur zu 50% unter einer kloßigen Sprache, Speichelfluss und Atemnot mit Stridor – also den bei Kindern typischen Symptomen. Daher hat das Gebiss des Opas einen Kloß in zwei Hälften zerbissen (für 50%).

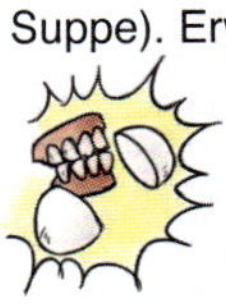

Therapie

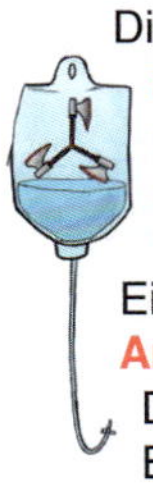

Die Behandlung erfolgt **stets stationär** oder sogar **intensivmedizinisch**. Empfohlen ist die **intravenöse** Gabe von **Cefotaxim** oder **Ceftriaxon** (beides Cephalosporine der dritten Generation). Das Kind bekommt hier die Infusion mit der Dreifach-Axt für Ceftriaxon.

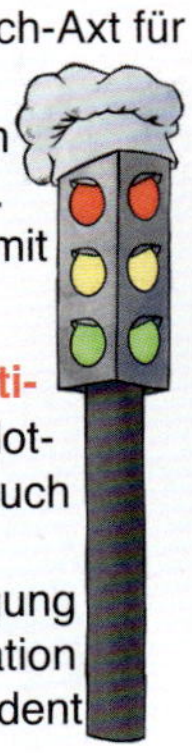

Eine alternative Therapie ist die Kombination von **Ampicillin** und **Sulbactam** (beides Antibiotika). Dargestellt wird diese Alternative durch die Ampel mit Bäckermütze.

Im Akutfall wird ein **Aerosolgemisch** aus **Sauerstoff**, **Kortikoid** und **Adrenalin** für ein schnelles Abschwellen der Epiglottis vernebelt. In der Notarzttasche findet sich daher auch der Vernebler.

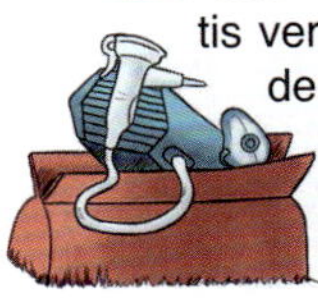

Bei Abfall der Sättigung (auf Grund einer Verlegung der Atemwege) und bei Fehlschlagen der Intubation erfolgt die **Konio**- oder **Tracheotomie**. Der Student hält hierfür das Skalpell bereit.

Prophylaxe

Prophylaktisch wirkt die **Impfung** gegen *Haemophilus influenzae Typ B* (**Totimpfstoff** **D**). Diese wird teils als Sechsfach-Impfung zusammen mit Tetanus, Diphterie, Polio, Pertussis und Hepatitis B gegeben. Im Bild legen die Impfspritzen den Rettungswagen lahm. Die Impfung macht den RTW also unnötig.

Diagnostik

Entscheidend sind die klinische Diagnose sowie eine Impfanamnese. Die Frage, ob Essen und Trinken möglich sind, hilft auch weiter (wer's kann, hat keine Epiglottitis).

Allgemein gilt ein **vorsichtiger Umgang** mit Patienten, da bereits kleinste Manipulationen am Patienten die Atemwege beeinträchtigen und somit die Situation akut verschlechtern können. Die Notärztin trägt daher Samthandschuhe. Für eine optimale Atmung sollen Patienten in **sitzender Position** transportiert werden (das Kind sitzt im RTW). Jedoch gibt es auch seitliche Positionen, die eine Verschlechterung vermeiden können. Hierbei soll die Verlegung der Atemwege durch die Epiglottis verhindert werden.

Bei Verdacht auf Epiglottitis soll keine Inspektion mit Mundspatel erfolgen, da dies zur Eskalation führen kann. Die Notärztin signalisiert dem überraschten, übereifrigen Studenten, den Spatel nicht zu gebrauchen. Die Monitore im Rettungswagen stehen für das angezeigte **Intensivmonitoring**.

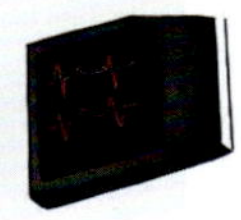

Gegebenenfalls müssen die **Atemwege gesichert** werden (dauerhafte Intubationsbereitschaft). Die Notärztin hält deshalb ihren Tubus in der Hosentasche stets bereit.

Die **fiberoptische Larynxinspektion** fördert eventuell die **kirschrote, ödematöse Epiglottis** (bei Kleinkindern Perilaryngitis) zutage. Im Bild sieht man hierfür das laryngoskopische Bild mit Kirsche.

Bei Befall durch Haemophilus ist das **Haemophilus-Antigen** im **Urin** nachweisbar. Deshalb steht Haemophilus in einer Urinpfütze. Möglich ist auch ein **Abstrich** der **Epiglottis**. Die Notärztin hat deshalb zusätzlich ein Abstrichstäbchen in der Hosentasche.

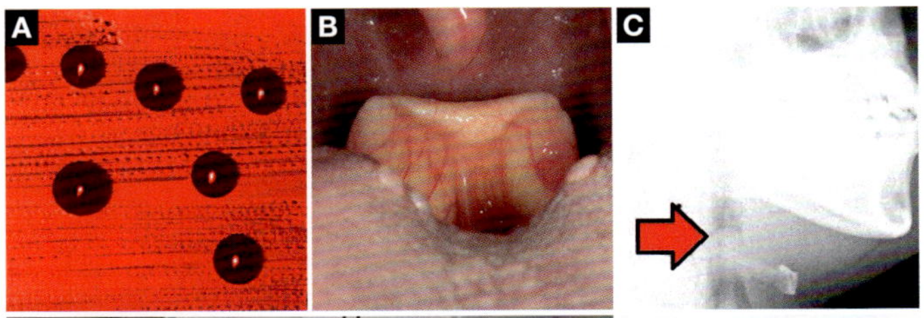

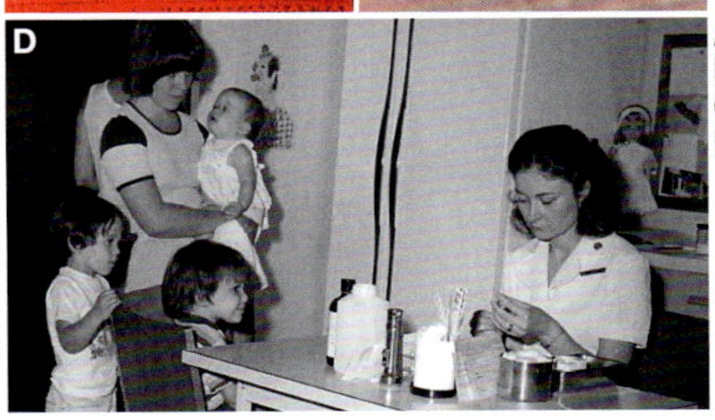

A Haemophilus influenzae
B Normale Epiglottitis
C Geschwollene Glottis
D Impfung

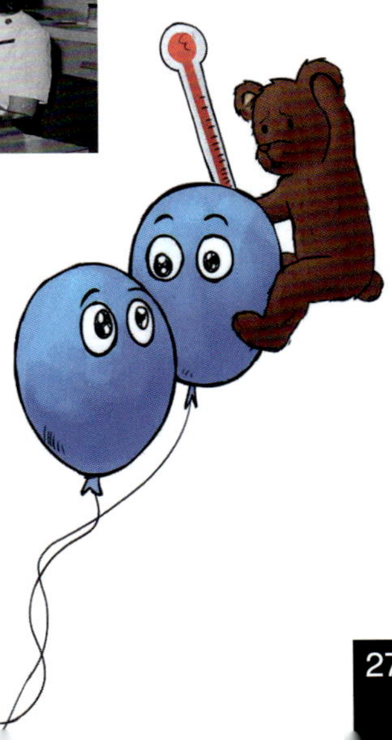

IMPF /17 **+B2**

Cholera 90	Hepatitis A 16	Influenza 144	Pertussis **20**	Tollwut **152**
Diphtherie **18**	Hepatitis B 100	Masern **46**	Polio **60**	Typhus 88
FSME **140**	HiB **26**	Meningitis **156**	Röteln **38**	Varizellen **62**
Gelbfieber 26	HPV **116**	Mumps **50**	Tetanus **134**	

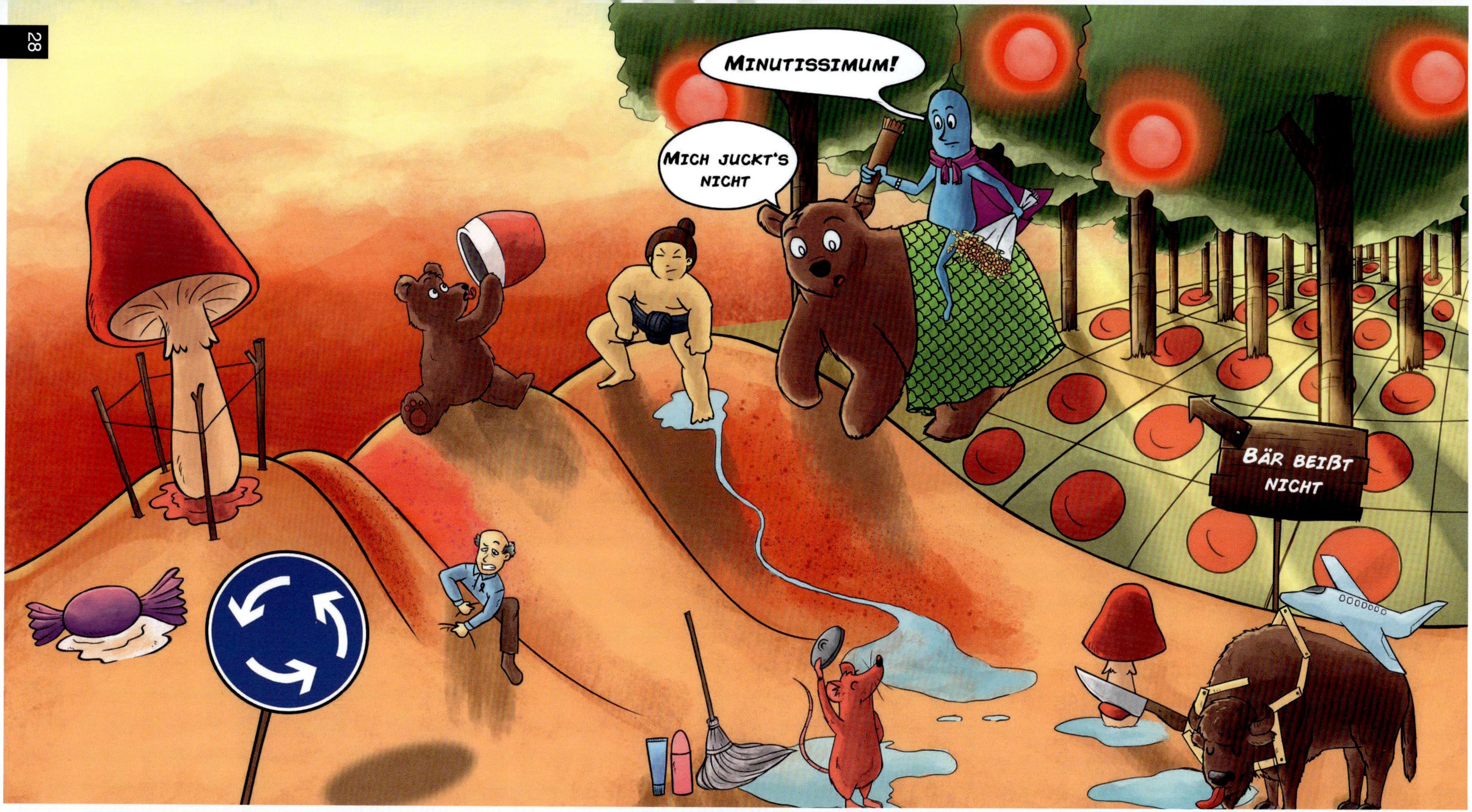

Quiz

1. Was ist das Erythrasma?
2. Wie heißt der Erreger des Erythrasmas?
3. Wofür steht der Schuppenumhang des Bären?
4. Was sind Risikofaktoren für das Erythrasma?
5. Welche Therapieoptionen gibt es für das Erythrasma?
6. Wofür steht das Kreisverkehr-Schild?
7. Wofür stehen die roten Lampions im Wald?

Antworten

1. Eine Hautinfektion (Hautfalten).
2. *Corynebacterium minutissimum* (minutengenau).
3. Für die Schuppung der Haut.
4. Adipositas, Schweiß (schwitzender Sumoringer), feuchte Hautfalten (Falten), Diabetes mellitus (Honig-liebender Bär) und Immunschwäche.
5. Trockenlegung der Hautfalten, Hautpflege, Antimykotika (wie z.B. Fluconazol und Bifonazol), systemische Antibiotika (z.B. das Makrolid Erythromycin).
6. Es besteht eine erhöhte Rezidivgefahr.
7. Das Wood-Licht von 365 nm (Wald) wird zur Fluoreszenz-Diagnostik verwendet.

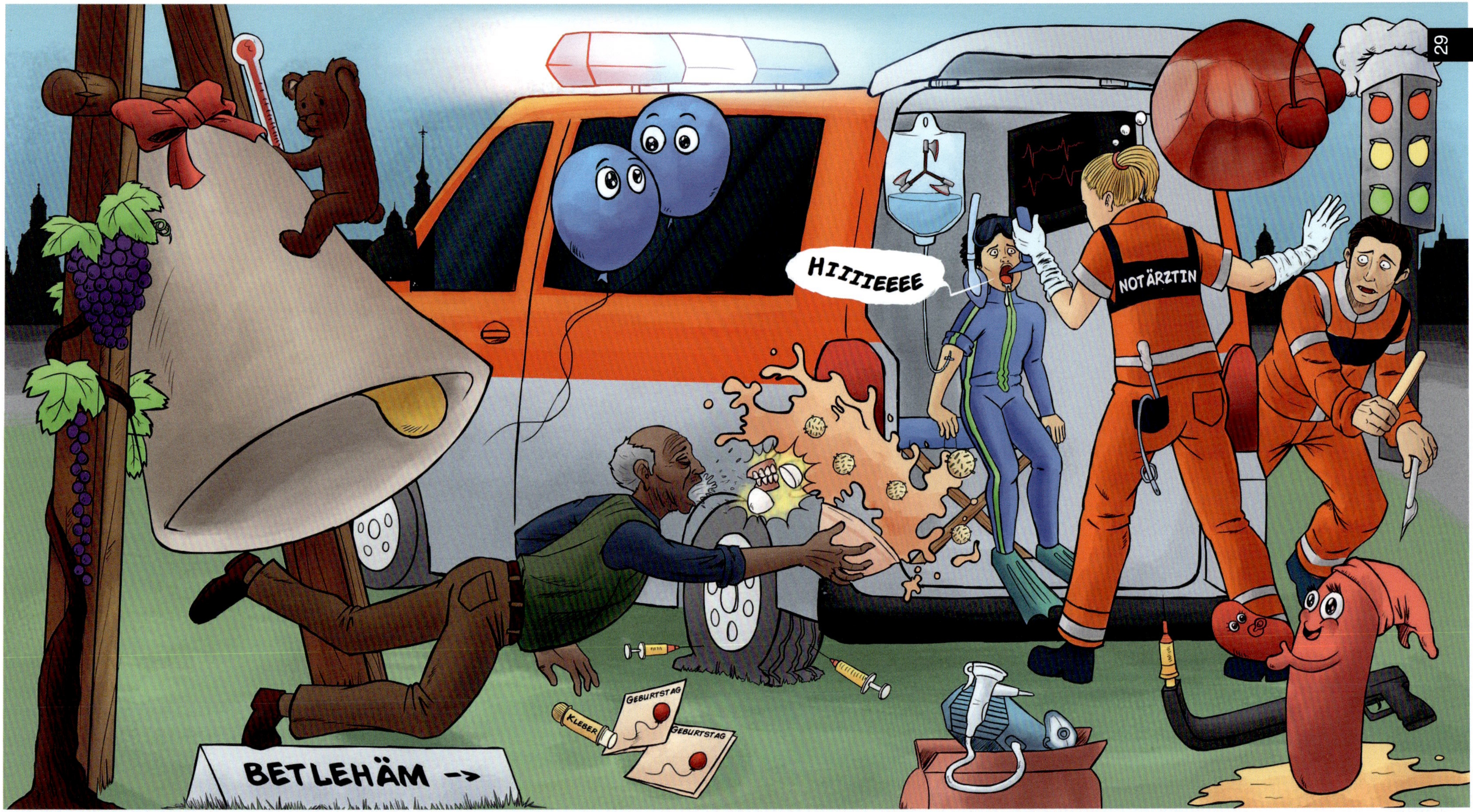

Quiz

1. Welche Keime können eine Epiglottitis auslösen?
2. Wie wird der Keim von Mensch zu Mensch übertragen?
3. Welche typischen Symptome verursacht die Entzündung der Epiglottis?
4. Welche Komplikation der Epiglottitis kann letal sein?
5. Welche Notfallmaßnahme kann man bei dieser Komplikation ergreifen?
6. Welche diagnostische Maßnahme ist unbedingt zu unterlassen und warum?
7. Welche sonstigen Therapiemaßnahmen sind zu ergreifen?

Antworten

1. *Haemophilus influenzae* Typ B (blutliebend) bei Kindern. Staphylokokken (Weintrauben), Pneumokokken (Luftballons), *Klebsiella pneumoniae* (Kleber) und ß-hämolysierende Streptokokken der Gruppe A bei Älteren (Betlehäm-Schild).
2. Über Tröpfcheninfektion (Suppentröpfchen).
3. Plötzliche, starke Atemnot mit inspiratorischem Stridor und schnorchelnder Atmung. Sabbern und kloßige Sprache, sowie starke Schluckbeschwerden (beim Kind).
4. Die Atemnot.
5. Sicherung der Atemwege. Es sollte intubiert, bei Fehlversuch eine Konio- oder Tracheotomie (Skalpell) durchgeführt werden.
6. Keine Inspektion mit Mundspatel, um ein weiteres Anschwellen bzw. eine Verlegung der Atemwege zu vermeiden (Stoppzeichen der Ärztin).
7. Akut die Gabe einer Aerosolmischung aus Sauerstoff, Kortikoid und Adrenalin zum Abschwellen. Dann intravenöse antibiotische Behandlung mit Cefotaxim-/Ceftriaxongabe (Dreifach-Axt), alternativ Ampicillin und Sulbactam (Ampel).

Impetigo contagiosa Borkenflechte

Borkenkäfer ruft: I‘m peti! Go!

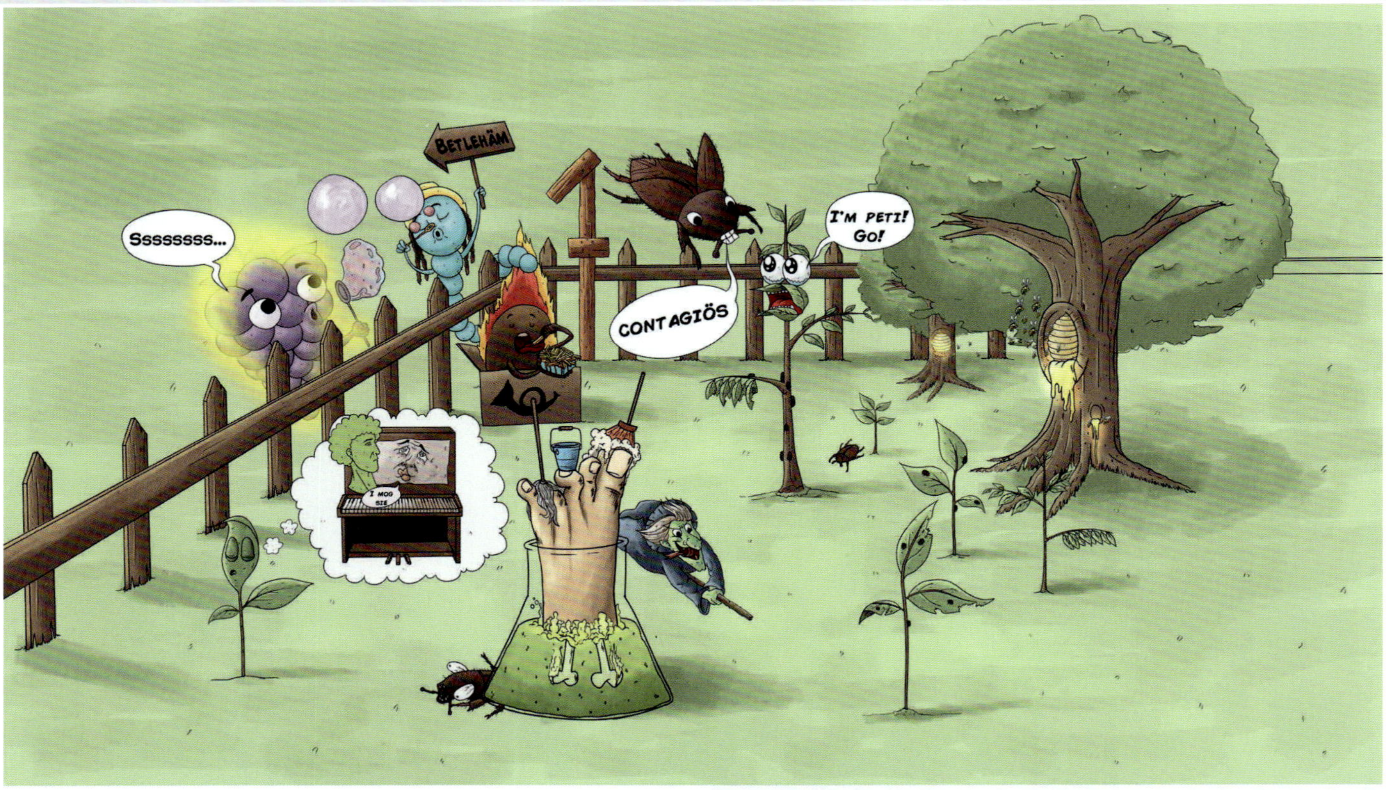

Impetigo contagiosa wird auch ansteckende Borkenflechte genannt. Die Borkenkäfer überfallen hier eine Baumschule.

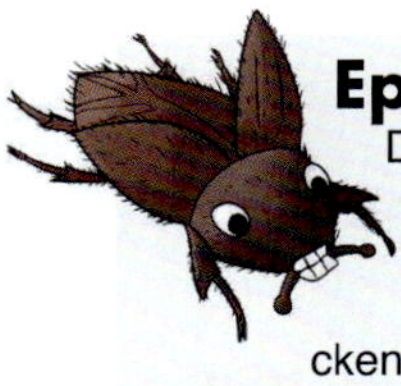

Epidemiologie

Die Impetigo contagiosa tritt v.a. bei Kindern und teils epidemieartig in Kindergärten oder Schulen auf. Der kleine Baum sagt: „*I'M PETI! GO!*“, der Borkenkäfer ruft: „*CONTAGIOSA*“ (lateinisch für ansteckend). Auch Erwachsene sind betroffen (die großen Bäume). Im Kindesalter stellt sie die häufigste bakterielle Infektionskrankheit der Haut dar. Daher die hölzerne 1 als Teil des Zaunes.

Erreger

Übertragen wird die Impetigo contagiosa durch **Staphylo-** und **Streptokokken** A. Dabei unterscheidet man die grobblasige von der kleinblasigen Form. Die grobblasige Form B wird eher durch *Staphylococcus aureus* ausgelöst – die golden leuchtenden Traubenkokken hinterm Zaun machen daher große Seifenblasen. Die kleinblasige Form wird eher durch Streptokokken verursacht. Die Kettenkokken machen hier kleine Blasen. Sie halten ferner ein Schild nach „*BETLEHÄM*“ hoch – es handelt sich nämlich um **beta-hämolysierende Streptokokken**. Klinisch sind die beiden Formen schwieriger auseinander zu halten, oft handelt es sich um **Mischinfektionen** beider Erreger.

Klinik

Typisch sind die **honiggelben Krusten** auf entzündetem Grund C, die vor allem um den Mund und im Bereich der behaarten Kopfhaut auftreten (Honig und Bienen am Baum).

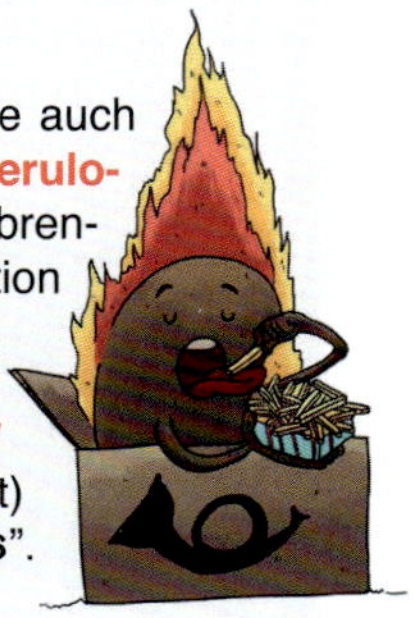

Komplikationen

Streptokokken können Wochen nach Infektion (wie auch bei Scharlach) die **akute postinfektiöse Glomerulonephritis** auslösen. Im Bild sieht man dafür die brennende Niere im Postpaket mit einer Frittenportion (für postinfektiöses nephritisches Syndrom). Sehr selten tritt das von Staphylokokkentoxinen verursachte ***Staphylococcal scaled skin syndrom*** (auch **SSSS** genannt) auf. Daher machen die Traubenkokken „Sssss“.

Diagnostik

Gehäuftes Auftreten im Kindergarten oder in der Schule ist ein Hinweis. Allenfalls ergänzend ist die **Kultur** mit Erregernachweis.

Therapie

Mittel der Wahl ist die lokale Anwendung von **Fusidinsäure**, hier dargestellt als Fuß in der Säure. Fusidinsäure ist ein als Salbe oder Creme aufgetragenes, topisches Antibiotikum. Lokale **Hygienemaßnahmen** ergänzen diese Behandlung, hier der magische Wischmop. Die Magie bringt uns zur chlorgrünen Hexe, die Antiseptika wie Chlorhexidin repräsentiert. Bei großflächiger Ausbreitung und Läsionen verschiedener Areale sowie Lymphadenopathie und Allgemeinsymptomen wie Fieber sind **Cephalosporine** der ersten Generation angezeigt. Hierzu zählen Cefaclor oder Cephalexin. Der Baum träumt hier vom chlorgrünen Kopf für Cefaclor. Eine Alternative sind **Aminopenicilline** kombiniert mit dem Beta-Laktamase-Hemmer **Clavulansäure**. Hier das saure Klavier für Clavulansäure, das sagt: „*I MOG SIE*“ für Amoxicillin – ein orales Aminopenicillin.

Die ansteckende Borkenflechte, lat. **Impetigo contagiosa**, ist die häufigste bakterielle Infektionskrankheit der Haut im Kindesalter. Sie wird durch Staphylo - und Streptokokken verursacht. Typisch sind (oft periorale) Bläschen, die im Verlauf honiggelbe Krusten ausbilden. Die klinische Diagnose wird in Ausnahmen durch den mikrobiologischen Nachweis ergänzt. Komplikationen sind wie bei Scharlach Poststreptokokkenerkrankungen wie eine Glomerulonephritis. Therapeutisch sind Hygienemaßnahmen und topische Antibiotika entscheidend.

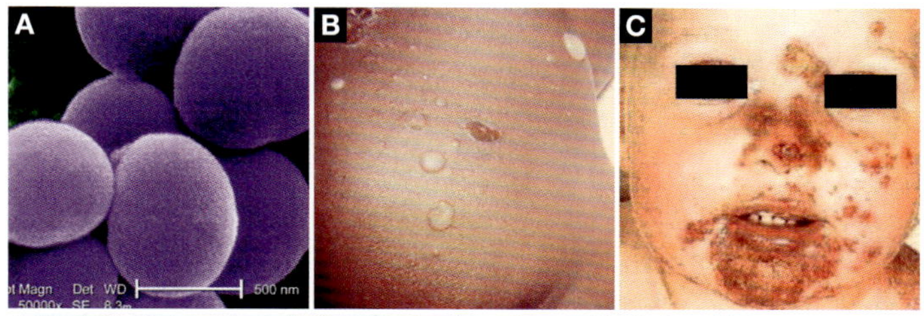

A TEM Staphylokokken **B** Grobblasige Impetigo **C** Orale Impetigo

ØFAQ: Not so frequently asked Questions

Wie lange braucht ihr für einen Meditrick?

Im Schnitt brauchen wir insgesamt von der Kreation der Idee bis zum fertigen Video ca. 50 Stunden, aber das streckt sich teils über ca. zwei Monate, da wir viele Meditricks parallel gestalten.

Heftig ey! Und wie viele Leute arbeiten an einem?

1 Rechercheurin, 3 Ideengeber, 1 Zeichnerin, 1 Illustrator, 1 Sprechertext-Schreiberin, 1 Sprecher, 1 Toningenieur, 1 Videochirurgin, 1 Videokontrolleur, 1 Büchertextschreiberin, 2 Lektoren, 1 Layouter – kurzum nach Adam Riese **15 Personen** pro Meditrick.

Wie viele Leute arbeiten insgesamt bei Meditricks?

Wir sind aktuell insgesamt 34 junge Ärzte, Studierende der Medizin, Pharmazie, Geschichte (I know!), Forstwissenschaften (frag nicht) und Liberal Arts; Zeichner, Lektoren sowie Illustratoren. Die allermeisten von uns arbeiten nebenberuflich und auch oft in der Freizeit an Meditricks. siehe **Teamsektion S.180**, siehe meditricks.de/**team**.

Das sind ja richtig viele. Könnt ihr da überhaupt noch Hilfe gebrauchen?

Ja! Unbedingt! Wir können sehr viel Hilfe brauchen. Falls Du denkst, dass Du uns bei einem der Produktionsschritte helfen kannst und v.a. Lust darauf hast, melde Dich. Meditricks brauchen sehr viel Zeit und Energie. Falls Du helfen magst, Meditricks bekannter zu machen, und so alle Meditricks-Gimmicks umsonst bekommen möchtest, schreibe uns eine Email an **drachenboten@meditricks.de**.

Wie groß ist euer Büro?

15 Quadratmeter.

Ist das nicht ‚etwas' eng mit 34 Leuten?

Nicht alle arbeiten in Freiburg, viele arbeiten von zu Hause aus, aber ja: Es wird manchmal ein bisschen kuschelig. Und da wir aktuell unsere Bücher noch selber verschicken, hier lagern und liebevoll für jeden verpacken ... ja seitdem brauchen wir auch keine Stühle mehr.

Und kann man mit Meditricks reich werden?

So richtig steinreich oder 15-qm-reich?

Steinreich!

Ähhh ... nein.

Und wie kam das mit AMBOSS zustande?

Wir habe uns auf einer Bildungsmesse kennen gelernt und lange miteinander gequatscht. Und dann kam die Idee zustande, zu kooperieren, um das Lernen für Mediziner noch besser zu machen.

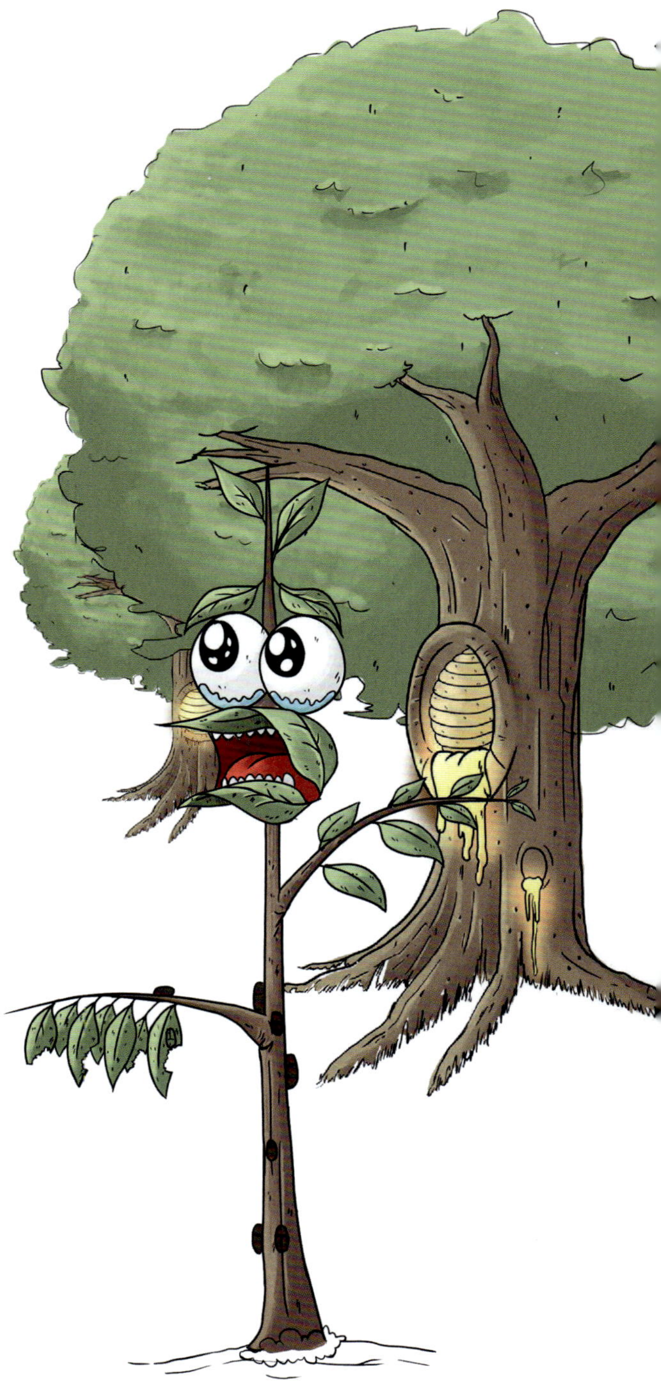

Scharlach

Das Kind mit Schal, das nicht mehr lacht

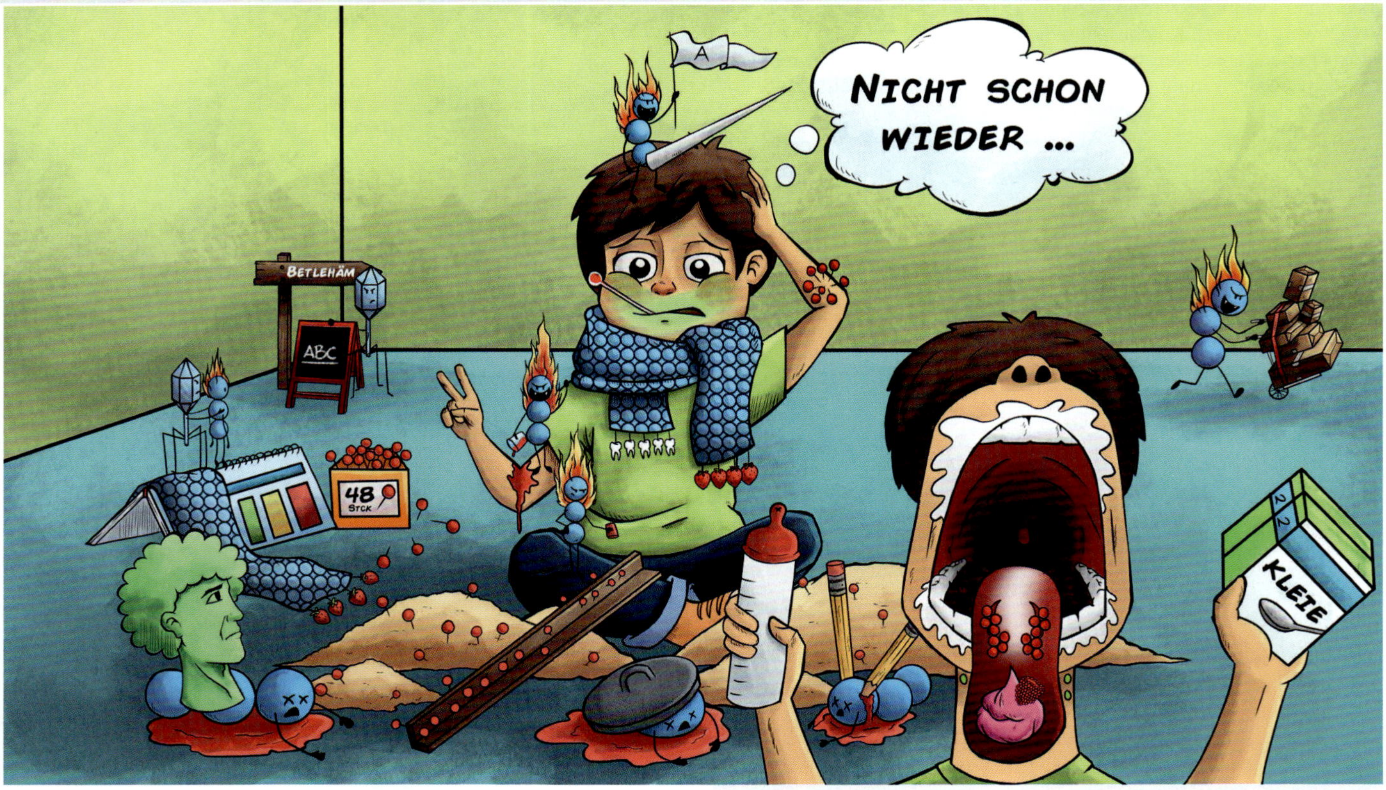

Scharlach ist eine klassische Kinderkrankheit, weshalb wir uns hier im Kinderzimmer wiederfinden. Und zwar sind wir zu Besuch beim Kind mit Schal, das nicht mehr lacht – für Scharlach.

Allgemein

Scharlach (hier der Schal aus Streptokokkenkugeln) gehört zu den klassischen **Exanthemerkrankungen** in der Kinderheilkunde und wird auch **Second Disease** genannt. Dafür steht das Kind, das das Victory-Zeichen mit zwei Fingern macht.

Epidemiologie

Scharlach betrifft v.a. **Kinder** um das vierte bis zehnte Lebensjahr. Am Schal hängen an einem Ende vier Erdbeeren (wegen der typischen Erdbeerzunge) und am anderen Ende fünf Zähne mit zehn Zahnwurzeln für das zehnte Lebensjahr.

Erreger

Erreger des Scharlachs ist ***Streptococcus pyogenes*** **A**. Der Name wird verbildlicht durch die Kettenkokken mit Feuer auf dem Kopf (von griech. *pyr* für Feuer wie in Pyrotechnik). *Pyogenes* heißt tatsächlich aber eiterbildend.

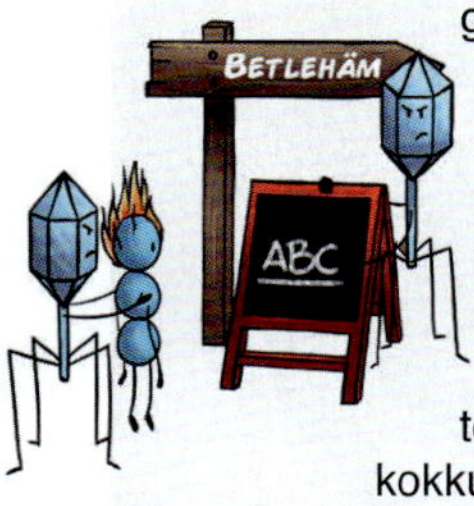

Es gibt drei verschiedene **Scharlachtoxine**: A, B und C. Nicht jeder Stamm von *S. pyogenes* hat eines dieser Toxine. Erst Bakteriophagen (also Viren) übertragen die Fähigkeit, Toxine zu bilden. Die Bakteriophagen zwingen im Bild den Feuerkokkus das ABC zu lernen.

S. pyogenes gehört zu den **beta-hämolysierenden Kettenkokken** der **Lancefield-Gruppe A**. Verbildlicht wird dies durch das Bakterium mit A-Flagge und Lanze auf dem Kopf des Jungen. Die Beta-Hämolyse zeigt sich auf dem Blutagar durch eine komplette Lyse der Erythrozyten. Es bilden sich klare Höfe um die Streptokokkenkolonien.

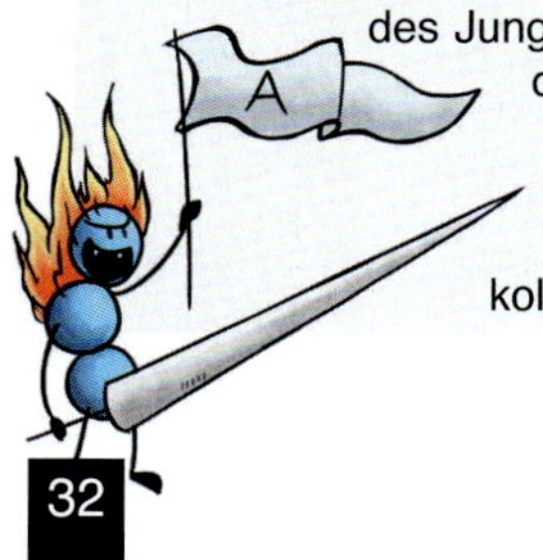

Weil die drei Toxine unterschiedlich sind, ist ein erneutes Erkranken möglich. Eine Immunität besteht immer nur gegen das jeweilige Toxin. Deshalb denkt sich der Junge „*NICHT SCHON WIEDER ...*".

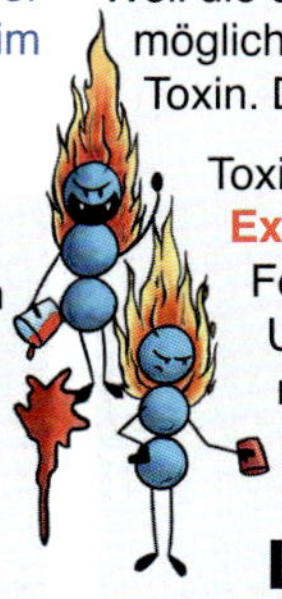

Toxinbildende Streptokokken verursachen typischerweise ein **Exanthem** und eine **systemische** Reaktion (z.B. Fieber). Ein Feuerkokkus schüttet ein Glas mit Toxin auf die Haut des Unterarmes. Reinfektionen mit dem gleichen Toxin oder mit nicht toxinbildenden Erregern verursachen kein Exanthem. Deshalb ist das Glas des zweiten Feuerkokkus leer.

Infektionsweg

Die Ansteckung erfolgt meist via **Tröpfcheninfektion**. Die Inkubationszeit von Scharlach beträgt zwei bis sieben Tage. Verbildlicht wird dies durch den Schal auf dem Wochenkalender.

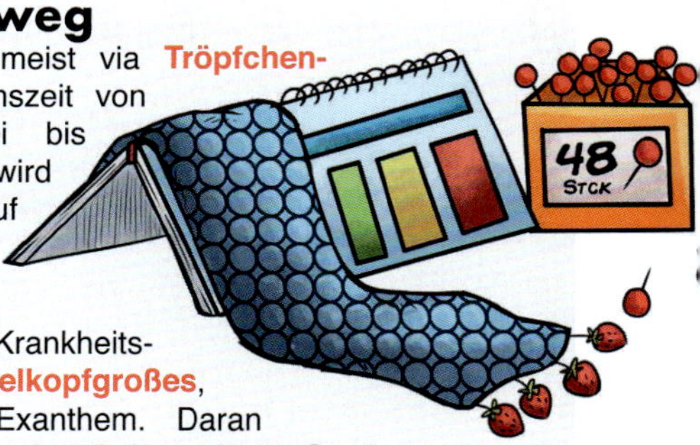

Das Exanthem erscheint erst ca. 48 Stunden nach Krankheitsausbruch als **stecknadelkopfgroßes**, **feinfleckiges** Exanthem. Daran erinnert das Paket mit 48 Stecknadeln für die 48 Stunden.

Klinik

Scharlach beginnt mit **abruptem**, hohem Fieber, Abgeschlagenheit und Übelkeit bis zum Erbrechen. Dem Jungen geht es elend, er hat ein Thermometer im grünen Mund.

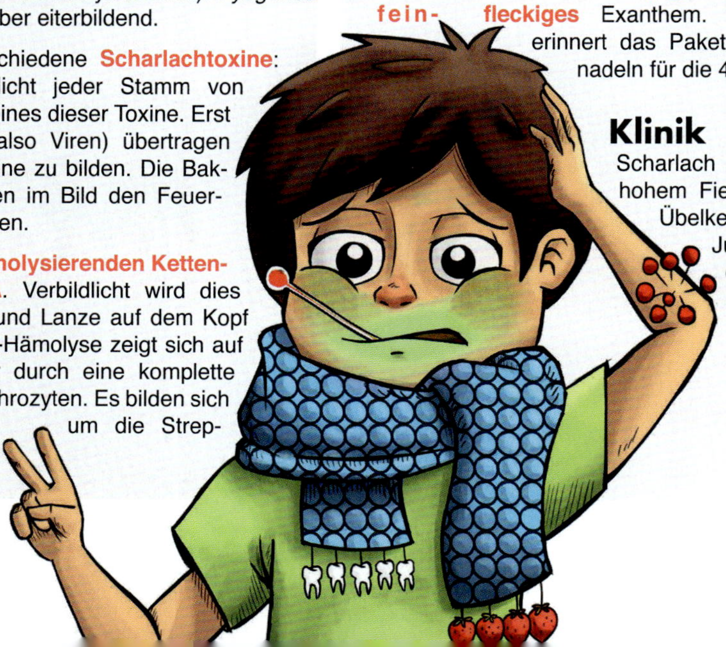

Scharlach ist eine Kindererkrankung mit typischem Exanthem (v.a. Kinder zw. 4-10 J.). Auslöser sind ß-hämolysierende Streptokokken der Gruppe A. Sie produzieren verschiedene Toxine. Immunität besteht immer nur für einzelne Subtypen, so dass es wiederholt zu Scharlach kommen kann. Typisch sind eine Tonsillopharyngitis, Fieber und das (nicht immer vorkommende) Scharlachexanthem: stecknadelkopfgroße, feinfleckige Effloreszenzen. Die Diagnose verlangt neben Fieber und ggf. Tonsillopharyngitis mind. ein Zusatzkriterium wie bspw. Wangenrötung, periorale Blässe ("Milchbart"), Himbeerzunge oder ein Exanthem. Im Verlauf kommt es zur kleieförmigen Hautschuppung am Stamm und Schälung der Handflächen und Fußsohlen. Therapeutisch sollte immer Penicillin verabreicht werden um v.a. Poststreptokokkenerkrankungen wie das rheumatische Fieber und eine Poststreptokokkenglomerulonephritis zu verhindern.

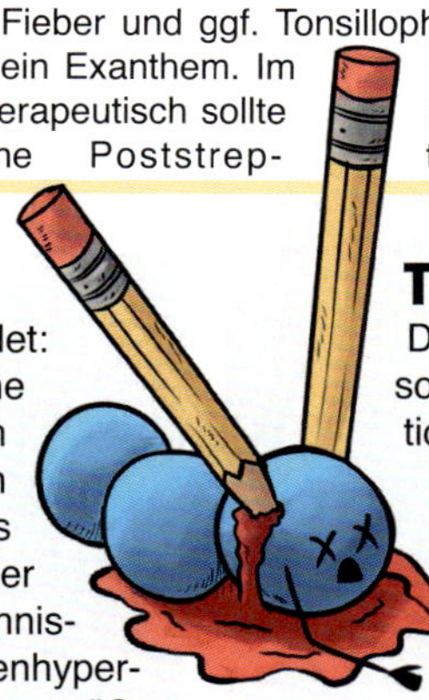

...Klinik

Der typische Rachenbefund ist hier vergrößert abgebildet: Man sieht tiefrote, **geschwollene Mandeln** und initial eine weißlich belegte Zunge. Im Verlauf kommt es zu einem **Enanthem** mit Papillenhyperplasie und der typischen **Erdbeer-** oder **Himbeerzunge** B. Verbildlicht wird dies durch die Sahne mit Himbeere auf der Zunge sowie durch die Johannisbeeren für die Papillenhyperplasie. Submandibulär sind vergrößerte Lymphknoten zu tasten, dargestellt durch die grünen Punkte.

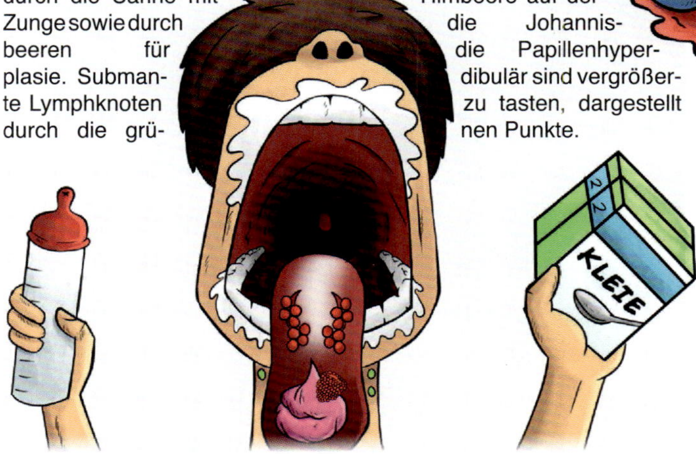

Klassisch ist eine **periorale Blässe**, auch Milchbart genannt C+D. Das Kind hat eine Milchflasche in der Hand, es hat sich damit perioral eingesaut. Typisch für den Scharlach ist außerdem das **stecknadelkopfgroße**, **feinfleckige** Exanthem E, das teils einem Arzneimittelexanthem ähnelt. Es besteht aus rötlichen, erhabenen Flecken und breitet sich über den ganzen Körper aus, ist jedoch in den Gelenkbeugen und Leisten am stärksten ausgeprägt. Die Stecknadeln in der Ellenbeuge und braunen Leiste neben dem Jungen erinnern daran.

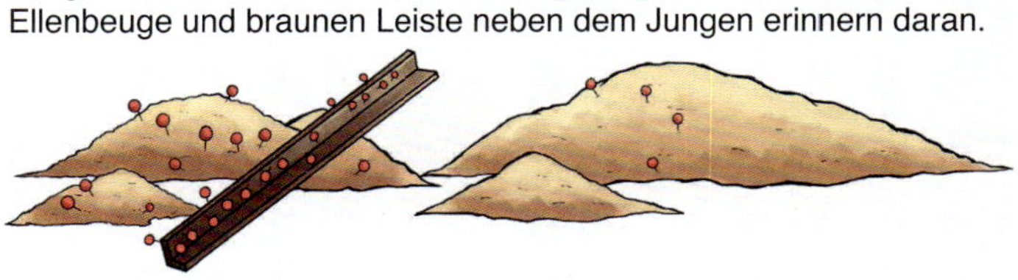

Das Exanthem fühlt sich bei der Palpation sandartig an. Eselsbrücke sind hierfür die Stecknadeln im Sandhaufen. Nach ca. zwei Wochen folgt dem Exanthem eine **kleieartige Schuppung** F. Das Kind hält einen Doppelpack (für die zwei Wochen) Kleie in der Hand.

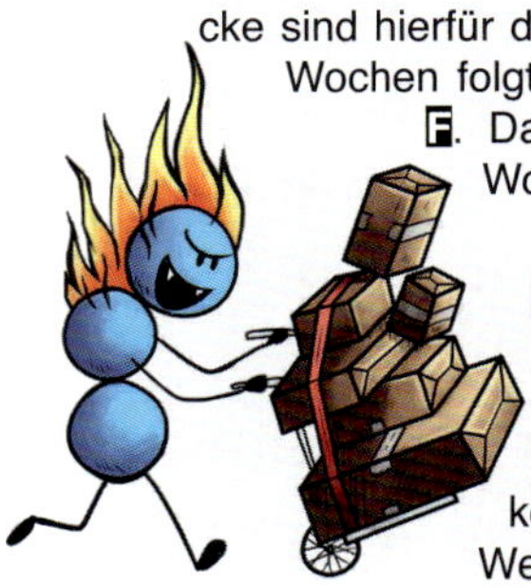

Komplikationen

Komplikationen sind **Poststreptokokkenerkrankungen**, die meist vier bis sechs Wochen nach Infektion auftreten. Der Feuerkokkus bringt hier sechs Postpakete auf den Weg. Hierzu gehören das rheumatische Fieber (Streptokokkenrheumatismus) sowie die Poststreptokokken-Glomerulonephritis.

Diagnostik

Scharlach wird durch **Blickdiagnose** festgestellt. Es gibt einen Abstrich sowie einen **Schnelltest** auf beta-hämolysierende Streptokokken der Gruppe A. Die Kultur ist in der Praxis nicht relevant.

Therapie

Die Therapie dient der Verkürzung der Ansteckungszeit sowie der Vermeidung von Poststreptokokkenkomplikationen. Mittel der Wahl ist das Oralpenicillin **Penicillin V**. Verbildlicht wird dies durch die zwei Stifte in V-Form, die den Kettenkokkus erstochen haben. Eine Alternative, beispielsweise bei Penicillinallergie oder Resistenz, sind **Makrolide**. Der Kettenkokkus bekam hier den großen Deckel (von engl. *macro lid* für die Makrolide) auf den Kopf. Oder aber orale **Cephalosporine** (wegen der Kreuzreaktion natürlich nicht bei Penicillinallergie) wie beispielsweise Cefaclor. Merkhilfe ist hier die Büste des chlorgrünen Kopfes (griech. *cephalon*) für Cefaclor. Dieser hat den Kokkus erledigt.

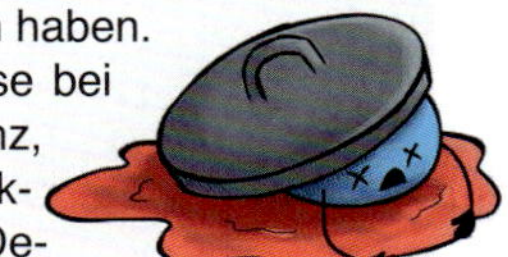

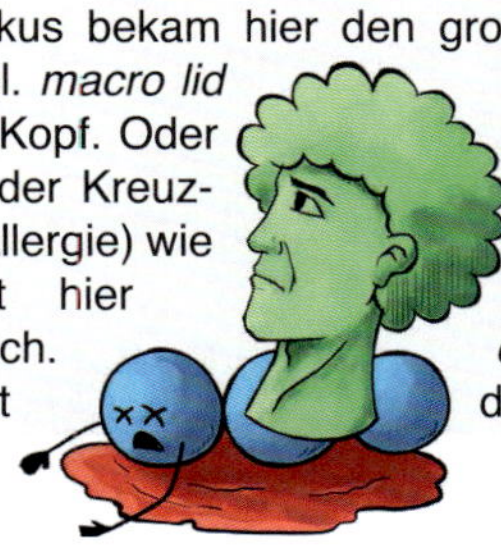

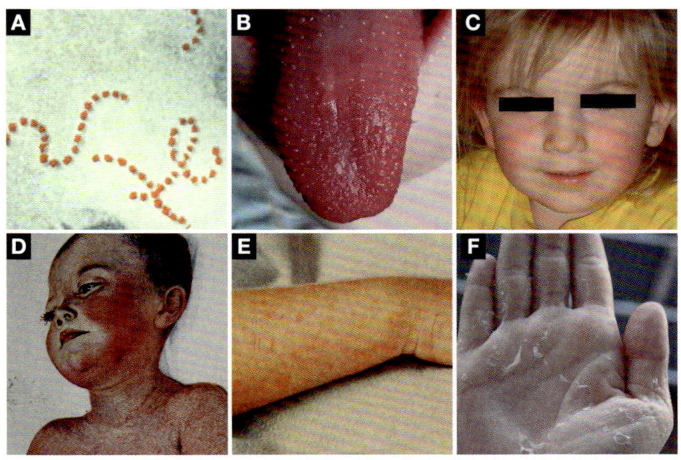

A Kettenkokken **B** Papillenhyperplasie **C** Periorale Blässe
D Exanthem **E** Scharlach-Exanthem **F** Kleie-förmige Schuppung der Hand

Blick hinter die Kulissen

Auch Computerviren sind gefährlich: Eines fraß die Rohdaten von Diegos erstem Scharlach-Entwurf. Nur die JPEG-Datei ist erhalten.

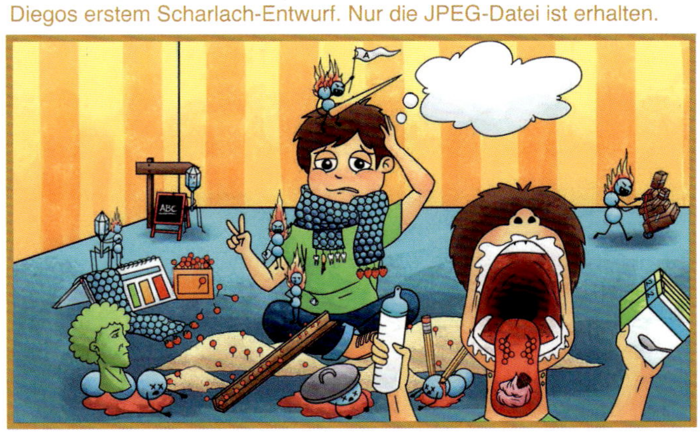

KEX /49
Masern (1st disease) **46**
Scharlach (2nd disease) **32**
Röteln (3rd disease) **38**
Ringelröteln (5th disease) **42**
Dreitagefieber (6th disease) **54**
Varizellen, Windpocken **62**

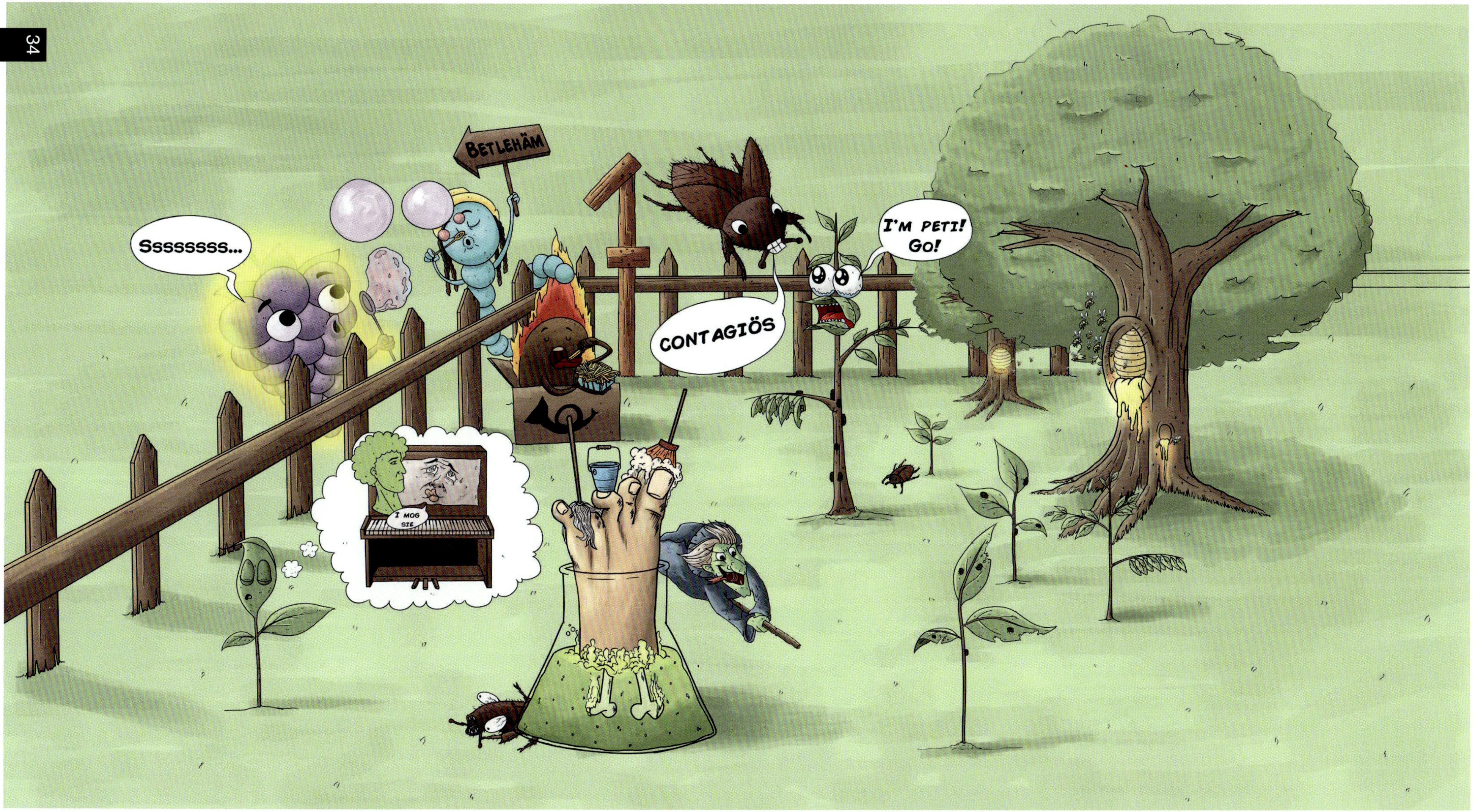

Quiz

1. Was ist die Impetigo contagiosa?
2. In welchem Alter kommt die Erkrankung hauptsächlich vor?
3. Durch welchen Keim wird sie verursacht?
4. Welche Verlaufsformen gibt es?
5. Wie wird die Erkrankung diagnostiziert?
6. Wie kann therapeutisch vorgegangen werden?
7. Welche Komplikationen können auftreten?

Antworten

1. Eine bakterielle Hautinfektion.
2. Hauptsächlich im Kindesalter.
3. Durch Staphylokokken (S. aureus, Weintrauben) und β-hämolysierende Streptokokken (Betlehäm-Zeichen).
4. Es gibt kleinblasige (eher Streptokokken) und großblasige (eher S. aureus) bzw. gemischte Formen.
5. Abgesehen von der Anamnese, durch die typische Klinik (Honig am Baum). Eventuell wird eine ergänzende Kultur (Kulturschale) angelegt.
6. Indiziert sind allgemeine Hygienemaßnahmen, topische Antibiotika wie Fusidinsäure (Fuß in Säure) und Antiseptika wie Chlorhexidin (Chlor-Hexe). Bei schwerem Befall können systemische Cephalosporine der ersten Generation (chlor-grüner Kopf), alternativ auch Aminopenicilline mit Clavulansäure (Klaviersäure) gegeben werden.
7. Eine akute postinfektiöse Glomerulonephritis (brennenden Niere) und SSSS (Staphylococcal scalded skin syndrome).

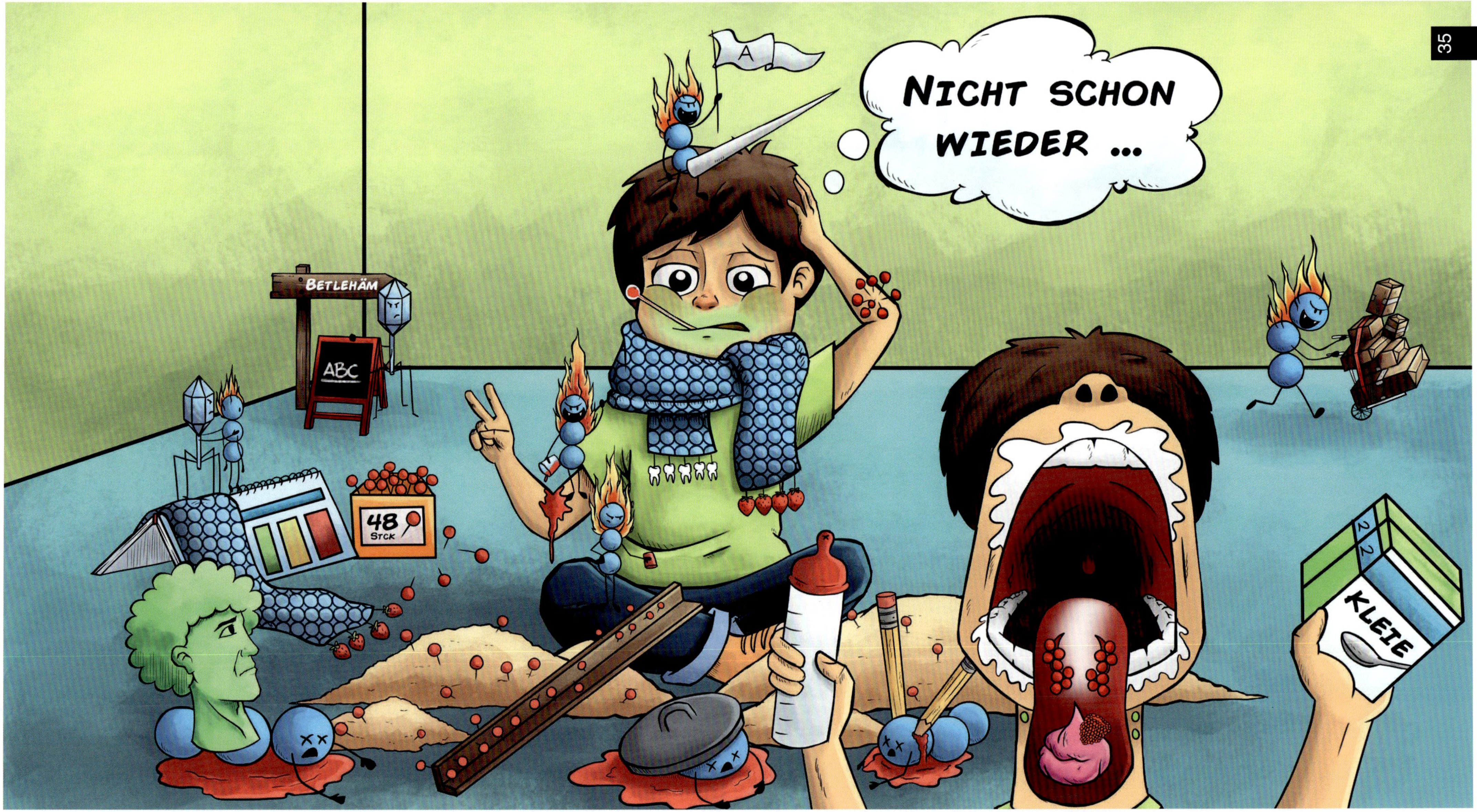

Quiz

1. Wofür steht die Lanze des Streptokokkus?
2. Welche klinische Zeichen sind pathognomonisch?
3. Welche Komplikationen können auftreten?
4. Wofür steht die Leiste mit Stecknadeln?
5. Wie wird Scharlach diagnostiziert?
6. Wie wird die Erkrankung therapiert?
7. Wie wird Scharlach noch genannt?

Antworten

1. Für die Lancefield-Gruppe A (Serogruppe) der ß-hämolysierenden Kettenkokken.
2. Die Erdbeerzunge mit perioraler Blässe ("Milchbart"), sowie ein sich sandartig anfühlendes, stecknadelkopfgroßes, feinfleckiges Exanthem, v.a. in Gelenkbeugen und Leistenregion (am Kind).
3. Eine Poststreptokokken-Erkrankung, z.B. Glomerulonephritis oder rheumatisches Fieber (Postpakete).
4. Für das stecknadelkopfgroße, feinfleckige Scharlachexanthem, das typischerweise in der Leiste auftritt.
5. Durch Blickdiagnose bzw. Abstrich oder Schnelltest auf ß-hämolysierende Streptokokken der Gruppe A.
6. Gegeben wird orales Penicillin V (Bleistift), alternativ Makrolide (großer Deckel) oder orale Cephalosporine (Kopfstatue).
7. Second disease (Peace-Zeichen).

Listeriose

Der listige Fuchs treibt sein Unwesen

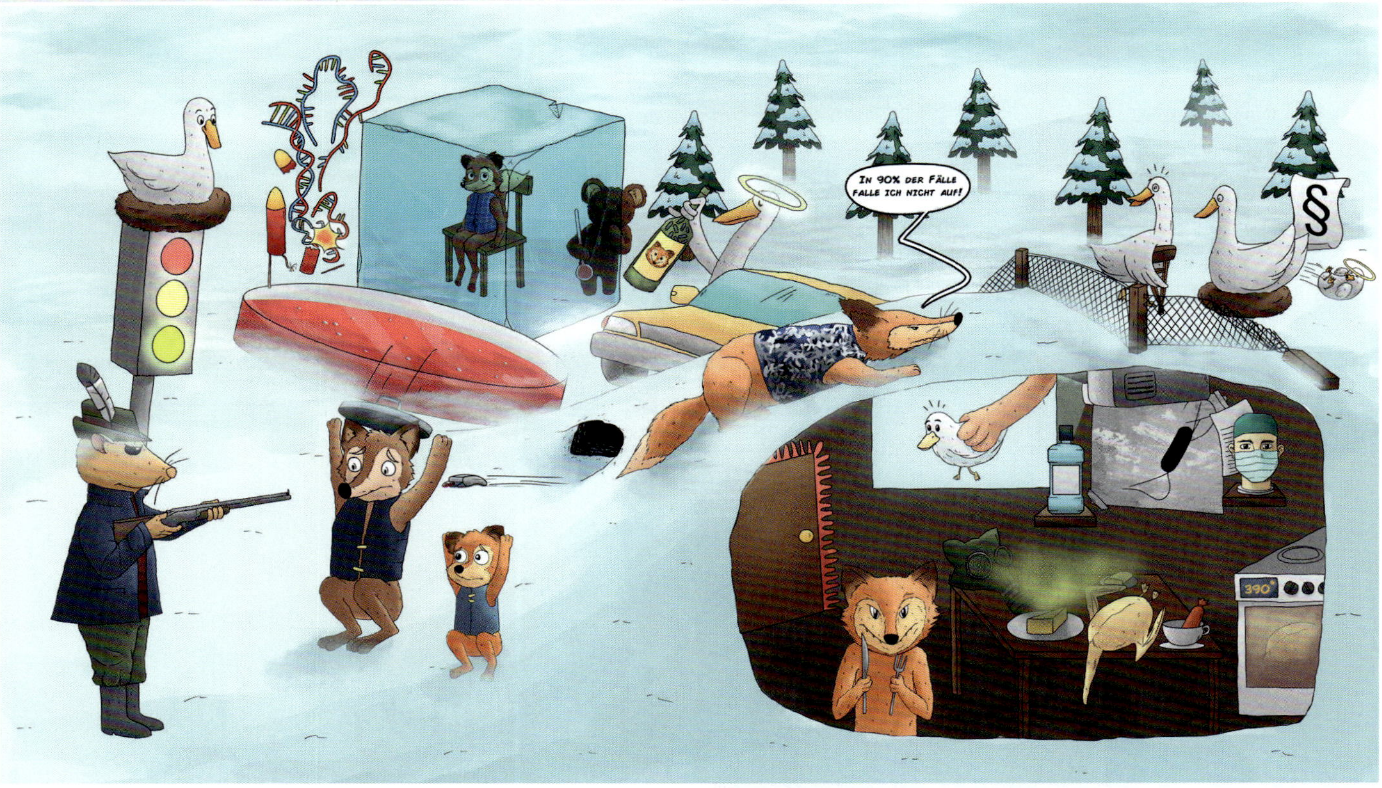

Die Listeriose erklären wir hier anhand der Geschichte vom listigen Fuchs, der frei nach dem Lied „Fuchs, du hast die Gans gestohlen“ sein Unwesen bei den schwangeren Gänsen treibt, bis der Mäuse-Jäger ihn stellt.

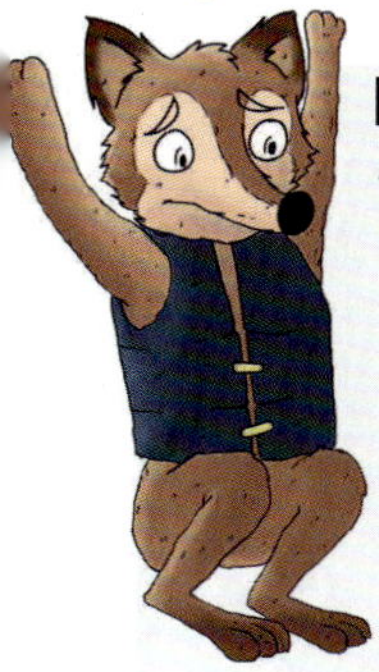

Erreger

Listeria monocytogenes A, verkörpert durch den listigen Fuchs in seinem Fuchsbau, ist ein **Stäbchenbakterium** mit peritricher Begeißelung. Im Fuchsbau hängt ein Plakat, das die Form der Listerien zeigt. Listerien sind **grampositiv** (die Füchse tragen deshalb blaue Westen) und fakultativ anaerob (Gasmaske im Fuchsbau).

Außerdem trägt der Fuchs eine Thermo-Winterjacke und lebt in einer Schneelandschaft, denn Listerien sind **kälteresistent**. Sie überdauern sogar in tiefgefrorenen Lebensmitteln. Benannt sind die Listerien nach dem englischen Chirurgen Joseph Lister. Im Bild ist das Standbild des Chirurgen mit einer Liste (für Lister) zu sehen.

Infektionsweg

Übertragen werden die Listerien v.a. durch **Lebensmittel**, insbesondere durch **Rohmilchkäse** B. Der Fuchs liebt seinen Stinkekäse. Ferner sieht man auf dem Tisch Butter, die letzte erbeutete Gans (für Fleisch) und Teewurst (hier die Wurst in der Teetasse). Lebensmittel sind meist erst sekundär durch Listerien kontaminiert C.

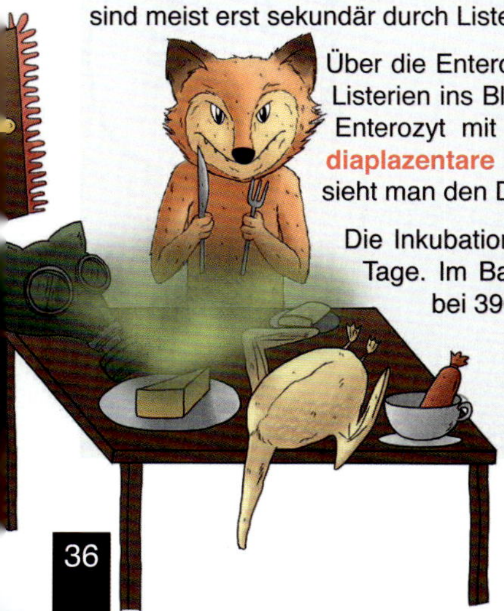

Über die Enterozyten des Darmes gelangen die Listerien ins Blut. Die Tür zum Fuchsbau ist als Enterozyt mit Mikrovilli-Borsten verziert. Eine **diaplazentare** Übertragung ist möglich, daher sieht man den Diaprojektor im Fuchsbau.

Die Inkubationszeit beträgt drei bis 90 Tage. Im Backofen gart eine Gans bei 390 Grad Celsius.

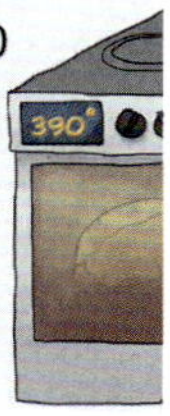

Klinik

Die Listeriose verläuft in **90% asymptomatisch**. Der Fuchs läuft unauffällig in Camouflage im Schnee und sagt „In 90% der Fälle fall ich nicht auf“.

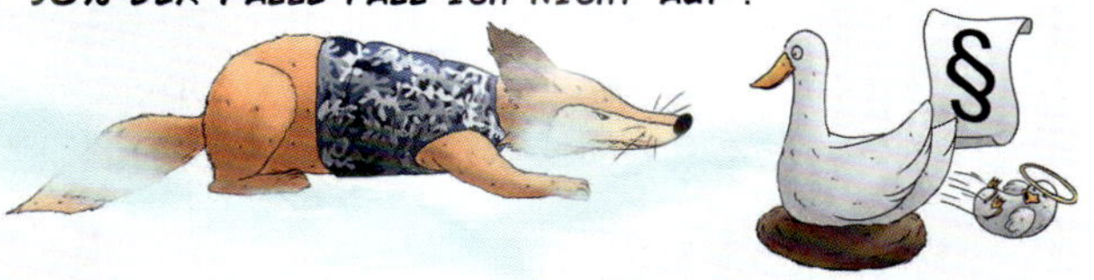

Schwere Verlaufsformen betreffen vor allem Immunsupprimierte, Schwangere und Kinder. Der Fuchs lauert im Schnee und beobachtet die schwache Gans mit Krücke, die schwangere (hier brütende) Gans und das Küken.

Klinische **Symptome** sind Fieber, Myalgien, Erbrechen und Durchfall. Fieber ist durch den Fieberbären dargestellt. Ebenso kann es zu einer Meningitis mit neurologischen Ausfällen, Ataxien und **Bewusstseinsstörungen** kommen. Die Gans mit Heiligenschein (für die Meningitis) sitzt bewusstlos im Taxi (für die Ataxien).

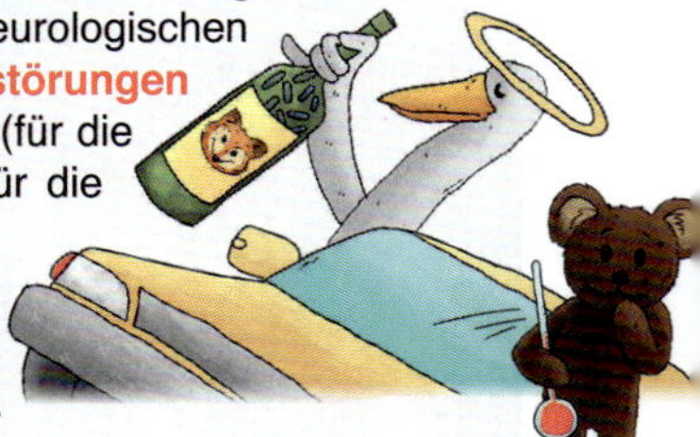

Diagnostik

Im **Liquor** finden sich bei einer bakteriellen Meningitis grampositive Stäbchen. Die kranke Gans hält eine Likörflasche mit einem Fuchskopf auf dem Etikett hoch. In der Flasche sind blaue Stäbchen zu sehen. Die Erreger sind fast **überall direkt nachweisbar**. Meist verwendet man Blut, Eiter, Vaginalsekret oder Mekonium (den ersten Stuhl bei Neugeborenen).

Listerien lassen sich in der **Stuhlprobe** auch bei Kälte anreichern. Im Gegensatz zur Normalflora vermehren sich die Listerien weiter. Der Fuchs besteht die Probe auf dem gefrorenen Stuhl im Eiswürfel ohne Probleme. Für die kulturelle Anzüchtung wird **gefrorener Stuhl** auf eine Blutagarplatte gegeben. Dort lassen sich dann die hier illustrierten kleinen, grauen Kolonien erkennen.

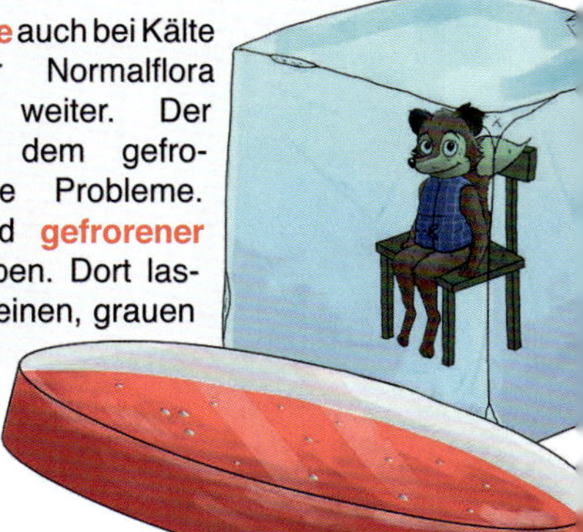

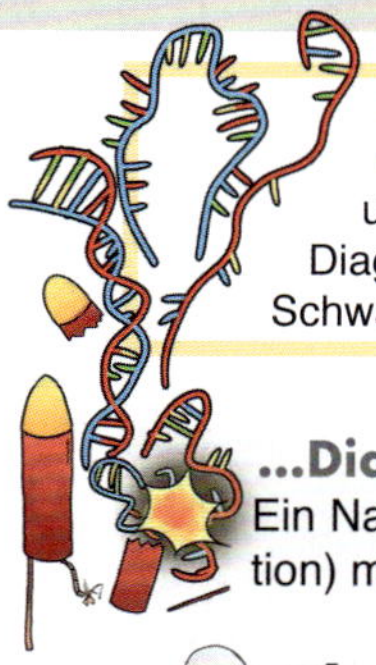

Die **Listeriose** manifestiert sich meist als Bauchschmerzen und Durchfall. Sie kann jedoch diverse andere Organe betreffen. In 90% der Fälle verläuft sie asymptomatisch. Erreger ist das grampositive, kälte-resistente Stäbchenbakterium *Listeria monocytogenes*, u.a. übertragen durch kontaminierte Rohmilchprodukte. Die diaplazentare Übertragung in der Schwangerschaft ist gefürchtet. Die Diagnose erfolgt durch den direkten Erregernachweis. Therapiert wird typischerweise mit Ampicillin und Gentamicin. Präventiv sollten Schwangere auf Rohmilchprodukte verzichten oder diese gut erhitzen.

...Diagnostik

Ein Nachweis ist auch mittels **PCR** (Polymerase-Ketten-Reaktion) möglich, hier durch den DNA-Böller gezeigt.

Therapie

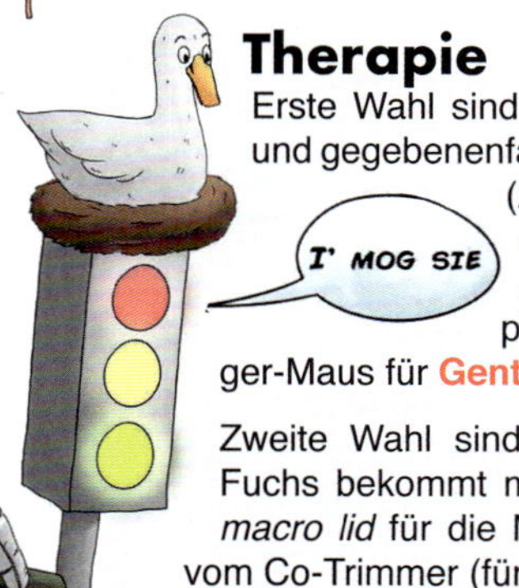

Erste Wahl sind **Amoxicillin** oder **Ampicillin**, hochdosiert und gegebenenfalls in Kombination mit einem Aminoglykosid (z. B. Gentamicin). Bei Neugeborenen wird ebenfalls diese Therapie gewählt. Die Ampel sagt: „*I MOG SIE*" und steht für Ampicillin und Amoxicillin. Die Gentleman-Jäger-Maus für **Gentamicin** stellt den Fuchs samt Baby-Fuchs.

Zweite Wahl sind **Cotrimoxazol** oder **Makrolide**. Der Fuchs bekommt mit einem großen Deckel (von engl. *macro lid* für die Makrolide) einen auf den Kopf und vom Co-Trimmer (für Cotrimoxazol) die Haare getrimmt.

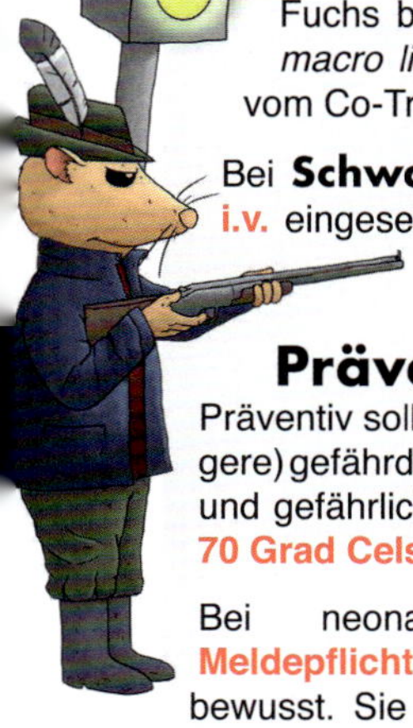

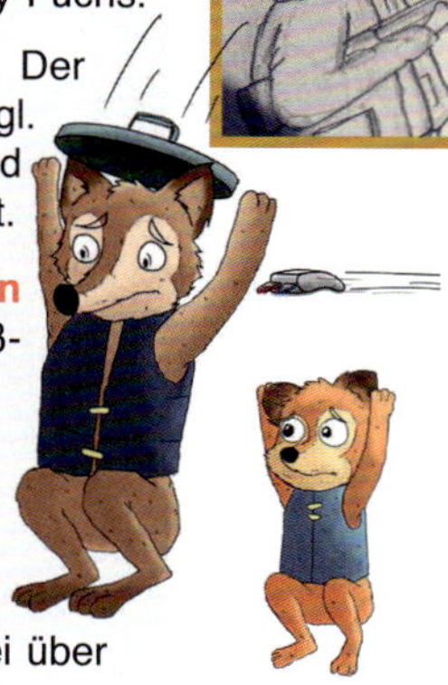

Bei **Schwangeren** wird therapeutisch nur **Ampicillin i.v.** eingesetzt. Die schwangere Gans brütet ausschließlich auf der Ampel.

Prävention

Präventiv sollten Risikopersonen (insbesondere Schwangere) gefährdende Lebensmittel wie Rohmilchkäse meiden und gefährliche Speisen für mindestens zwei Minuten bei über **70 Grad Celsius** erhitzen.

Bei neonataler Listeriose besteht **namentliche Meldepflicht**. Die schwangere Gans meldet sich pflichtbewusst. Sie reckt mit ihren Flügel das Paragraphenzeichen in die Höhe.

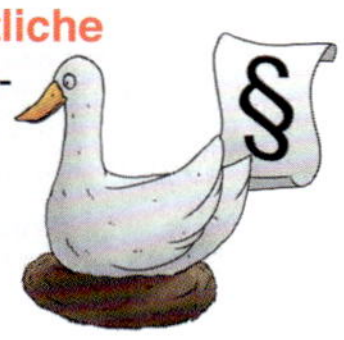

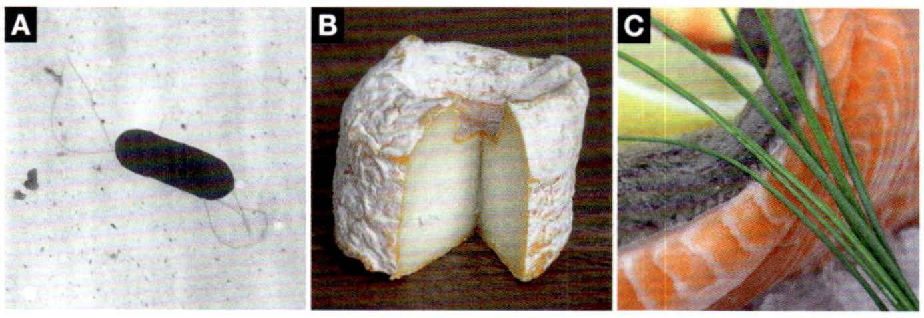

A TEM Listeria Monocytogenes **B** Rohmilchkäse (Langres) **C** Roher Lachs

Blick hinter die Kulissen

Die Zeichnung zur Listeriose entsteht – wie immer unter Einfluss der einzigen nicht-körpereigenen Drogen unserer Crew.

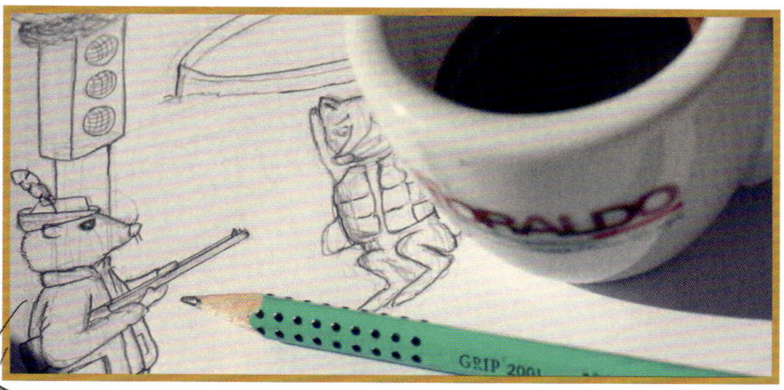

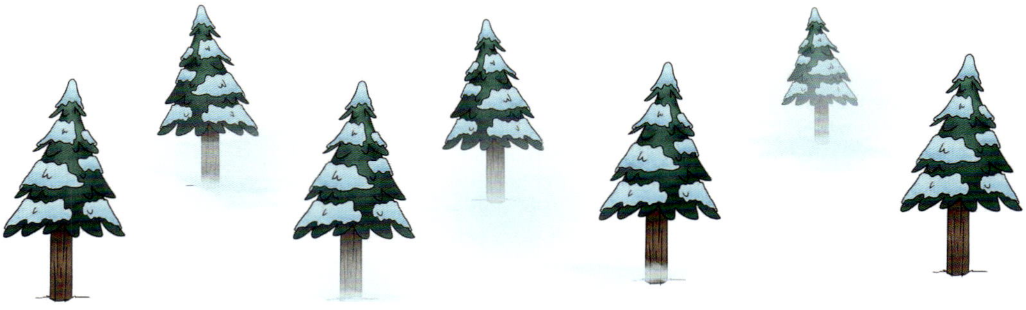

Röteln Rubella

Rubbellos-Gewinn in Greggs Laden

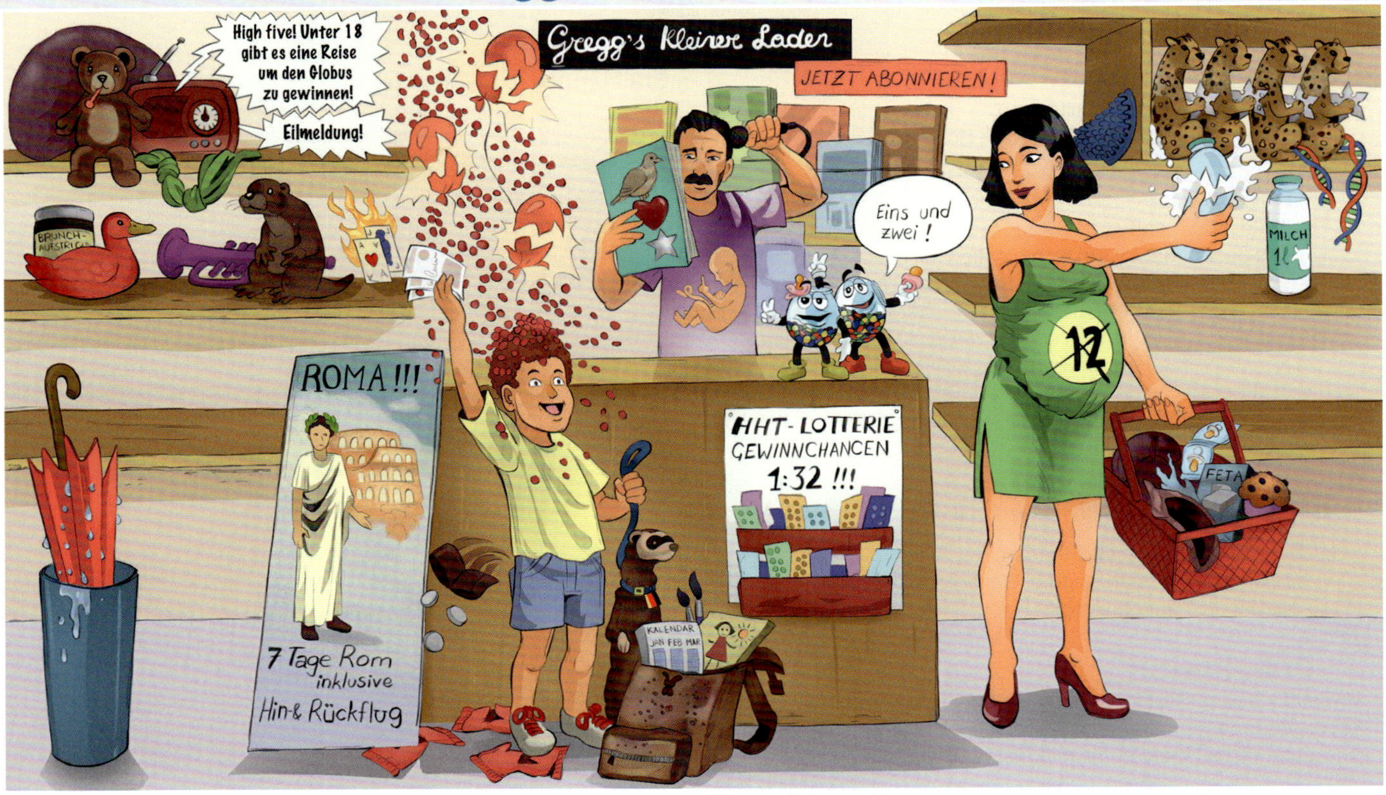
High five! Unter 18 gibt es eine Reise um den Globus zu gewinnen!
Eilmeldung!
Gregg's Kleiner Laden
JETZT ABONNIEREN!
Eins und zwei!
ROMA!!!
7 Tage Rom inklusive Hin& Rückflug
HHT-LOTTERIE GEWINNCHANCEN 1:32 !!!
MILCH 1L
FETA

Juhuuu! Der kleine Junge mit den roten Locken hat das Rubbellos mit dem Hauptgewinn gezogen! Eine Reise nach Rom! In Greggs Laden war selten so viel los. Auch die schwangere Mama freut sich. Leider vergisst sie dabei ganz, was sie eigentlich einkaufen wollte und füllt ihren Einkaufskorb mit lauter Quatsch.

Allgemein

Es gibt verschiedene Bezeichnungen für die Röteln. Neben Rubella werden sie auch **Third Disease** oder **German Measels** genannt. Der glückliche Junge mit den roten Locken (Röteln), der die drei (Third Disease) Rubbellose (Rubella) in der Hand und das deutsche Wiesel (German Measels) an der Leine hält, verbildlicht die diversen Namen.

Ätiologie und Epidemiologie

Der Altersgipfel für eine Röteln-Infektion liegt zwischen fünf und neun Jahren. Der Junge, der im Bild die Röteln verkörpert, ist im **Grundschulalter**.

Der Erreger der Krankheit ist das ***Rötelnvirus***, ein **RNA-Virus** aus der Gattung der **Togaviridae**. Der togatragende Römer auf dem Pappaufsteller soll an diese Virengattung erinnern.

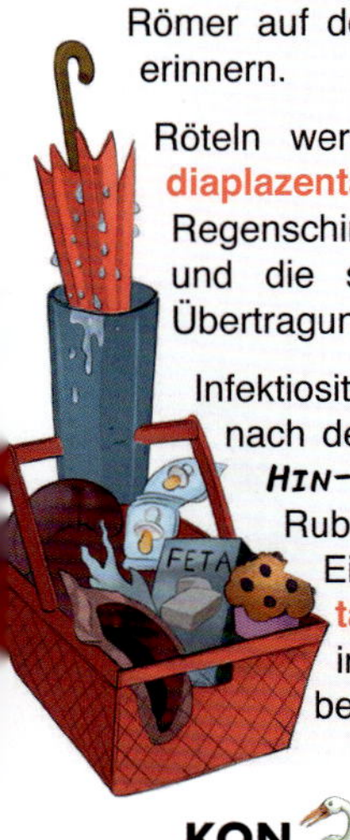

Röteln werden entweder durch **Tröpfcheninfektion** oder **diaplazentar** übertragen. Dafür steht der tropfnasse Regenschirm links im Bild (Tröpfcheninfektion) und die schwangere Mama rechts (diaplazentare Übertragung).

Infektiosität besteht sieben Tage vor bis sieben Tage nach dem Exanthem. „**7 Tage Rom inklusive Hin- und Rückflug**", der Hauptgewinn der Rubbellos-Aktion, ist hier die Eselsbrücke. Eine Ausnahme bilden Kinder mit **konnatalen Röteln**. Sie sind bis zu zwei Jahre infektiös. Im Einkaufskorb der Schwangeren befinden sich deshalb zwei Schnuller.

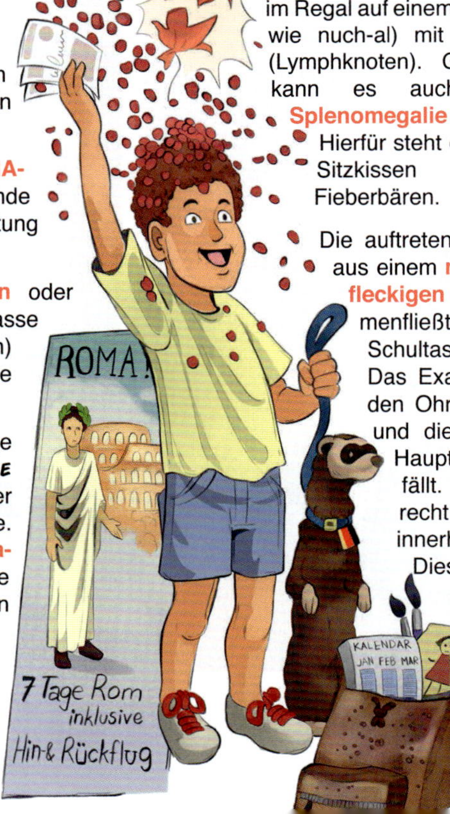
ROMA!
7 Tage Rom inklusive Hin& Rückflug

Symptome und Klinik

Die Inkubationszeit von Röteln beträgt 14 bis 21 Tage, also zwei bis drei Wochen. Daher liegen drei Verpackungen von Rubbellosen auf dem Boden herum.

Eine Infektion verläuft in 50% der Fälle asymptomatisch, deshalb ist die untere Hälfte des Regals links im Bild leer. Bei den anderen 50% treten zunächst milde Prodromalsymptome wie eine leichte Beeinträchtigung des Allgemeinzustandes, eine **Temperaturerhöhung** bis 38°C, eine Rhinokonjunktivitis sowie Kopf- und Gliederschmerzen auf. Links im Regal sitzt der Fieber-Bär, der sehr abgeschlagen aussieht. Zusätzlich kann es zu **nuchalen** und **retroaurikulären Lymphadenopathien** kommen. Ein Retro-Radio (Retro-Audio für retroaurikulär) steht im Regal auf einem grünen Tuch (klingt wie nuch-al) mit Knoten darin (Lymphknoten). Gegebenenfalls kann es auch zu einer **Splenomegalie** kommen. Hierfür steht das lilafarbene Sitzkissen hinter dem Fieberbären.

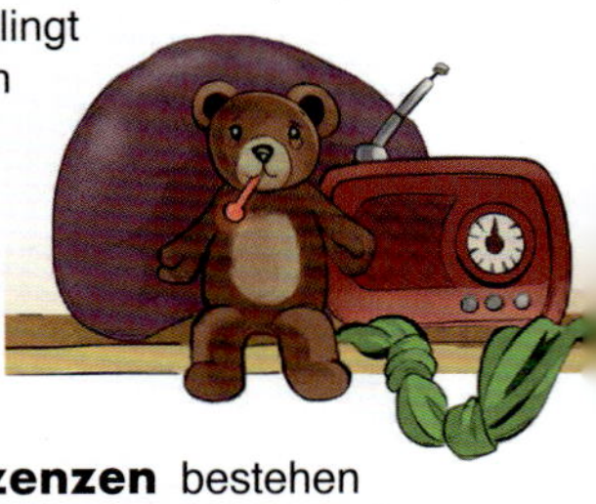

Die auftretenden **Effloreszenzen** bestehen aus einem **makulopapulösen, fein- bis mittelfleckigen Exanthem**, das eher nicht zusammenfließt **A**. Die Effloreszenzen sind auf der Schultasche des Jungen gut zu erkennen. Das Exanthem beginnt am Kopf, oft hinter den Ohren, und geht dann auf den Rumpf und die Extremitäten über. So auch das Hauptgewinn-Konfetti, das von der Decke fällt. Allerdings ist der Ausschlag recht **flüchtig** und bildet sich meist innerhalb von drei Tagen zurück. Dies zeigen die drei roten Luftballons zwischen dem Konfetti, die bereits platzen.

KON /81
CMV **66** · Gonokokken **92** · Hepatitis B **B2** · HIV **104**
HPV **116** · HSV1/2 **144** · Listeriose **36** · Ringelröteln **42**
Röteln **38** · Syphilis **100** · Toxoplasmose **174** · Varizellen **62**

Die **Röteln** werden auch Rubella oder Third Disease genannt. Das Rötelnvirus befällt v.a. Kinder zw. 5 und 9 Jahren. Es beginnt mit einem fein- bis mittelfleckigen Exanthem hinter den Ohren, welches im Verlauf den ganzen Körper befällt. Nuchale und retroaurikuläre Lymphknotenschwellungen treten ebenfalls auf. Der Verlauf ist mild. Diaplazentare (konnatale) Infektion bergen erhebliche Risiken für das Ungeborene: Die Rötelnembryofetopathie geht mit Mikrozephalus, geistiger Retardierung und schweren Fehlbildungen einher und kann bis zum Abort führen. Eine Lebendstoffimpfung existiert und wird als Kombination mit Masern und Mumps (ggf. Varizellen) empfohlen. Die Therapie ist symptomatisch.

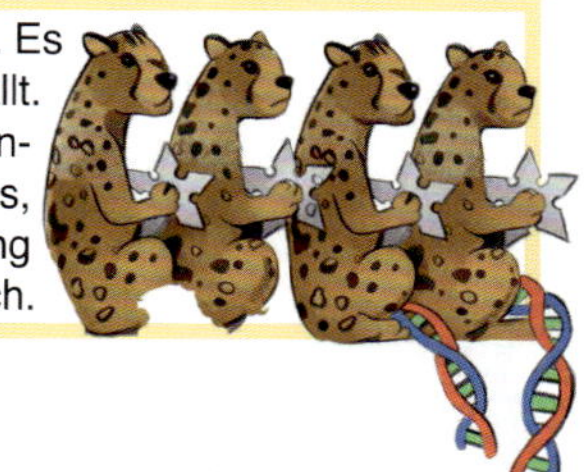

Sonderform: konnatale Röteln

Das Risiko einer **transplazentaren Übertragung** bis zur 10. SSW bei einer Infektion der Mutter beträgt 50%. Der Mutter im Bild zerplatzt eine der zwei Milchflaschen (50% transplazentar), die sie gerade vom Regal nimmt.

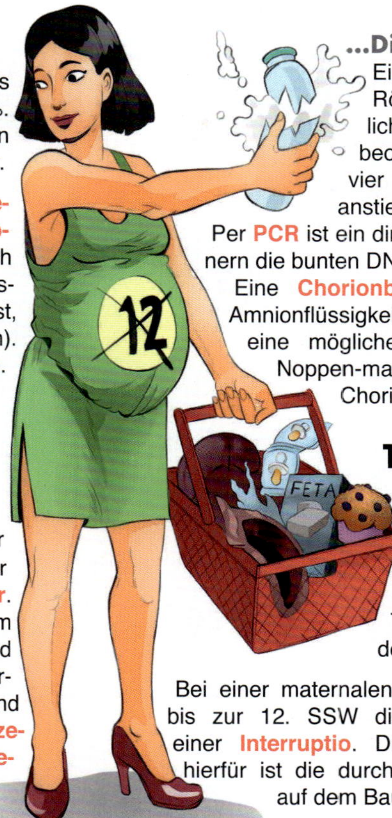

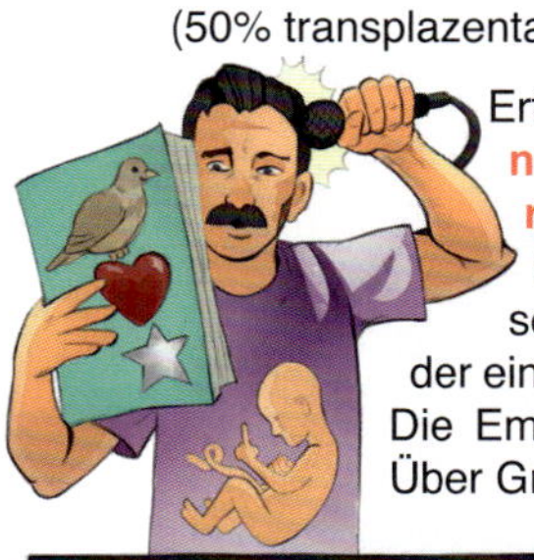

Erfolgt eine Infektion im **ersten Trimenon**, kommt es zu einer **Rötelnembryopathie**. Dargestellt wird dies durch Gregg, den Ladenbesitzer, auf dessen T-Shirt ein Embryo zu sehen ist, der einen Finger hochhält (erstes Trimenon). Die Embryopathie kann zum Abort führen. Über Gregg hängt eine Werbetafel:

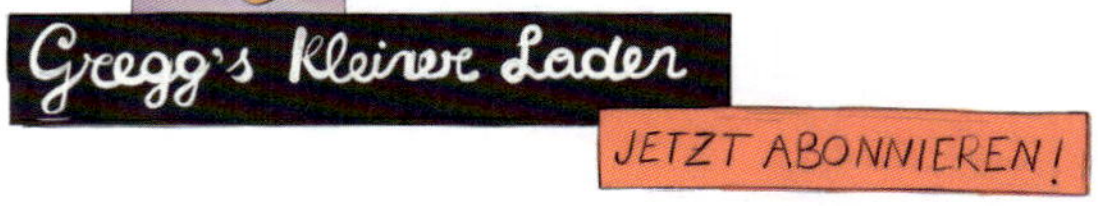

Kommt es nicht zum Abort, kann die Infektion zur **Gregg-Trias** führen. Diese besteht aus möglicher **Innenohrtaubheit**, **Katarakt** und einem **Herzfehler**. Merken kann man sich die Gregg-Trias anhand vom Ladenbesitzer Gregg, der eine Zeitschrift in der Hand hält. Auf dem Cover sieht man eine Taube (Innenohrtaubheit), einen grauen Stern (Grauer Star, Katarakt) und ein Herz (Herzfehler). Ebenso kann es zu einer **Mikrozephalie** und infolge dessen zu einer **geistigen Retardierung** kommen (B). Gregg scheint auch nicht bei klarem Verstand zu sein, denn er knallt sich ein Mikrofon (Mikrozephalie) gegen den Kopf.

Kommt es zu einer Infektion nach dem ersten Trimenon, so kann eine **Rötelnfetopathie** die Folge sein. Daran erinnern soll die Packung Feta-Käse im Einkaufskorb der Schwangeren. Eine solche Infektion kann zu **Hepatitis** und **Splenomegalie** führen. Im Korb der Schwangeren finden sich deshalb eine Leber (Hepatitis) und eine Milz (Splenomegalie). Zusätzlich kann es zu einer **hämolytischen Anämie** und **Thrombozytopenie** kommen. Die betroffenen Kinder bezeichnet man wegen der Farbe des Ausschlags auch als Blueberry-Muffin-Babys C. Der Blaubeer-Muffin im Einkaufskorb erinnert hieran.

Komplikationen

Vor allem bei älteren Kindern kann eine Rötelninfektion zu **Arthralgien** oder sogar zur **Arthritis** führen. Im Ranzen des Jungen sieht man ein Bild aus dem Kunstunterricht (engl. *art* für Arthralgien). Seltener treten Enzephalitis, Bronchitis, Otitis, Myokarditis und Perikarditis als Komplikationen bei einer Rötelninfektion auf. Im Regal links sind diese Komplikationen ausgestellt: Die rote Ente (Enzephalitis), der Brunch-Aufstrich (Bronchitis), das Otterplüschtier (Otitis) und die brennenden Spielkarten (engl. *cards* für Perikarditis).

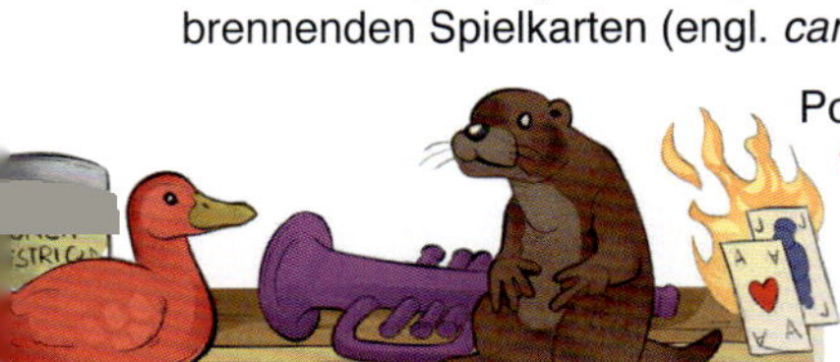

Postinfektiös kann es zu einer **thrombozytopenischen Purpura** kommen. Merkhilfe hierfür ist die purpurfarbene Trompete im Regal.

Diagnostik

Anhand des Exanthems bzw. der Lymphadenopathie können Röteln nur unzuverlässig klinisch diagnostiziert werden. Es kann zu Fehldiagnosen kommen, deshalb ist eine Blutuntersuchung notwendig.

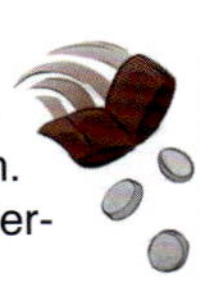

Im Blutbild erkennt man eine Leukozytopenie mit einhergehender **relativer Lymphozytose** mit vermehrten Plasmazellen. Dem Jungen fallen ein paar weiße Pennies (Leukopenie) aus seinem Geldbeutel.

...Diagnostik

Ein indirekter Erregernachweis ist durch Röteln-spezifische **IgM-Antikörper** möglich. Ein **vierfacher IgG-Titeranstieg** ist zu beobachten. Rechts im Regal sitzen deshalb vier Stofftier-Geparden (vierfacher IgG-Titeranstieg) mit Wurfsternen (IgM-AK).

Per **PCR** ist ein direkter Erregernachweis möglich. Daran erinnern die bunten DNA-Stränge neben den Geparden.

Eine **Chorionbiopsie** oder eine Untersuchung der Amnionflüssigkeit kann pränatal Gewissheit über eine mögliche Infektion bringen. Die blaue Noppen-matte im Regal erinnert hier an die Chorionzotten.

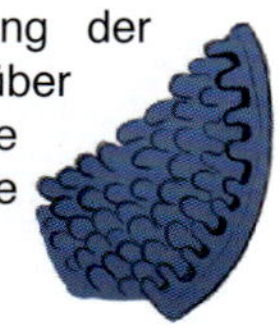

Therapie

Die Therapie erfolgt symptomatisch. Haben seronegative Schwangere Kontakt mit Röteln-Viren, so wird eine **passive Immunisierung** mit IgG-Antikörpern bis zur 18. SSW innerhalb von fünf Tagen empfohlen. Aus dem Radio tönt es:

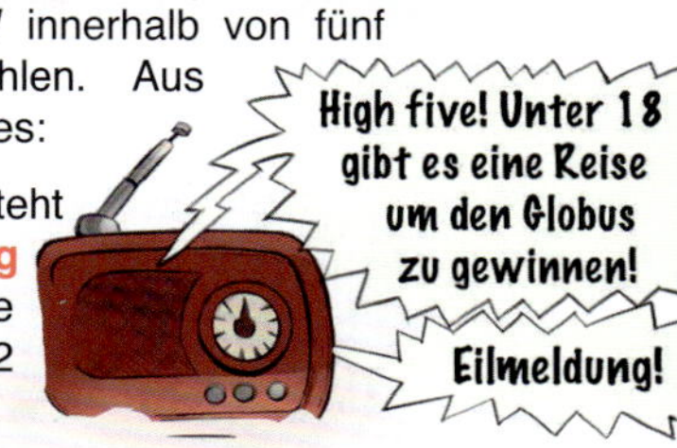

Bei einer maternalen Infektion besteht bis zur 12. SSW die **Empfehlung** einer **Interruptio**. Die Eselsbrücke hierfür ist die durchgestrichene 12 auf dem Bauch der Mama.

Prävention

Zwischen dem 11. und 14. Lebensmonat und ein zweites Mal Ende des zweiten Lebensjahres wird mit einem **attenuierten Lebendimpfstoff** in Kombination mit Masern, Mumps und gegebenenfalls Varizellen geimpft. Die Riesen-Süßigkeiten auf dem Tresen verbildlichen die zweimalige MMRV-Impfung. Die Immunität ist ab einem Serumtiter von ≥ 1:32 beim **Hämagglutinationshemmtest** gegeben. Zu merken ist dies anhand des Werbeplakates „HHT-LOTTERIE GEWINNCHANCEN 1:32!".

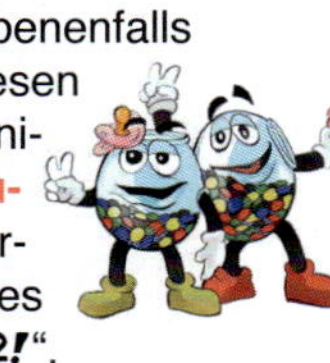

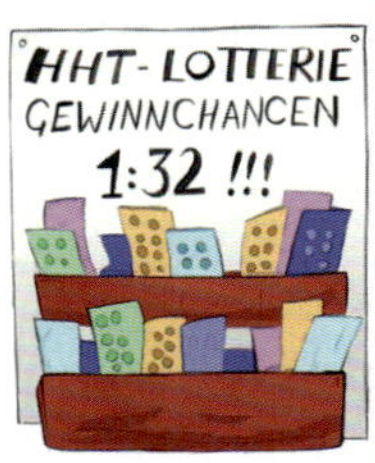

Bei Frauen mit Kinderwunsch ist eine **Nachimpfung** zu empfehlen. Daran erinnern die Schnuller, die die Süßigkeiten hochhalten.

Die Eilmeldung aus dem Radio soll die **namentliche Meldepflicht** bei einer Röteln-Infektion in Erinnerung rufen.

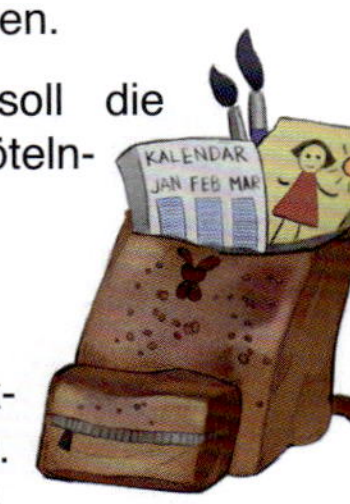

Prognose

In der Regel verläuft eine Rötelninfektion blande. Gelenkschmerzen allerdings können einige Wochen anhalten. Daran erinnert der Kalender im Schulranzen des Jungen.

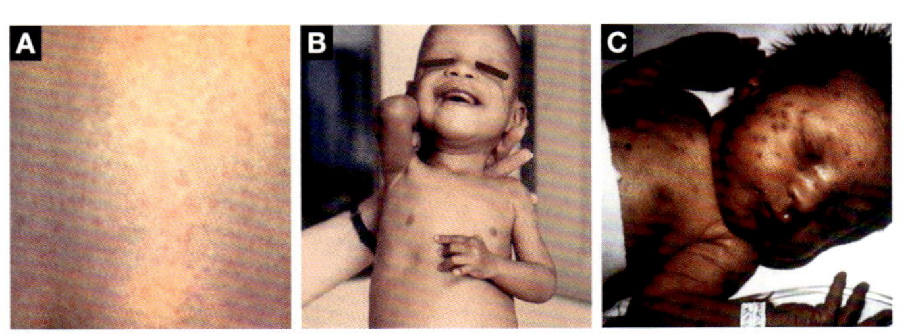

A Rötelnexanthem **B** Konnatale Röteln **C** Blueberry-Muffin-Baby

IMPF /17 +B2
Cholera 90, Diphtherie **18**, FSME **140**, Gelbfieber 26, Hepatitis A 16, Hepatitis B 100, HiB **26**, HPV **116**, Influenza 144, Masern **46**, Meningitis **156**, Mumps **50**, Pertussis **20**, Polio **60**, Röteln **38**, Tetanus **134**, Tollwut **152**, Typhus 88, Varizellen **62**

KEX /49
Masern (1st disease) **46**, Scharlach (2nd disease) **32**, Röteln (3rd disease) **38**, Ringelröteln (5th disease) **42**, Dreitagefieber (6th disease) **54**, Varizellen, Windpocken **62**

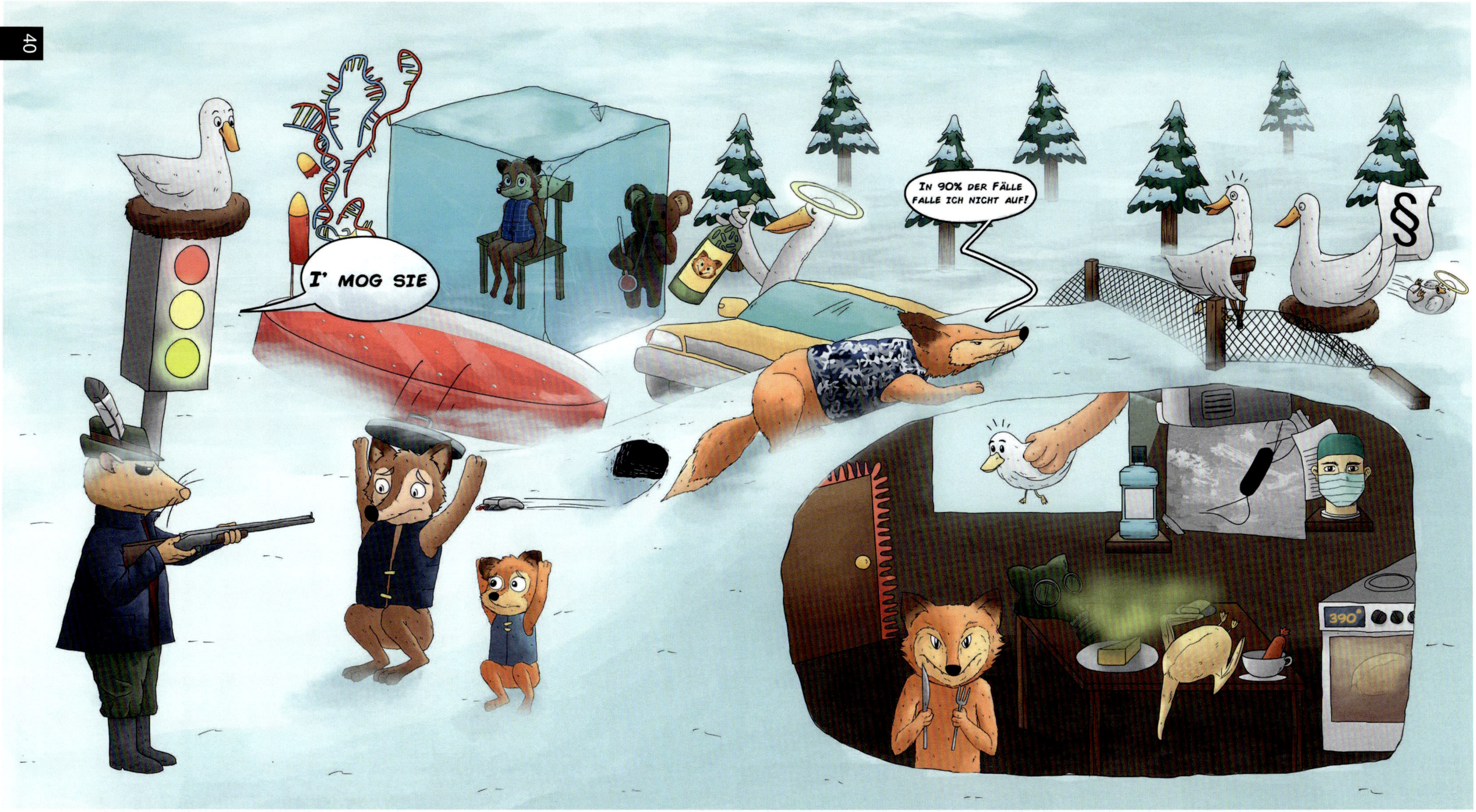
I' MOG SIE
IN 90% DER FÄLLE FALLE ICH NICHT AUF!
§
390°

Quiz

1. Welche mikrobiologischen Eigenschaften haben Listerien?
2. Wie wird die Listeriose übertragen?
3. Warum spielt die Szene im Winter?
4. Warum hat die Gans einen Autounfall gebaut?
5. Wofür stehen die Ampel und die brütende Gans?
6. In welchen Proben kann der Keim diagnostisch nachgewiesen werden?
7. Warum ist die Maus ein Gentleman?

Antworten

1. Listerien sind grampositive (blau), kälteresistente (Winter), peritrich begeißelte (Plakat), fakultativ anaerobe (Gasmaske) Stäbchenbakterien.
2. Durch kontaminierte Lebensmittel, v.a. Rohmilchprodukte, sowie diaplazentar (auf Tisch).
3. Listerien können sich trotz Kühlung vermehren.
4. Die Gans leidet als Folge einer Listerienmeningitis unter Ataxie (Taxi) und Bewusstseinsstörungen (Verwirrtheitsstrudel).
5. Für die Therapie bei Schwangeren. Die Ampel steht für Ampicillin.
6. U.a. im Blut, Eiter, Vaginalsekret und Mekonium.
7. Die Gentleman-Jäger-Maus steht für die Gentamicintherapie.

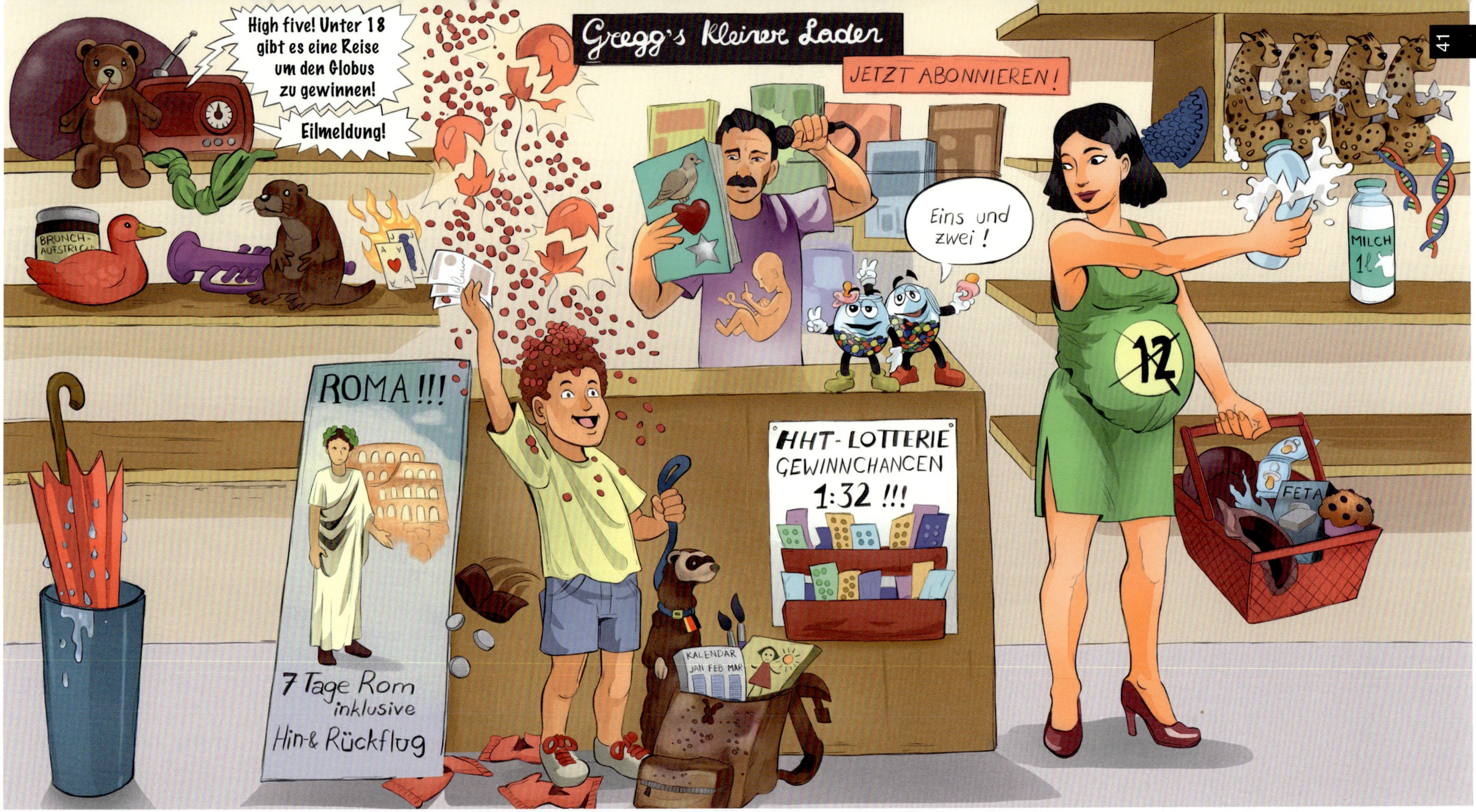
High five! Unter 18 gibt es eine Reise um den Globus zu gewinnen!
Eilmeldung!
BRUNCH-AUFSTRICH
Gregg's Kleiner Laden
JETZT ABONNIEREN!
Eins und zwei!
MILCH 1l
ROMA!!!
7 Tage Rom inklusive Hin& Rückflug
HHT-LOTTERIE GEWINNCHANCEN 1:32 !!!
KALENDAR JAN FEB MAR
FETA

Quiz

1. Wie lauten die drei andere Namen von Röteln?
2. Wie kann das Virus von Mensch zu Mensch übertragen werden?
3. Wofür steht das Konfetti?
4. Warum trägt Gregg dieses komische T-Shirt?
5. Was sind typische Zeichen der Rötelnembryopathie?
6. Welche Komplikationen treten im Gegensatz dazu typischerweise bei der Rötelnfetopathie auf?
7. Mit welchem Impfmuster kann vor Röteln geschützt werden?

Antworten

1. Rubella (Rubbellos), *Third Disease* (3 Lose), *German Measles* (deutscher Wiesel).
2. Über Tröpfcheninfektion (Schirm) oder diaplazentar (Schwangere).
3. Für das am Kopf und retroaurikulär beginnende feinfleckige Exanthem, welches sich stammwärts ausbreitet.
4. Es zeigt eine mögliche Rötelnembryopathie bei Infektion im ersten Trimenon (Embryo).
5. Die Gregg-Trias, also Innenohrtaubheit (Taube), Katarakt (grauer Stern) sowie Herzfehler. Außerdem Mikrozephalie mit geistiger Retardierung (Gregg).
6. Es kommt zu Hepatitis und Splenomegalie (Leber und Milz), sowie zu hämolytische Anämie und Thrombozytopenie (Blaubeer-Muffin).
7. Durch zweimalige Impfung: Im 11. -14. Lebensmonat und gegen Ende des zweiten Lebensjahres. Die Nachimpfung bei Frauen mit Kinderwunsch ist dringend empfohlen (Süßigkeiten).

Ringelröteln

19tes internationales Kinderringen in Verkleidung

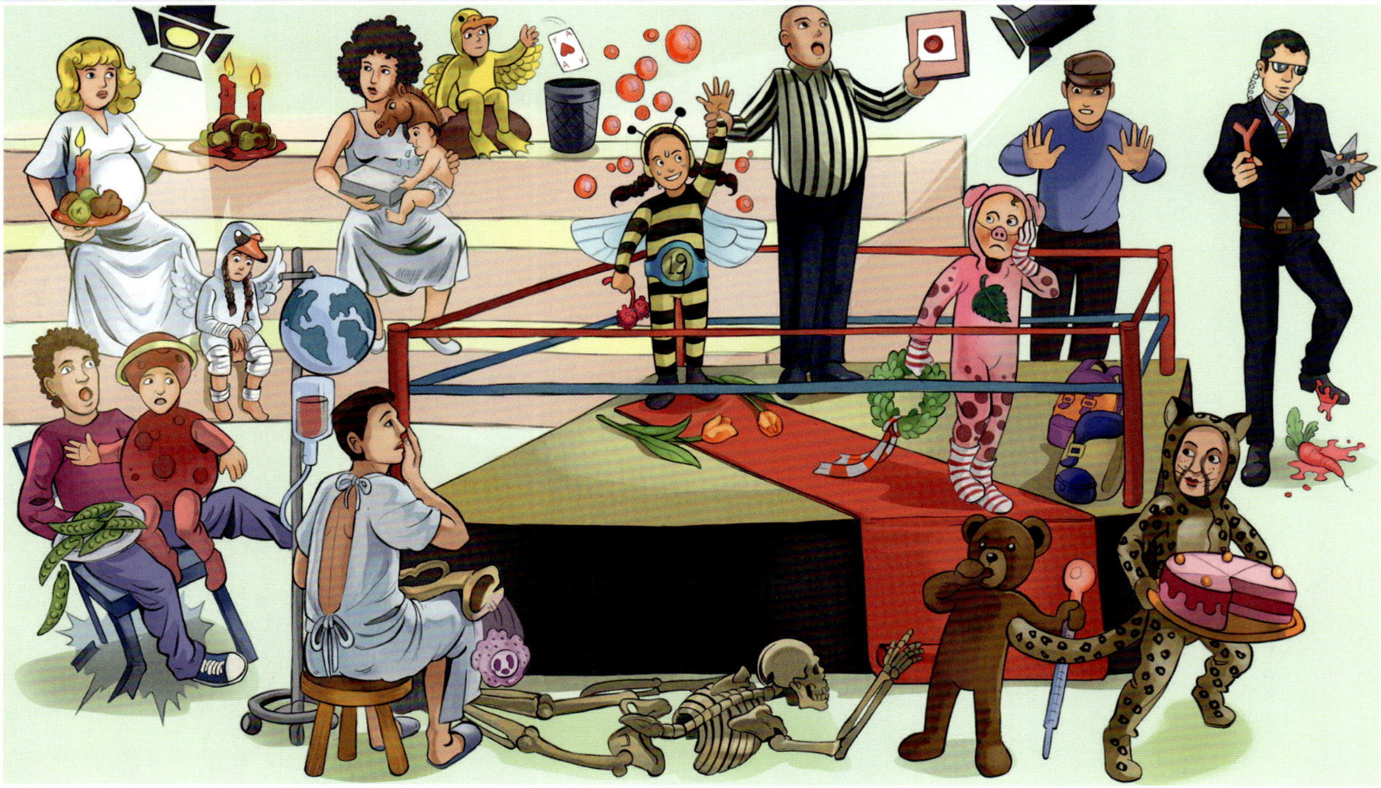

Willkommen zum 19ten internationalen Kinderringen in Verkleidung! Bärbel Wunderbiene hat Rudi Ringelchen besiegt – sein Trainer versucht ihn nun zu trösten. Die bestürzten Eltern und restlichen teilnehmenden Kinder in Verkleidung schauen von den Rängen aus zu.

Allgemein

Die Ringelröteln sind hier durch das Kinderringen dargestellt. Die Erkrankung wird auch **Erythema infectiosum** oder **Fifth Disease** genannt. Daher hält die siegreiche Ringerin fünf Finger hoch, weil sie zum fünften Mal das Kinderringen gewonnen hat.

Erreger

Der Erreger der Ringelröteln ist das *Parvovirus B19.* Dies wird hier durch das neunzehnte Kinderringen dargestellt, das durch die Biene (engl. *bee* für Biene und B) gewonnen wurde. Der Name *Parvovirus* stammt von dem lateinischen Wort *parvus* ab, das übersetzt klein bedeutet. Die Glücksbringer der Biene sind aus diesem Grund einige kleine Viren. Diese sind rot, da das *Parvovirus* zum Genus der **Erythroviren** (rote Viren) gehört.

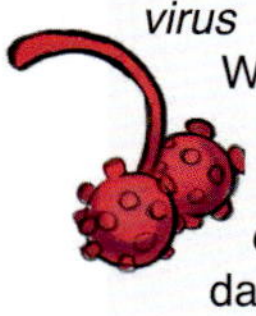

Epidemiologie

Am häufigsten treten die Ringelröteln im **Schulalter** zwischen fünf und fünfzehn Jahren auf, daher lehnen Schulranzen am Ring. Die im **Frühling** blühenden Tulpen, die der Siegerin zugeworfen wurden, stellen die Jahreszeit mit den meisten Infektionen dar.

Infektionswege

Die Schweißtropfen, die der erfolgreichen Bienenringerin auf der Stirn stehen, stellen die **Tröpfcheninfektion** als Hauptinfektionsweg dar. Des Weiteren können Ringelröteln **hämatogen** oder **diaplazentar** übertragen werden. Daher hält der Schiedsrichter ein rotes Dia (diaplazentar) mit einem Erythrozyten (hämatogen) hoch. *Parvoviren* vermehren sich in Erythroblasten und führen zu einer gestörten Erythropoese. Dies wird durch die roten Seifenblasen über dem Kopf der Siegerin und den roten Ring symbolisiert.

Sobald im Laufe der Erkrankung das Exanthem auftritt **A**, besteht keine **Infektiosität** mehr. Patienten mit Immunsuppression oder aplastischer Krise können allerdings länger ansteckend sein. Die Inkubationszeit beträgt vier bis vierzehn Tage. Der Verlierer des Ringens, Rudi Ringelchen, repräsentiert das **Exanthemstadium**. Zwischen ihm und der Siegerin ist ein roter Teppich ausgerollt, der die Infektiosität bis zum Beginn des Exanthems darstellt. Die abgebildeten Scheinwerfer zeigen auf die Ringerin und die Immunsupprimierten (Vater und als Planet verkleidetes Kind, s. nächste Seite), bei denen die Infektiosität länger bestehen kann.

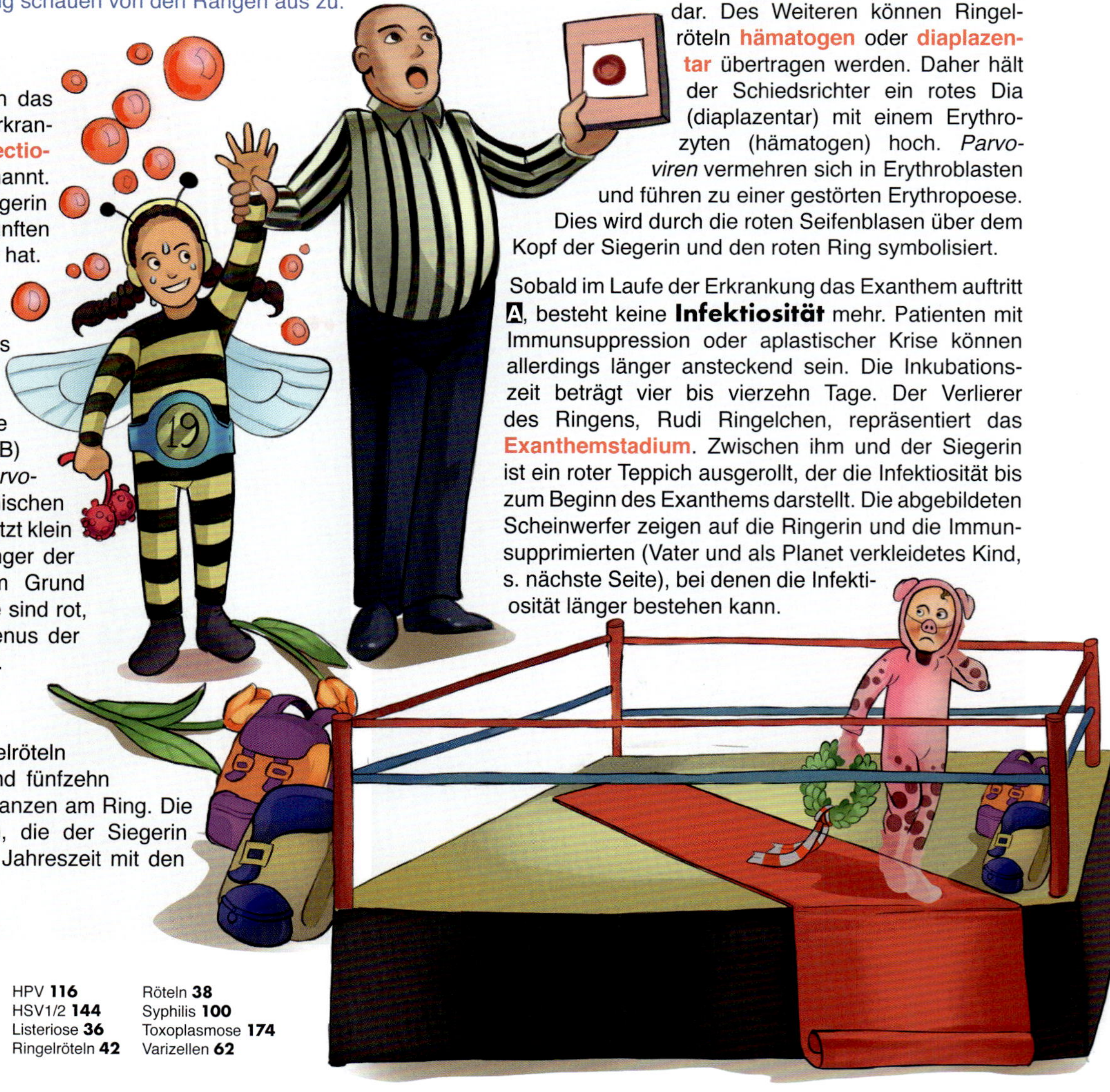

KON /81
CMV **66**
Gonokokken **92**
Hepatitis B **B2**
HIV **104**
HPV **116**
HSV1/2 **144**
Listeriose **36**
Ringelröteln **42**
Röteln **38**
Syphilis **100**
Toxoplasmose **174**
Varizellen **62**

Die **Ringelröteln** werden auch Erythema infectiosum oder Fifth Disease genannt. Die durch das humane Parvovirus B19 verursachte Die betrifft v.a. Schulkinder. Es wird über Tröpfchen, hämatogen oder diaplazentar übertragen. Die Infektion führt in der Schwangerschaft zum Abort, Hydrops fetalis oder fetaler Anämie. Bei Kindern ist der Verlauf harmlos und beginnt mit dem sog. Ohrfeigenexanthem, das Mund und Nase ausspart. Es breitet sich girlandenförmig auf den ganzen Körper aus und ist zu diesem Zeitpunkt nicht mehr ansteckend. Oft kommt es zur Arthritis, hiervon sind 50% der Erwachsenen betroffen. Seltener sind aplastische Krisen bei chronischer hämolytischer Anämie. Der meist selbstlimitierende Verlauf wird oft rein symptomatisch therapiert.

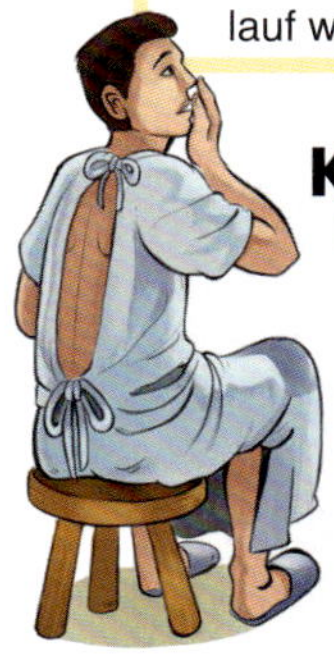

Klinik

Der Verlauf ist bei immunkompetenten Kindern oft **asymptomatisch**. Dies ist bei Erwachsenen und Immunsupprimierten nicht der Fall und wird durch den Vater der Siegerin verdeutlicht, der in einem Krankenhaushemd im Zuschauerbereich sitzt.

Das **Prodromalstadium** ist durch grippeähnliche Beschwerden, auf die leichtes Fieber folgt, gekennzeichnet. Aus diesem Grund liegt ein Gerippe auf dem Boden, neben dem der Fieber-Bär steht. Das **Exanthem** tritt nach einem **beschwerdefreien Intervall** von etwa einer Woche auf. Daher hält der Bär einen Daumen hoch.

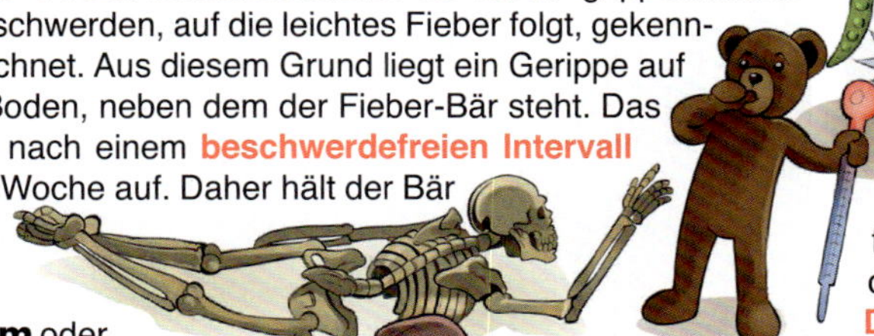

Das **Exanthem** oder Erythema infectiosum beginnt mit einer diffusen **Rötung** im Gesicht, wobei Mund und Nase ausgespart sind. Dies kann schmetterlingsförmig imponieren und wird auch **Ohrfeigenexanthem** oder **Wangenerythem** genannt **B**: Die Biene hat Rudi kurz vor ihrem Sieg noch eine ordentliche Ohrfeige verpasst. Zunächst kommt es zu einem **konfluierenden**, **makulopapulösen** Exanthem der Extremitäten und des Rumpfes. Das Papelblatt auf dem Bauch des Schweinchens und die Punkte an Armen und Beinen repräsentieren genau dies. Die Girlande in Rudis Hand, die er als Trostpreis bekommen hat, stellt das **ring-** oder **girlandenförmige** Exanthem dar, das sich anschließend manifestiert. Die abwechselnd rote und weiße Färbung der Girlandenschleifen soll auf das periodische Abblassen und das teilweise auch von **Lichtexposition** abhängige Neuauftreten des Exanthems hinweisen. Im Hintergrund sieht man Rudis Trainer, der ihm tröstend zehn Finger zeigt: Das Exanthem dauert selten länger als zehn Tage. Rudi trägt Handschuhe und Socken mit roten Ringeln, v.a. bei Jugendlichen kommt es zu manopedalen Exanthemen. Dies wird auch **Handschuh-Socken-Syndrom** genannt.

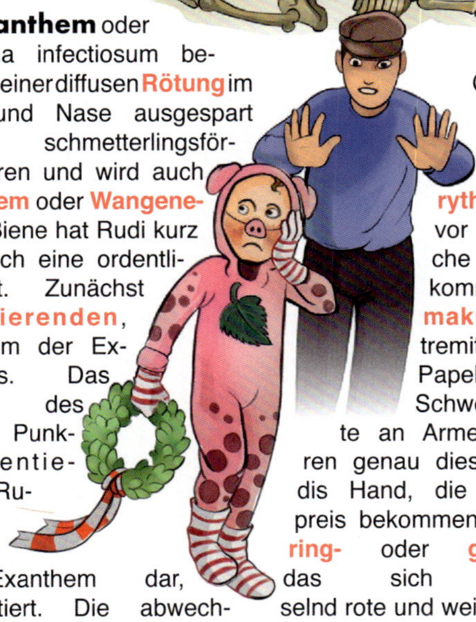

Komplikationen

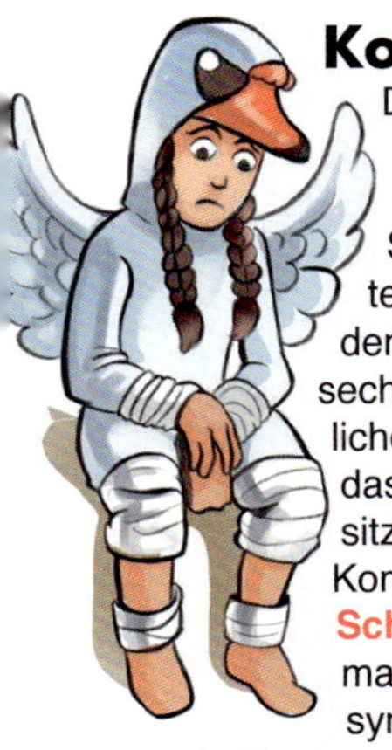

Die durch *Parvovirus B19* ausgelöste **Arthritis** ist eine häufige, insbesondere bei Mädchen und jungen Frauen anzutreffende Polyarthritis der Finger-, Hand-, Knie- und Sprunggelenke. Aufgrund der symmetrischen Befallsverteilung stellt sie eine Differentialdiagnose der Rheumatoiden Arthritis dar. Bei einer Beschwerdedauer von mehr als sechs Wochen ist die Rheumatoide Arthritis die wahrscheinlichere Diagnose. Diese Differentialdiagnose repräsentiert das als Schwan verkleidete Mädchen auf der Tribüne. Sie sitzt in der ersten Reihe wegen der großen Häufigkeit der Komplikation und erinnert aufgrund ihres Kostüms an die **Schwanenhalsdeformität** der Finger als Folge des Rheumas. Die symmetrisch verbundenen Gelenke erinnern an die symmetrische Arthritis. Wegen ihrer Gelenkbeschwerden durfte sie an dem Turnier nicht teilnehmen.

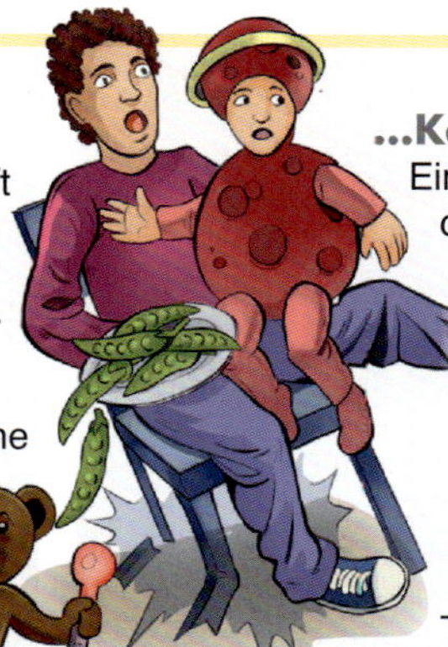

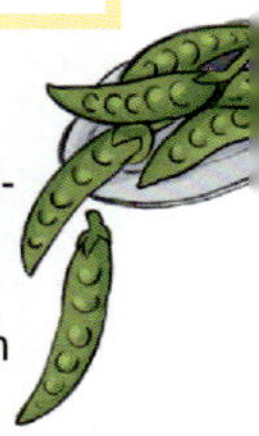

...Komplikationen

Eine besonders gefährliche Komplikation bei Menschen mit hämolytischen Anämien sowie Immunsupprimierten stellen **aplastische Krisen** durch das *Parvovirus B19* dar. Häufig treten diese auch als Erstmanifestation einer bis dahin unbekannten **Sphärozytose** (Kugelzellanämie) auf. Verdeutlicht wird dieser wichtige Aspekt durch das als Planet mit Sphäre verkleidete Kind, dessen Vater einen Teller mit Fava-Bohnen hält. Die beiden repräsentieren die Sphärozytose sowie den Favismus, der eine Ursache für hämolytische Anämien ist. Bestimmte Medikamente oder auch die Fava-Bohne führen bei Patienten mit **Glukose-6-Phosphat-Dehydrogenase-Mangel** durch oxidativen Stress zu **hämolytischen Krisen**. Da es bei *Parvovirus B19* zu aplastischen Krisen kommt, bricht gerade der Plastikstuhl (a-plastisch) unter Vater und Kind zusammen. Sehr selten treten bei Kindern unter fünf Jahren eine Enzephalitis, Hepatitis und Myokarditis auf. Hier haben wir das als Ente verkleidete Kind (für die Enzephalitis), das, um besser sehen zu können, auf einem Leberbraunen Kissen sitzt (für die Hepatitis). Es wirft beine Herzkarte in den Mülleimer, was an die Myokarditis erinnern soll (Myo- wie Müll-Karditis).

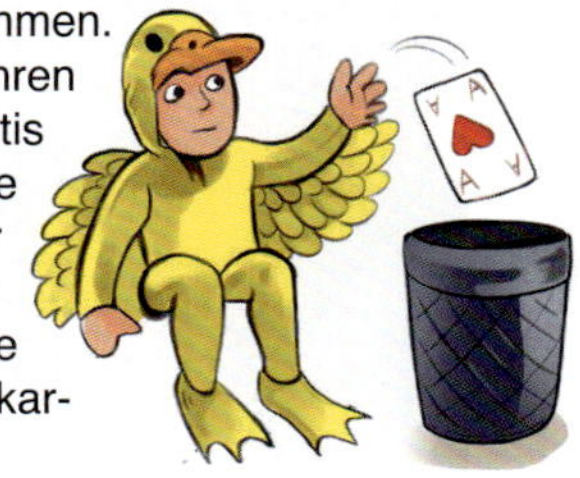

Ringelröteln in der Schwangerschaft

Sind Schwangere von *Parvovirus B19* befallen, kommt es im **ersten Trimenon** häufig zu **Spontanaborten**. Im **zweiten Trimenon** dagegen kommt es zu aplastischen Anämien und zum Hydrops fetalis und daher ebenso zur erhöhten Gefahr des **Fruchttodes**. Hierfür stehen die zwei schwangeren Frauen, wobei die Frau mit einer Kerze das erste, und Frau rechts der zwei Kerzen das zweite Trimenon, repräsentiert. Sie tragen beide verdorbenes Obst in den Händen – dies symbolisiert den Fruchttod. Die zweite Schwangere hält außerdem einen roten, gebrochenen Plastikteller, der wiederum für die aplastische Krise steht. Der Feta und das Hü-Hott-Pferdchen stehen für den **Hydrops fetalis** **C**.

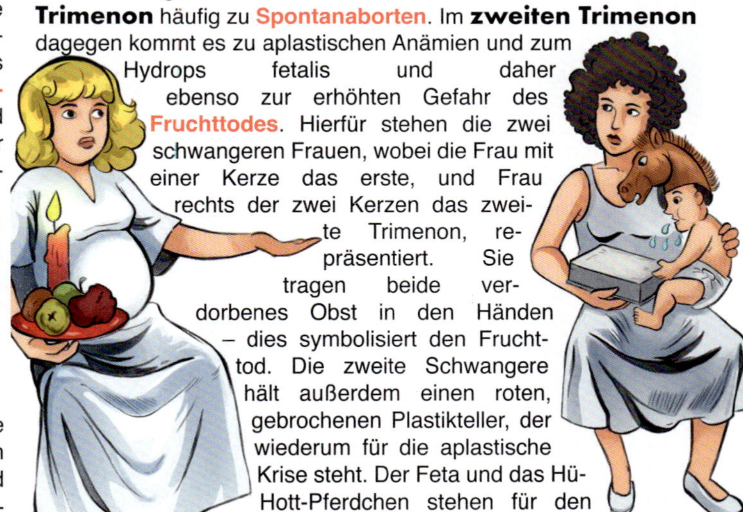

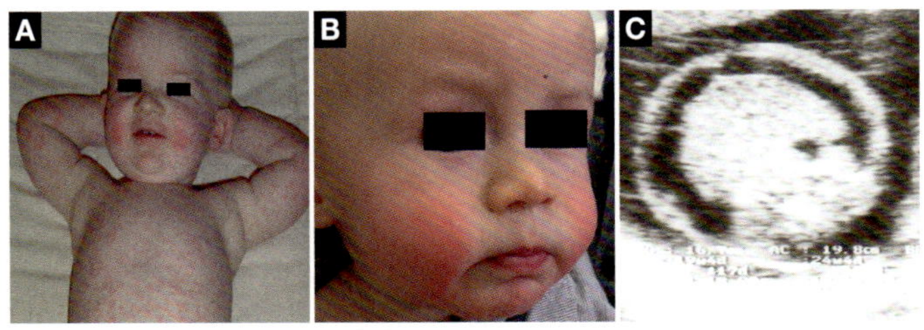

A Ringelröteln Exanthem **B** Wangenerythem **C** Ultraschall mit fetalem Hydrops

KON /81 CMV **66** Gonokokken **92** Hepatitis B 100 HIV **104** HPV **116** HSV1/2 **144** Listeriose **36** Ringelröteln **42** Röteln **38** Syphilis **94** Toxoplasmose **174** Varizellen **62**

KEX /49 Masern (1st disease) **46** Scharlach (2nd disease) **32** Röteln (3rd disease) **38** Ringelröteln (5th disease) **42** Dreitagefieber (6th disease) **54** Varizellen, Windpocken **62**

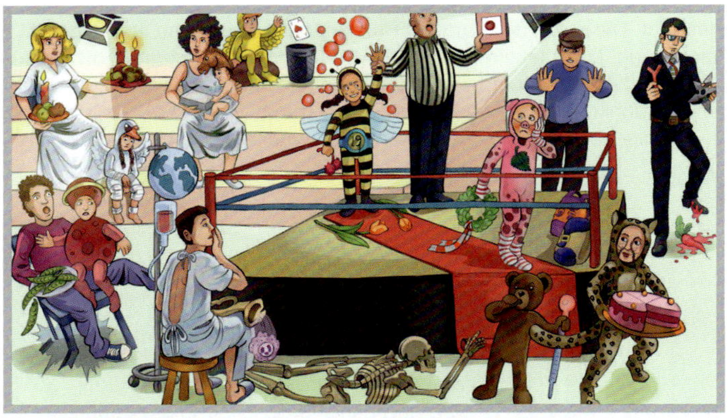

...Ringelröteln

Diagnostik

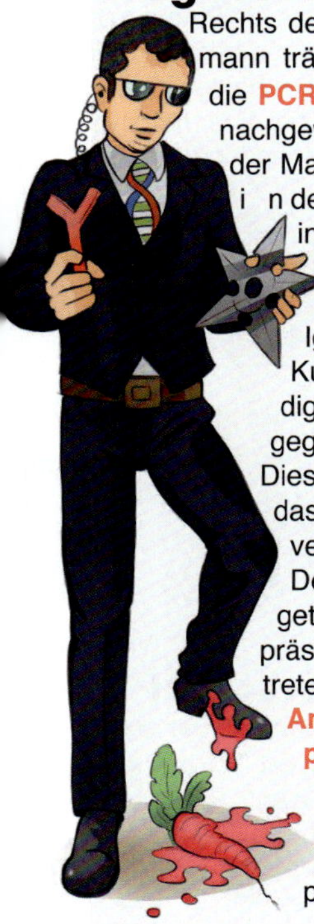

Rechts der Tribüne findet man die Diagnostik: Der Securitymann trägt eine Krawatte mit DNA-Muster, diese steht für die **PCR**. Akute Infektionen werden durch **IgM-Antikörper** nachgewiesen, durchgemachte durch **IgG-AK**. Hierfür hält der Mann einen an IgM-Antikörper erinnernden Wurfstern in der einen und einen Y-förmigen IgG-Antikörper in der anderen Hand. Bei einer überstandenen Infektion sind ausschließlich IgG-Antikörper positiv. Daher verlässt das als Gepard (wie IgG) verkleidete Kind den Schauplatz. Der Kuchen in seiner Hand ist zu 80% vollständig, da bei 80% der 50-Jährigen Antikörper gegen *Parvovirus B19* vorhanden sind. Dies ist darauf zurückzuführen, dass viele Infektionen blande verlaufen.

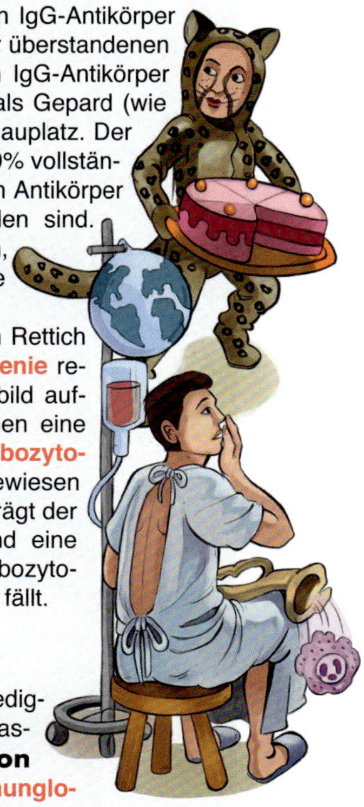

Der Securitymann ist auf einen Rettich getreten, der die **Retikulozytopenie** repräsentiert, die eventuell im Blutbild auftreten kann. Des Weiteren können eine **Anämie**, **Granulo**- und **Thrombozytopenie** laborchemisch nachgewiesen werden. Aus diesem Grund trägt der Vater im Krankenhaushemd eine kaputte Trompete (Thrombozytopenie), aus der ein Granulozyt fällt.

Therapie

Immunkompetente Patienten bedürfen lediglich einer **symptomatischen** Therapie. Bei aplastischer Krise und/oder **Immunsuppression** sind **Bluttransfusionen** und eventuell **Immunglobuline** erforderlich. An dem Ständer mit Bluttransfusionen hängt außerdem ein Globus – dieser soll die Immunglobuline darstellen.

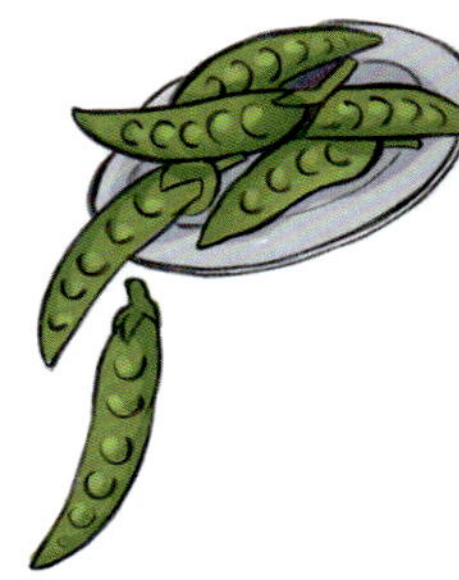

Exkurs: Favismus

Das Enzym Glukose-6-Phosphat-Dehydrogenase (G6PDH) regeneriert Glutathion und NADPH/H+. Der Mangel an Glutathion reduziert die Fähigkeit, reaktive Sauerstoffverbindungen abzubauen. Diese führen zu oxidativem Stress und bedingen beispielsweise eine Hämolyse und somit zu Krisen bei Betroffenen. Auslöser für erhöhten oxidativen Stress sind Medikamente wie Chloroquin, Metamizol oder eben die Favabohne, daher auch der Name Favismus für den G6PDH-Mangel.
Quervernetzungen helfen, Inhalte besser zu behalten. Daher versuchen wir möglichst immer die gleichen Objekte in unseren Meditricks zu verwenden. Die Favabohnen findest Du nicht nur (von links nach rechts) beim 19ten internationalen Kinderringen in Verkleidung, sondern auch im Meditrick Chloroquin (hier aus Malaria Teil 3), Metamizol und hoffentlich noch vielen, die folgen.

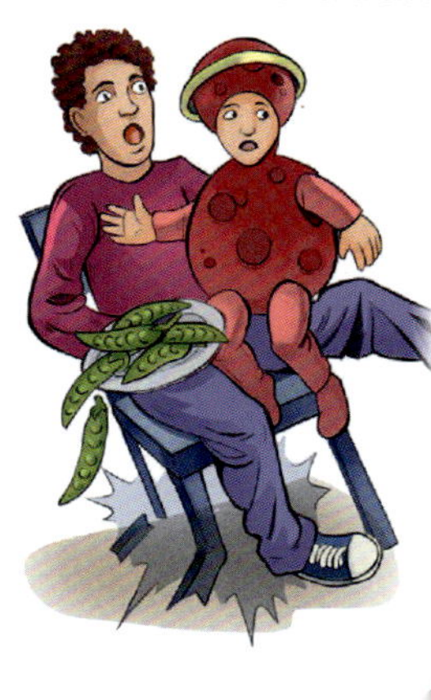

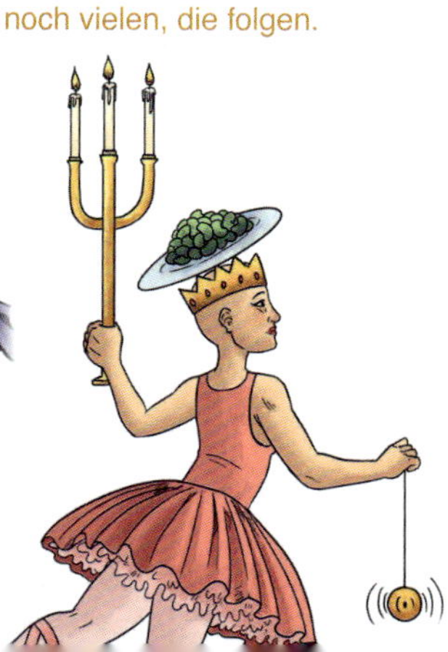

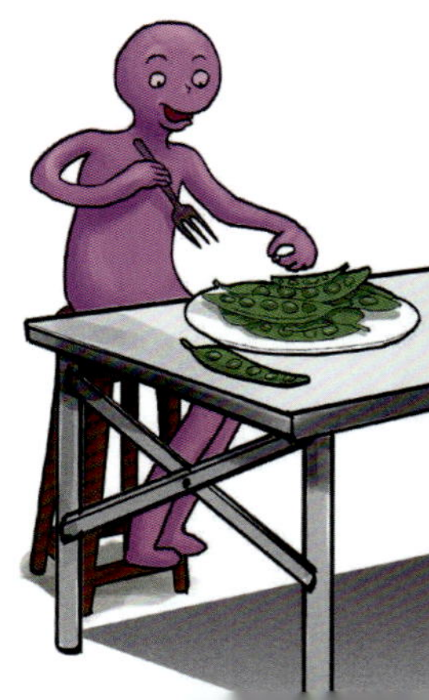

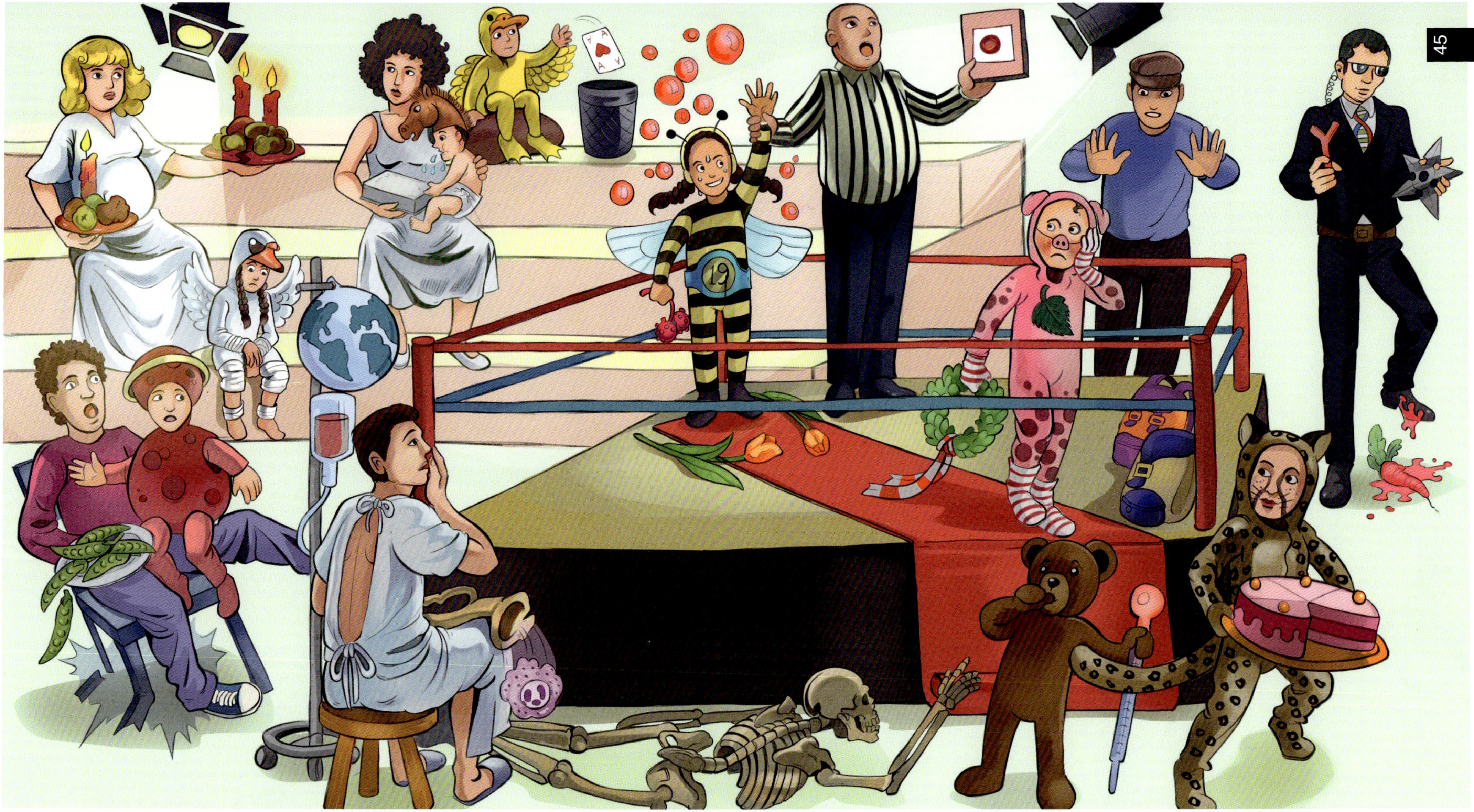

Quiz

1. Wofür steht die Bienenringerin?
2. Welche Zellen sind vom Erreger der Ringelröteln betroffen?
3. Wie zeigt sich das Exanthem der Ringelröteln typischerweise?
4. Wie wird das Virus von Mensch zu Mensch übertragen?
5. Was sind Komplikationen, die während der Schwangerschaft auftreten?
6. Wie kann der Erreger des Virus nachgewiesen werden?
7. Wieso steht ein Globus beim Infusionsständer?

Antworten

1. Für das Parvovirus B 19: die kleine (von lat. parvus) Biene (engl. bee) wie Parvo-virus B 19.
2. Erythroblasten (Seifenblasen).
3. Zunächst als konfluierendes, makulopapulöses, Exanthem an Extremitäten und Rumpf. Typisch ist auch das Erythema infectiosum, das Ohrfeigenexanthem bzw. Wangenerythem (am Kind).
4. Via Tröpfcheninfektion, seltener hämatogen oder diaplazentar (rotes Dia).
5. Spontanabort im 1. Trimenon (tote Frucht). Aplastische Anämien (Plastikteller) und Hydrops fetalis im 2. Trimenon (engl. drops auf Feta).
6. Nachweis via PCR (DNA-Krawatte). Akute Infektionen über IgM-Antikörper (Wurfstern), durchgemachte über IgG-Antikörper (Gepardenmantel).
7. Evtl. Immunglobulintherapie bei aplastischer Krise (Globus) und/oder Immunosuppression (Transfusion).

Masern

Marsianer in der Wüste Utahs

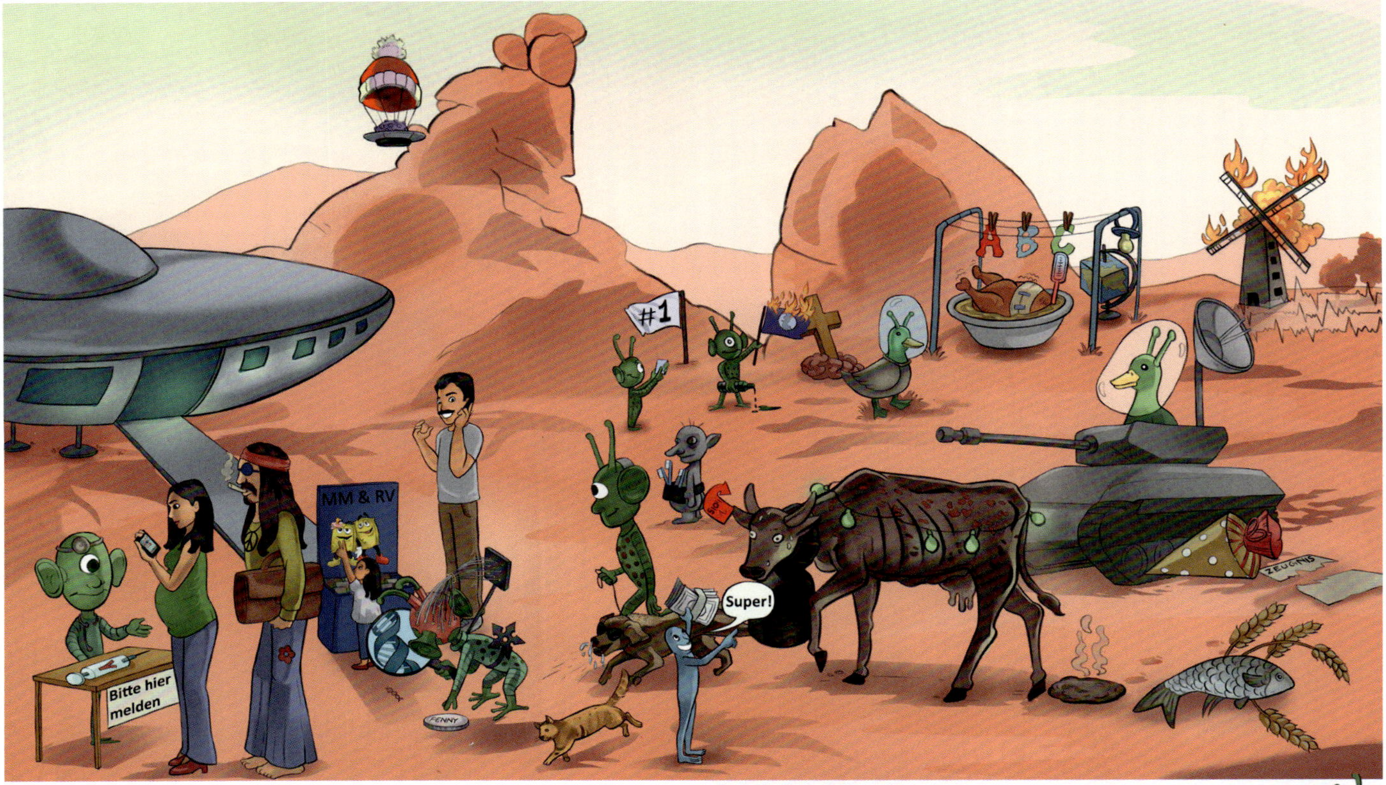

Wir sehen hier die friedliche Invasion der Marsianer. In Utah finden sie einige interessante Exemplare der Erdbewohnerschaft. Sowohl merkwürdige Tiere als auch einige wunderliche Vertreter der Menschheit sind zu finden.

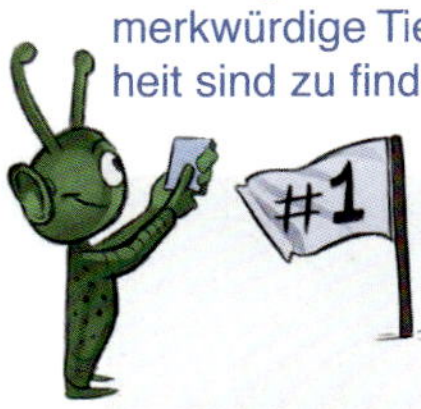

Allgemein

Die Masern, hier verkörpert durch die Marsianer, werden auch **Morbilli** (nach dem ursächlichen *Morbillivirus)* oder **First Disease** genannt. Der kleine Marsianer mit dem Mobiltelefon (für Morbilli) fotografiert die Flagge mit der Nr. 1 darauf (First Disease) – der Beweis dafür, dass sie als erste Marsianer auf der Erde waren.

Ätiologie und Epidemiologie

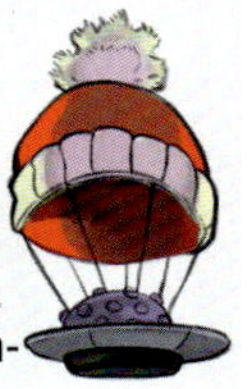

Das ***Morbillivirus*** gehört zur Gruppe der **Paramyxoviren**. Am Himmel sieht man ein weiteres landendes Raumschiff an einem mützenförmigen Fallschirm (engl. *parachute*), was uns an die Para-Mütz-O-Viren erinnert.

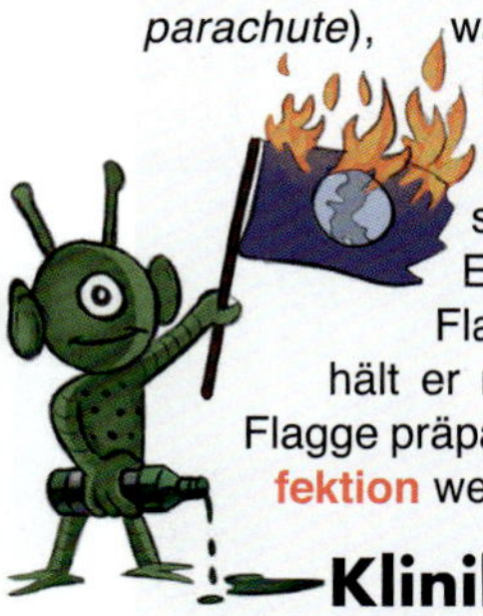

Masern sind **hochkontagiös**. Die Infektiosität besteht fünf Tage vor bis vier Tage nach Auftreten des Exanthems. Ein Marsianer hält die angesteckte Erd-Flagge hoch (hoch ansteckend). In der anderen Hand hält er noch die tropfende Spiritusflasche, mit der er die Flagge präpariert hat, denn Masern werden durch **Tröpfcheninfektion** weitergegeben.

Klinik

Masern verlaufen in **zwei Stadien**: Dem Prodromal- und dem Exanthemstadium. Beide Stadien gehen mit hohem Fieber einher. Nur beim Übergang vom ersten zum zweiten Stadium tritt eine kurzzeitige Entfieberung ein. Verbildlicht wird dies durch die zwei rötlichen Berggipfel im Hintergrund.

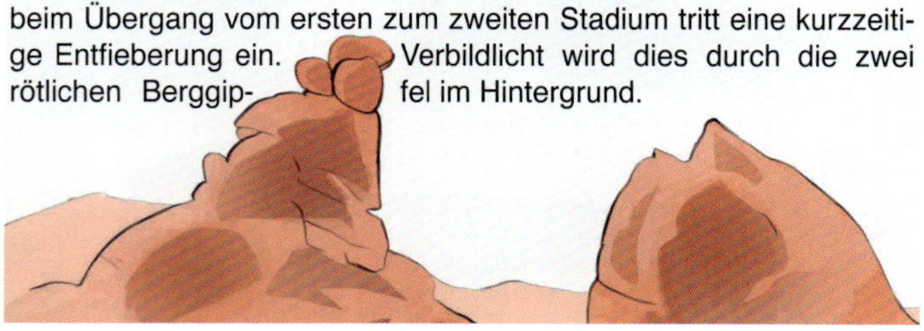

Prodromalstadium

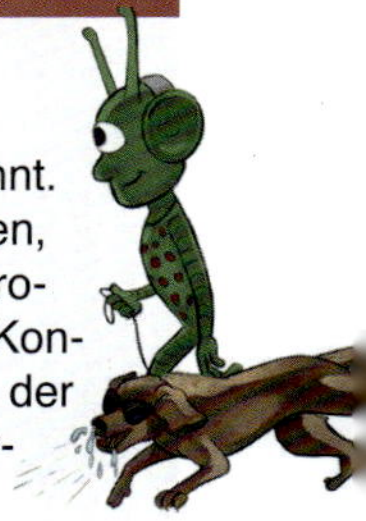

Dieses wird auch **katarrhalisches** Vorstadium genannt. Symptome sind Fieber, Schnupfen, ein bellender Husten, eine Konjunktivitis und Lichtscheu. Verkörpert wird das Prodromalstadium durch den Hund mit Sonnenbrille (Konjunktivitis und Lichtscheu) und laufender Nase, der einem Kater (katarrhalisches Vorstadium) hinterherbellt (bellender Husten).

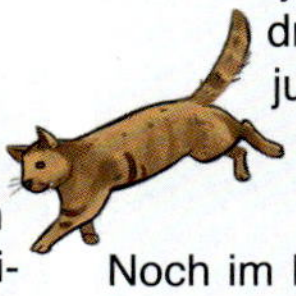

Noch im Prodromalstadium tritt nach drei Tagen ein pathognomonisches (krankheitsspezifisches) **Enanthem** **A** in der Mundhöhle auf. Die sogenannten **Koplik-Flecken** **B** sind kalkspritzerartig aussehende Epithelnekrosen an der Wangenschleimhaut, die nicht abwischbar sind. Der Kalk-Gnom (pathognomonisch), in dessen Koppel (Koplik-Flecken) drei Zahnbürsten (drei Tage, im Mund) stecken, verkörpert das Enanthem.

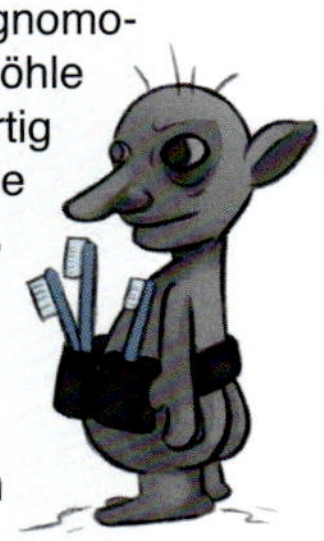

Exanthemstadium

Dieses folgt nach drei bis sieben Tagen und einer kurzen fieberfreien Phase. Symptome sind neben dem namensgebenden Exanthem hohes Fieber, ein schweres Krankheitsgefühl und eine generalisierte Lymphadenopathie. Die Kuh hinter dem Prodromal-Hund steht für das Exanthemstadium. Sie hat natürlich rote Flecken, ist sehr schwach auf den Beinen und trägt eine grüne Lichterkette (Lymphadenopathie).

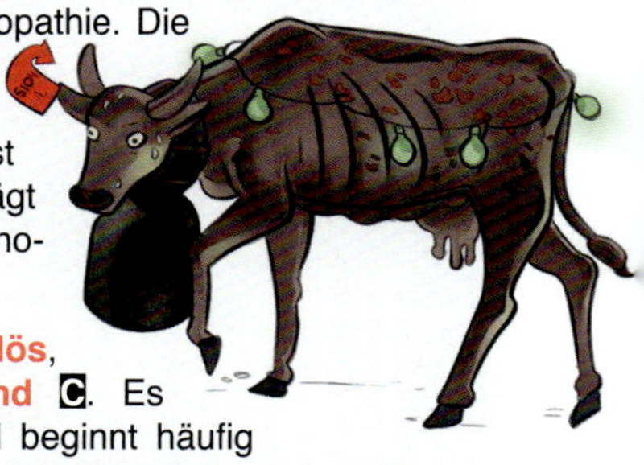

Das Exanthem ist **makulopapulös**, **großfleckig** und teils **konfluierend** **C**. Es persistiert fünf bis sechs Tage und beginnt häufig retroaurikulär. Von dort breitet es sich über den ganzen Körper aus. Die pfeilförmige Marke der Kuh zeigt hinter das Ohr, wo alles begann. Nach vier bis fünf Tagen beginnt das Exanthem abzublassen und geht teils in eine **kleieförmige Schuppung** über. Hinter der Kuh erinnert der geschuppte Fisch, der mit Weizen umgeben ist, an die (weizen-)kleieförmige Schuppung. Der Kuhfladen erinnert an die gegebenenfalls auftretende Diarrhö.

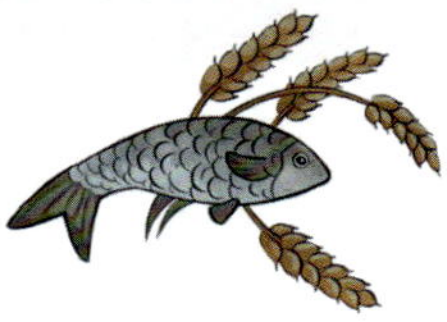

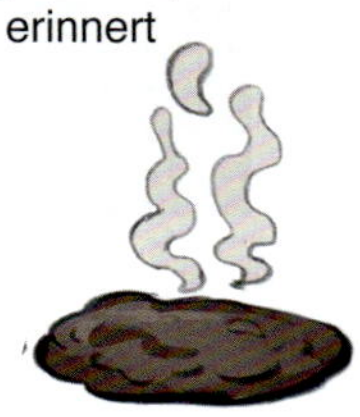

Die **Masern** sind eine typische Kindererkrankung, seit Verfügbarkeit der Impfung sind sie jedoch selten geworden. Der Verlauf ist zweiphasig. Im ersten, katarrhalischen Stadium treten Allgemeinsymptome und das pathognomonische Enanthem mit Koplik-Flecken auf. Der Entfieberung folgt das Exanthemstadium. Es kommt erneut zu stark erhöhter Temperatur. Der Ausschlag beginnt hinter den Ohren und breitet sich über den ganzen Körper aus. Diagnostisch möglich sind der direkte Virusnachweis mittels RT-PCR oder ein spezifischer IgM-AK-Nachweis. Die passagere Immunsuppression bei Maserninfektion kann Monate bis Jahre andauern und begünstigt teils schwerwiegende Komplikationen. Nach durchgemachter Infektion oder Impfung besteht lebenslange Immunität. Die Grundimmunisierung wird zweimal im Kleinkindalter verabreicht, bzw. einmal bei nach 1970 Geborenen.

Komplikationen

In den meisten Fällen heilen die Masern problemlos aus. Allerdings kommt es durch die passagere Immunschwächung über Monate bis Jahre hinweg leichter zu anderen Erkrankungen. Gleiches gilt bei bereits vorbestehender Immunsuppression.

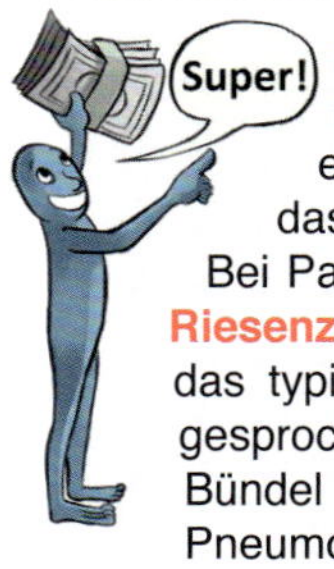

Es kann zu einer bakteriellen **Superinfektion**, z. B. einer Mittelohrentzündung, einer Bronchitis oder einer Lungenentzündung kommen. Hierfür steht das Bakterium, das vor der Kuh steht und „*SUPER!*" sagt.

Bei Patienten mit einem T-Zell-Defekt kann es auch zu einer **Riesenzellpneumonie** kommen. Dabei fehlt in vielen Fällen das typische Exanthem, sodass dann von „Weißen Masern" gesprochen wird. Das Bakterium hält der Kuh ein riesiges Bündel gezählter weißer Geldscheine hin (für Riesen-Zähl-Pneumonie; engl. *pneu money* phonetisch für Pneumonie).

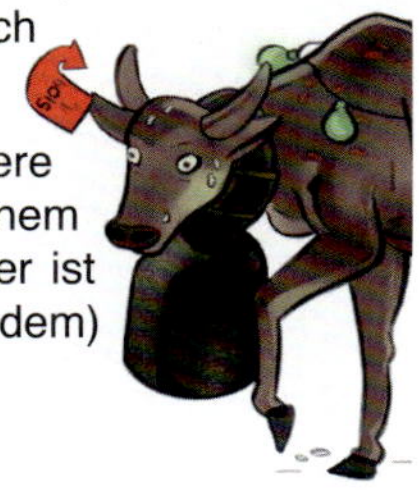

Weit seltener ist der **Masernkrupp**, eine schwere Laryngitis mit Ulcera an den Stimmbändern, einem Glottisödem und Membranbildung. Merkhilfe hier ist die Kuh mit einer selten dicken Glocke (Glottisödem) aus Kruppstahl um den Hals (Laryngitis).

Masernenzephalitis, s. nächste Seite.

Diagnostik

Im Labor lässt sich eine **Leukopenie**, v. a. eine Lymphopenie feststellen. Der Marsianer vorne links im Bild, der die Diagnostik verkörpert, bückt sich nach einem weißen Penny (Leuko-Penny).

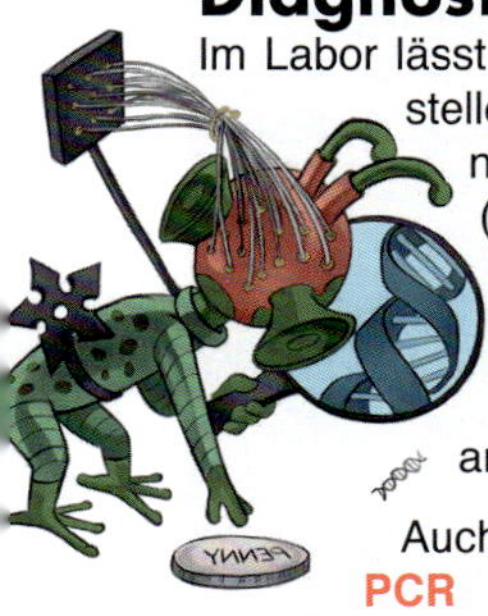

Ebenfalls nachweisbar sind masernspezifische **IgM-Antikörper** im Serum, Plasma oder Liquor. Der fünfzackige Wurfstern des Marsmenschen erinnert hieran.

Auch kann ein direkter Virusnachweis mittel **RT-PCR** durchgeführt werden (möglichst nach Exanthemausbruch). Der Diagnostik-Marsianer sieht unter seiner Lupe eine DNA-Doppelhelix für PCR. Die **EEG**-Elektroden auf seinem Kopf erinnern an die meist reversiblen EEG-Veränderungen, die in 50% der Fälle zu erkennen sind.

Therapie

Die Therapie erfolgt **symptomatisch**. Es werden Fiebersenker, Hustenstiller und Flüssigkeitssubstitution gegeben.

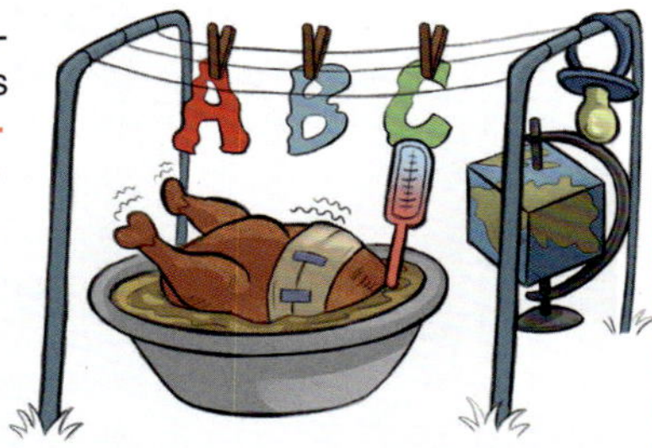

Bei Patienten mit Immundefizienz ist es sinnvoll, bis zu sechs Tage nach der Infektion **Immunglobuline** zu geben. Daran erinnert der würfelförmige (sechs Tage) Globus (Immunglobuline) neben der Suppenschüssel.

Der Schnuller über dem Globus steht für die Gabe von Immunglobulinen bei Patienten ohne Impfschutz, bei Säuglingen unter sechs Monaten und bei Schwangeren.

Prävention

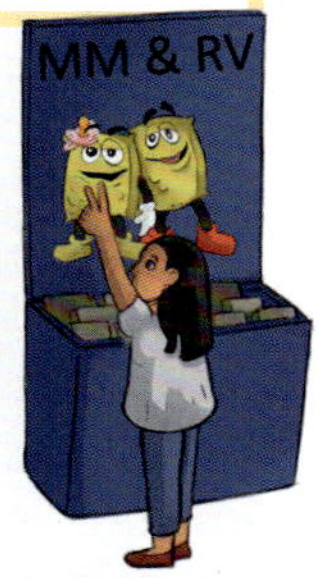

Die Masernimpfung ist ein **Lebendimpfstoff**, der in Kombination mit Impfstoffen gegen Mumps, Röteln und ggf. Varizellen verabreicht wird. Merkhilfe ist hier der Pappaufsteller rechts vor dem Raumschiff. Darauf ist zu lesen „*MM&RV*". Das Kind, das davorsteht und zwei Finger hoch hält, steht für die zweimalige Grundimmunisierung im Kindesalter.

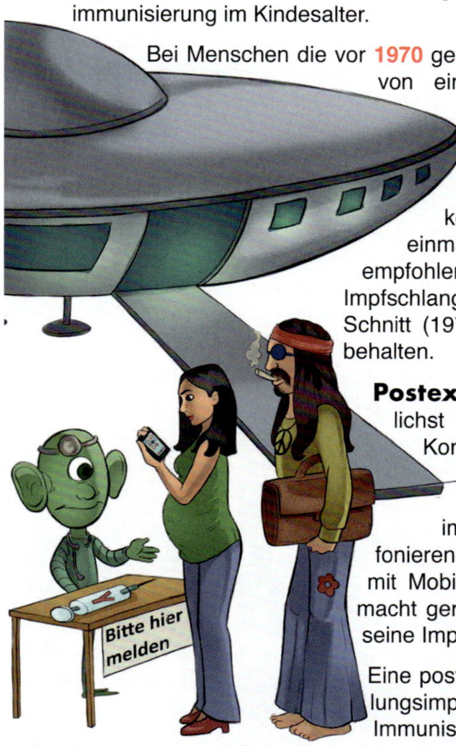

Bei Menschen die vor **1970** geboren sind, geht man von einer durchgemachten Infektion aus. Bei nach 1970 Geborenen und bei berufsbedingten Risikopersonen wird eine einmalige MMR-Impfung empfohlen. Der Hippie in der Impfschlange soll helfen, den Schnitt (1970) in Erinnerung zu behalten.

Postexpositionell (möglichst drei Tage nach Kontakt) kann bei Immunkompetenten einmal aktiv mit MMR geimpft werden. Der telefonierende Mann (Kontakt mit Mobiltelefon also Morbilli) macht gerade einen Termin für seine Impfung aus.

Eine postexpositionelle Riegelungsimpfung stellt die aktive Immunisierung aller Ungeimpften, nur einmal Geimpften und unklaren Fälle in Gemeinschaftseinrichtungen dar. Der Lehrer-Hippie (Gemeinschaftseinrichtungen) erinnert daran.

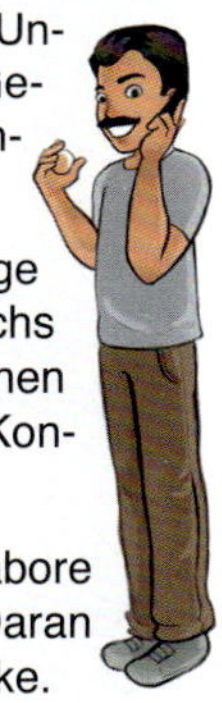

Bei Personen mit Kontraindikation (Schwangere, Säuglinge unter sechs Monaten, Immungeschwächte) kann bis zu sechs Tage nach Kontakt eine Passivimpfung mit Immunglobulinen durchgeführt werden. Die Schwangere mit Mobiltelefon (Kontakt mit Morbilli) verkörpert dies.

Bei Verdacht, Krankheit und Todesfall besteht für Ärzte, Labore und Einrichtungsleiter eine namentliche Meldepflicht. Daran erinnert das Schild „*BITTE HIER MELDEN*" an der Impftheke.

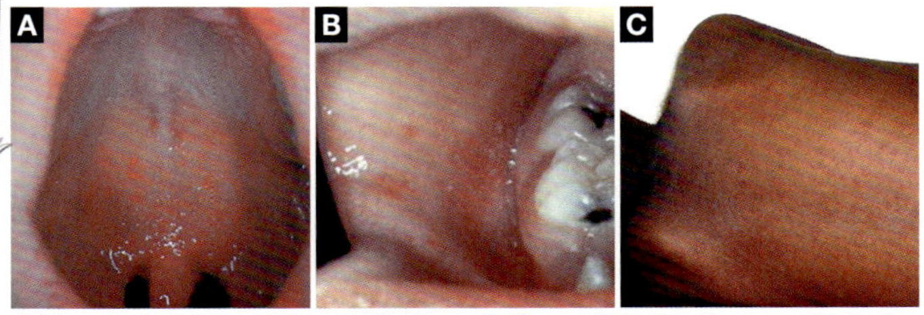

A Masern-Enanthem **B** Koplik-Flecken **C** Masern-Exanthem

Exkurs

Klassisch gezählt werden sechs Exanthemerkrankungen, die meist Kinder betreffen und wegen ihrer Ähnlichkeit durchnummeriert wurden. Die anderen vier bzw. fünf Kinderexantheme sind in korrekter Reihenfolge: Scharlach, Röteln, das Erythema infectiosum und das Drei-Tage-Fieber, wobei die Fourth disease aufgrund klinischer Uneinigkeit nicht mehr als Begriff verwendet wird.

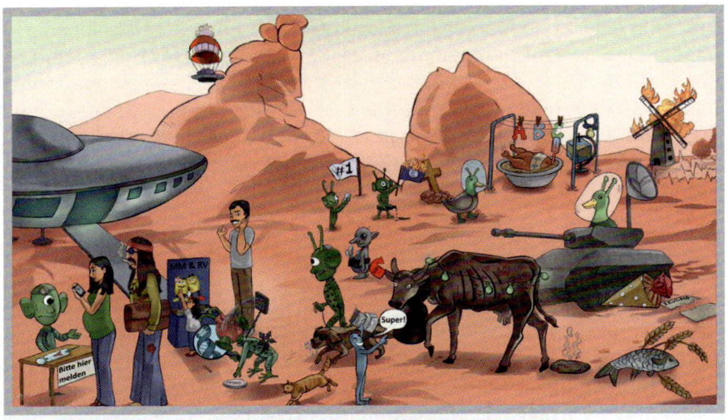

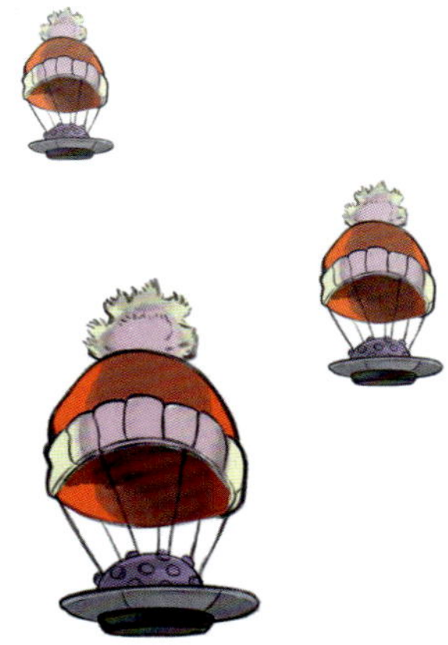

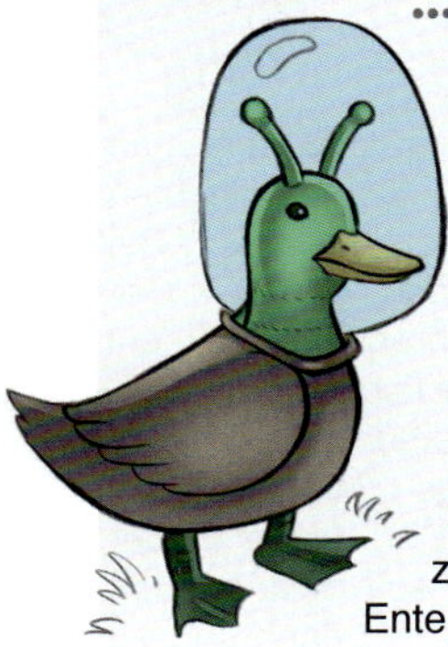

...Masern: Komplikationen Exkurs

Masernenzephalitis

Akute Masernenzephalitis

Eine weitere mögliche Komplikation ist die Masernenzephalitis, auch **ADEM** (*acute demyelinating encephalomyelitis*) genannt. Die Entzündung tritt zwei Wochen nach dem Exanthem auf. Sie geht mit verschiedenen zerebralen Symptomen einher, ein Nachweis von Viren oder Antikörpern im Liquor ist jedoch meist nicht möglich. In 20 bis 40% der Fälle kommt es zu ZNS-Residualschäden. Im Bild steht die Mars-Ente für die Enzephalitis.

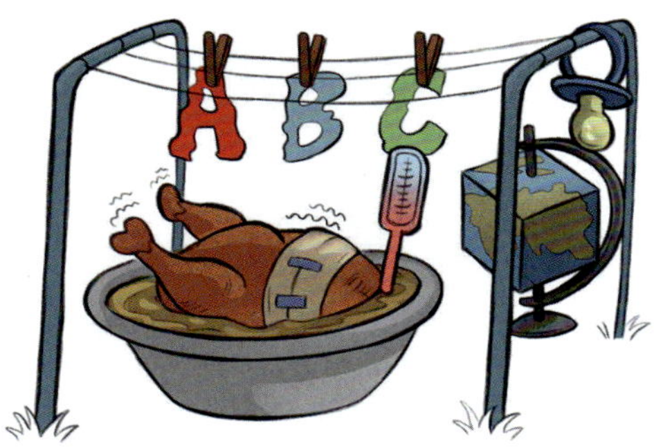

Subakute Masernenzephalitis

Ein bis sieben Monate nach der Erstinfektion kann es, besonders bei Immunsupprimierten, zu einer subakuten Masernenzephalitis (**Masern-Einschlusskörperchen-Enzephalitis**) kommen. Der gebratene und verbundene Entenkörper (für Einschlusskörperchen-Enzephalitis) in einem Suppenteller (für immunsupprimiert und subakut) versinnbildlicht diese Komplikation.

Symptome der subakuten Masernenzephalitis sind zunächst Lethargie, Fieber, Schwäche und eine verwaschene Sprache. Im Verlauf treten dann Krampfanfälle und progrediente Bewusstseinsstörungen auf. Die Ente in der Suppenschüssel zittert leicht (Krampfanfälle). Das Fieberthermometer ist selbsterklärend. Die verwaschenen Buchstaben über der Ente erinnern an die verwaschene Sprache der Betroffenen.

Es besteht eine hohe Letalität. Die Überlebenden tragen oft ZNS-Residualschäden davon. Hierfür steht das in etwas Hirnmasse platzierte Kreuz.

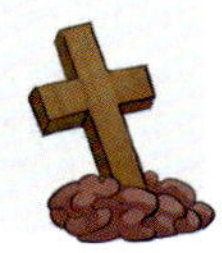

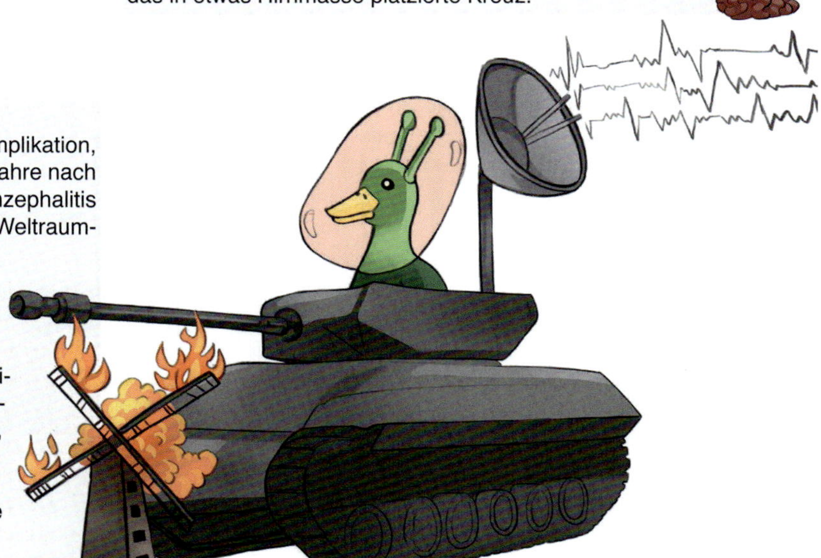

Subaktue sklerosierende Panenzephalitis

Eine sehr seltene, aber dafür umso gefährlichere Spätkomplikation, die vor allem bei Kindern und Jugendlichen zwei bis zehn Jahre nach der Infektion auftritt, ist die subakute sklerosierende Panenzephalitis (SSPE). Diese *slow virus infection* endet **immer letal**. Die Weltraum-Panzer-Ente (Panenzephalitis) überfährt gerade eine Schultüte (letal, vor allem bei Kindern).

SSPE ist eine progredient demyelinisierende, generalisierte Entzündung des Gehirns. Dafür steht die brennende (entzündete) Windmühle (Mühle klingt wie Myelinisierung). Initial treten Verhaltensauffälligkeiten und Schulversagen auf. Es folgen stereotype Bewegungen, Krampfanfälle, geistiger Abbau und schließlich Koma. Das zerrissene Zeugnis neben der Schultüte ist hier die traurige Eselsbrücke.

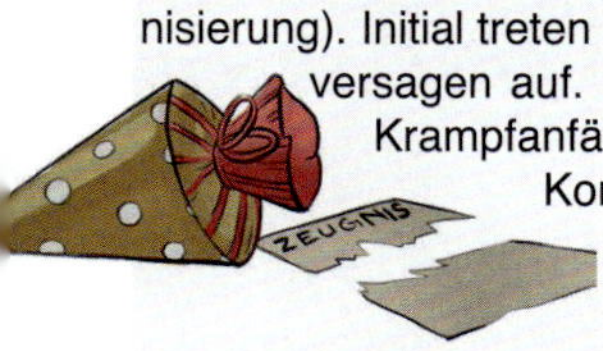

Das typische **EEG** zeigt spezifische Delta-Wellen in regelmäßigen Abständen, die sogenannten Radermecker-Komplexe, zu sehen an den Wellen des Panzer-Radars.

Kinderexanthemerkrankungen, KEX

KEX /49

Masern (1st disease) **46**
Scharlach (2nd disease) **32**
Röteln (3rd disease) **38**
Ringelröteln (5th disease) **42**
Dreitagefieber (6th disease) **54**
Varizellen, Windpocken **62**

Merkspruch: Kommt´s Exanthem von den Gelenken, musst Du an Scharlach denken. Kommt´s von Kopf und Hals, sind‘s Röteln, Masern allenfalls.

Masern – Marsianer 10/**46**

Assoziation

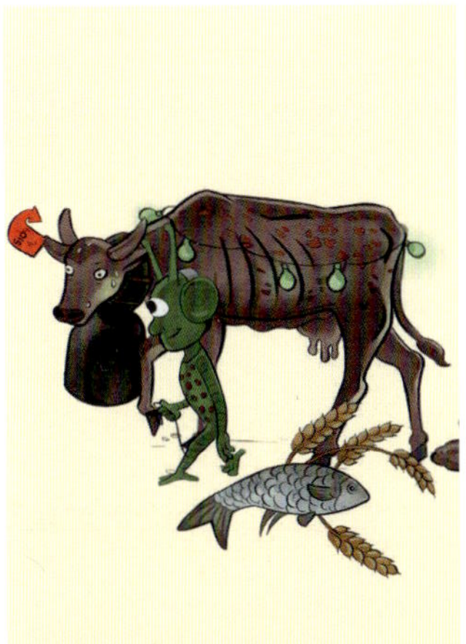

Charakteristika

Tiefrot makulopapulös, großfleckig, teils konfluierend C → teils verschwimmende Flecken auf Kuh und Alien
Beginn im Gesicht/retroaurikulär, Ausdehnung von dort über den ganzen Körper (kraniokaudal) → Ohrmarke der Kuh mit Pfeil
Abblassen des Exanthems nach 4–5 Tagen, teils mit „kleieförmiger“ Schuppung → schuppiger Fisch mit (Weizen-) Kleie

Befundbild

C
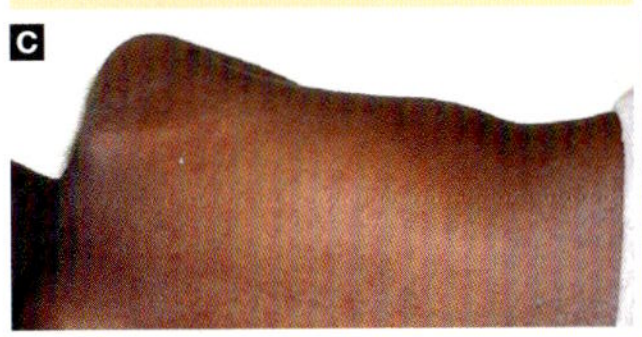

spezielle Klinik

Bellender Husten → Hund bellt Katze an
Konjunktivitis + Lichtscheu → Hund + Sonnenbrille
Enanthem der Mundhöhle + pathognomonische Koplik-Flecken (Kalkspritzer-artig) → Gnom aus Kalk mit Koppel = Koplik
Zweigipfliges Fieber (kurze Entfieberung) → zwei Gifpel im Bildhintergrund

Meditrick

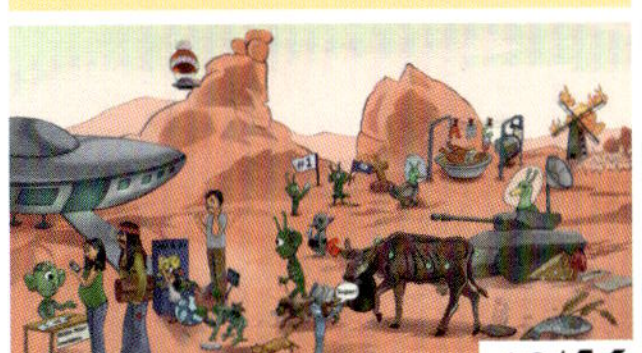
10/**46**

Scharlach – Kind mit Schal 6/**32**

Assoziation

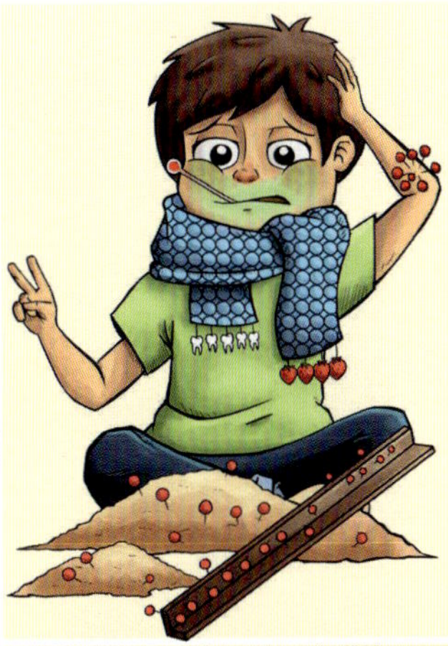

Charakteristika

Initial blassrotes makulopapulöses, feinfleckiges Exanthem (stecknadelkopfgroß D), Exanthem 48 Std. nach Erkr. → 48er Pack Stecknadeln
Kopf-Hals-Bereich, Stamm und Extremitäten
Am deutlichsten: Leiste und Gelenkbeugen → Leiste mit roten Stecknadeln
Später Kleieförmige Schuppung → Kind hält Kleiepackung, s.u.

Befundbild

A
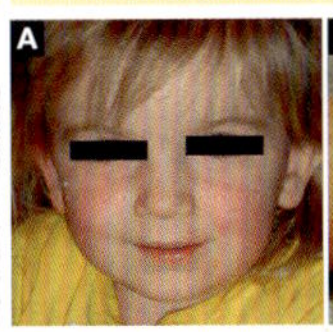
D
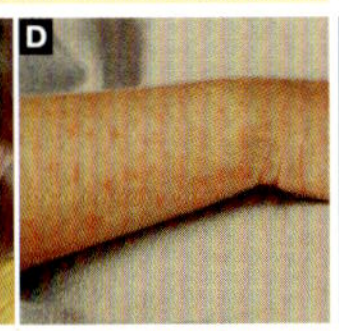

spezielle Klinik

Wangenrötung mit perioraler Blässe: „Milchbart“ A → Kind mit Milch um den Mund
Initial weiß belegte Zunge, später rot: „weiße Erdbeer- / Himbeerzunge“, „Erdbeer- / Himbeerzunge“ → Sahne (weiß) und Himbeeren (rot) auf Zunge

Meditrick

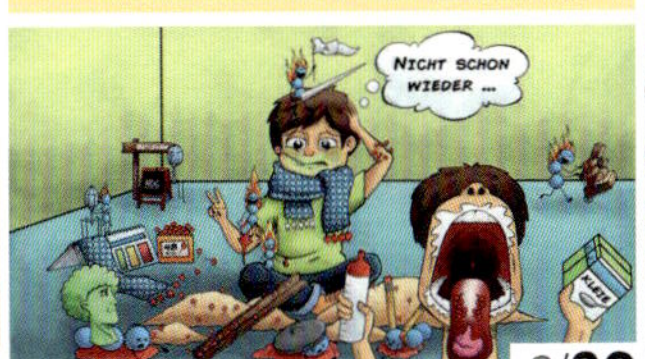

6/**32**

Röteln, Rubella – Rubbellos 8/**38**

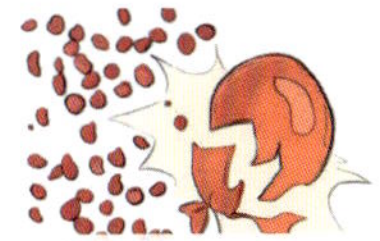

Assoziation

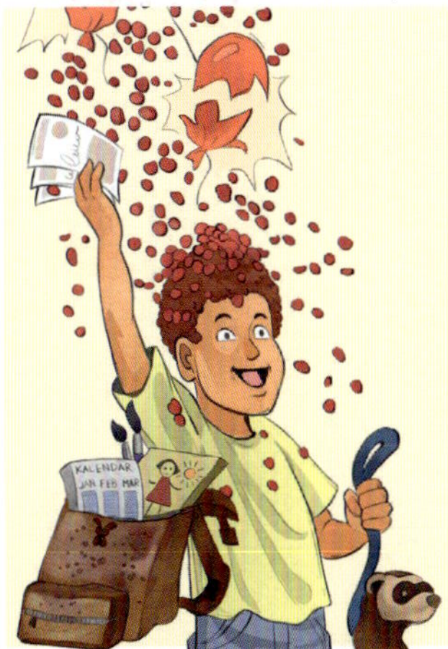

Charakteristika

Makulopapulöse, fein- bis mittelfleckig A → Schulttasche des Jungen mit Flecken
Beginn im Gesicht/retroaurikulär, Ausdehnung von dort über den ganzen Körper (kraniokaudal) → Gewinnerkonfetti fällt von oben auf Rubbelloskind
Flüchtig, Rückbildung meist in 3 Tagen → Drei rote Ballons platzen

Befundbild

A
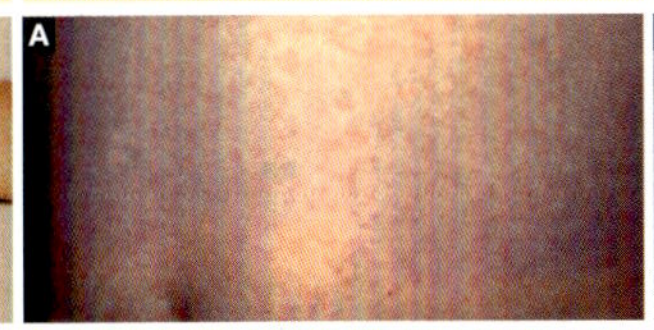

spezielle Klinik

Nuchale + retroaurikuläre LAP → Tuch mit grünem Knoten beim Retroradio

Meditrick

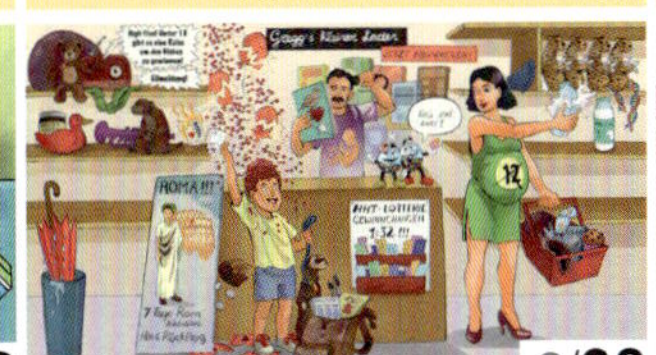
8/**38**

Ringelröteln – Kinderringen 9/**42**

Assoziation

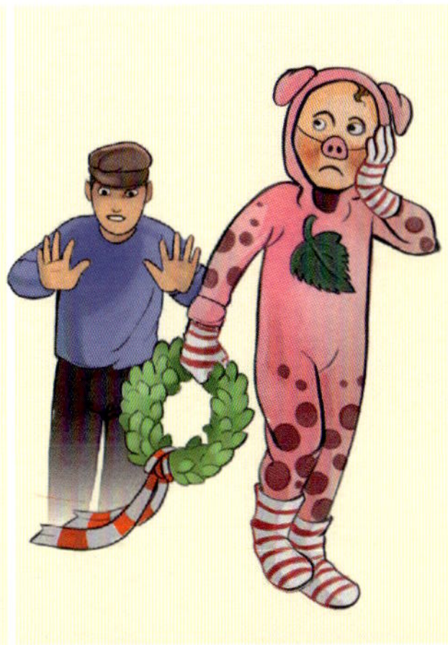

Charakteristika

Nur in 15–20%, Initial Wangenrötung, „Ohrfeigenexanthem“ B → Verlierer hat Ohrfeige bekommen
Nach 1–3d makulopapulöses, erst konfluierendes Exanthem A, Verlauf: girlanden- oder netzartig auf proximalen Extremitätenstreckseiten und am Stamm, „Handschuh-Socken-Syndrom“ (v.a. Jugendliche) → großes Pappelblatt auf Brust, Girlande in Hand, Ringelsocken und -handschuhe
Verstärkt bei Sonnenlicht/Wärme → Scheinwerfer
Selten länger als 10d → Trainer zeigt 10 Finger

Befundbild

A
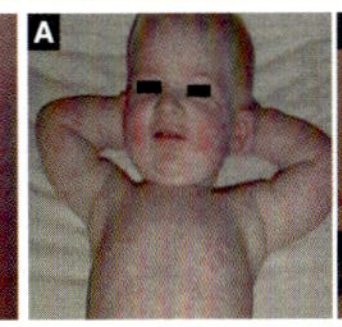
B
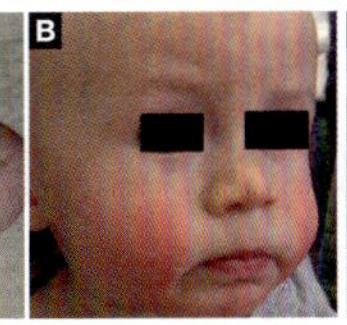

spezielle Klinik

Arthritis/Arthralgie, v.a. Mädchen + jungen Frauen, wegen symmetrischer Polyarthritis auch DD der Rheumatoiden Arthritis solange unter 6 Wo → Mädchen in Schwankostüm mit Gelenkbinden

Meditrick

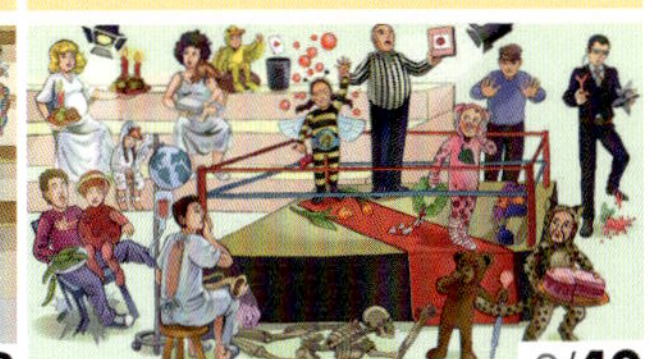
9/**42**

Dreitagefieber – 3d mit Fieberbär 12/**54**

Assoziation

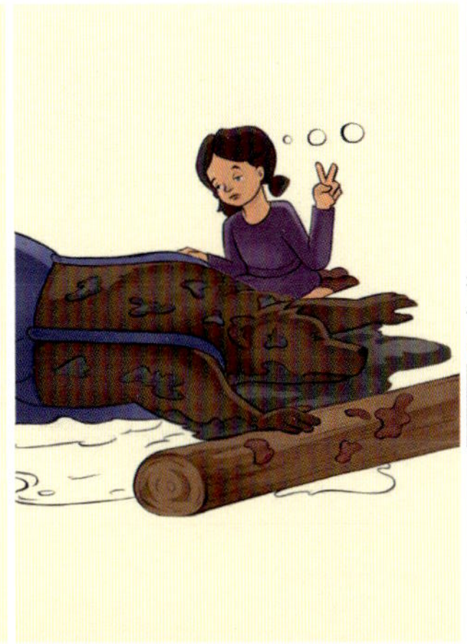

Charakteristika

Blassrotes makulöses, feinfleckiges Exanthem B → Bär ist unfein befleckt
Stammbetont B, oft im Nacken → Fällt auf Baumstamm
Exanthem für ca. 2d → Zeigt dem Bären zwei Finger

Befundbild

B
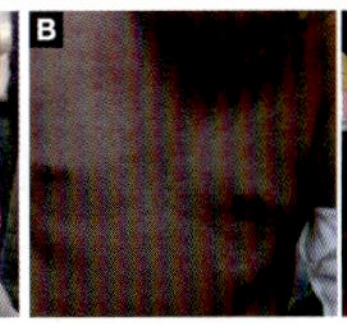
C
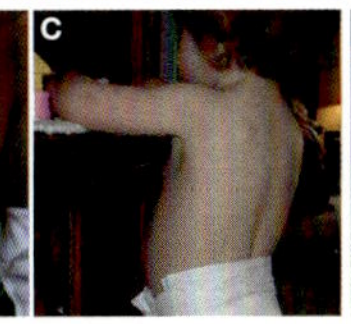

spezielle Klinik

Plötzlicher Temperaturanstieg, Fieber über 3 (-6) Tage → Plötzlicher Besuch vom hochgewachsenen Fieber-Bären über drei Tage

Meditrick

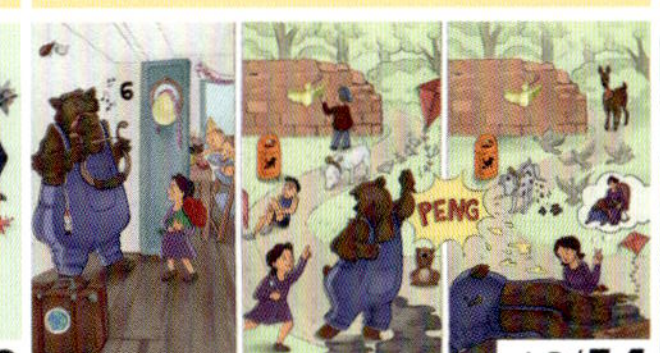

12/**54**

Varizellen, Windpocken – Vari in der Zelle 15/**62**

Assoziation

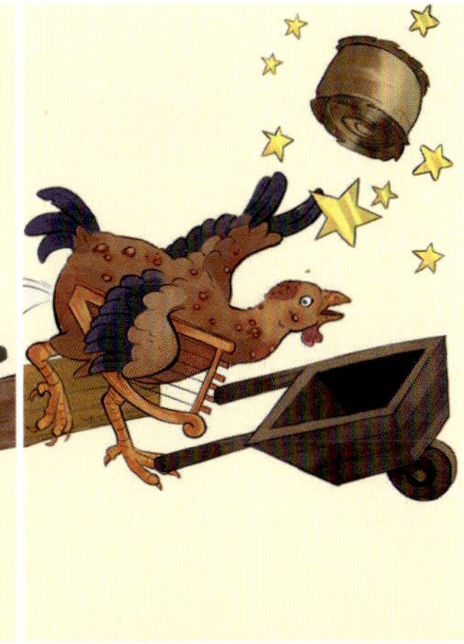

Charakteristika

Polymorph: Nebeneinander verschiedener Exanthemphasen (Heubner'sche Sternkarte) A+B → Sterne und Heuballen am Himmel
Schubweise → Schubkarre
Behaarter Kopf betroffen → Hühnerkopf betroffen
Mundschleimhaut betroffen → Läsion auf Hühnerschnabel

Befundbild

A
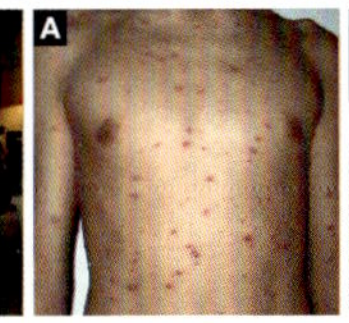
B
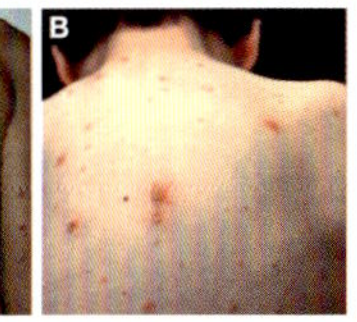

Meditrick

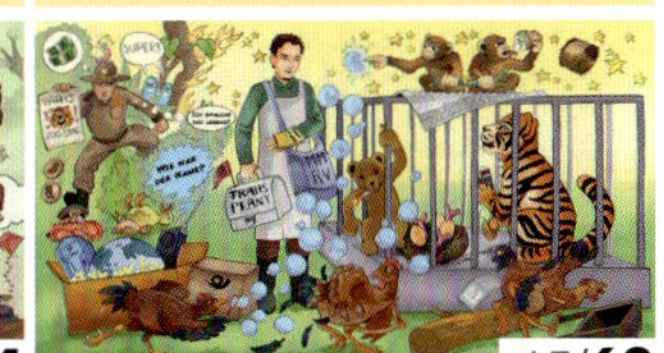
15/**62**

Mumps Ziegenpeter

Der Ziegenpeter betrinkt sich mit Mumps-Sekt

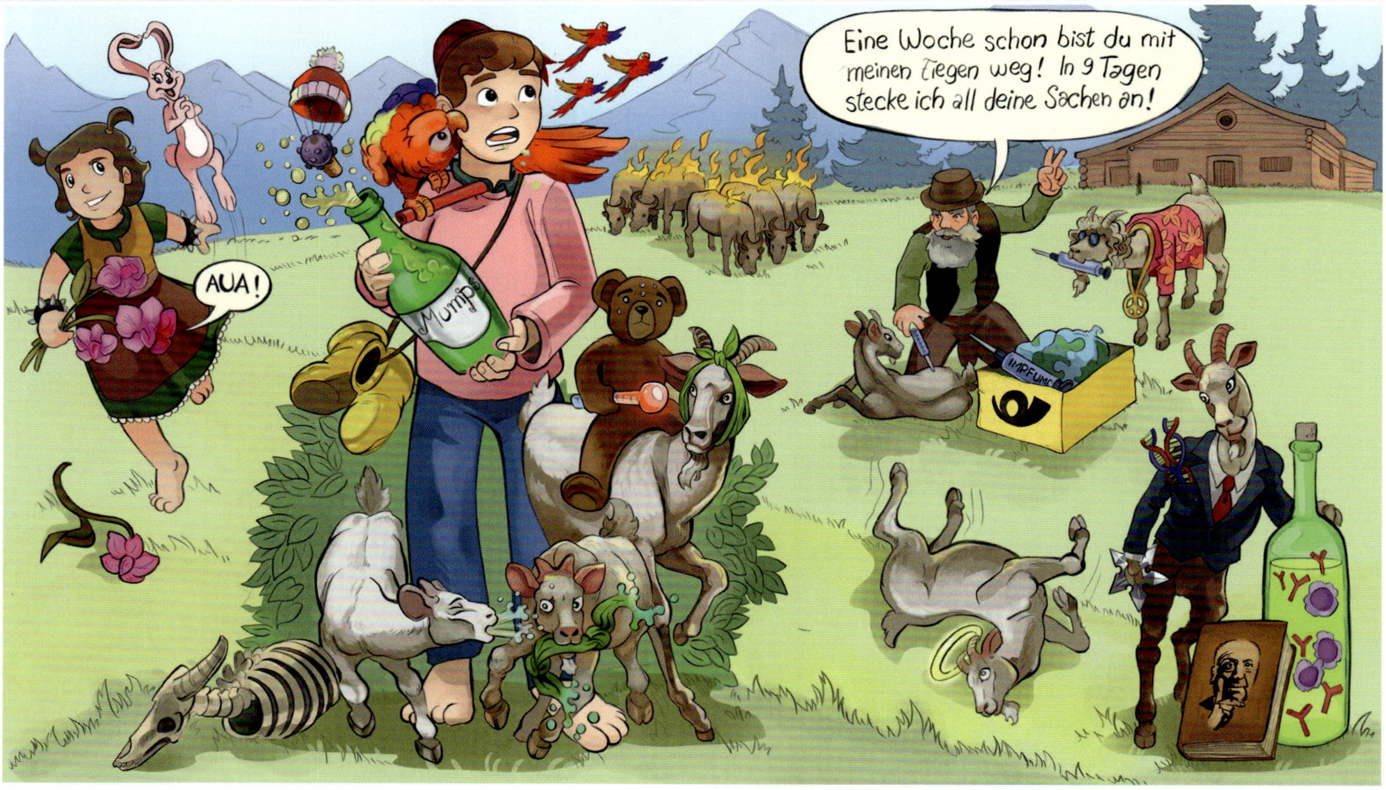
AUA!
Eine Woche schon bist du mit meinen Ziegen weg! In 9 Tagen stecke ich all deine Sachen an!
Mumps

Heidi und ihr Ziegenpeter, beide im Teenager-Alter, interessieren sich nicht mehr für das Hüten von Ziegen. Er betrinkt sich mit Sekt und sie pflückt Orchideen. Dies macht den Alm-Öhi sehr wütend.

Allgemeines

Mumps wird umgangssprachlich auch Ziegenpeter genannt. Im Bild trinkt der Ziegenpeter sich mit der Sektflasche Mumm an. Die fachsprachliche Bezeichnung der Infektion lautet **Parotitis epidemica**. Merken kann man sich das anhand der Papageien-Epidemie (engl. *parrot* für Papagei) am oberen Bildrand.

Epidemiologie

Das Hauptmanifestationsalter von Mumps liegt zwischen **2-15 Jahren**. Jungen und Männer sind häufiger betroffen als Mädchen und Frauen. Der Ziegenpeter ist ein Junge, trägt zwei Schuhe bei sich (2 Jahre) und ist ein Teenager (15 Jahre).

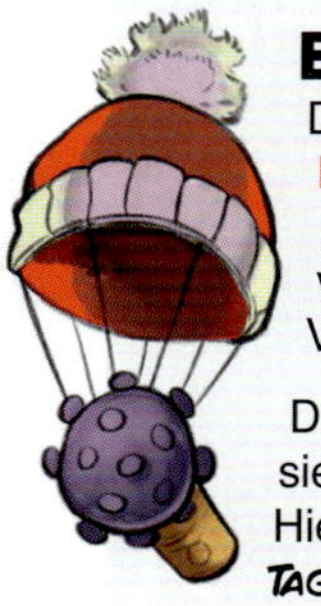

Erreger und Übertragung

Das ***Mumpsvirus*** A gehört zur Familie der **Paramyxoviren**. Ein Fallschirm (engl. *parachute*) in Form einer Mütze hängt am virusförmigen Sektkorken (Para-Mütz-O-Viren).

Die Ansteckung erfolgt durch **Tröpfcheninfektion** sieben Tage vor bis neun Tage nach Symptombeginn. Hier beschimpft der Alm-Öhi („...EINE WOCHE ... 9 TAGE") den Tröpfchen spuckenden Peter. Der Speichel ist besonders kontagiös, wie man an der niesenden Ziege, die gerade ihre Ziegenkollegin ansteckt, sehen kann.

Die Virusvermehrung findet in den **Schleimhäuten** und **Lymphknoten** statt. Die Ziege, die angeniest wurde, säubert sich mit einem schleimigen Lumpen mit Knoten (Lymphknoten).

Klinik

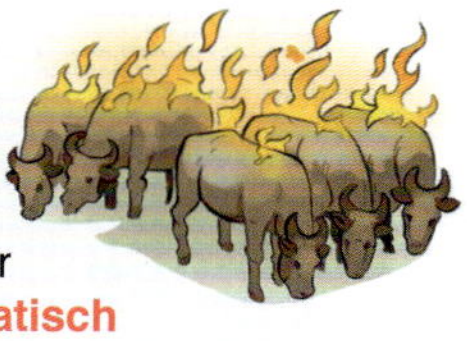

Die **Inkubationszeit** beträgt **16-18 Tage**, also zwei bis drei Wochen. Dargestellt ist dies durch die beiden Gruppen von zwei und drei brennenden Kühen (In-Kuh-Bationszeit). 50% der Infektionen verlaufen **asymptomatisch** oder lediglich mit Symptomen eines grippalen Infektes. Hierfür steht das halbe (50%) Ziegengerippe (für Grippe) im Bild.

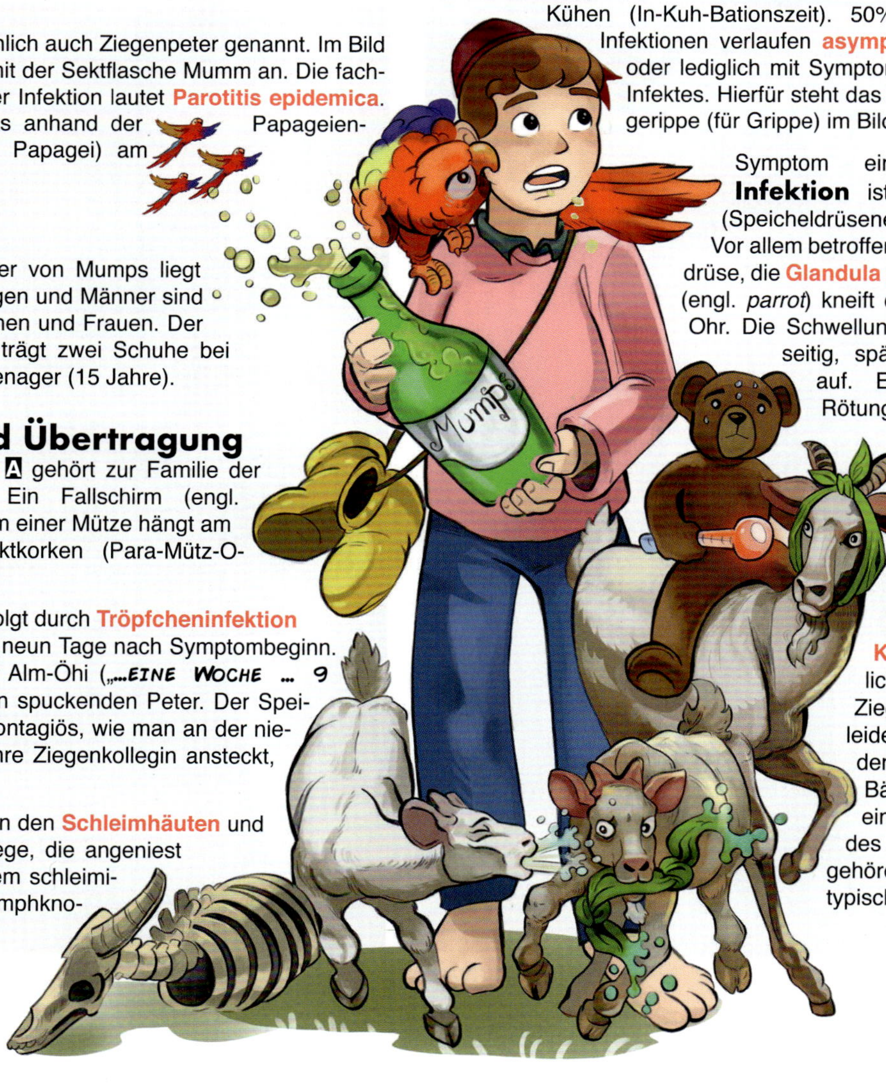
Mumps

Symptom einer **manifesten Infektion** ist eine **Sialadenitis** (Speicheldrüsenentzündung B+C). Vor allem betroffen ist die Ohrspeicheldrüse, die **Glandula parotis**. Ein Papagei (engl. *parrot*) kneift den Ziegenpeter am Ohr. Die Schwellung tritt zunächst einseitig, später dann beidseitig auf. Es kann zu einer Rötung des **Ductus parotideus**, verbildlicht durch den Papagei mit rotem Rohr, und durch die Schwellung zu abstehenden Ohren kommen. Auch sind **Kauschmerzen** möglich. Hier muss die Ziege mit Kieferverband leiden. Auf ihr reitet zudem noch der Fieber-Bär, denn **Fieber** und eine Verschlechterung des Allgemeinzustandes gehören ebenfalls zu den typischen Symptomen.

Mumps ist eine hochansteckende Tröpfcheninfektion. Erreger ist das *Mumpsvirus* aus der Familie der *Paramyxoviridae*. Kinder zw. 2-15 Jahren sind am häufigsten betroffen. 50% der Fälle verlaufen asymptomatisch oder grippal. Symptomatisch wird Mumps zunächst als Speicheldrüsenentzündung (Kauschmerzen, Fieber). Komplikationen sind eine Pankreatitis, die Mumpsorchitis (bis hin zur Unfruchtbarkeit) oder eine seröse Meningitis. Die Diagnose erfolgt durch Antikörpernachweis im Serum. Die Therapie ist symptomatisch, die überstandene Infektion führt zu lebenslanger Immunität. Eine Schutzimpfung ist vorhanden: MMR(V). Mumps ist namentlich meldepflichtig.

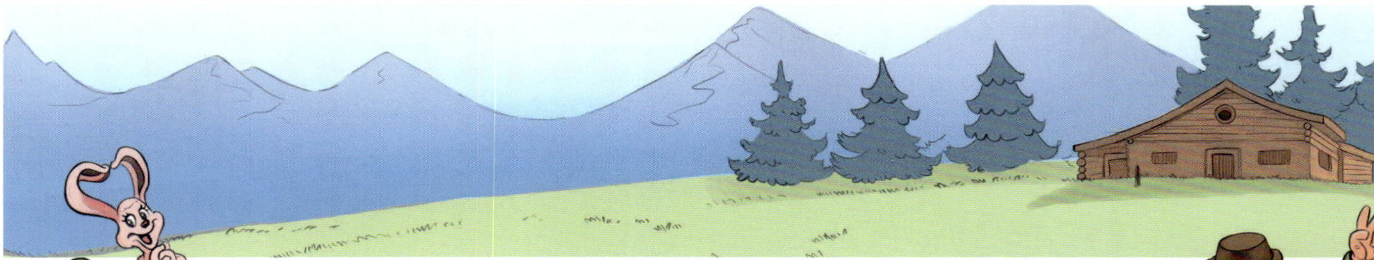

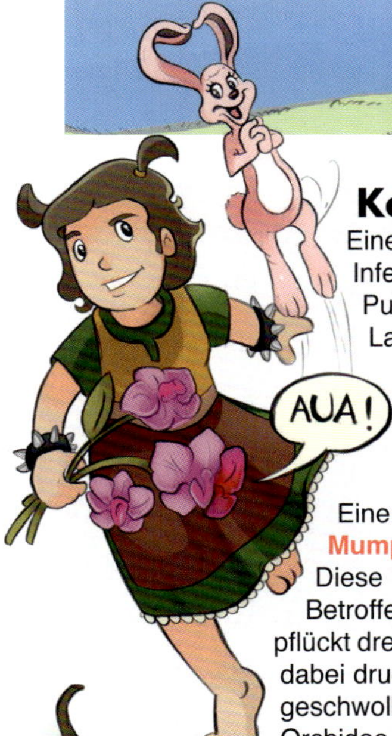

Komplikationen

Eine mögliche Komplikation der Mumps-Infektion ist eine **Pankreatitis**, hier Heidis Punker-Armschmuck (für Pankreatitis). Labordiagnostisch ist diese Entzündung durch erhöhte **Pankreaslipasewerte** im Serum nachzuweisen. Neben Heidi springt ein Lieb-Hase (Lipase) in die Höhe.

Eine weitere mögliche Komplikation ist die **Mumps-Orchitis**, die Hodenentzündung. Diese tritt bei 20 bis 30% der pubertierenden Betroffenen auf. Heidi, selbst eine Teenagerin, pflückt drei Orchideen (für Orchitis). Die Hoden sind dabei druckschmerzhaft und stark (meist einseitig) geschwollen. Hierfür steht die einseitig gerötete Orchidee, die vor Schmerzen aufschreit. Unfruchtbarkeit und Atrophie sind mögliche Spätfolgen der Orchitis, dargestellt durch die verwelkte Orchidee am Boden.

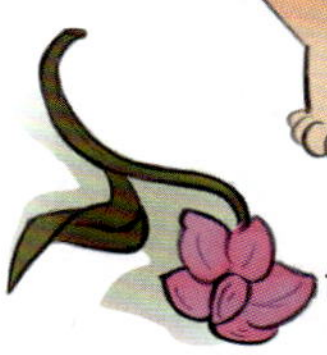

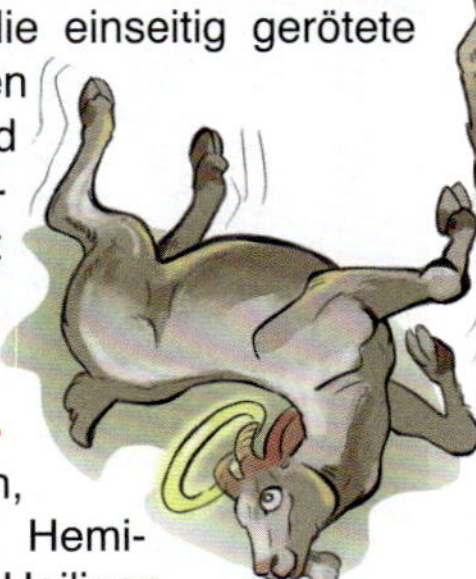

Eine seltene Komplikation ist die **Meningoenzephalitis**, die mit Bewusstseinsstörungen, Krampfanfällen, Hirnnervenlähmungen und Hemiplegien einhergeht. Die krampfende Ziege mit Heiligenschein für die entzündeten Hirnhäute soll hieran erinnern. Die seröse Meningitis verläuft meist blande. Deshalb schaut die seriöse Anzug-Ziege auch recht milde.

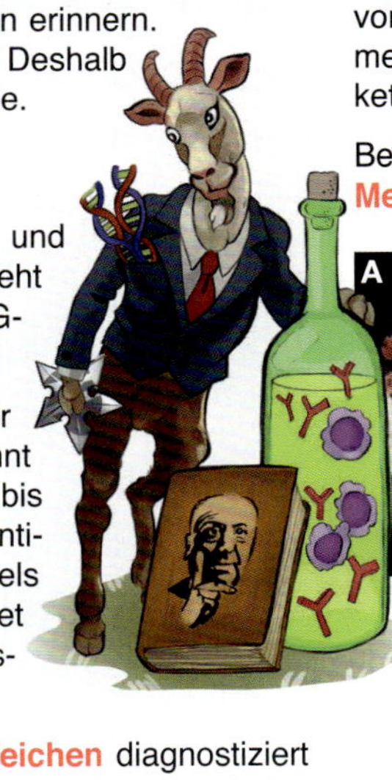

Diagnostik

Labordiagnostisch ist ein Nachweis von **IgM-** und **IgG-Antikörpern** im Serum möglich. Deshalb sieht man den IgM-Wurfstern in der Hand und IgG-Antikörper in der Likörflasche der Anzug-Ziege.

Bei der Meningitis kommt es im Liquor zu einer **lymphozytären Pleozytose**. Man erkennt Lymphozyten in der Likörflasche. Nach zwei bis drei Wochen können oligoklonale Mumps-Antikörper im Liquor nachgewiesen werden. Mittels **PCR** können auch Mumps-Viren direkt im Sekret gefunden werden. Die Anzug-Ziege trägt deshalb DNA-Stränge in ihrer Tasche.

Klinisch kann Mumps durch das **Hatchcock-Zeichen** diagnostiziert werden. Hierbei wird leichter, aufwärts gerichteter Druck auf den Kieferwinkel ausgeübt, der bei einer Mumps-Infektion schmerzhaft ist. Auf dem an der Flasche lehnenden Thriller zeigt Dir Hitchcock, wie das geht.

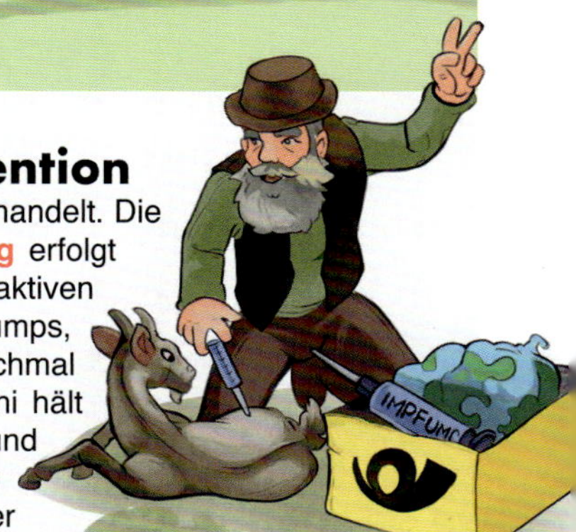

Therapie und Prävention

Mumps wird **symptomatisch** behandelt. Die präventive **Grundimmunisierung** erfolgt durch zweimalige Gabe des aktiven Lebendimpfstoffes gegen Mumps, Masern, Röteln und manchmal Varizellen, also **MMR(V)**. Der Öhi hält sich an diese Empfehlung und impft seine kleine Ziege. Seine zwei hochgestreckten Finger stehen für die zweimalige Impfung. Bei allen vor 1970 Geborenen ist mit einer durchgemachten Infektion und Immunität zu rechnen. Bei den nach 1970 Geborenen mit unklarem oder inkomplettem Impfstatus wird einmalig mit MMR-Impfstoff nachgeimpft. Die Hippie-Ziege (typisch 60er), die sich keine Sorgen machen muss, reicht dem Öhi die Spritze für die nach 1970 Geborenen.

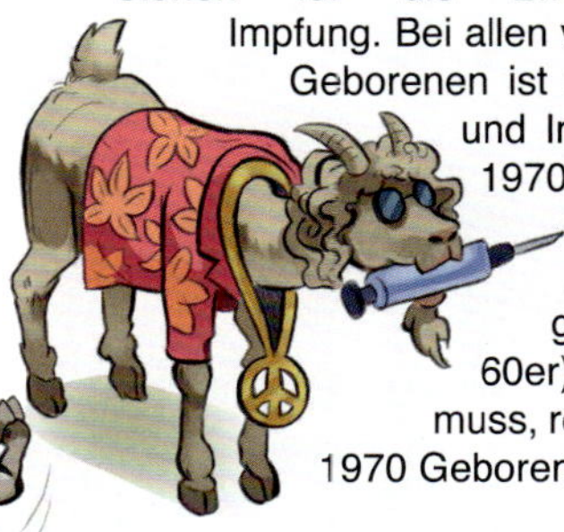

Postexpositionsprophylaxe (PEP)

Die PEP erfolgt drei bis fünf Tage nach Kontakt mit einem Mumps-Patienten bei negativer oder unklarer Serologie. Gesunde erhalten hier auch einmalig eine aktive Impfung mit MMR. Hierfür steht das Postpaket mit Spritze. Immunschwache Patienten werden innerhalb von zwei bis drei Tagen **passiv** mit **Immunglobulinen** geimpft, zu merken mithilfe des schlaffen Globus im Postpaket.

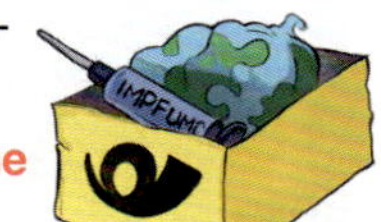

Bei einer Mumps-Infektion besteht **namentliche Meldepflicht**, deshalb meldet sich der Öhi.

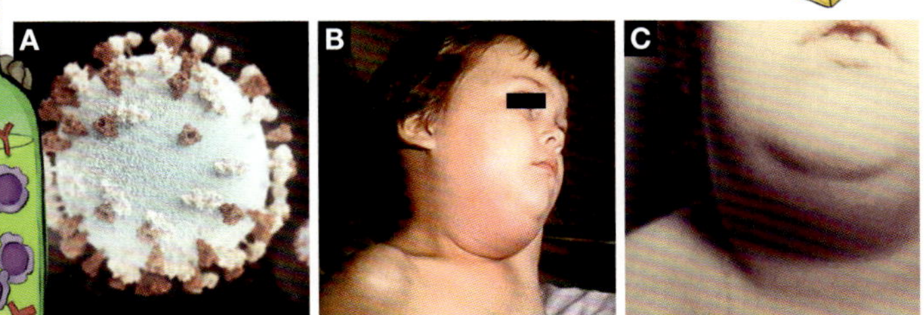

A Mumps-Virus TEM **B+C** Speicheldrüsenentzündung bei Mumps

Blick hinter die Kulissen

Das Reservoir an Assoziationen erscheint uns unendlich. Und doch kommen auch wir mal ins Schwitzen. All diese Enzyme die auf -ase enden. So viele Hasen und Nasen können schon mal verwirren. Der Liebhase für die Lipase ist da noch recht dankbar. Hier schon ein Vorgeschmack auf Band 2, wo im Meditrick Helicobacter pylori die Ammoniak abbauende Urease durch den Anorak tragenden Uhr-Hasen verkörpert wird.

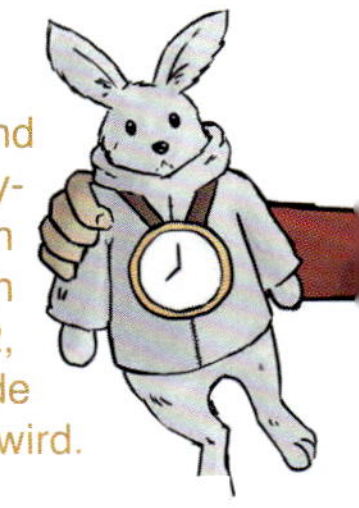

IMPF /17 +B2
Cholera 90, Diphtherie 18, FSME 140, Gelbfieber 26, Hepatitis A 16, Hepatitis B 100, HiB 26, HPV 116, Influenza 144, Masern 46, Meningitis 156, Mumps 50, Pertussis 20, Polio 60, Röteln 38, Tetanus 134, Tollwut 152, Typhus 88, Varizellen 62

KEX /49
Masern (1st disease) 46, Scharlach (2nd disease) 32, Röteln (3rd disease) 38, Ringelröteln (5th disease) 42, Dreitagefieber (6th disease) 54, Varizellen, Windpocken 62

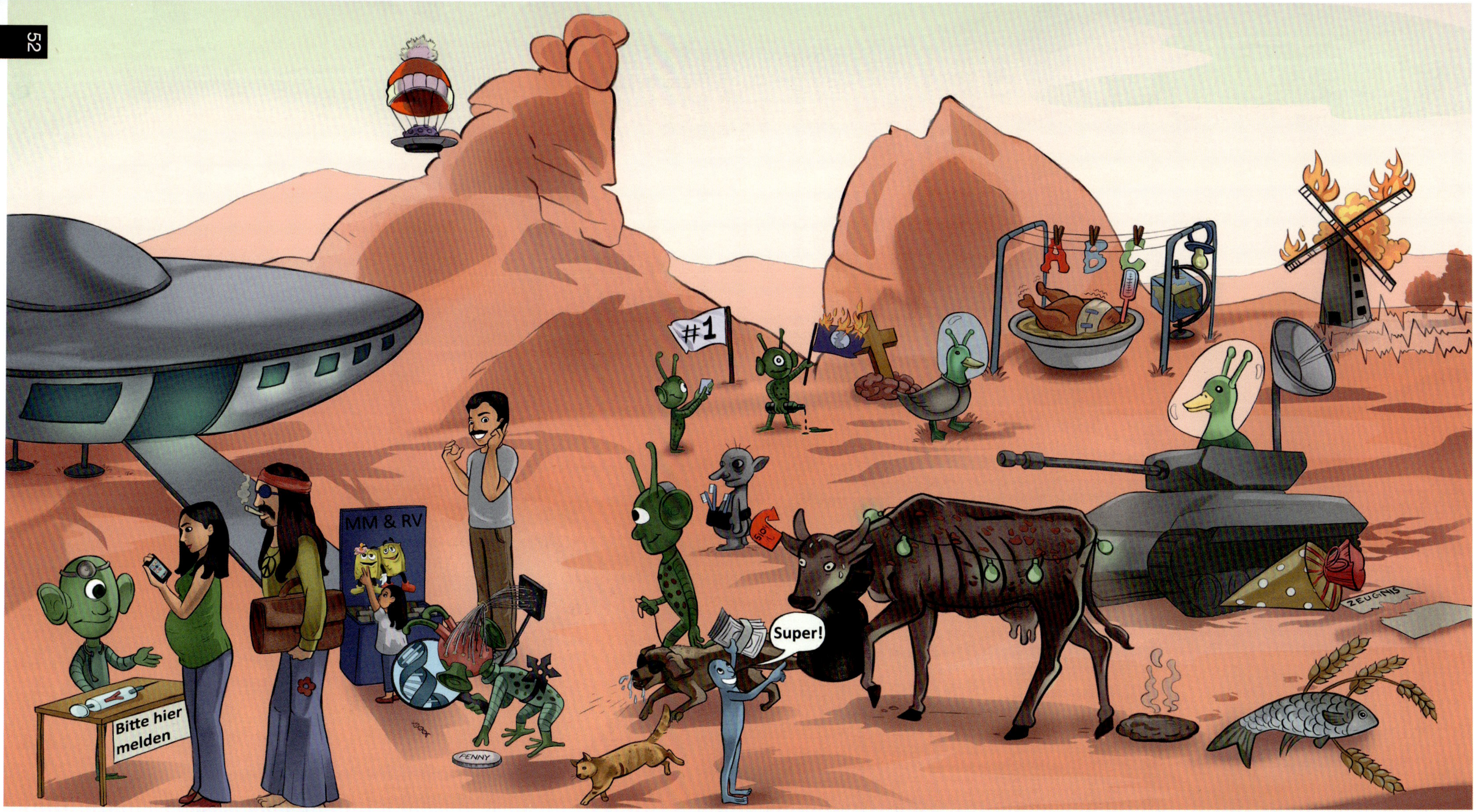

Quiz

1. Wie zeigt sich das Masernexanthem typischerweise?
2. Von wann bis wann sind Masern infektiös?
3. Welche Symptome kommen im Prodromalstadium vor?
4. Wie wird das Virus von Mensch zu Mensch übertragen?
5. Welche Komplikation der Masern kann letal sein?
6. Wofür steht der Wurfstern des Marsianers?
7. Wie sieht das Impfschema bei Masern aus?

Antworten

1. Großfleckig, makulopapulös und teilweise konfluierend. Es beginnt oft retroaurikulär. Bei Abblassen entsteht eine kleieförmige Schuppung (Kuh).
2. Hochansteckend (Masern stecken Erde an): Fünf Tage vor bis vier Tage nach Auftreten des Exanthems.
3. Fieber, Schnupfen, bellenden Husten, Konjunktivitis, Lichtscheu und pathognomonischen Koplik-Flecken, sowie einem Enanthem (Hund und Katze).
4. Via Tröpfcheninfektion (tropfende Spiritusflasche).
5. Die Masernenzephalitis (Mars-Ente).
6. Für die masernspezifischen IgM-Antikörper im Serum (Wurfstern).
7. Es gibt die zweimalige Lebendimpfung in Kombi mit Mumps, Röteln (ggf. Varizellen): Im 11.-14. Lebensmonat und gegen Ende des zweiten Lebensjahres (Süßigkeiten).

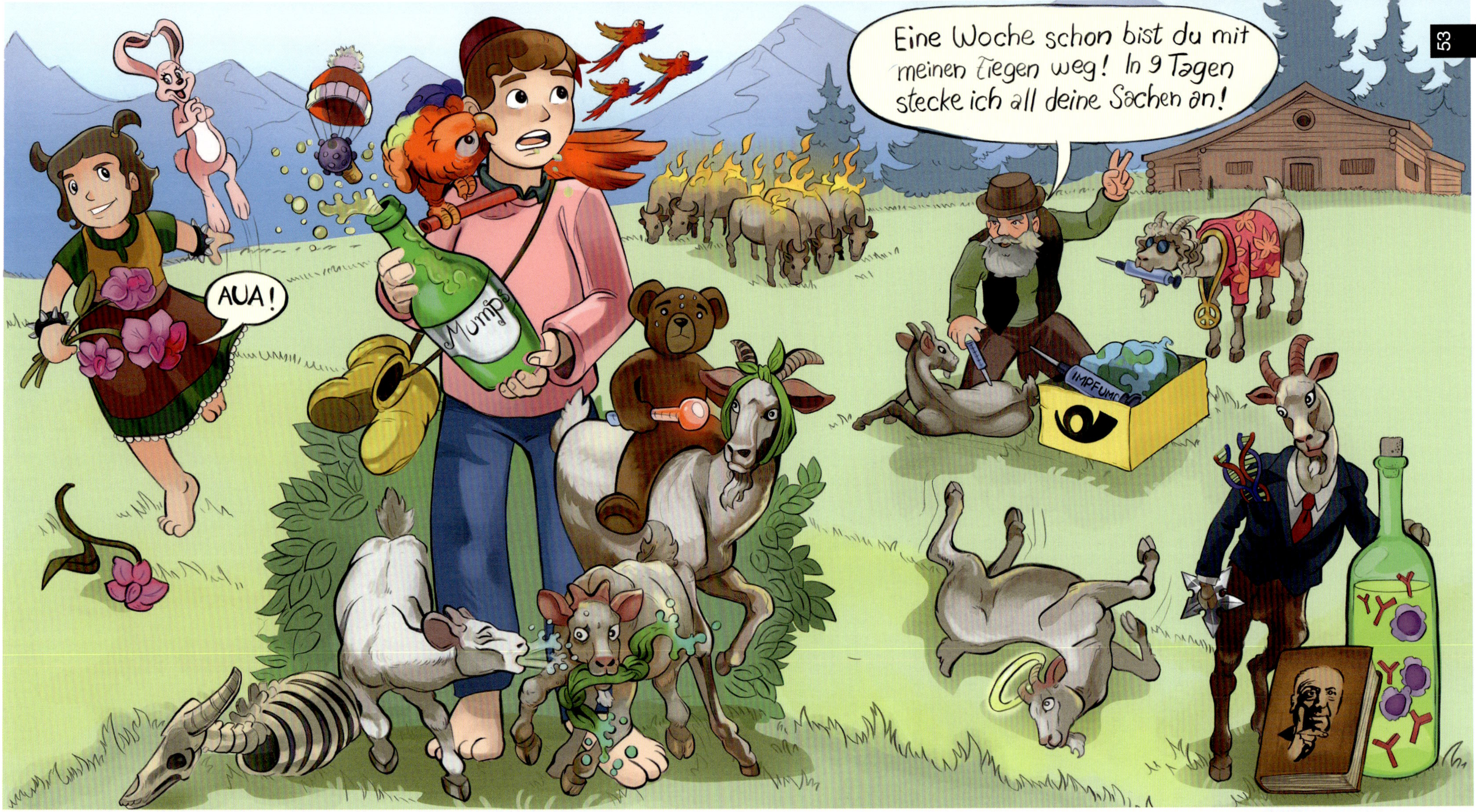
Eine Woche schon bist du mit meinen Ziegen weg! In 9 Tagen stecke ich all deine Sachen an!
AUA!
Mumps

Quiz

1. Was hat es mit den Papageien auf sich?
2. Wie wird das Virus von Mensch zu Mensch übertragen?
3. Welche Symptome sind klassisch für Mumps?
4. Warum ist Heidi Punkerin?
5. Warum pflückt sie Orchideen?
6. Wofür steht der Hitchcock-Roman?
7. Wie sieht das Impfschema bei Mumps aus?

Antworten

1. Die Fachbezeichnung des Mumps ist Parotitis epidemica, wie Papageien-Epidemie (von engl. *parrot* für Papagei).
2. Via Tröpfcheninfektion (Sekt-Tröpfchen).
3. Klassisch sind eine Sialadenitis (Speicheldrüsenentzündung), v.a. Parotitis, Schmerzen während des Kauens, Fieber (Fieber-Bär auf Ziege).
4. Der Punk-Schmuck steht für die Pankreatitis als mögliche Komplikation.
5. Eine weitere Komplikation ist die Mumps-Orchitis.
6. Für das schmerzhafte Hatchcock-Zeichen.
7. Es gibt die zweimalige Lebendimpfung MMVR: Erste Impfung im 11.-14. Lebensmonat, die zweite gegen Ende des zweiten Lebensjahres (Alm-Öhi impft).

Exanthema subitum Dreitagefieber

Plötzlicher Besuch vom Fieberbären

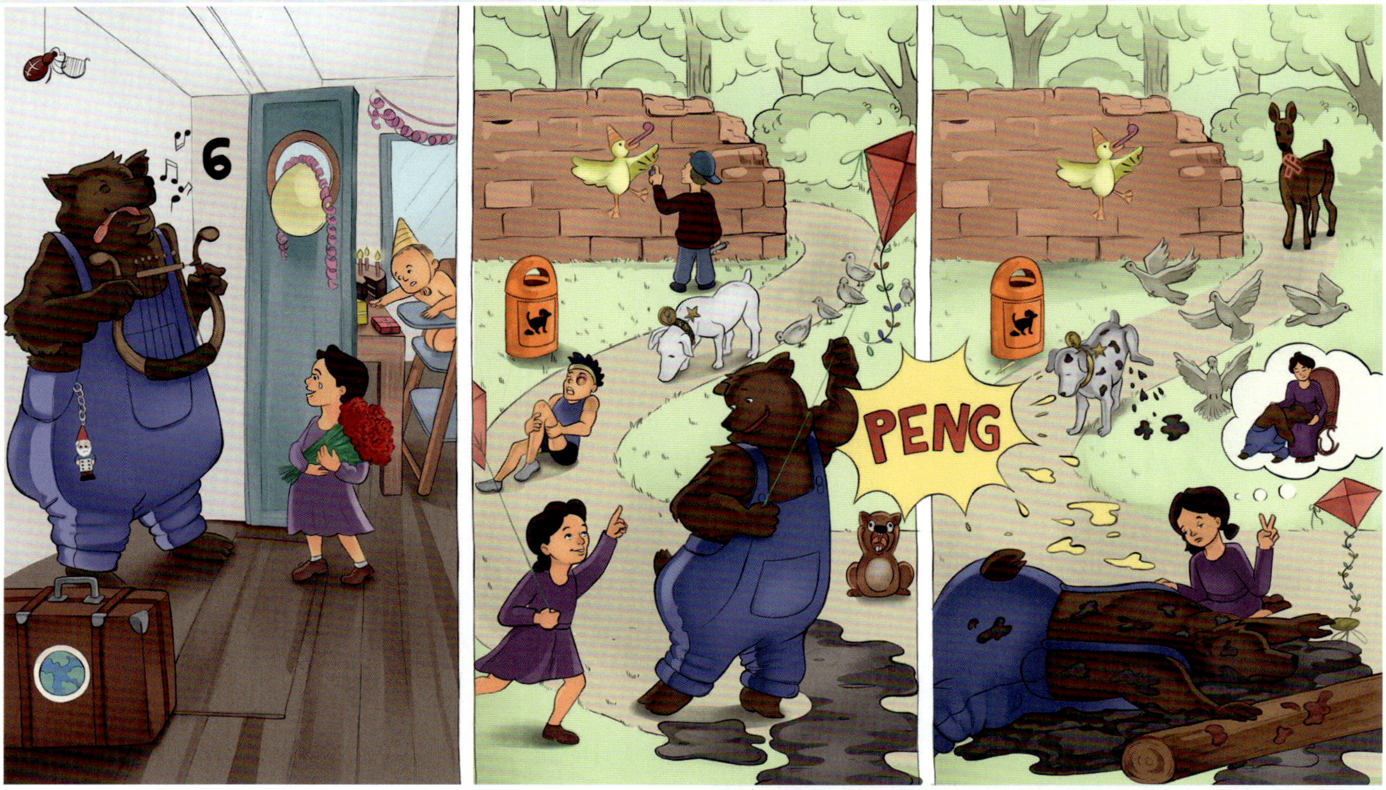

Welch eine Freude! Zu Leas drittem Geburtstag ist der Fieber-Bär überraschend zu Besuch gekommen. Beim gemeinsamen Geburtstagsausflug geschieht allerdings das Unglück. Der Fieber-Bär rutscht aus und fällt fürchterlich auf die Schnauze.

Allgemein

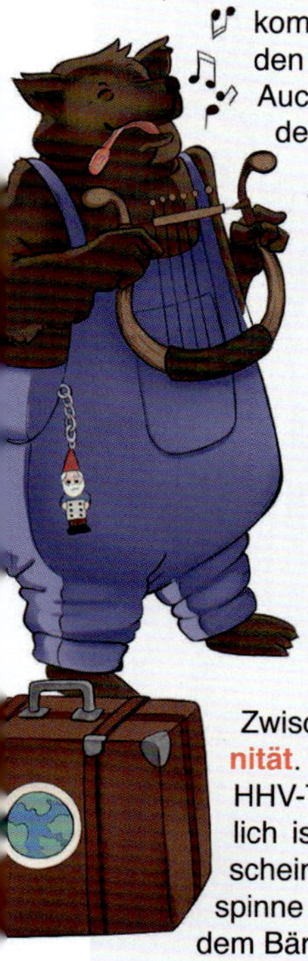

Das Dreitagefieber wird auch **Exanthema subitum** genannt (lat. *subitus* für plötzlich). Im ersten der drei Bilder (Dreitagefieber) sieht man, wie der Fieber-Bär plötzlich (Exanthema subitum) zu Besuch kommt. Die Rosen, die er Lea mitgebracht hat, stehen für den dritten Namen der Erkrankung: **Roseola infantum**. Auch wird die Infektion **Sechste Erkrankung** genannt – deshalb die Hausnummer sechs.

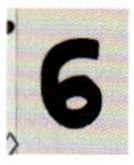

Ausgelöst wird das Dreitagefieber von den **Humanen Herpesviren Typ 6** und **7** – HHV-6 und -7 A. Bei HHV-6 werden zusätzlich HHV-6A und HHV-6B unterschieden. Alle diese Viren lösen die gleiche Symptomatik aus. Der Bär singt Lea ein Geburtstagsständchen, das er mit der Harfe (engl. *harp* für Harfe, also Herpes) begleitet. Aus seiner Hosentasche schaut ein Schlüsselanhänger mit einem würfelhaltenden Zwerg daran hervor. Würfel und Zwerg stehen im Zahlensystem für die Zahlen 6 und 7 (HHV-6 und -7).

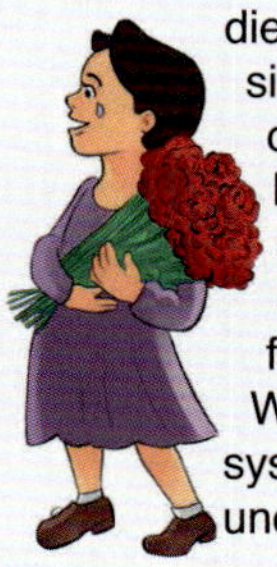

Zwischen HHV-6 und HHV-7 besteht **keine Kreuzimmunität**. Das heißt, dass eine Infektion durch einen anderen HHV-Typ mit gleicher Symptomatik durchaus möglich ist. Eine Drittinfektion allerdings ist unwahrscheinlich. Eselsbrücke ist hier die kleine Kreuzspinne (Kreuzimmunität) mit Harfe (Herpes) über dem Bären.

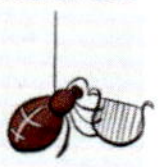

Das Exanthema subitum ist sehr weit verbreitet und kommt **weltweit** vor. Deshalb hat der Fieberbär seinen Reisekoffer mit Weltkugel darauf mitgebracht.

Infektionsweg

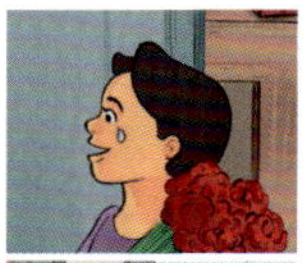

Übertragen wird die Erkrankung durch **Tröpfcheninfektion**. Daran erinnern die Freudentränen im Auge des Mädchens.

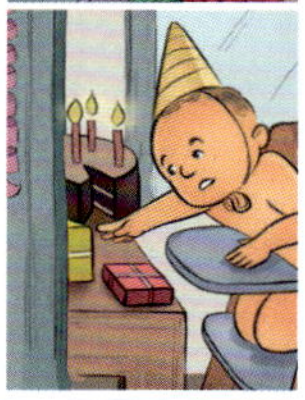

Das Prädilektionsalter dieser **Kinderkrankheit** beträgt sechs Monate bis drei Jahre. Die Inkubationszeit beläuft sich auf fünf bis 15 Tage. Daran erinnernd sieht man im Zimmer den Geburtstagskuchen mit drei Kerzen darauf (drei Jahre). Das kleine Geschwisterchen, das knapp sechs Monate alt sein dürfte, will auch unbedingt ein Stück haben.

Klinik

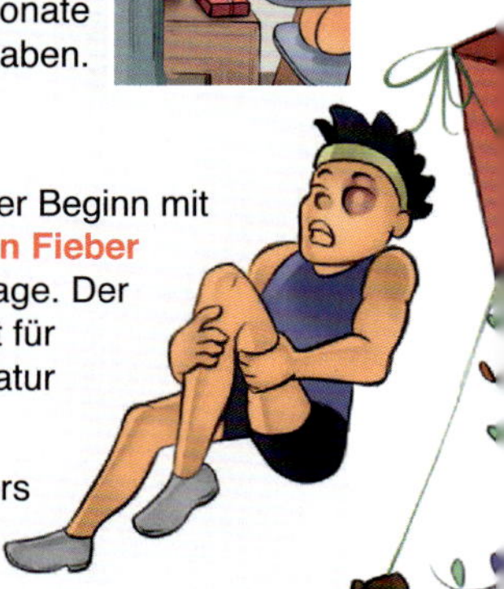

Typisch für das Dreitagefieber ist ein plötzlicher Beginn mit kontinuierlichem oder intermittierendem **hohen Fieber** (39 bis 40 Grad Celsius) über drei (bis fünf) Tage. Der überraschende Besuch des Fieberbären steht für den plötzlichen Fieberbeginn. Seine große Statur soll an hohes Fieber erinnern.

Eine mögliche Konsequenz des hohen Fiebers sind **Fieberkrämpfe**. Zu sehen ist dies am krampfenden Jogger im zweiten Bild. Der Arme hat auch noch ein **Lidödem**, was auch typisch für das Dreitagefieber sein kann.

Es kann zu **Pharyngitis** und **Husten** kommen. Zur Erinnerung daran lassen die beiden einen Drachen (Rachen = Pharynx) steigen. Er ist rot, um die Entzündung darzustellen. Die grünen Schleifen am Drachenschwanz stehen für die zu erwartende **zervikale Lymphknotenschwel-lung**.

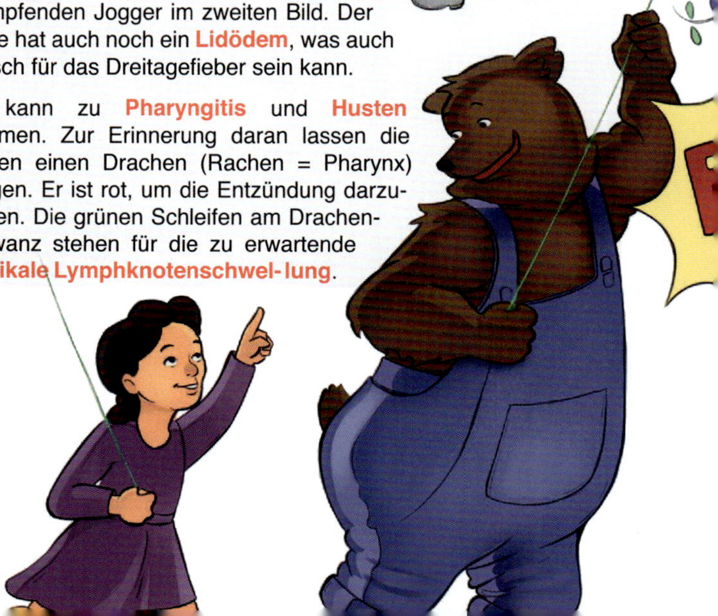

Die Kinderkrankheit **Dreitagefieber** heißt auch Exanthema subitum, Roseola infantum oder Sechste Erkrankung. Sie wird von den Humanen Herpesviren 6 und 7 ausgelöst. Die Klinik besteht typischerweise aus einem plötzlichen Fieberanstieg, welcher nach drei bis fünf Tagen wieder zurückgeht. Der Fieberschwund erfolgt oft genauso rasch wie der Anstieg. Gleichzeitig mit dem Rückgang des Fiebers tritt oft ein feinfleckiges, blass-rötliches Exanthem am Stamm auf. Die Therapie ist symptomatisch.

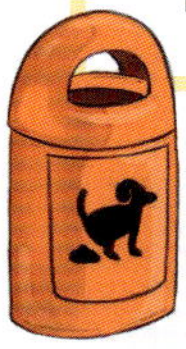

...Klinik

Eine **Gastroenteritis** und Durchfall können ebenso auftreten, zu merken anhand des Hundekot-Mülleimers am Wegesrand.

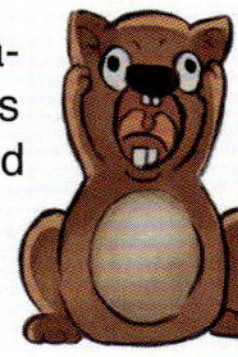

Der jammernde Nager – er befürchtet für den Fieberbären schon Schlimmes – neben dem Bären steht für das **Enanthem** mit charakteristischen Papeln an Uvula und weichem Gaumen. Diese Erscheinung wird auch als Nagayama-Flecken (Nager-Jammer) bezeichnet.

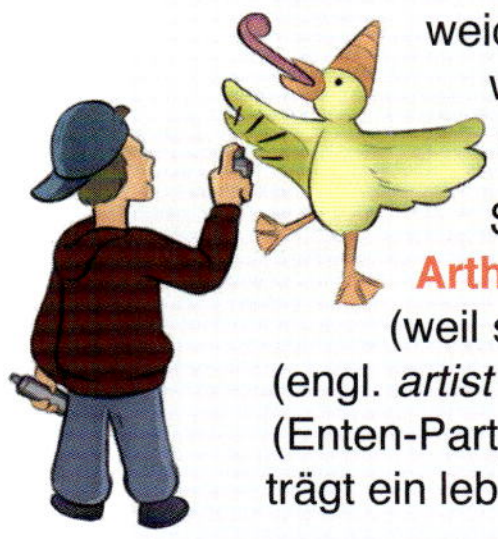

Sehr seltene Komplikationen sind **Hepatitis, Arthritis und Enzephalopathie**. Weit hinten im Bild (weil selten auftretend) sieht man einen Graffiti-Künstler (engl. *artist* für Arthritis), der eine tanzende Ente mit Party-Hut (Enten-Party für Enzephalopathie) auf die Mauer sprüht. Er trägt ein leberbraunes T-Shirt (für Hepatitis).

Nach drei (bis fünf) Tagen – und deshalb auch im dritten Bild – fällt das Fieber. Bei uns fällt natürlich der Fieber-Bär, und zwar direkt in eine Pfütze. Gleichzeitig und genauso plötzlich tritt ein feinfleckiges, blassrotes, erst **stammbetontes Exanthem** auf B. Später breitet es sich auf die Extremitäten und den Nacken aus C. Es dauert zwei Tage an. Der Fieber-Bär ist auch feinfleckig an Brust, Rücken und den Extremitäten bespritzt. Mit einer Pfote versucht er sich an einem rötlichen-gesprenkelten Baumstamm (für Beginn am Stamm) aus der Pfütze zu ziehen. Lea zeigt ihm tröstend zwei Finger (für zwei Tage).

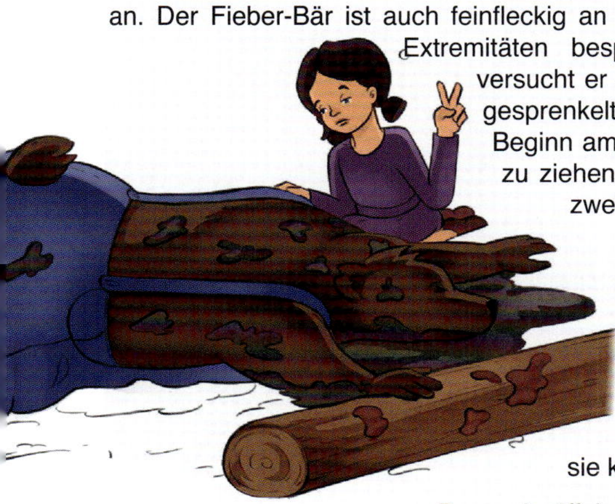

Diagnostik

Eine Diagnostik wird meist nur auf Drängen besorgter Eltern hin durchgeführt. In der Praxis hat sie keine Konsequenzen.

Der schnüffelnde Hund, der hier für die Diagnostik steht, trägt ein DNA-Halsband und erinnert so an die mögliche **PCR**. Auch ein **serologischer Nachweis** von HHV-6-Antikörpern ist möglich. Zu merken anhand des Sterns, der an die Form von IgM-Antikörpern erinnert.

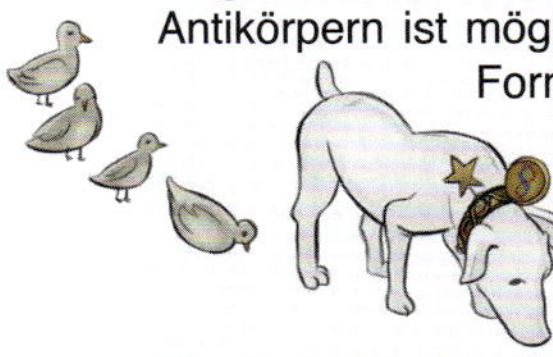

Während der Fieberphase ist im Labor eine **Leukozytose** zu erkennen. Dafür steht der schneeweiße Hund im zweiten Bild. Sobald das Exanthem jedoch auftritt, kann aber eine für virale Kindererkrankungen typische **Leukozytopenie** (Granulozytopenie) mit **relativer Lymphozytose** nachgewiesen werden. Im dritten Bild ist der Hund voller Dreckspritzer und fast nicht mehr weiß. Er hebt das Bein und erledigt sein Granulat-förmiges Geschäft für die **Granulozytopenie**. Ein Schwarm aufgeschreckter weißer Tauben (als T-Zellen stellvertretend für die Lymphozyten) fliegt hoch in die Luft (Lymphozytose).

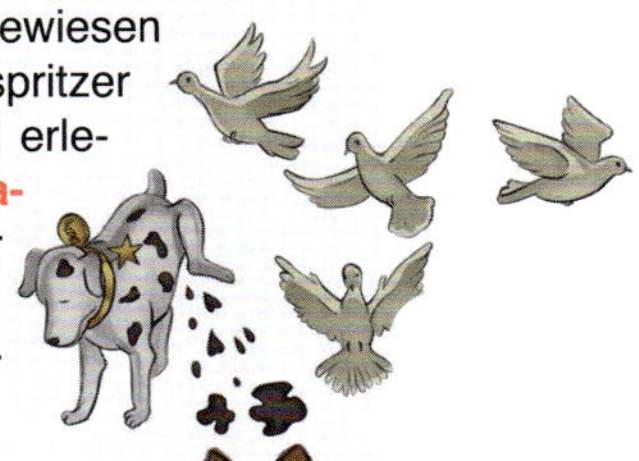

Therapie und Prognose

Die Therapie erfolgt symptomatisch. Die Prognose ist sehr gut. Nach einer durchgemachten Infektion besteht **lebenslange** Immunität. An eine lebenslange Freundschaft denkt auch Lea, während sie den armen Fieber-Bären tröstet.

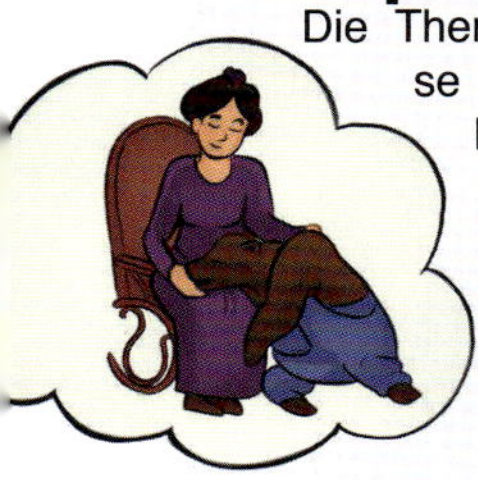

Bei **Immundefizienz** ist allerdings eine Reinfektion möglich. Daran erinnert das Reh mit AIDS-Schleife im dritten Bild.

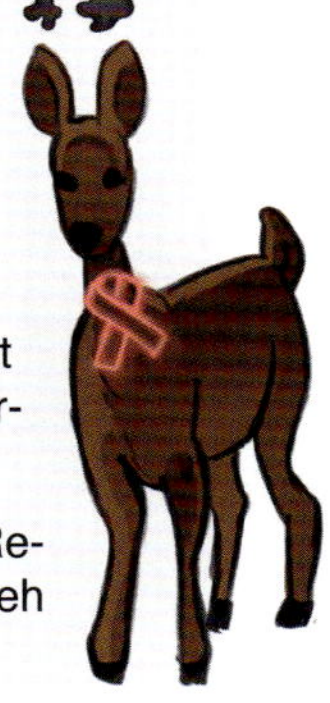

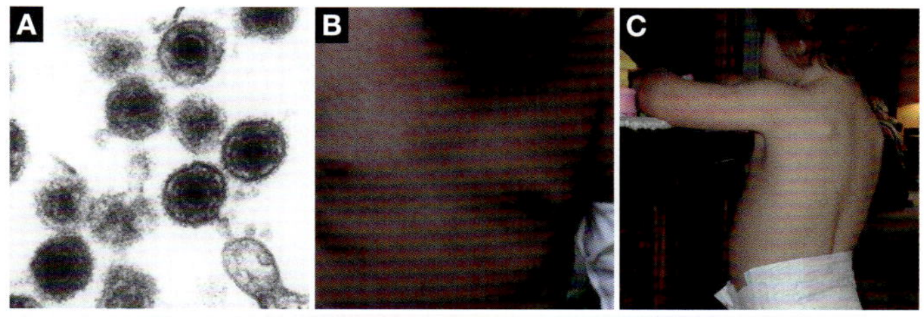

A HHV-6 (TEM) **B** Stammbetontes Exanthem bei Roseola infantum
C Ausbreitung auf die Extremitäten bei einem knapp zweijährigen Mädchen

Blick hinter die Kulissen

Dreitagefieber in the making: Ricarda skizziert den Besuch des Fieber-Bären bei Lea als Grundlage für die Illustration von Sehreen.

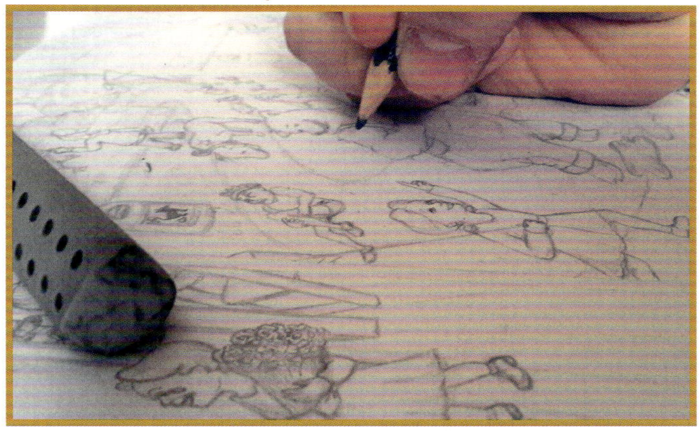

Fieber-Bär Reloaded

Bedingt durch unsere unterschiedlichen Zeichner, Grafiker und Szenarien, sieht der Fieber-Bär immer wieder anders aus. Auf S. 169 widmen wir den verschiedenen Varianten eine kleine Collage.

Coxsackie A und B

Anfänger-Koch auf einem Sack

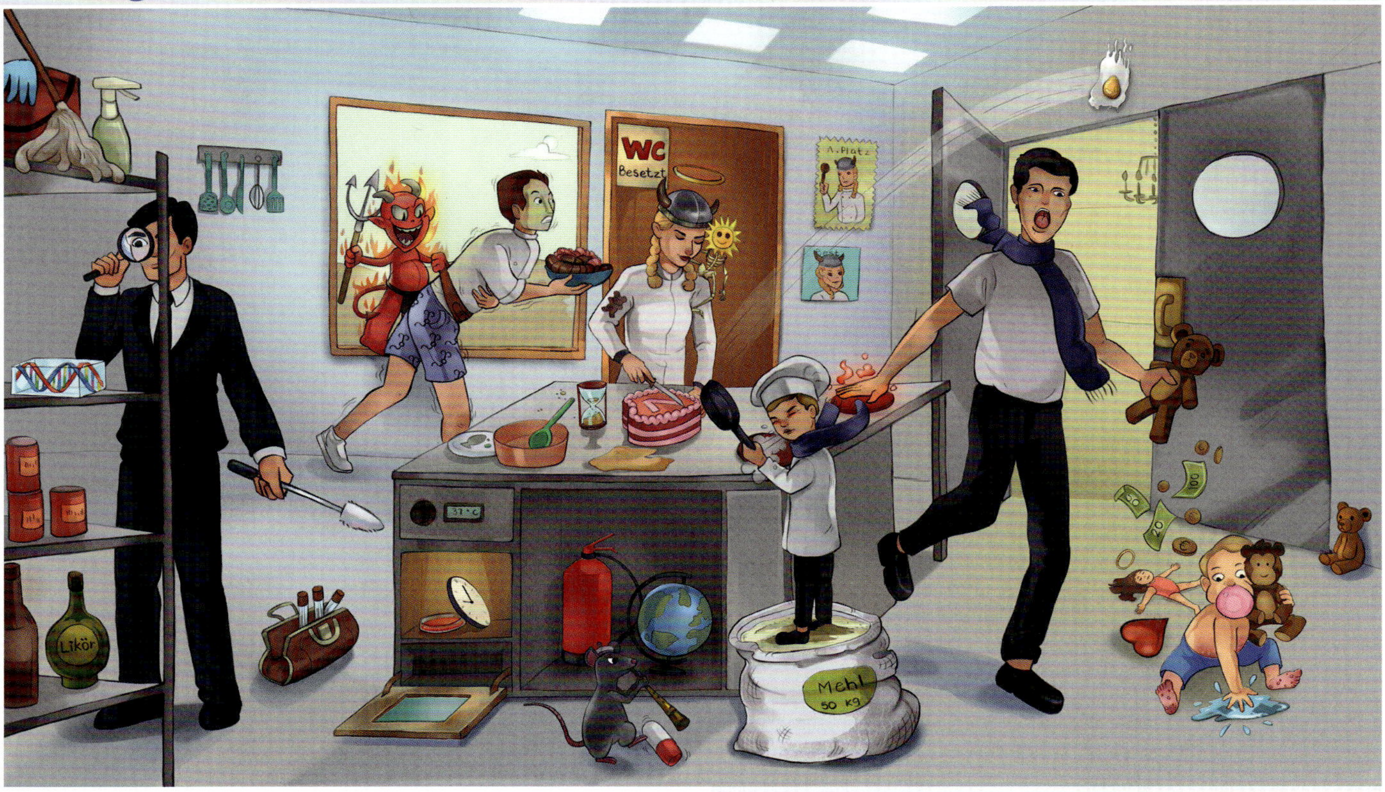

Die beste Köchin der Welt will mit ihrem Assistenten, dem Anfägner-Koch, das Geburtstagsfest für den kleinen Krabbel-Karl ausrichten. Leider läuft nicht alles so, wie es soll: Dem Vater des Kindes und auch dem Laufburschen geht es nicht gut. Und dann ist da noch dieser impertinente Beamte vom Gesundheitsamt, der alles überprüft...

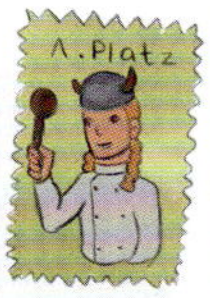

Allgemein

Der Kinder-Koch auf dem Sack (Koch + Sack = *Coxsackie*) verkörpert das ***Coxsackie-Virus*** **A**. Das Virus tritt eher bei Kindern auf. Es ist ein **RNA-Virus** und gehört zur Gruppe der **Enteroviren**. Daran erinnern die Runner-Shorts (RNA-Shorts) des Laufburschen, auf denen Enterhaken (für *Enterovirus*) aufgedruckt sind. Im Bild sehen wir den Anfänger-Koch (*Coxsackie-Virus A*, CV-A) und die beste Köchin der Welt (*Coxsackie-Virus B*, CV-B). Die Infektionen treten meist in den **Sommermonaten** auf (s.u. Sommergrippe).

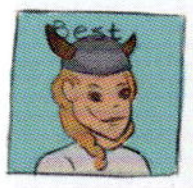

Klinik

Coxsackie wird durch **Tröpfchen-** oder **Schmierinfektion** (fäkal-oral) übertragen. Dies wird durch den kleinen Koch verbildlicht, der ziemlich niesen muss. Die Infektion verläuft mehrheitlich **asymptomatisch**, daran erinnern die Bilder an der Wand, die die beste Köchin der Welt fröhlich, also ohne Symptome, zeigen.

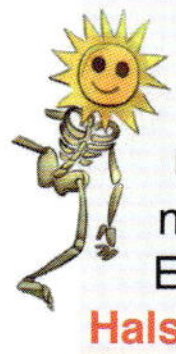

Treten Symptome auf, so sind sie grippeähnlich (Fieber, Kopf- und Gliederschmerzen). Für die **Sommergrippe** steht das Sonnen-Gerippe auf der Schulter der Köchin.

Es kann zu einer **fieberhaften Rachenentzündung**, **Husten** und **Halsschmerzen** kommen. Aus diesem Grund trägt der kleine Koch einen Schal. Seine Augen tränen und sind rot und weisen so auf die mögliche (meist beidseitige) **Konjunktivitis** hin.

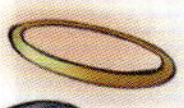

Ein weiteres Symptom ist die **virale Meningo-Enzephalitis** (Lymphozyten im Liquor). Der Heiligenschein der besten Köchin soll daran erinnern.

Die Toilettentür hinter der besten Köchin steht für die **Sommerdiarrhö**, die ebenfalls auftreten kann.

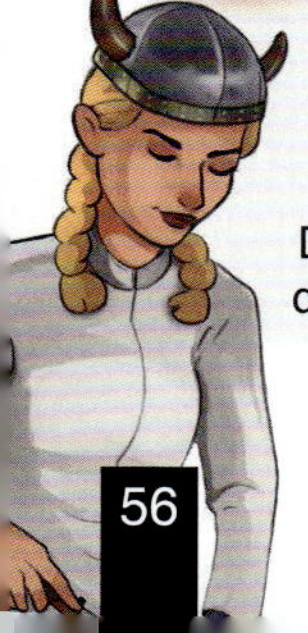

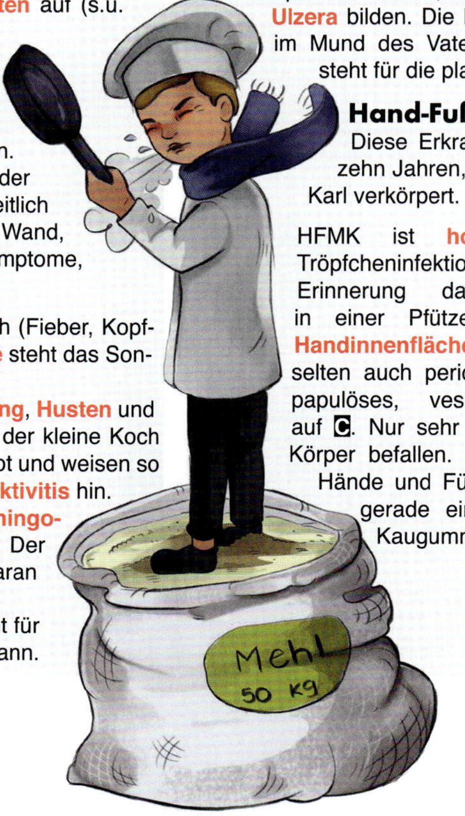

Coxsackie A

Coxsackie A verursacht hauptsächlich die **Herpangina** und die lokal beschränkte **Hand-Fuß-Mund-Krankheit** (HFMK).

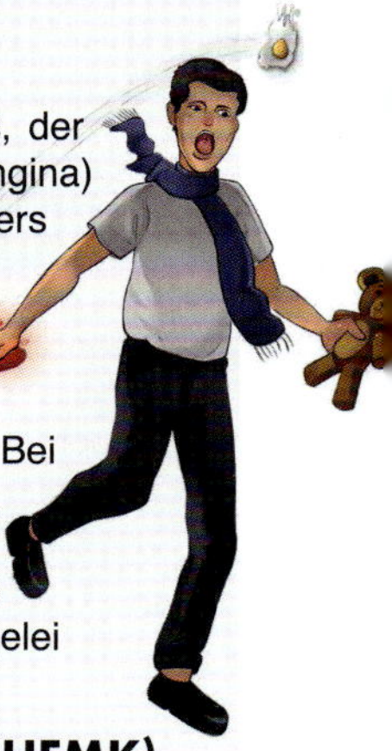

Herpangina

Die **Herpangina** **B** erläutern wir anhand des Vaters, der sich gerade die Hand am heißen Herd (Herpangina) verbrennt. Auch sonst scheint es ihm nicht besonders gut zu gehen. Er taumelt mit dem Fieber-Bären in der Hand in die Küche und verbildlicht so den Beginn der Erkrankung mit plötzlichem **hohen Fieber** und Allgemeinbeschwerden. Er trägt einen Schal und sein Rachen ist durch eine **Pharyngitis** gerötet. Bei der Herpangina treten helle **Bläschen** im Rachen auf, die platzen können, sowie kreisrunde, gelbliche **Ulzera** bilden. Die Bläschen sieht man noch im Mund des Vaters. Das fliegende Spiegelei steht für die platzende Ulzeration.

Hand-Fuß-Mund-Krankheit (HFMK)

Diese Erkrankung betrifft vor allem **Kinder** unter zehn Jahren, deshalb wird sie vom kleinen Krabbel-Karl verkörpert.

HFMK ist **hochansteckend** und wird durch Tröpfcheninfektion verbreitet. Zur Erinnerung daran patscht Karl in einer Pfütze herum. An den **Handinnenflächen, Fußsohlen** und selten auch perioral tritt ein makulopapulöses, vesikulöses **Exanthem** auf **C**. Nur sehr selten ist der ganze Körper befallen. Das Kind hat rote Hände und Füße und fabriziert gerade eine große, rote Kaugummiblase.

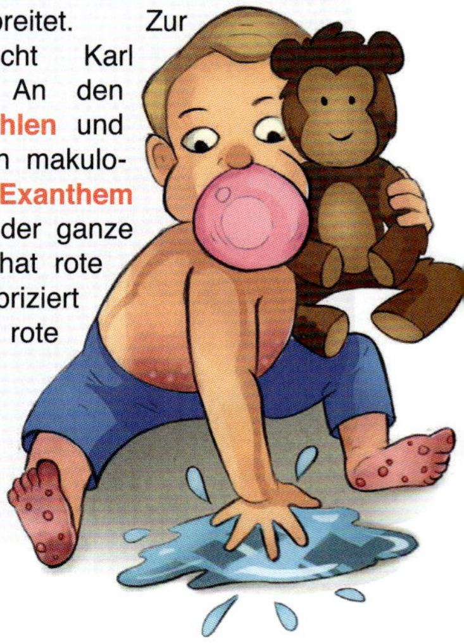

Coxsackie-Infektionen treten vor allem in den Sommermonaten auf. Die Übertragung erfolgt direkt (z.B. als Tröpfcheninfektion). In den meisten Fällen verläuft die Infektion asymptomatisch. Betroffen sind vor allem Neugeborene und kleinere Kinder. Coxsackie A ist Erreger der Herpangina und der Hand-Fuß-Mund-Krankheit. Coxsackie B beginnt plötzlich und kann zur Pleurodynie und grippalen Symptomen führen. Das Virus ist häufiger Erreger der viralen Meningitis und die häufigste Ursache einer viralen Myo(peri)karditis. Die Mehrheit der Coxsackie-Erkrankungen ist selbstlimitierend. Bei Risikopatienten kann man eine Therapie mit Immunglobulinen erwägen.

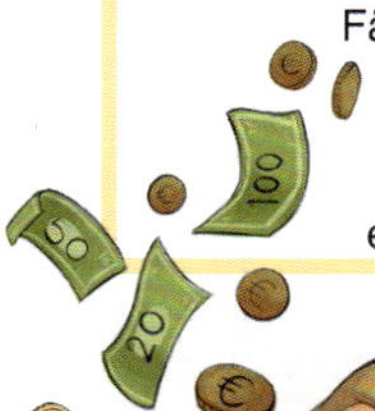

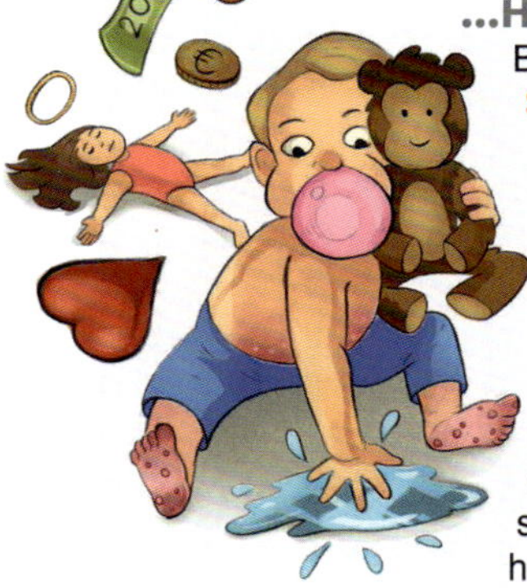

...Hand-Fuß-Mund-Krankheit (HFMK)

Begleitend kommt es oft zu einer **Stomatitis**. Dabei bilden sich **Aphten** im Mundbereich. Das sind schmerzhafte Erosionen in Bläschenform, die teilweise ulzerieren und fibrinbedeckt sind. Daran erinnert der Plüschaffe (für Apthen), den der Kleine an seine Wange presst.

Abgesehen von diesen Symptomen ist der Allgemeinzustand normal bis leicht geschwächt. Jedoch kann es auch zu fieberhaften Präsentationen kommen, verbildlicht durch den zurückgelassenen Fieber-Bären.

Meist ist die Erkrankung selbstlimitierend. Nur in Ausnahmefällen kommt es zu einer Meningitis, Myokarditis oder Pneumonie. Die Puppe mit Heiligenschein (Meningitis), das Herz (Myokarditis) und das Luft-Geld (engl. *pneu money* für Pneumonie) sind hier die Merkhilfen.

Coxsackie B

Diese Erkrankung wird anhand der besten Köchin und ihres Laufburschen erläutert. Coxsackie B beginnt plötzlich und bringt **Übelkeit, Erbrechen und Durchfall** mit sich. Der arme Laufbursche ist schon ganz grün im Gesicht (Übelkeit). Er rennt zur Klotür (Durchfall). Der kleine Fieber-Bär auf dem Kittel der besten Köchin steht für das plötzlich auftretende **Fieber**, welches oft im Rahmen einer allgemeinen Grippesymptomatik auftritt.

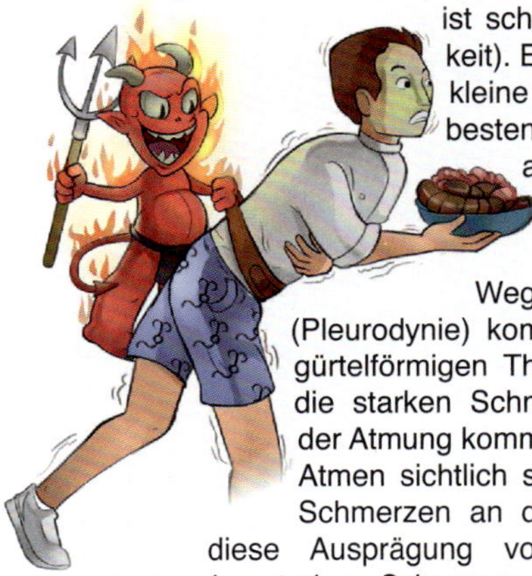

Wegen einer **Reizung der Pleura** (Pleurodynie) kommt es zu starken, stechenden, gürtelförmigen Thoraxschmerzen. Es kann durch die starken Schmerzen zu einer Einschränkung der Atmung kommen. Auch dem Burschen fällt das Atmen sichtlich schwer, er greift sich wegen der Schmerzen an die Brust. Im Englischen wurde diese Ausprägung von einer Coxsackie-B-Infektion wegen der starken Schmerzen *devil's grip* genannt. Der Teufel schnürt den Gürtel des Laufburschen zu und verursacht so die Schmerzen.

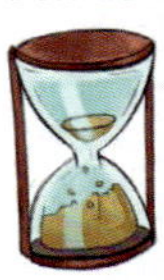

Im Deutschen heißt die Erkrankung **Bornholm-Krankheit**. Daran sollen die blonden Haare und der imposante Wikingerhelm (Holm) der besten Köchin erinnern.

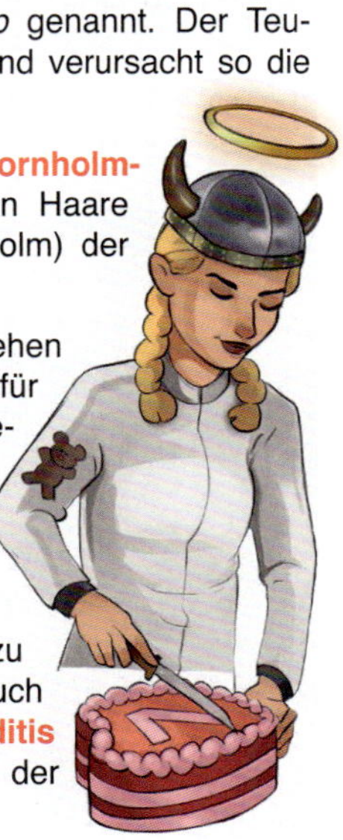

Coxsackie B ist **hoch ansteckend** (dafür stehen die hohen Flammen hinter dem Teufel), aber dafür selbstlimitierend, zu merken an der fast durchgelaufenen Sanduhr auf der Kochinsel.

Die Eins auf dem Kuchen erinnert daran, dass Komplikationen vor allem bei Neugeborenen und Kindern auftreten. Coxsackie B ist ein häufiger Erreger der viralen **Meningitis**, zu sehen am Heiligenschein der besten Köchin. Auch kann es zu einer **Myokarditis** oder **Perikarditis** kommen. Daran erinnert der Herzkuchen vor der besten Köchin.

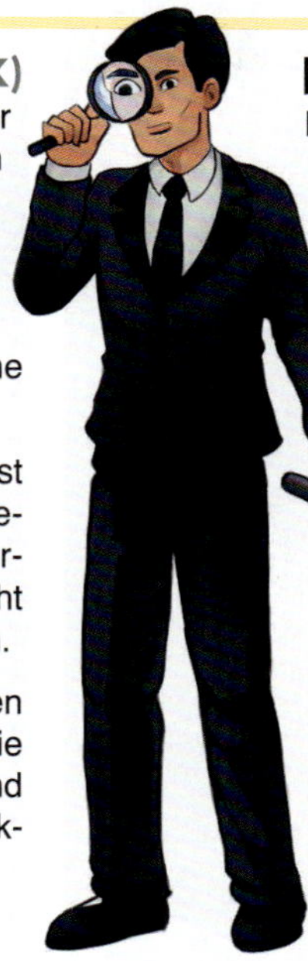

Diagnostik

Bei unkomplizierten Verläufen Herpangina sowie der Hand-Fuß-Mund-Krankheit ist v.a. die Klinik entscheidend. Für kompliziertere Fälle (Myoperikarditis und Meningitis) ist eine weiterführende Diagnostik sinnvoll.

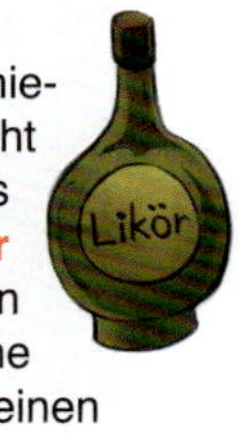

Ein **Erregernachweis** kann anhand verschiedener Proben (wie z.B. Stuhl) erbracht werden. Bei einer Meningoenzephalitis können u.a. **Lymphozyten im Liquor** nachgewiesen werden. Daran erinnert die Likörflasche im Regal. Auch durch einen **Rachen- oder Konjunktivalabstrich** werden Proben gewonnen. Verbildlicht wird dies durch den Gesundheitsbeamten mit Abstrichstäbchen (Rachenabstrich) und Lupe vor dem Auge (Konjunktivalabstrich).

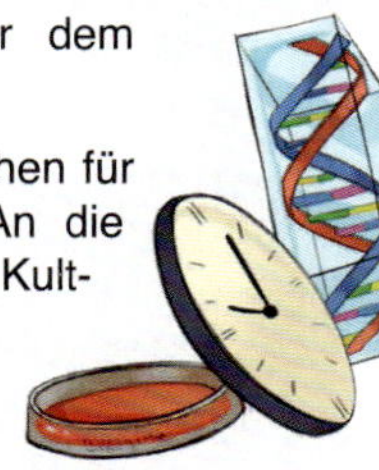

Die DNA-Spaghetti im Regal stehen für die ebenfalls mögliche **PCR**. An die anzulegende **Kultur** erinnert die Kult-Uhr mit Petrischale im Backofen.

Therapie und Prävention

Die Therapie erfolgt symptomatisch, es werden also **Antipyretika** und **Analgetika** gegeben. Der Feuerlöscher verkörpert diese Art der Therapie.

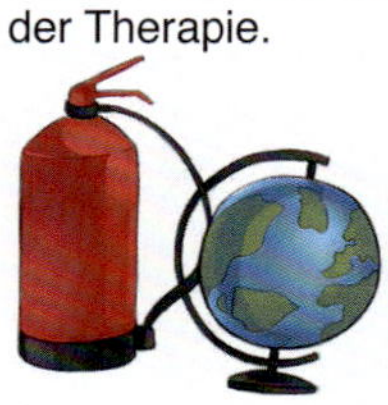

Es können bei schweren Verläufen **Gamma-Globulin-Präparate** gegeben werden. Die Antikörper werden aus Rekonvaleszentenseren gewonnen. Dabei wird Serum mit Antikörpern gegen das Virus von Personen mit überstandenem Infekt gewonnen (= passive Impfung). Die Eselsbrücke für die Gamma-Globuline ist der Globus neben dem Feuerlöscher.

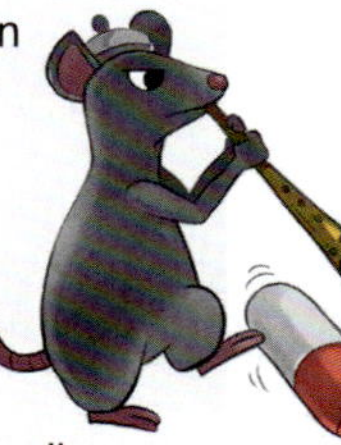

Bei **bakteriellen Superinfektionen** kann auf Antibiotika zurückgegriffen werden. Daran erinnert die Maus mit Klarinette, die **Clarithromycin** verbildlicht.

Die Putzutensilien auf dem Regal stehen wiederum für die angebrachte **Krankenhaushygiene** (Händedesinfektion), die als Präventionsmaßnahme unbedingt notwendig ist.

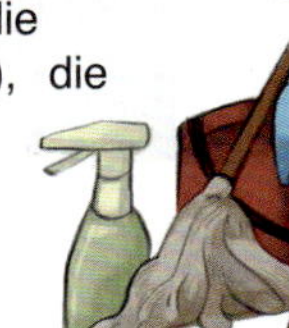

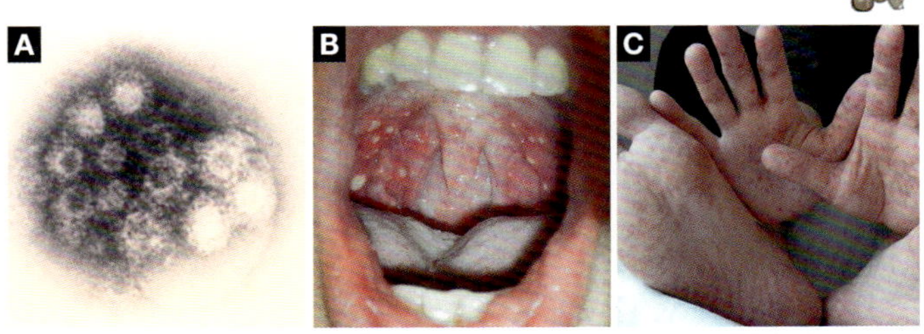

A Coxsackie-Virus A **B** Herpangina **C** Hand-Fuß-Mund-Krankheit

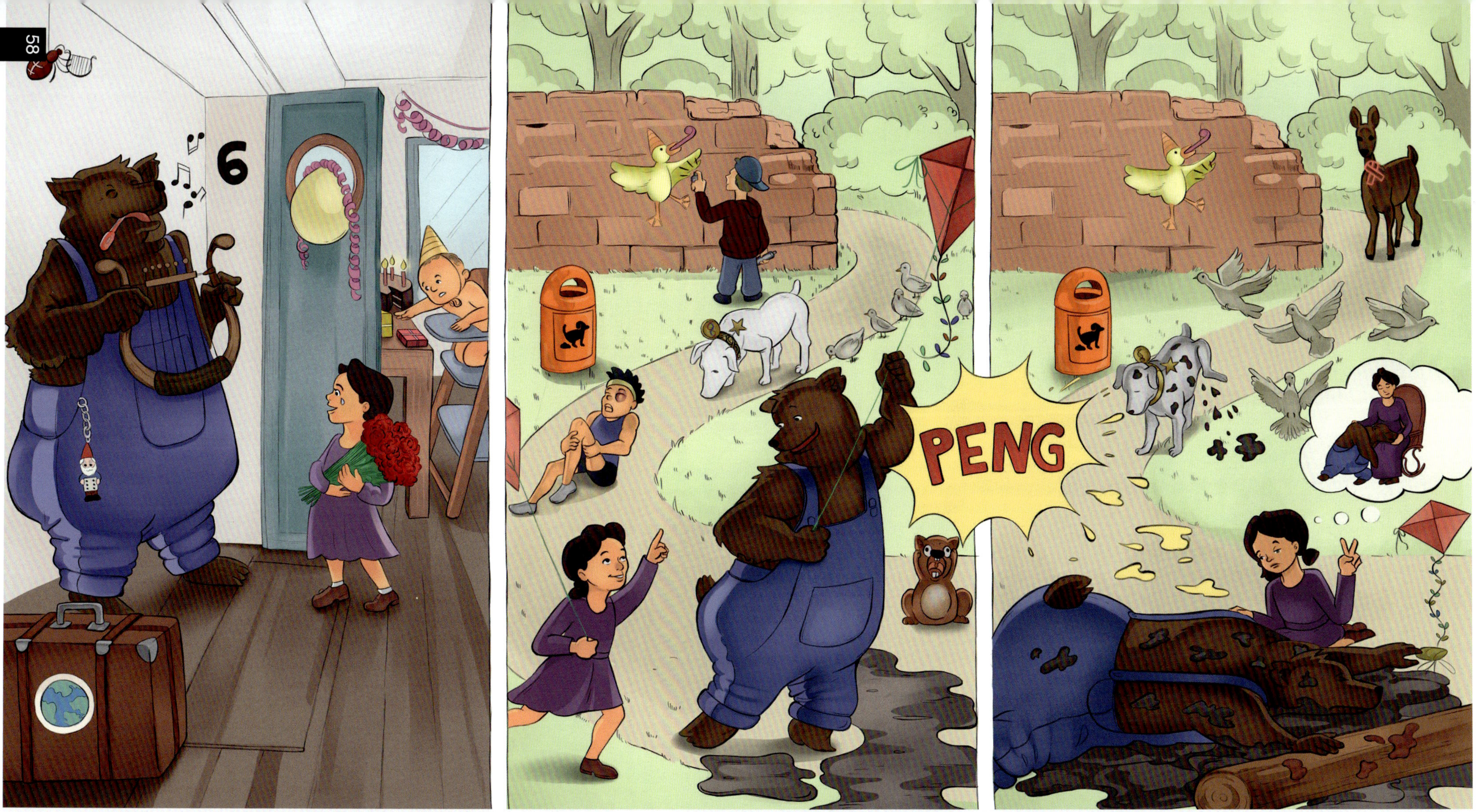

Quiz

1. Was sind die anderen Namen des Exanthema subitums?
2. Wofür stehen die Harfen im Bild?
3. Warum ist der Hund im zweiten und dritten Bild leicht anders gefärbt?
4. Zu welchen Komplikationen kann das Fieber führen?
5. Wo zeigt sich das Exanthem am intensivsten?
6. In welchem zeitlichen Verlauf stehen Exanthem und Fieber zu einander?
7. Wofür steht der kleine Nager im Bild?

Antworten

1. Dreitagefieber (dreigeteilt), Roseola infantum (Rosen des Mädchens), sechste Erkrankung (Hausnummer).
2. Die Erkrankung wird von den Herpesviren 6 und 7 verursacht (engl. *harp*).
3. Es kommt klassischerweise erst zur Leukozytose, und dann zur Leukopenie.
4. Zu Fieberkrämpfen (Jogger).
5. Am Stamm als blassrotes, kleinfleckiges stammbetontes Exanthem (Baumstamm).
6. Zunächst kommt es drei bis fünf Tage zu Fieber (dreigeteiltes Bild). Nach plötzlichem Fieberabfall tritt das Exanthem auf (Bär fällt).
7. Für den Nager-Jammer (Nagetier) wie Nagayama-Flecken, also das charakteristische Enanthem mit Papeln an Uvula und Gaumen (Befund).

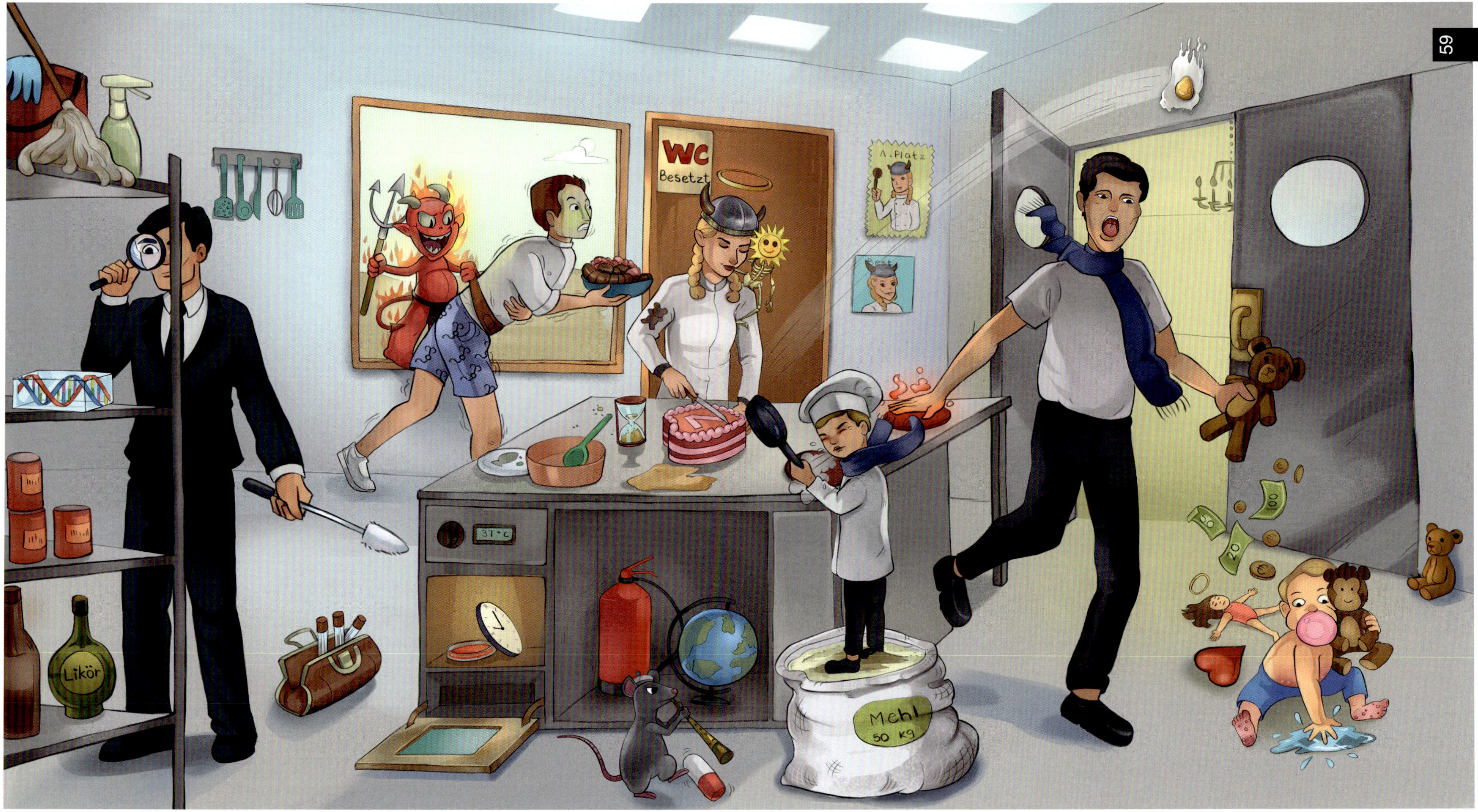

Quiz

1. Zu welcher Virengruppe gehören die Coxsackie-Viren?
2. Wie wird das Virus von Mensch zu Mensch übertragen?
3. Zu welchen zwei Verlaufsformen führt das Coxsackie-A-Virus?
4. Welches teuflische Symptom kann bei Infektion mit Coxsackie B auftreten?
5. Zu welchen Komplikationen kann eine Infektion mit Coxsackie B führen?
6. In welchen Proben kann das Virus nachgewiesen werden?
7. Wie wird therapiert?

Antworten

1. Diese RNA-Viren (engl. *runner shorts*) gehört zu den Enteroviren (Enterhaken).
2. Via Tröpfchen - oder fäkal-orale Schmierinfektion (Nies-Tröpfchen).
3. Zu Herpangina (Herd) und zur Hand-Fuß-Mund-Krankheit (Baby).
4. Stark stechende, gürtelförmige Thoraxschmerzen, engl. *devil's grip* bei Pleurodynie (Teufel).
5. Zu Meningitis (Heiligenschein), Myo - und Perikarditis (Herz) und Pneumonie (*pneu money*).
6. Im Stuhl (DNA) und im Liquor (Likörflasche) via PCR; auch ein Rachen- oder Konjunktivalabstrich (Abstrichstäbchen) ist möglich.
7. Symptomatisch mit Antipyretika und Analgetika (Feuerlöscher). Bei schweren Verläufen werden Immunglobuline (Globus) gegeben, bei bakteriellen Superinfektionen Clarithromycin (Klarinetten-spielende Maus).

Polio Kinderlähmung

Polo mit gelähmtem Kind

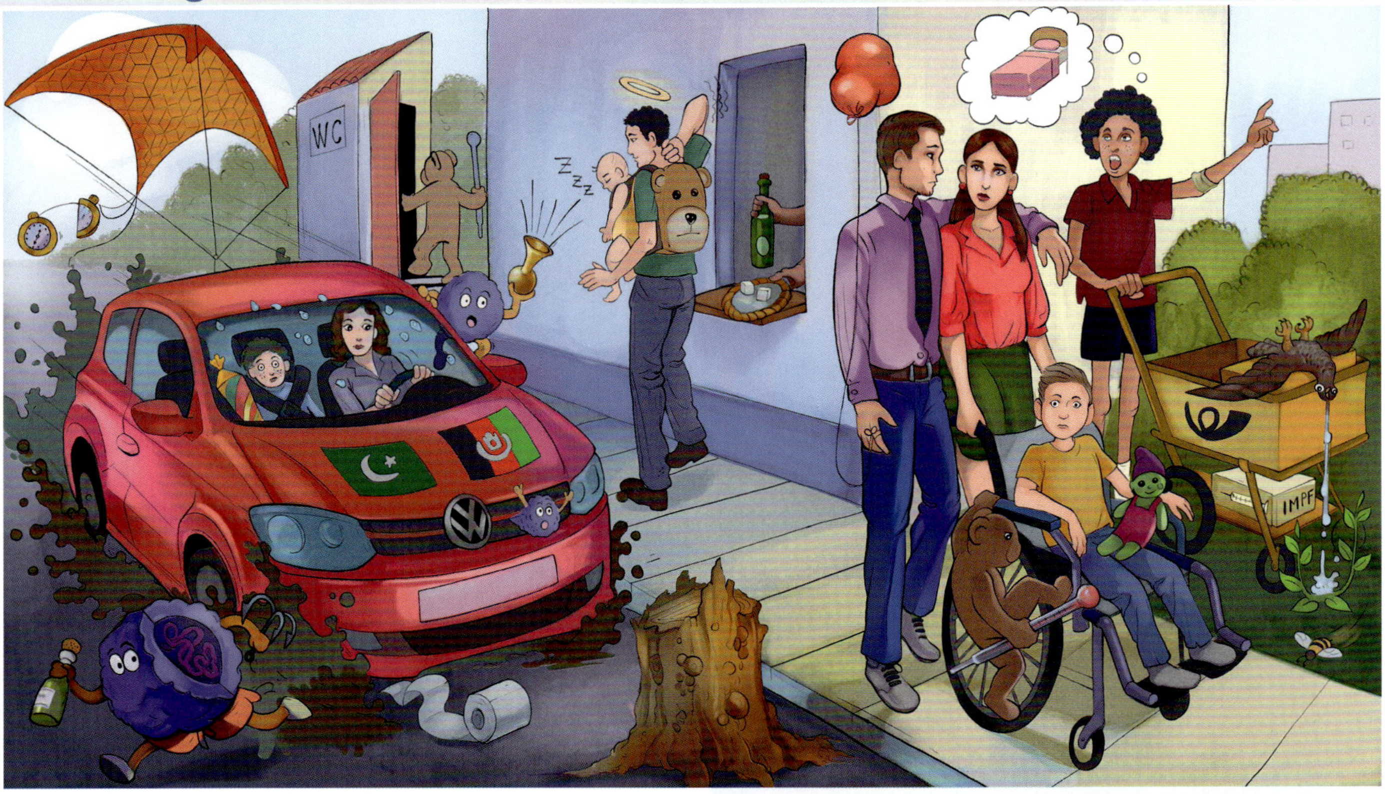

Dies ist die Geschichte von Peter, der gerade auf dem Weg zu seiner Einschulung ist. Seine Mutter rast, obwohl die Straße recht belebt ist, denn sie sind mal wieder spät dran.

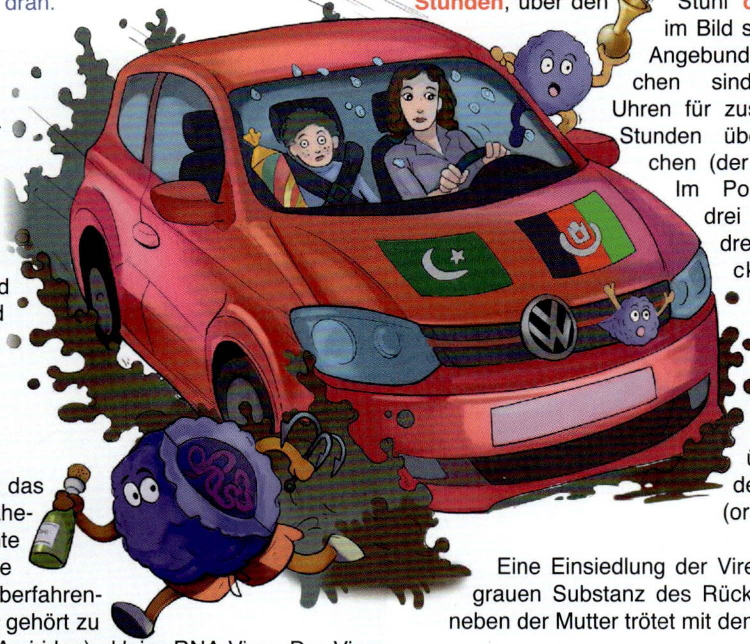

Allgemein

Polio (Kurzform für Poliomyelitis) oder auch Kinderlähmung tritt meist im **Vorschul**- bis **Schulalter** auf. Der zu fest angeschnallte, quasi gelähmte, Peter im Polo hat deshalb eine Schultüte neben sich. Endemiegebiete sind momentan **Pakistan** und **Afghanistan**, zu merken anhand der zwei Landesflaggen auf der Motorhaube.

Erreger

Der Erreger der Infektion ist das ***Poliovirus***, das in Europa nahezu eradiziert ist. Im Bild konnte sich das zur Seite springende Virus gerade noch vor dem Überfahrenwerden retten. Das *Poliovirus* gehört zu den ***Picornaviridae*** (Pico-RNA-viridae) – kleine RNA-Viren. Das Virus im Bild hat eine Piccolo-Sektflasche in der Hand (für *Picornaviridae*) und trägt Laufshorts (engl. *runner* für *RNA-Virus*). Das *Polio-Virus* ist außerdem Teil der Gruppe der ***Enteroviren*** und tritt in **drei Serotypen** auf. Unser Virus hält einen Enterhaken (für *Enterovirus*) mit drei Enden (für drei Serotypen) in der Hand **A**.

Infektionswege

Der Hauptübertragungsweg ist die **fäkal-orale** Infektion, eine Schmierinfektion – beispielsweise bei mangelnder Toilettenhygiene. Der Polo fährt durch braunen Matsch. Weit seltener ist die **Tröpfcheninfektion**, daher landen nur ein paar Tröpfchen auf der Windschutzscheibe.

Ansteckungsgefahr besteht solange die *Polio-Viren* **ausgeschieden** werden. Über den Rachen sind das **36 Stunden**, über den Stuhl **drei Tage**. Der Lenkdrachen im Bild steht für den Rachen. Angebunden am Drachen sind eineinhalb Uhren für zusammen 36 Stunden über den Rachen (der Lenkdrachen). Im Polo befinden sich drei Sitze (Stühle) für die drei Tage Ansteckungsgefahr über den Stuhl.

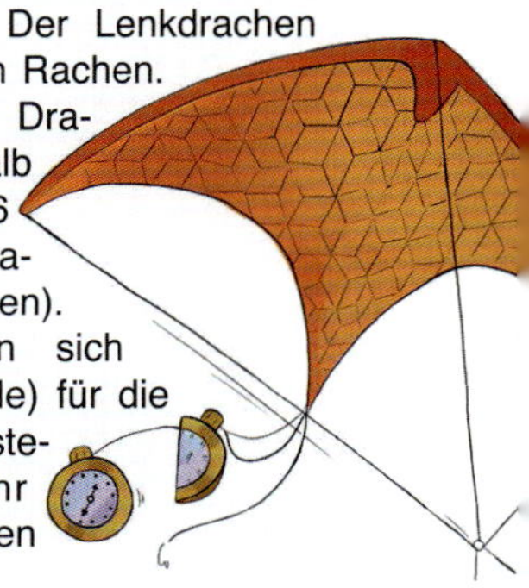

Das Virus vermehrt sich bei oraler Aufnahme im Gastrointestinaltrakt und tritt dann ins Blut über. Ein kleines Virus wird durch den Lüfter in den Polo eingesogen (orale Aufnahme).

Eine Einsiedlung der Viren in den **Vorderhornzellen** der grauen Substanz des Rückenmarks ist möglich. Das Virus neben der Mutter trötet mit dem Horn (für Vorderhornzellen).

Klinik

Bei einer Infektion kann es zu verschiedenen Formen bzw. Stadien der Poliomyelitis kommen, wobei insgesamt weniger als **10% symptomatisch** werden.

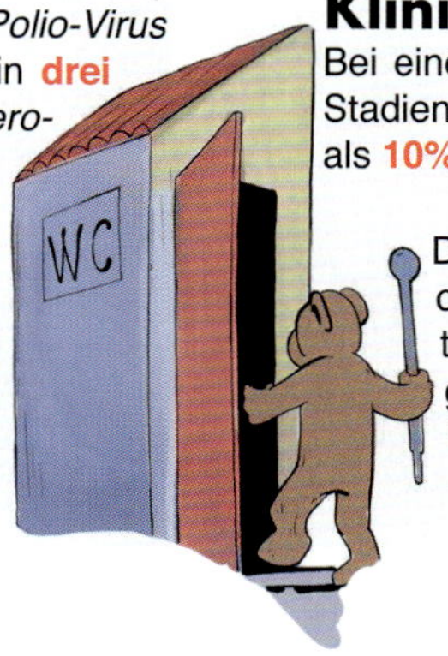

Die **abortive Poliomyelitis** manifestiert sich ohne Beteiligung des Zentralen Nervensystems. Sie tritt bei 4 bis 8% der Infizierten auf. Die Infektion geht mit **grippalen Symptomen** und **Fieber** einher. Der relativ entspannte Fieber-Bär öffnet die Tür zum öffentlichen Abort (für abortive Poliomyelitis).

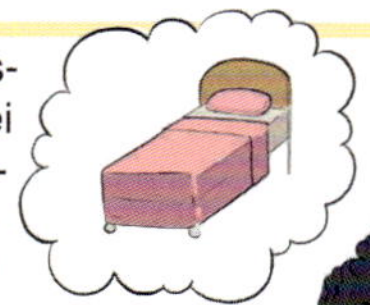

Polio, syn. Kinderlähmung, ist in Europa fast ausgerottet. Erreger ist das *Poliovirus*, ein *Picornavirus*. Die Infektion ist oft klinisch unauffällig. Die Klinik verläuft in drei Stadien, von denen nicht immer alle vorkommen. Die abortive Polio beginnt mit grippalen Symptomen ohne ZNS Beteiligung. Es folgt die nicht-paralytische Poliomyelitis mit Hirnhautbeteiligung, jedoch ohne Lähmungen. Die seltenere paralytische Poliomyelitis geht mit der gefürchteten Atemlähmung einher. Als Spätfolge kann 10-30 Jahre später das Postpoliosyndrom mit Muskelschwund, Ermüdung und Schmerzen auftreten. Die Therapie ist symptomatisch, körperliche Anstrengung verschlimmert den Verlauf, Bettruhe ist geboten. Die Impfung wird in Europa als Totimpfstoff verabreicht.

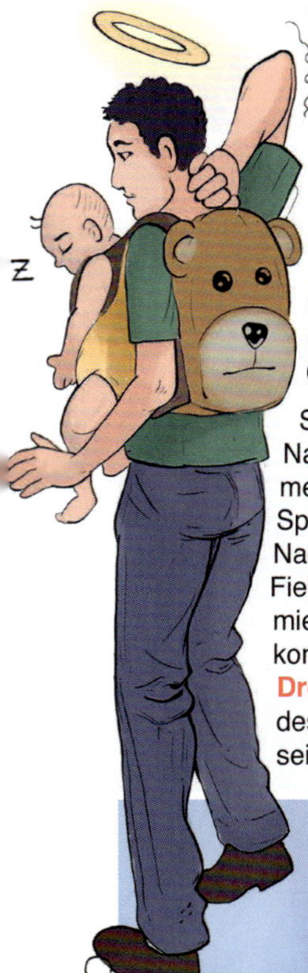

...Klinik

Nicht-paralytische Poliomyelitis

In 1 bis 2% der Fälle kommt es nach einem kurzen **symptomfreien Intervall** zur Poliomyelitis mit **ZNS-Beteiligung**. Dies ist die **meningitische Form** der Polio. Der alleinerziehende Vater (ein „Nicht-Paar"= nicht paralytisch) hat einen Heiligenschein, der für die entzündeten Meningen steht. Er hält Abstand zum Abort (symptomfreies Intervall zur abortiven Form).

Symptome dieser Form der Polio sind Fieber, Nackensteife, Rückenschmerzen und Muskelspasmen. Der Vater, dessen Arm wegen der Spasmen leicht vibriert, greift im Bild nach Nacken und Rücken. Er trägt einen Fieber-Bär-Rucksack. Durch eine Adynamie der Halsmuskulatur kommt es zum typischen **Head-Drop-Zeichen**. Das Kind ist an des Vaters Brust eingeschlafen und sein Kopf nach vorne gesunken.

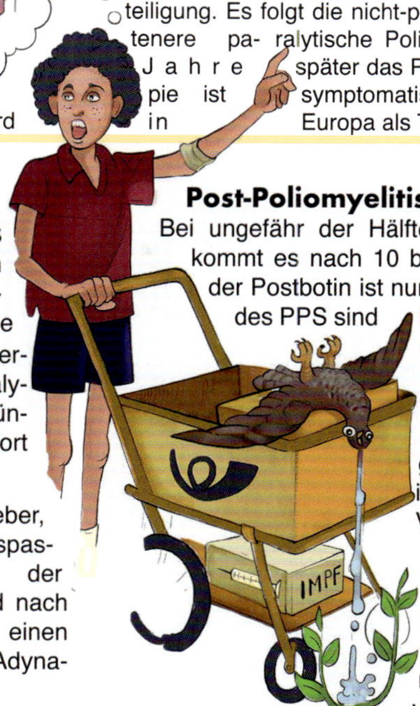

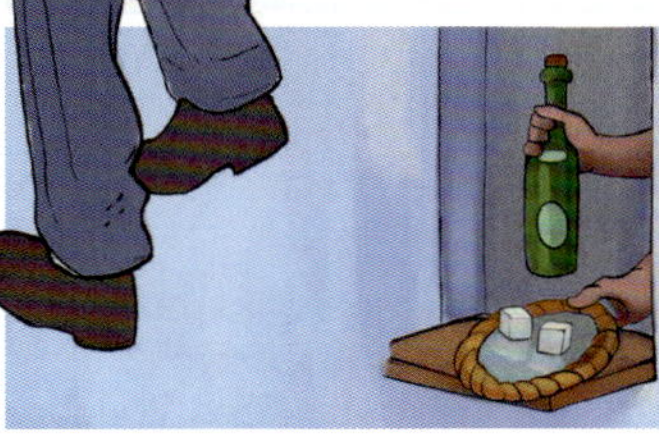

Untersucht man den Liquor, so zeigen sich eine **lymphozytäre Pleozytose** (Vermehrung der weißen Blutkörperchen), eine leichte **Proteinerhöhung** und ein normaler **Glukosespiegel**, da die Viren keine Glukose verstoffwechseln. Dem Vater werden eine Likörflasche mit Ei (Protein im Liquor) und ein Spiegel mit zwei Zuckerwürfeln (normaler Glukosespiegel) gereicht.

Paralytische Poliomyelitis mit ZNS-Beteiligung

Sie kann der meningitischen Form nach zwei bis drei Tagen Besserung folgen. Im Abstand von drei Steinplatten (zwei bis drei Tage) läuft ein Paar (paar-alytische Poliomyelitis) mit Kind im Rollstuhl den Bürgersteig entlang. Es kommt zu einem erneuten **Fieberanstieg** und innerhalb von Stunden oder Tagen zu **schlaffen Paresen**. Meist sind diese asymmetrisch und eher proximal. Das Kind im Rollstuhl, in den auch der Fieber-Bär klettern möchte, hat eine schlaffe Puppe (für schlaffe Paresen) auf dem Oberschenkel.

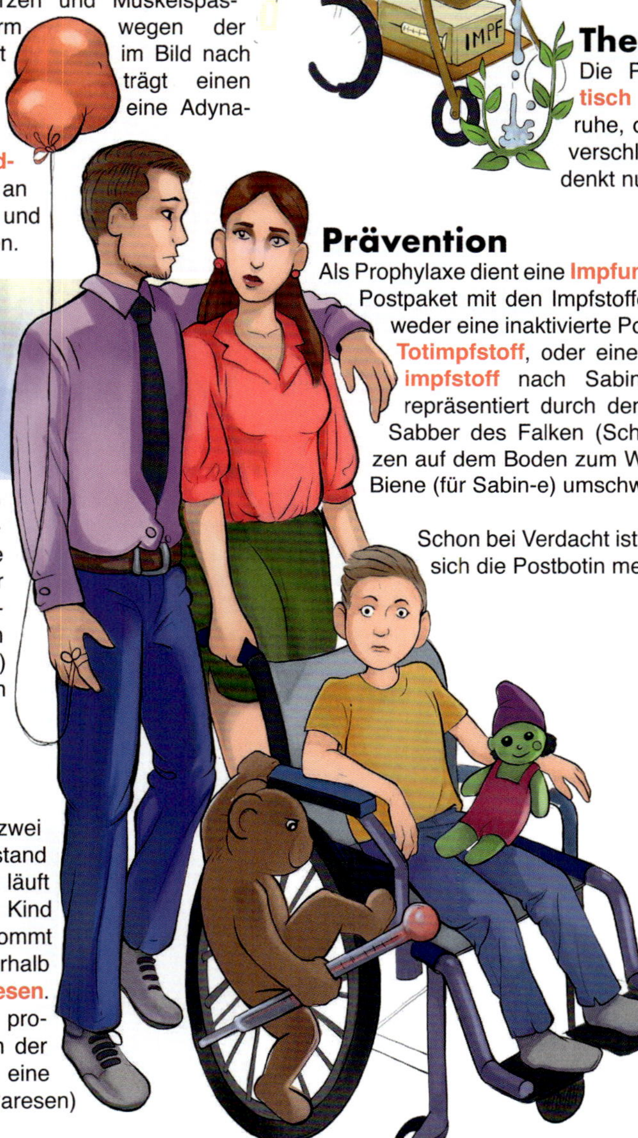

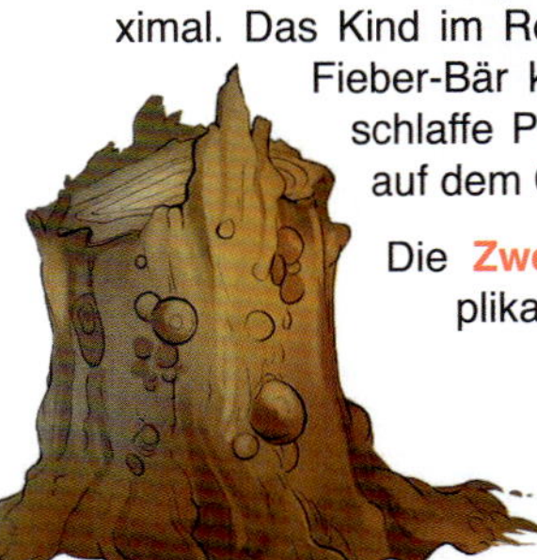

Die **Zwerchfelllähmung** B ist eine mögliche Komplikation. Die Puppe mit Zwergenmütze erinnert daran.

Weitaus seltener kommt es zur **bulbären Form** mit **Hirnstammbeteiligung**. Hierbei können zerebrale und vegetative Zentren geschädigt werden. Die Assoziation im Bild ist der kranke Baumstamm (Hirnstamm) neben dem Rollstuhl. Bei Befall des Atemzentrums kommt es zu einer **Atemlähmung**. Das Paar hat einen nur halb aufgeblasenen Luftballon dabei.

Post-Poliomyelitis-Syndrom (PPS)

Bei ungefähr der Hälfte aller durchgemachten Infektionen kommt es nach 10 bis 30 Jahren zum PPS. Der Wagen der Postbotin ist nur zur Hälfte voll (für 50%). Symptome des PPS sind **Muskelschwund**, **Ermüdungserscheinungen** und **Schmerzen** der betroffenen Muskelpartien. Deshalb hat die arme Postbotin so dünne Arme und Beine (Muskelschwund), gähnt die ganze Zeit, denkt nur an ihr Bett (Müdigkeit) und trägt einen Verband (Schmerzen) C+ D.

Therapie

Die Poliomyelitis wird **symptomatisch** behandelt. Wichtig ist Bettruhe, da Anstrengung die Symptome verschlimmert. Die kranke Postbotin denkt nur an ihr Bett.

Prävention

Als Prophylaxe dient eine **Impfung**. Im Bild dargestellt durch das Postpaket mit den Impfstoffen. Zur Verfügung stehen entweder eine inaktivierte Polio-Vakzine nach Salk, also ein **Totimpfstoff**, oder eine Schluckimpfung mit **Lebendimpfstoff** nach Sabin. Die IPV nach Salk wird repräsentiert durch den toten Falken (für Salk). Der Sabber des Falken (Schluckimpfung) bringt die Pflanzen auf dem Boden zum Wachsen (Lebendimpfstoff). Die Biene (für Sabin-e) umschwirrt alles.

Schon bei Verdacht ist Polio **meldepflichtig**, weshalb sich die Postbotin meldet.

D
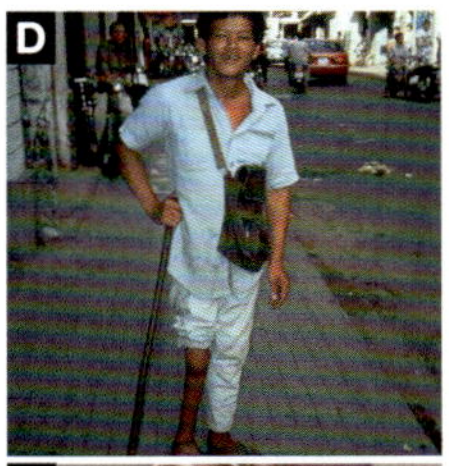

C
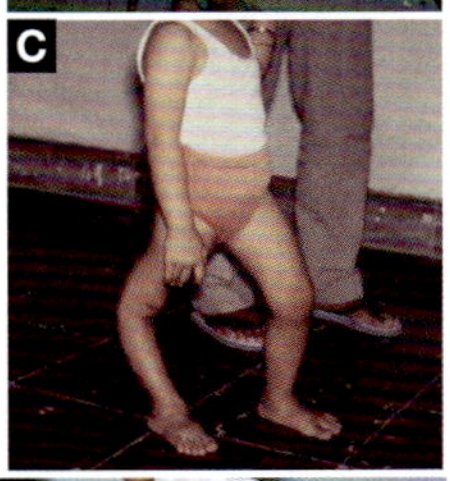

A
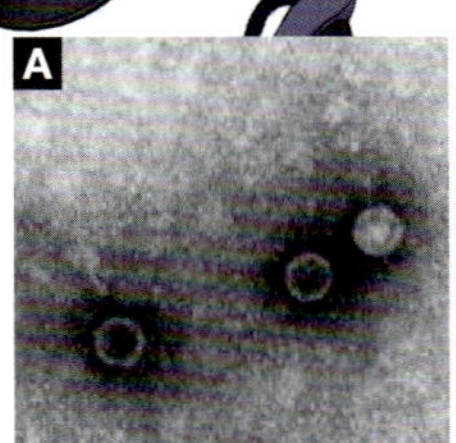

B
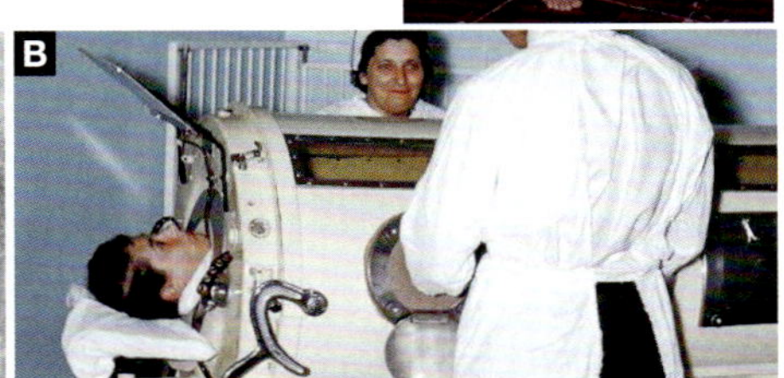

A TEM Poliovirus **B** Eiserne Lunge zur Überbrückung der akuten Poliophase. Unter- und Überdruck ermöglichen eine Atmung trotz der Muskel- und damit Atemlähmung. **C+D** Deformierungen nach Poliomyelitis durch Atrophie

IMPF /17 +B2

Cholera 90	Hepatitis A 16	Influenza 144	Pertussis **20**	Tollwut **152**
Diphtherie **18**	Hepatitis B 100	Masern **46**	Polio **60**	Typhus 88
FSME **140**	HiB **26**	Meningitis **156**	Röteln **38**	Varizellen **62**
Gelbfieber 26	HPV **116**	Mumps **50**	Tetanus **134**	

Varizellen Windpocken

Tigerbaby Vari in der Zelle

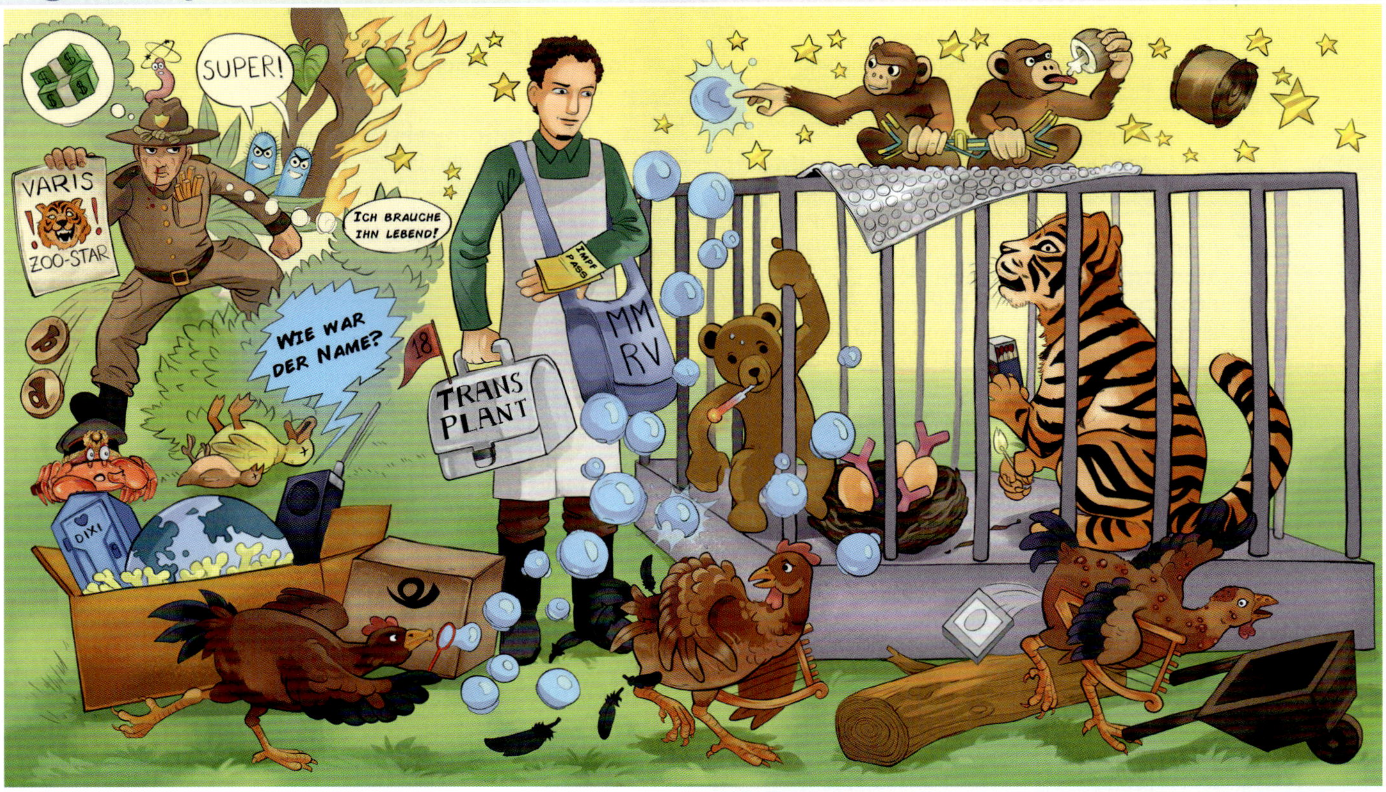

Dies ist die Geschichte vom kleinen Tiger Vari in seiner „Zelle“. Gefangen wurde er vom fiesen Ranger, der mit dem künftigen Zoo-Star nur Geld machen will. Varis einziger Freund ist der nette Tierpfleger, seine einzige Ablenkung die drei verrückten Hühner und die Affenzwillinge.

Allgemein

Windpocken sind eine Virusinfektion, die durch Varizella-Zoster-Viren verursacht werden. Der junge Tiger und zukünftige Zoo-Star Vari sitzt in seiner Zelle (für ***Varizella-Zoster-Virus***, VZV) und pustet Seifenblasen, die vom Wind verweht werden. Im Englischen heißt die Kinderkrankheit **Chickenpox**. Daran erinnern sollen die drei Hühner im Bildvordergrund.

Ätiologie und Epidemiologie

Das *Varizella-Zoster-Virus* gehört zur Gruppe der **Herpesviren** (**HHV-3**). Zwei der drei Hühner im Bild tragen eine Harfe (engl. *harp* für Herpes). Das Virus besitzt eine **sehr hohe Kontagiosität**, Vari mit seinen Streichhölzern muss aufpassen, dass er niemanden ansteckt. Bis zum 16. Lebensjahr sind 90 % aller Kinder infiziert.

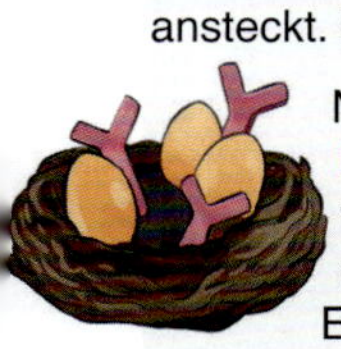

Neugeborene genießen einen **dreimonatigen Nestschutz** durch IgG-Antikörper der Mutter. Dieses Phänomen versinnbildlichen die drei Eier samt Antikörper im Nest. Die Erreger werden durch **aerogene Übertragung** über virushaltige Tröpfchen verbreitet – und dies über mehrere Meter hinweg – dies zeigen die Seifenblasen im Bild. Eine **Schmierinfektion** durch direkten Kontakt mit Bläscheninhalt oder mit den Krusten ist ebenfalls möglich. Im Bild hat das zweite Huhn Pech, da es durch die zerplatzende Seifenblase infiziert wird. In einigen Fällen kommt es auch zu einer **diaplazentaren Übertragung**. Das Dia mit dem Ei darauf soll daran erinnern. Ansteckungsgefahr besteht zwei Tage vor bis fünf Tage nach Auftreten des Exanthems. Die Anzahl der Gitterstäbe vor und nach dem Huhn mit Exanthem zeigen dieses Faktum.

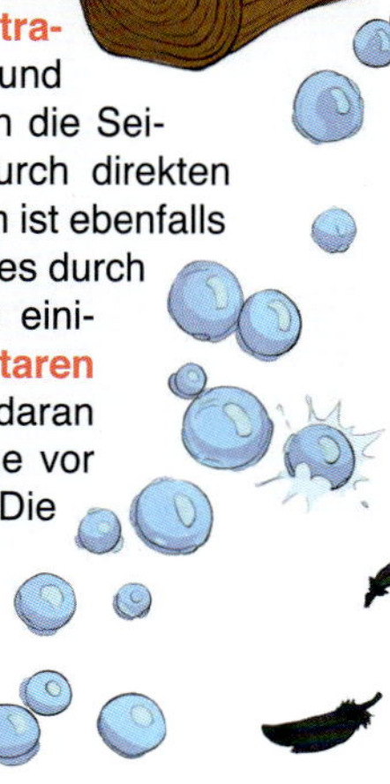

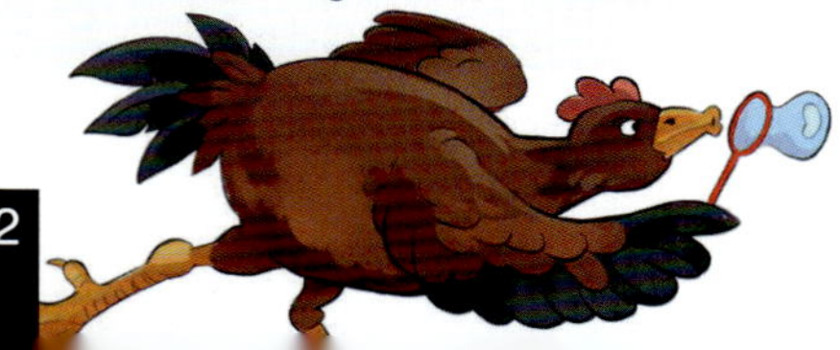

Symptome und Klinik

Ein bis zwei Tage vor Exanthemausbruch können unspezifische Prodromi auftreten. Pathognomonisch, also krankheitstypisch, für Windpocken ist das **Exanthem** **A-C**. Die Anordnung des Windpocken-Exanthems erinnert an einen Sternenhimmel. Dieses Phänomen wird als **Heubnersche Sternenkarte** bezeichnet. Der durch den Sternenhimmel fliegende Heuballen soll daran erinnern.

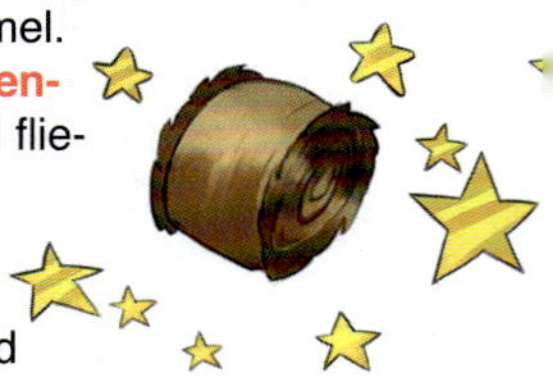

Zuerst entstehen **Papeln**, die sich dann zu **mit klarer Flüssigkeit gefüllten Vesikeln** auf gerötetem Grund entwickeln. Diese platzen auf und **verkrusten**. Die Seifenblasen, die später zerplatzen, stehen für die Vesikel. Das dritte Huhn weist verkrustete Stellen auf.

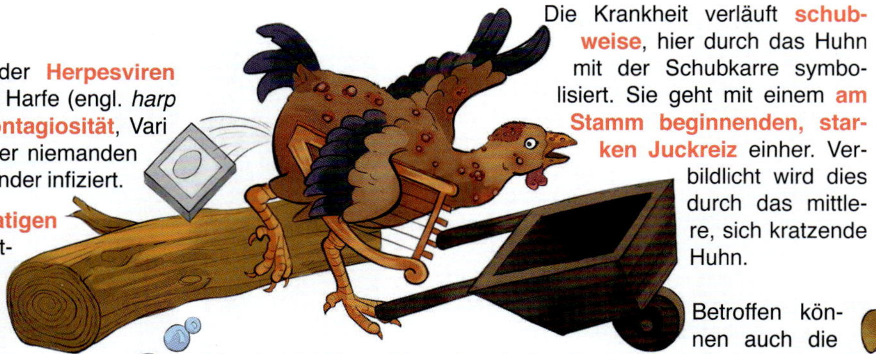

Die Krankheit verläuft **schubweise**, hier durch das Huhn mit der Schubkarre symbolisiert. Sie geht mit einem **am Stamm beginnenden, starken Juckreiz** einher. Verbildlicht wird dies durch das mittlere, sich kratzende Huhn.

Betroffen können auch die Mundschleimhaut (**Enanthem**), das Gesicht und der behaarte Kopf sein. Das dritte Huhn hat Punkte auf Kopf und Schnabel.

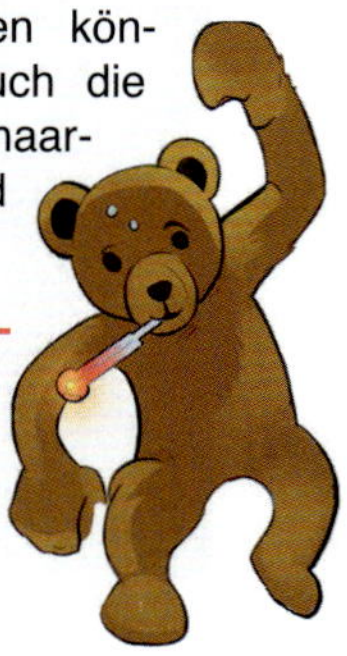

Weitere klinische Symptome der Windpocken sind **grippale Beschwerden**: Fieber, Kopf- und Gliederschmerzen. Hier muss natürlich der Fieber-Bär wieder herhalten.

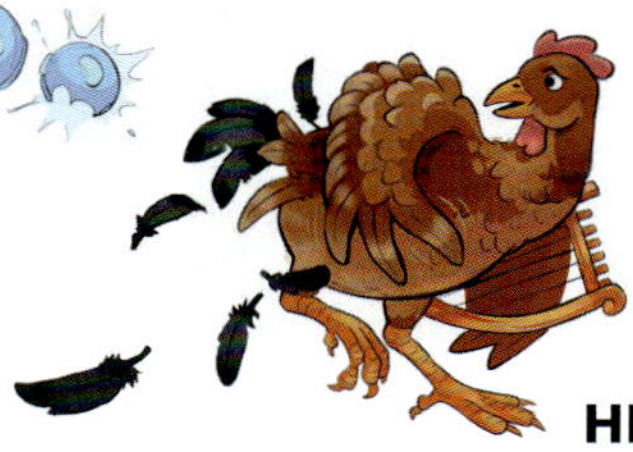

HHV /11

HHV-1/2 = HSV-1/2 **144** *HHV-5 = CMV* **66**
HHV-3 = VZV **62** *HHV-6&7* **54**
HHV-4 = EBV **68** *HHV-8 = KSHV* **111**

Die **Varizellen**, auch Windpocken, werden durch das *Varizella-Zoster-Virus* verursacht. Typisch ist neben Fieber und grippalen Symptomen das stark juckende Exanthem am gesamten Körper. Die flüssigkeitsgefüllten Bläschen werden zu Pusteln und anschließend zu verkrusteten Erosionen. Die verschiedene Exanthemstadien existieren parallel, was an einen Sternenhimmel erinnert. Komplikationen wie Myokarditis und Nephritis treten häufiger bei Immungeschwächten oder Älteren auf. Konnatale bzw. diaplazentare Formen können letal enden. Es herrscht lebenslange Immunität nach Impfung (MMRV) oder durchgemachter Infektion. Bei Immunschwäche kann eine Reaktivierung als Herpes zoster erfolgen. Die Therapie ist symptomatisch, bei Riskopatientinnen wird u.a. Aciclovir eingesetzt. Die Windpocken sind namentlich meldepflichtig.

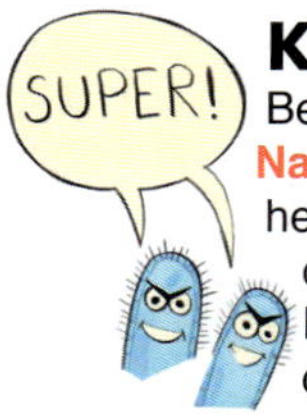

Komplikationen

Besonders bei Erwachsenen kann es nach einer Infektion zur **Narbenbildung** kommen, wie im Gesicht des Rangers zu sehen ist. Außerdem kann sich eine **Superinfektion** entwickeln, die zu Impetigo, Phlegmonen und zu einer nekrotisierenden Fasziitis führen kann. Die zwei fiesen Bakterien, von denen die eine „SUPER" ruft, sollen an die Superinfektion erinnern.

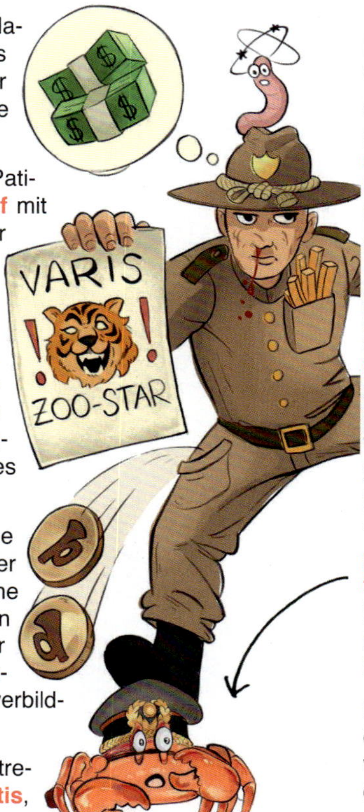

Bei einer **Reaktivierung** der Varizella-Zoster-Viren kommt es zu Herpes Zoster. Der Zoo-Star-Flyer in der Hand des Rangers verbildlicht diese Komplikation.

Vor allem bei **immunschwachen** Patienten ist ein **systemischer Verlauf** mit Hämorrhagien möglich. Der Ranger hat Nasenbluten.

Eine milde Thrombozytopenie ist eine weitere Komplikation bei Windpocken. Sie ist aber eher unspezifisch und tritt auch bei anderen Viruserkrankungen auf. Merken kann man sich die Thrombozytopenie durch die Trompeten-Pennies des Rangers.

Bei Erwachsenen kann auch eine **Pneumonie** entstehen. Der Ranger denkt nur an Geld, engl. *money*. Eine meist selbstlimitierende Komplikation ist die **Zerebellitis mit Ataxie**. Der von Schwindel geplagte Kleinhirn-Wurm auf dem Hut des Rangers verbildlicht diese Komplikation.

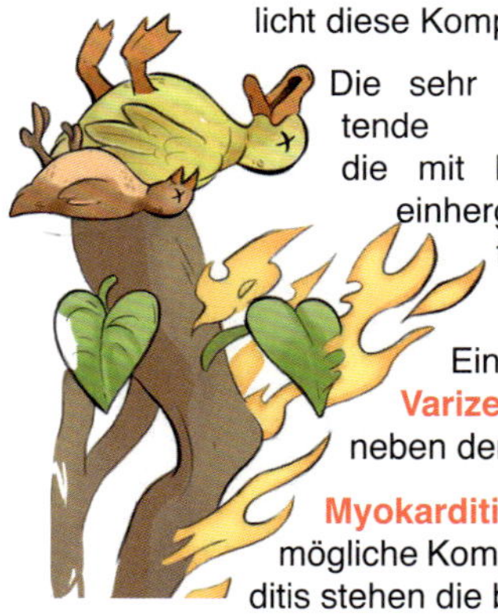

Die sehr selten auftretende **Enzephalitis**, die mit Krämpfen und Koma einhergeht, hat eine schlechte Prognose, wie die tote Ente (für die Enzephalitis) zu Füßen des Rangers zeigt.

Eine weitere Komplikation ist das **konnatale Varizellen-Syndrom**. Hierfür steht das tote Küken neben der Ente.

Myokarditis, **Arthritis** und **Nephritis** sind ebenfalls mögliche Komplikationen der Windpocken. Für die Myokarditis stehen die brennenden, herzförmigen Blätter; für die Arthritis der knieförmige, brennende Ast und für die Nephritis die Fritten in der Brusttasche des Rangers.

Diagnostik

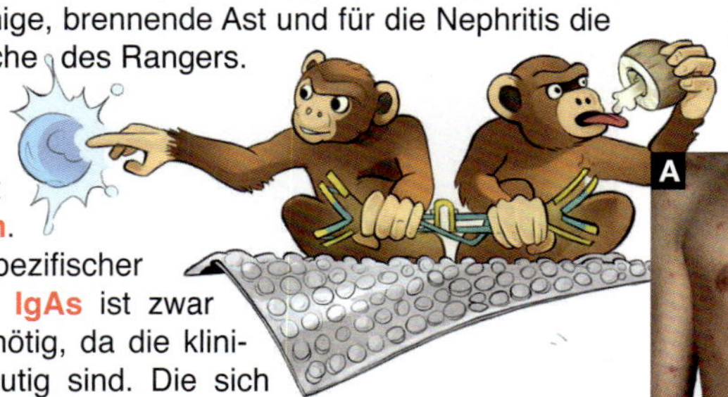

Die Diagnose erfolgt hauptsächlich **klinisch**.

Ein indirekter VZV-spezifischer Antikörpernachweis von **IgAs** ist zwar möglich, doch meist unnötig, da die klinischen Symptome eindeutig sind. Die sich streitenden Zwillingsäffchen stehen für das IgA-Dimer.

Ein Virusnachweis mittels **PCR** in Bläscheninhalt, Fruchtwasser oder Chorionzotten ist ebenfalls möglich. Hier dargestellt durch die zerplatzte Seifenblase (für Bläscheninhalt), das Kokosfruchtwasser (für Fruchtwasser) und die Noppenmatte (erinnert an die Anatomie der Chorionzotten).

Therapie

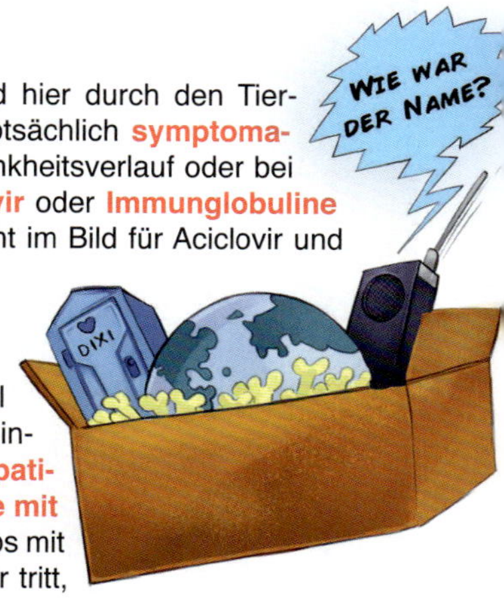

Die Therapie der Windpocken wird hier durch den Tierpfleger dargestellt. Sie erfolgt hauptsächlich **symptomatisch**. Bei einem komplizierten Krankheitsverlauf oder bei Immunsuppression können **Aciclovir** oder **Immunglobuline** gegeben werden. Das Mini-Klo steht im Bild für Aciclovir und der Globus für die Immunglobuline.

Prognose

Windpocken verlaufen in der Regel gutartig. Bei Immunsupprimierten hingegen, beispielsweise bei **Krebspatienten**, sind **generalisierte Verläufe mit letalem Ausgang** möglich. Der Krebs mit Generalsmütze, auf den der Ranger tritt, soll dies in Erinnerung rufen.

Prävention

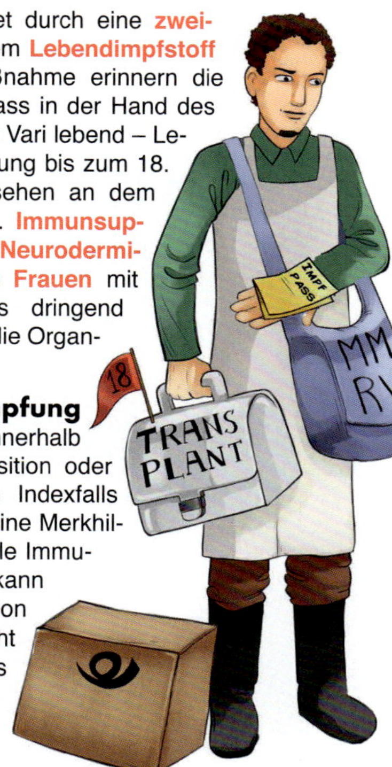

Die **Grundimmunisierung** findet durch eine **zweimalige MMRV-Impfung** mit einem **Lebendimpfstoff** statt. An diese Präventionsmaßnahme erinnern die MMRV-Futtertüte und der Impfpass in der Hand des Tierpflegers. Der Ranger braucht Vari lebend – Lebendimpfstoff. Eine Nachholimpfung bis zum 18. Lebensjahr ist empfohlen, zu sehen an dem 18er-Fähnchen des Tierpflegers. **Immunsupprimierte**, **Organempfänger**, **Neurodermitispatienten** und **seronegative Frauen** mit Kinderwunsch sollten ebenfalls dringend nachgeimpft werden. Daran soll die Organ-Box erinnern.

Eine **Postexpositionsimpfung** oder Riegelungsimpfung ist innerhalb von fünf Tagen nach der Exposition oder drei Tage nach Ausbruch des Indexfalls möglich. Das Postpaket ist hier eine Merkhilfe. Eine passive postexpositionelle Immunisierung **mit IgG-Antikörpern** kann bis zu vier Tage nach Exposition erfolgen. Für dieses Faktum steht das Risiko-Postpaket mit Globus und y-förmigen IgGs. Diese Impfung ist für Risikopatienten wie Schwangere, Immunsupprimierte und Neugeborene mit erkrankter Mutter empfehlenswert.

Bei Windpocken besteht **namentliche Meldepflicht**. Über das Funkgerät wird nach dem Namen gefragt.

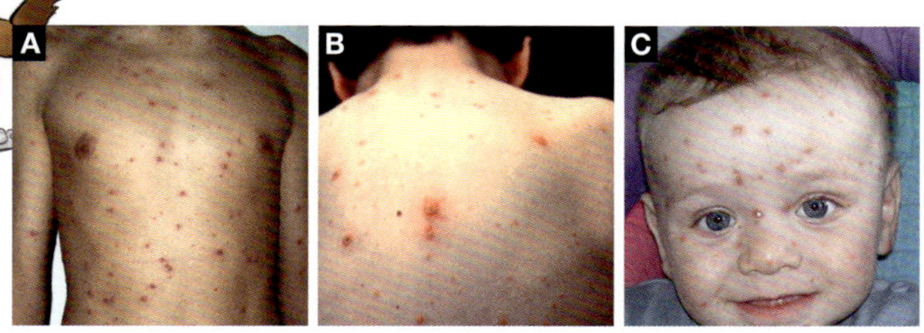

A-C Exanthem bei Windpocken: parallel bestehen verschiedene Effloreszenzen

KEX /49
Masern (1st disease) **46**
Scharlach (2nd disease) **32**
Röteln (3rd disease) **38**
Ringelröteln (5th disease) **42**
Dreitagefieber (6th disease) **54**
Varizellen, Windpocken **62**

IMPF /17 +B2
Cholera 90
Diphtherie **18**
FSME **140**
Gelbfieber 26
Hepatitis A 16
Hepatitis B 100
HiB **26**
HPV **116**
Influenza 144
Masern **46**
Meningitis **156**
Mumps **50**
Pertussis **20**
Polio **60**
Röteln **38**
Tetanus **134**
Tollwut **152**
Typhus 88
Varizellen **62**

KON /81
CMV **66**
Gonokokken **92**
Hepatitis B 100
HIV **104**
HPV **116**
HSV1/2 **144**
Listeriose **36**
Ringelröteln **42**
Röteln **38**
Syphilis **94**
Toxoplasmose **174**
Varizellen **62**

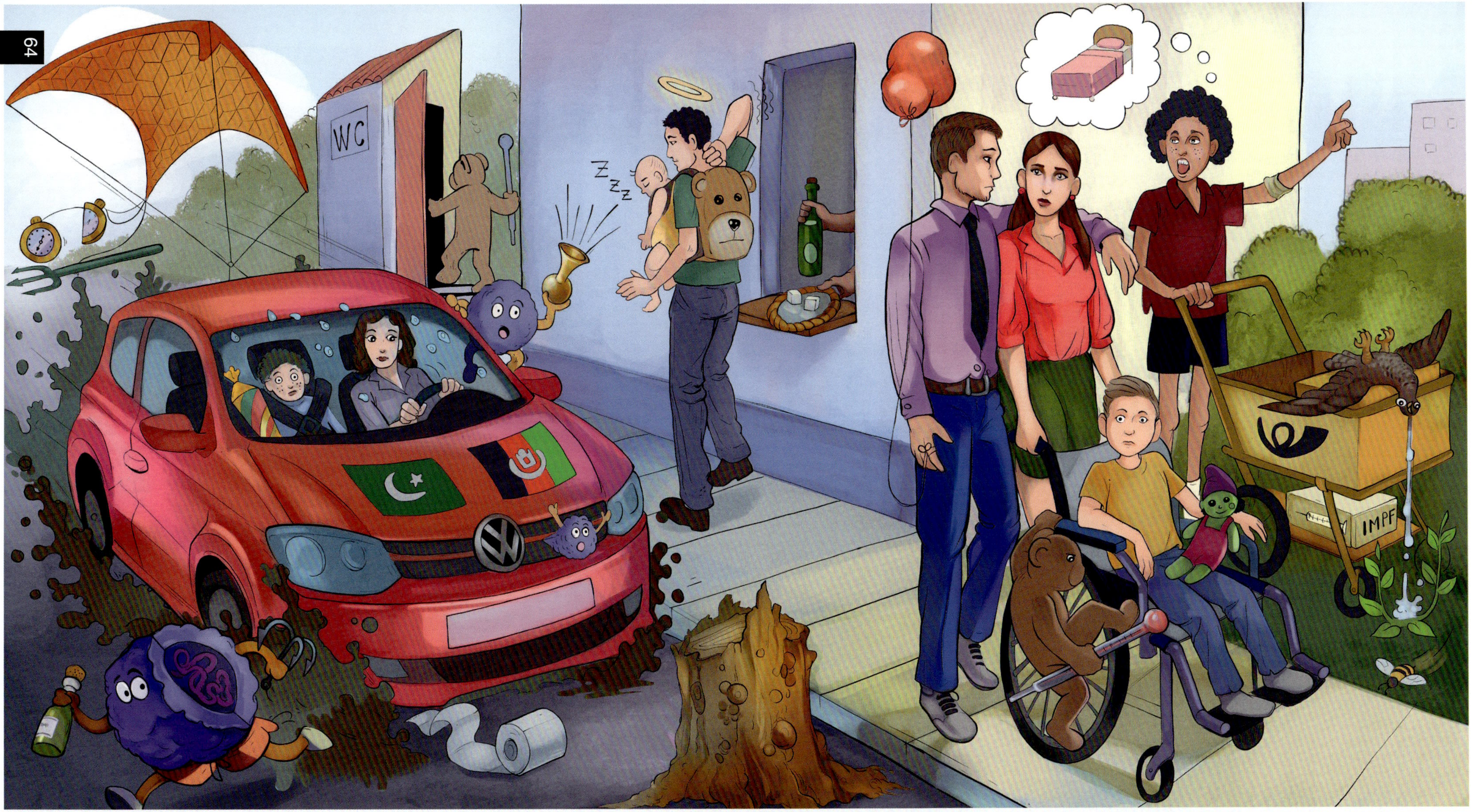

Quiz

1. Welcher Erreger verursacht Polio?
2. Wie wird der Erreger übertragen?
3. Wofür steht die Toilette?
4. Welche Formen der Polio gibt es?
5. Wofür steht das Kind im Auto?
6. Wie wird die Erkrankung behandelt?
7. Welche Impfstoffe gibt es?

Antworten

1. Das Polio-Virus, ein *Picornaviridae* aus der Familie der Enteroviren (Piccolosekt, Enterhaken).
2. Die fäkal-orale Schmierinfektion ist weit häufiger als die Tröpfcheninfektion (Tropfen auf Scheibe).
3. Für die abortive Poliomyelitis (ohne ZNS-Beteiligung).
4. Es gibt die abortive (Klo), nicht-paralytische/meningitische (Single-Vater), paralytische (Paar) und bulbäre Poliomyelitis (Stamm).
5. Für das gehäufte Auftreten der Kinderlähmung in Vorschul- und Schulalter.
6. Symptomatisch mit strenger Bettruhe (Traum).
7. Es gibt den Totimpstoffstoff nach Salk (Falke) und die Lebend-Schluckimpfung nach Sabin (Sabber).

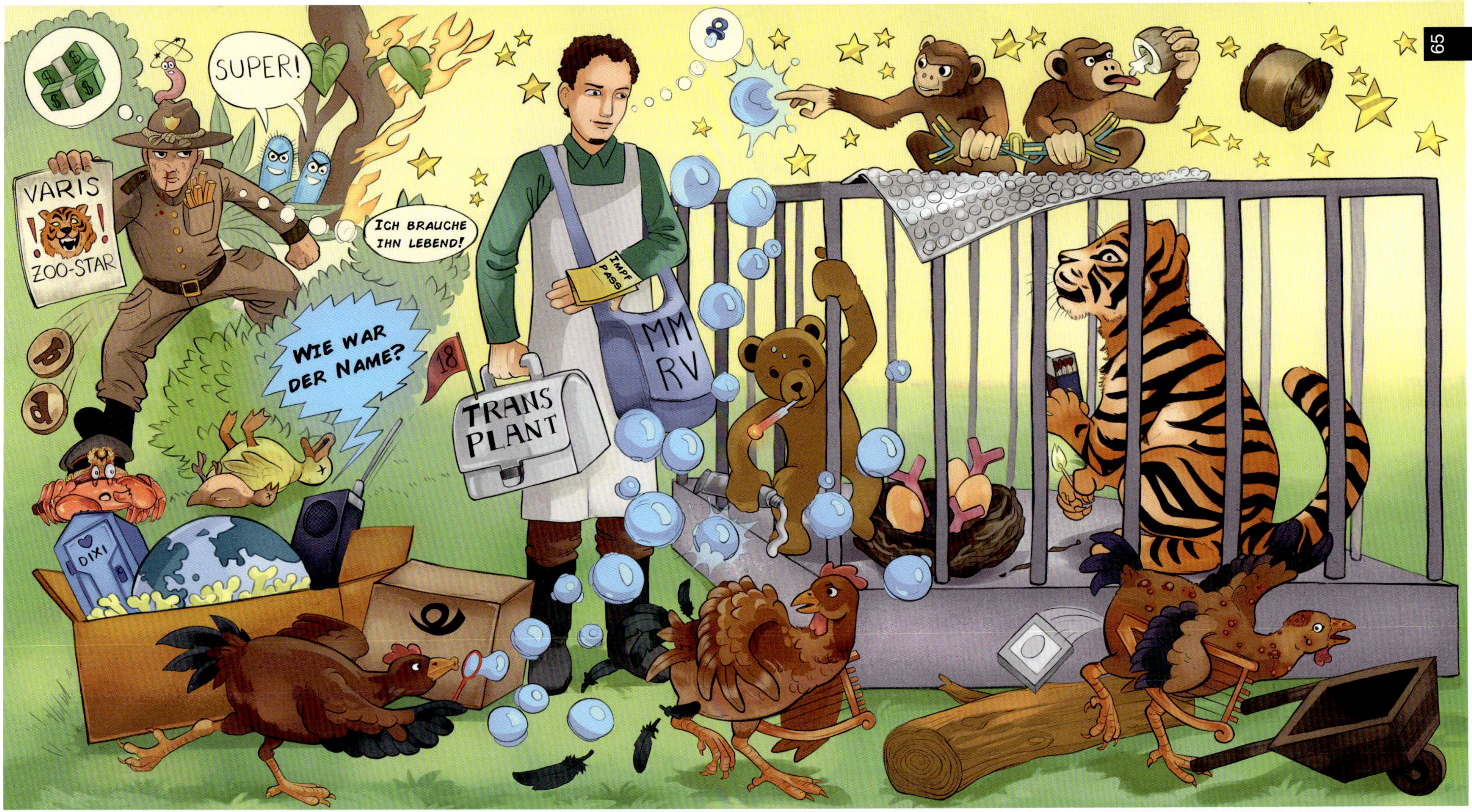

Quiz

1. Was sind Synonyme der Varizellen?
2. Wie wird das Virus von Mensch zu Mensch übertragen?
3. Wie kann die Erkrankung diagnostiziert werden?
4. Warum blutet der Ranger aus der Nase?
5. In welche Organe können Varizellen streuen?
6. Wie kann die Erkrankung verhindert werden?
7. Wie sieht die Therapie aus?

Antworten

1. Windpocken (Wind) und im Englischen auch *chickenpox* (Hühner).
2. Via Tröpfchen (Seifenblasen in der Luft), via Schmierinfektion des Bläscheninhaltes (platzende Blase) und diaplazentar (Ei auf Dia).
3. Hauptsächlich klinisch. Das Virus kann auch per PCR aus Bläscheninhalt (Affe platzt Blase), Fruchtwasser (Affe und Kokosnuss) oder Chorionzotten (Noppenmatte) nachgewiesen werden.
4. Ein systemischer Verlauf mit Hämorrhagien, v.a. bei Immungeschwächten, ist möglich.
5. In Haut (am Huhn), Lunge (pneu money), Cerebellum (beduselter Wurm), Großhirn (Ente), Myokard (Herzförmige Blätter), Gelenke (Knie-förmiger Baum) und Niere (Fritten).
6. Durch die zweimalige Lebendimpfung als Grundimmunisierung (MMRV-Tasche) und durch eine Postexpositionsprophylaxe bis zu fünf Tage nach Exposition mit IgG-Antikörpern (Postpaket).
7. Symptomatisch. Bei schwerem Verlauf oder Immunsuppression: Aciclovir (Klo) oder Immunglobuline (Globus).

Cytomegalievirus CMV

Der Zar und sein Pfau

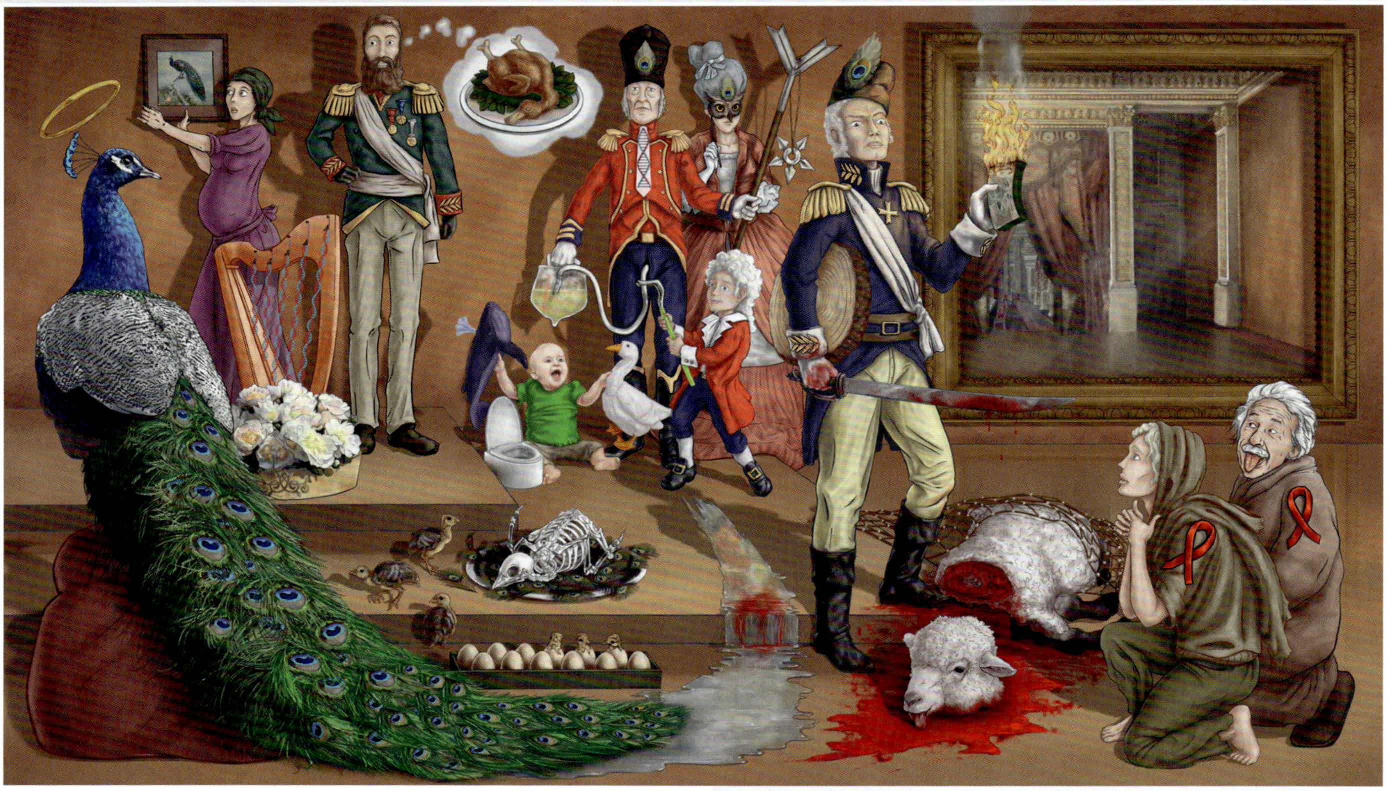

Der Zar hat nichts Besseres im Kopf, als seinen prächtigen Pfau vorzuführen, während die arme Bevölkerung Hunger leidet. Sie ist den Repressionen des arroganten Prinzen ausgesetzt. Voller Hohn verbrennt dieser ihre Steuern und schlachtet ihr Lamm.

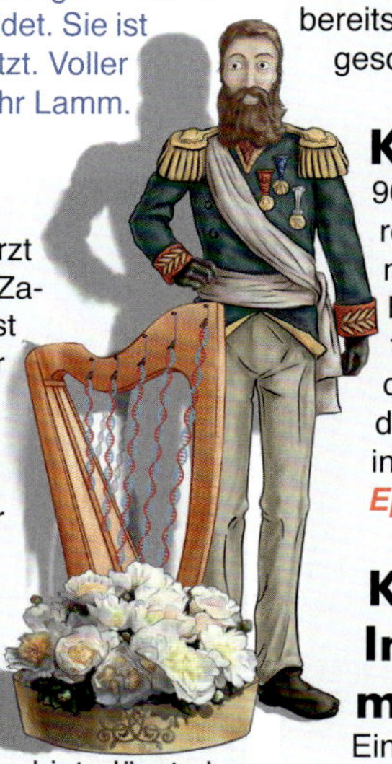

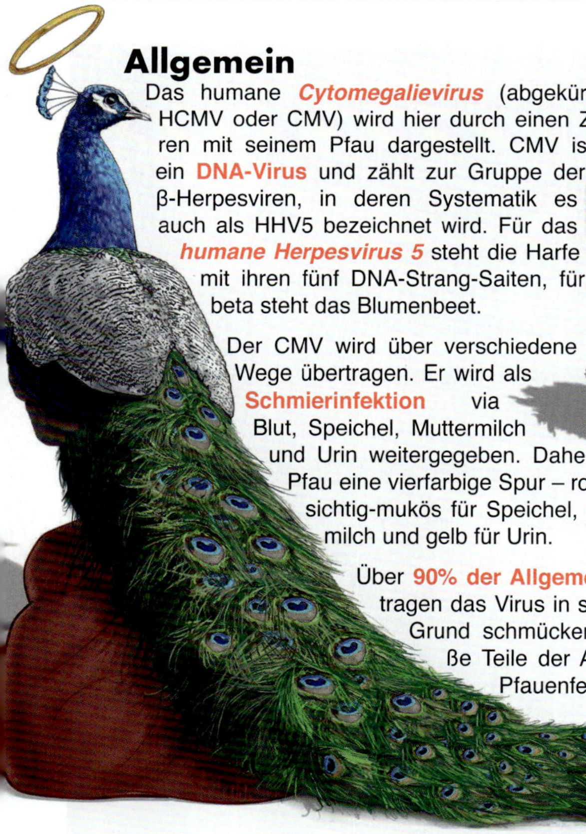

Allgemein

Das humane ***Cytomegalievirus*** (abgekürzt HCMV oder CMV) wird hier durch einen Zaren mit seinem Pfau dargestellt. CMV ist ein **DNA-Virus** und zählt zur Gruppe der β-Herpesviren, in deren Systematik es auch als HHV5 bezeichnet wird. Für das ***humane Herpesvirus 5*** steht die Harfe mit ihren fünf DNA-Strang-Saiten, für beta steht das Blumenbeet.

Der CMV wird über verschiedene Wege übertragen. Er wird als **Schmierinfektion** via Blut, Speichel, Muttermilch und Urin weitergegeben. Daher hinterlässt der Pfau eine vierfarbige Spur – rot für Blut, durchsichtig-mukös für Speichel, weiß für Muttermilch und gelb für Urin.

Über **90% der Allgemeinbevölkerung** tragen das Virus in sich. Aus diesem Grund schmücken sich hier große Teile der Anwesenden mit Pfauenfedern.

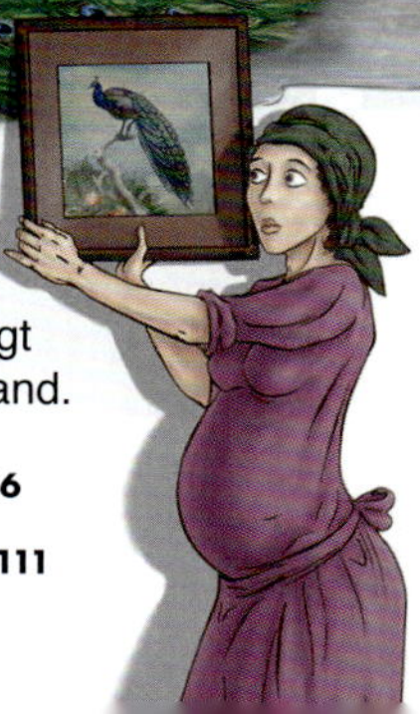

Kommt eine Frau zum ersten Mal während der Schwangerschaft mit CMV in Berührung, kann eine **diaplazentare Übertragung** auf den Fetus erfolgen. Um Euch dieses Szenario näherzubringen, hängt die schwangere Magd das Dia eines Pfaus an die Wand.

Die Inkubationszeit liegt bei **3-12 Wochen**. Im Bild gibt es zwölf bereits bebrütete (inkubierte) Eier. Aus dreien lugen schon frisch geschlüpfte Pfauenkinder hervor.

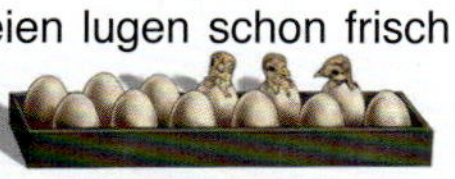

Klinik bei Immunkompetenten

90% der CMV-Infektionen verlaufen **asymptomatisch**, während es bei den anderen 10% zu grippeähnlichen Symptomen kommt. Differentialdiagnostisch sollte vor allem an das Epstein-Barr-Virus gedacht werden. Den meist asymptomatischen Verlauf repräsentieren die neun intakten Eier sowie der gesunde Hofstaat des Zaren. Das Vogelgerippe steht für die anderen 10%. Albert Einstein erinnert an die Differentialdiagnose ***Epstein-Barr-Virus***.

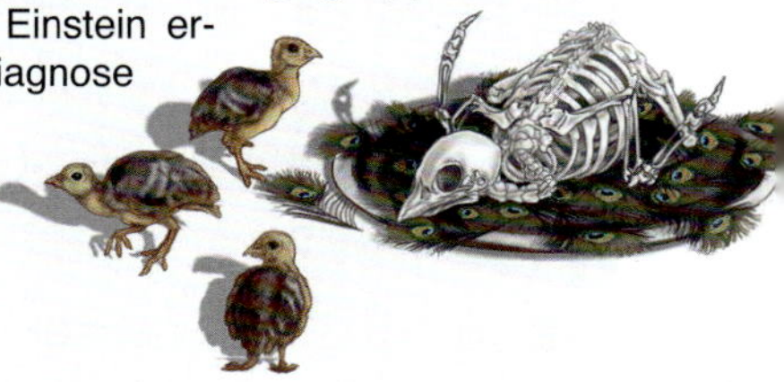

Klinik bei Immunsupprimierten

Einen weitaus drastischeren Verlauf nimmt eine CMV-Infektion bei **immunsupprimierten** Patienten, so beispielsweise im HIV-Stadium-C oder nach allogener Stammzelltransplantation. Hier kann eine Infektion zu Entzündungen der Lunge, der Retina, des Ösophagus, der Leber, der Hirnhäute und des Gehirns selbst führen.

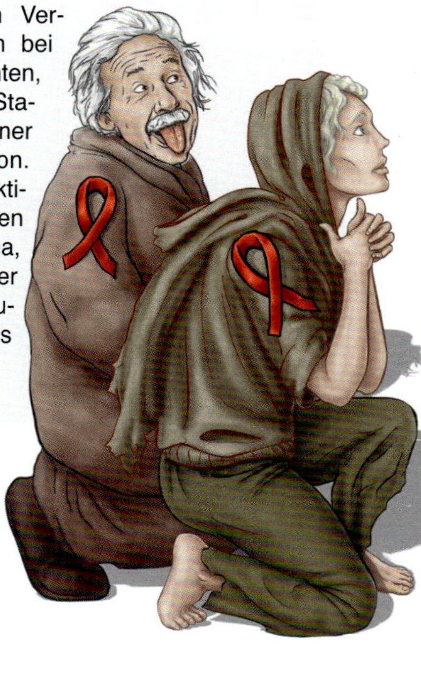

HHV /11

HHV-1/2 = HSV-1/2 **144**	HHV-5 = CMV **66**
HHV-3 = VZV **62**	HHV-6&7 **54**
HHV-4 = EBV **68**	HHV-8 = KSHV **111**

Die **Cytomegalie** wird durch das humane Cytomegalievirus (HCMV) verursacht. Es ist das *Humane Herpesvirus 5* (HHV5). Die Cytomegalie verläuft bei Immunkompetenten asymptomatisch bzw. grippal. In Deutschland liegt die Durchseuchung bei 90%. Schwangere werden auf CMV getestet, da diese diaplazentar möglich ist. Komplizierte Verläufe betreffen v.a. Immunsupprimierte, hierzu gehören: die CMV-Pneumonie, CMV-Retinitis, CMV-Ösophagitis, CMV-Hepatitis und CMV-Meningoenzephalitis. Pathognomonisch sind die Eulenaugenzellen. Im Blut lassen sich Antikörper- und das pp65-Antigen nachweisen. Therapeutika sind (Val-)ganciclovir oder Foscarnet.

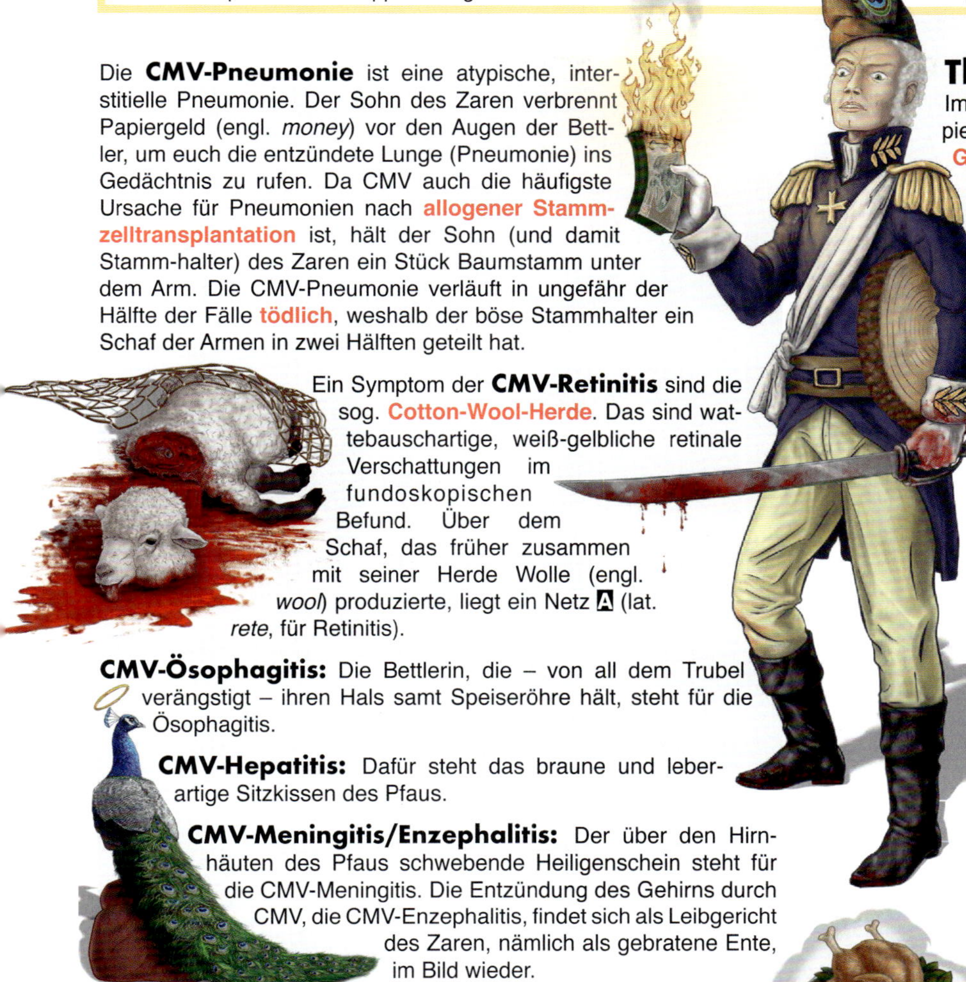

Die **CMV-Pneumonie** ist eine atypische, interstitielle Pneumonie. Der Sohn des Zaren verbrennt Papiergeld (engl. *money*) vor den Augen der Bettler, um euch die entzündete Lunge (Pneumonie) ins Gedächtnis zu rufen. Da CMV auch die häufigste Ursache für Pneumonien nach **allogener Stammzelltransplantation** ist, hält der Sohn (und damit Stamm-halter) des Zaren ein Stück Baumstamm unter dem Arm. Die CMV-Pneumonie verläuft in ungefähr der Hälfte der Fälle **tödlich**, weshalb der böse Stammhalter ein Schaf der Armen in zwei Hälften geteilt hat.

Ein Symptom der **CMV-Retinitis** sind die sog. **Cotton-Wool-Herde**. Das sind wattebauschartige, weiß-gelbliche retinale Verschattungen im fundoskopischen Befund. Über dem Schaf, das früher zusammen mit seiner Herde Wolle (engl. *wool*) produzierte, liegt ein Netz **A** (lat. *rete*, für Retinitis).

CMV-Ösophagitis: Die Bettlerin, die – von all dem Trubel verängstigt – ihren Hals samt Speiseröhre hält, steht für die Ösophagitis.

CMV-Hepatitis: Dafür steht das braune und leberartige Sitzkissen des Pfaus.

CMV-Meningitis/Enzephalitis: Der über den Hirnhäuten des Pfaus schwebende Heiligenschein steht für die CMV-Meningitis. Die Entzündung des Gehirns durch CMV, die CMV-Enzephalitis, findet sich als Leibgericht des Zaren, nämlich als gebratene Ente, im Bild wieder.

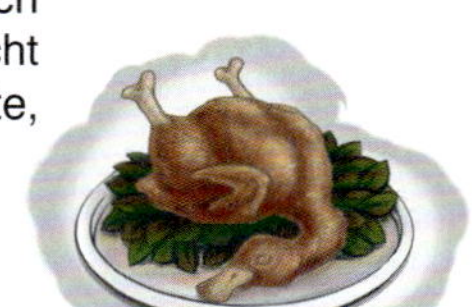

Diagnostik

Ein histologisch-pathognomischer Befund bei einer aktiven CMV-Infektion sind sog. **Eulenaugenzellen** im Blutausstrich. Diese sind durch nukleäre Einschlüsse nach massiver Virusvermehrung in den betroffenen Zellen gekennzeichnet und werden durch die maskierte Dame **B** dargestellt, die ein Auge auf den Sohn des Zaren wirft.

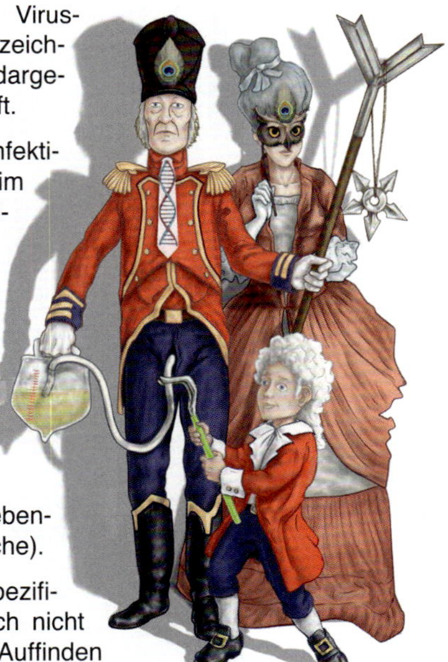

Molekulargenetische Hinweise auf eine CMV-Infektion sind spezifische **IgM-** und **IgG-Antikörper** im Serum. Die Antikörper sind im Bild durch den M-förmigen Wurfstern und die Y-förmige, an die Morphologie von IgG-Antikörpern erinnernde Lanze der Leibwache dargestellt.

Ein weiterer Hinweis ist das Vorhandensein des **pp65-Antigens.** Daran erinnert die 65-jährige Leibwache mit Inkontinenz (etwas vulgärer: Unwillkürliches Pippilassen für PP65).

Der Nachweis von Virus-DNA mittels **PCR** ist ebenfalls möglich (siehe DNA-Krawatte der Leibwache).

Zuletzt stellt der **Tzanck-Test** ein weiteres spezifisches Nachweisverfahren dar. Es zählt jedoch nicht zur Standard-CMV-Diagnostik. Es dient dem Auffinden von multinukleären Riesenzellen. Diese sog. Tzanck-Zellen finden sich ggf. im Ausstrich des Blasengrundes. Der Test erfolgt in May-Grünwald-Färbung. Um euch diese Fakten näherzubringen, haben wir ein Kind mit waldgrüner Zange ins Bild eingebaut, das in den Blasenkatheter kneift. Sein eher unerfreuliches Verhalten lässt an die Lokalisation des Abstrichs (Blasengrund) denken.

Therapie

Immunkompetente Patienten benötigen keine Therapie. Bei Immunsupprimierten erfolgt die Therapie mit **Ganciclovir** oder **Valaciclovir**. Daher spielt das Baby mit Wal und Gans am Klo. Alternativ kann auch **Foscarnet** eingesetzt werden. Das spielende Baby spielt nett.

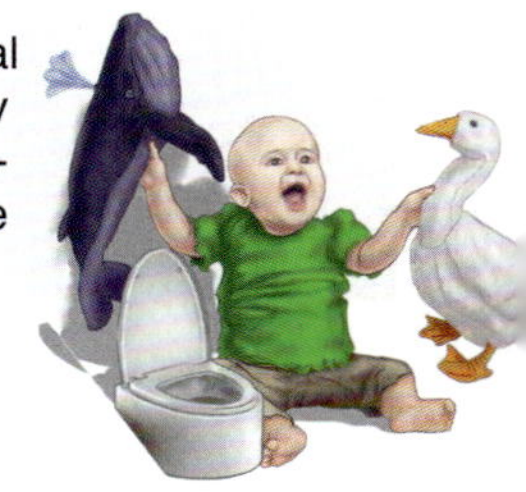

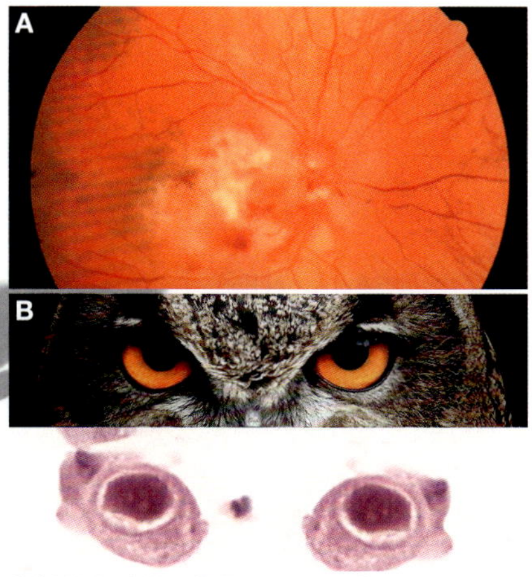

A CMV-Retinitis **B** Eulenaugen-Zellen

Die Kunst im Lernen

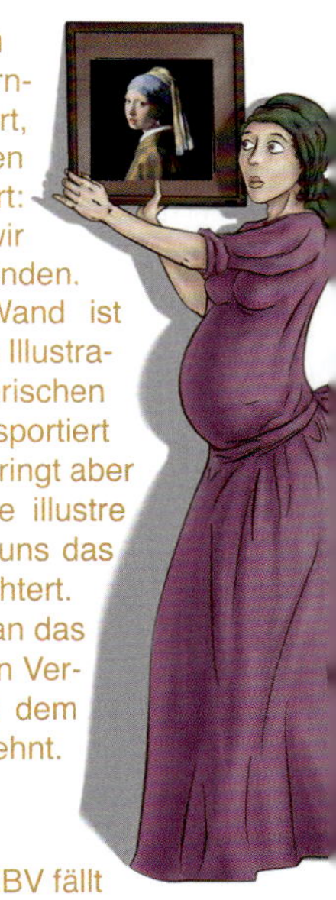

Wir sind von unserer Lernmethode nicht nur begeistert, weil sie so effektiv Wissen im Gedächtnis verankert: Für die Meditricks dürfen wir Lernen mit Kreativität verbinden. Das Gemälde an der Wand ist Zeuge vom Spaß unseres Illustrators Czvek an der künstlerischen Gestaltung. Das Bild transportiert zwar nicht direkt Wissen, bringt aber mehr Atmosphäre in diese illustre Szene am Zarenhof, was uns das Merken im Endeffekt erleichtert. Die schwangere Magd ist an das berühmte Werk von Johann Vermeer, „Das Mädchen mit dem Perlenohrgehänge", angelehnt.

Der Stil

Spätestens bei CMV und EBV fällt auf, wie unterschiedlich die Stile unserer drei Illustratoren in Band 1 sind. Wir sind überzeugt, dass auch dies einen positiven Effekt auf das Lernen hat. Die Stile helfen, einzelne Werke noch besser zu unterscheiden, wecken die Neugier und erhöhen das Aufmerksamkeitsniveau.
Cvek ist im realistischen Stil unterwegs (EBV, CMV, PJP in Band 2), **Diego** ist für viele der ‚niedlichen' Bilder mit schönen Farbkompositionen verantwortlich (Erythrasma, Syphilis, ...) und **Sehreen** ist eine Meisterin der beindruckenden Grafiken (FSME, Tollwut, ...).

ADE /110
CMV **66**, HIV Stadium C **110**, HSV-Enzephalitis **146**, Leishmaniose 50, PJP 150, TBC 128, Toxoplasmose **174**, Trypanosomiasis 42

KON /81
CMV **66**, Gonokokken **92**, Hepatitis B 100, HIV **104**, HPV **116**, HSV1/2 **144**, Listeriose **36**, Ringelröteln **42**, Röteln **38**, Syphilis **94**, Toxoplasmose **174**, Varizellen **62**

Epstein-Barr-Virus Mononukleose

Einstein in der Bar – der Abschiedskuss

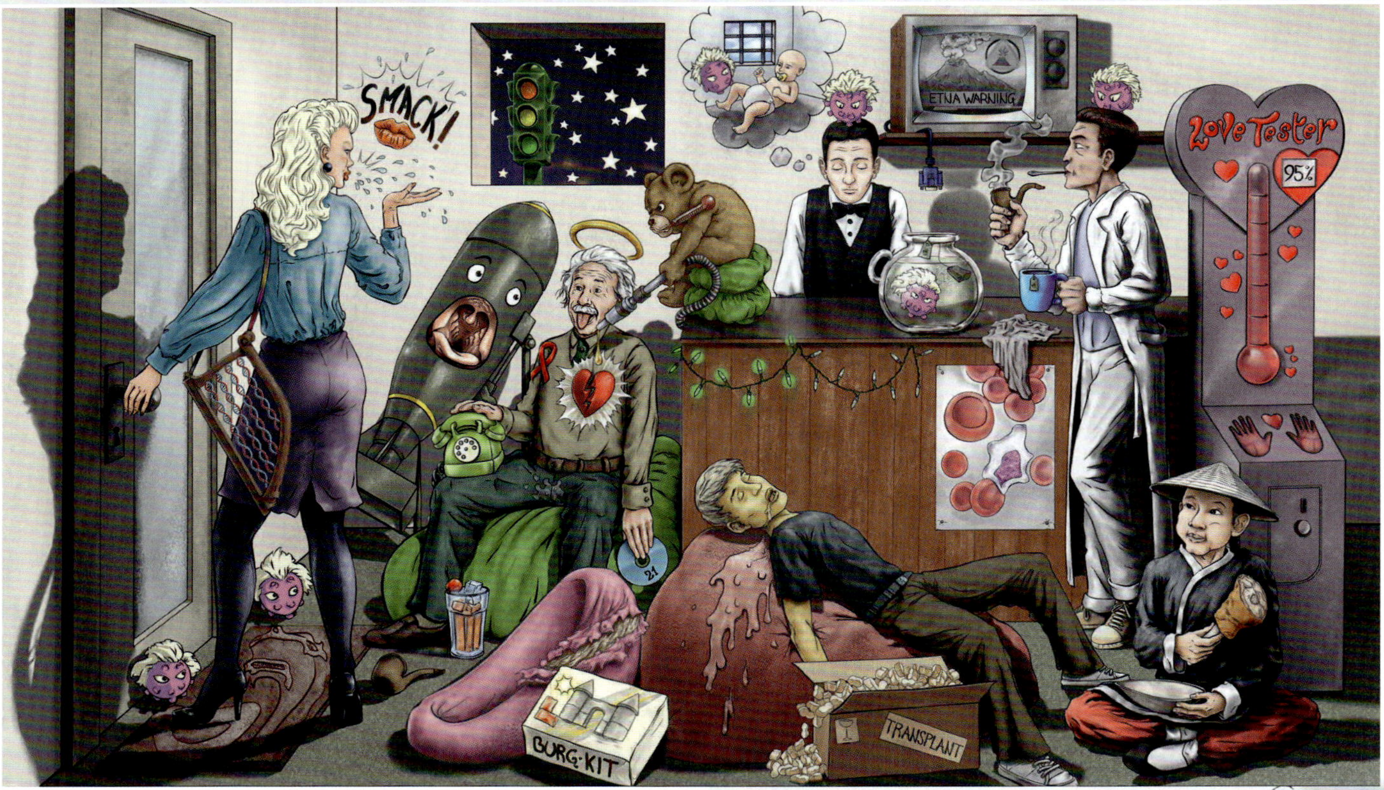

Einsteins Ex-Geliebte haucht ihm gerade einen letzten feuchten Schmatzer zu. Er ist ganz verzweifelt. Außerdem wird er auch noch von der Gesundheitspolizei überwacht. Und dann noch diese anderen schrägen Typen, die in der Einstein-Bar abhängen...

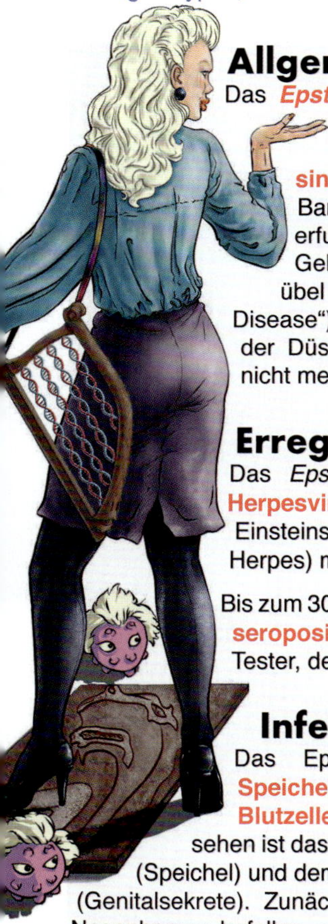

Allgemein

Das ***Epstein-Barr-Virus*** (**EBV**), auch **Pfeiffersches Drüsenfieber**, verursacht eine infektiöse Mononukleose. Das EBV wird auch „**Kissing Disease**" genannt. Einstein A sitzt in einer Bar (Epstein-Barr), neben sich die von ihm miterfundene Atombombe (Mononukleose). Seine Geliebte nimmt ihm das mit der Atombombe übel und wirft ihm einen letzten Kuss zu („Kissing Disease"). Auch seine Pfeife und der Fieber-Bär mit der Düse (Pfeiffersches Drüsenfieber) können ihn nicht mehr aufheitern.

Erreger

Das *Epstein-Barr-Virus* gehört zu den **Humanen Herpesviren** (genauer **HHV4**). Es ist ein DNA-Virus. Einsteins Geliebte hat eine Harfe (engl. *harp* für Herpes) mit vier DNA-Saiten (HHV4) in der Hand.

Bis zum 30. Lebensjahr sind **95% der Bevölkerung seropositiv**. Das wird verbildlicht durch den Love-Tester, der 95% anzeigt.

Infektionsweg

Das Epstein-Barr-Virus wird durch **Speichel** oder **Genitalsekrete**, seltener durch **Blutzellen** oder **Transplantate** übertragen. Zu sehen ist das an dem feuchten Kuss der Ex-Geliebten (Speichel) und dem diskreten Fleck in Einsteins Schritt (Genitalsekrete). Zunächst werden die Epithelzellen des Nasopharynx befallen, wo sich das Virus auch vermehrt. Die Fußmatte mit der Nase darauf steht für das Epithel, die vermehrten Einstein-Viren hüpfen fröhlich darauf herum.

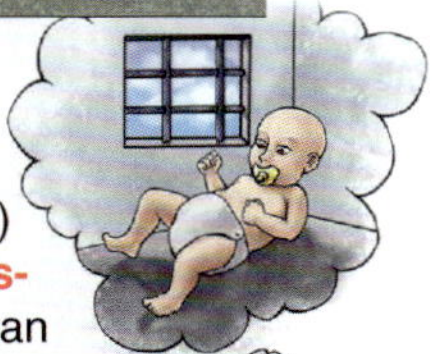

Mithilfe des **CD21-Antigens** gelangt das Virus in die Zellen (vor allem B- und T-Lymphozyten des Nasopharynx). Einstein hält eine CD mit 21 Liebesliedern (CD21) in der Hand. In bestimmten **ruhenden B-Gedächtnis-Zellen** kann das Virus **lebenslang persistieren**. Daran erinnert der ruhende Barkeeper, der an ein Baby in einer Zelle (B-Gedächtnis-Zellen) denkt. Ebenfalls besteht das Virus in T-Zellen fort, die über das CD21-Antigen verfügen. Auch in der Teekanne (für T-Zellen) auf der Bar ist ein Einstein-Virus zu finden.

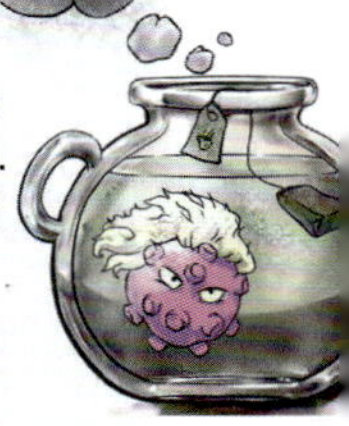

Klinik

Die infektiöse Mononukleose zeigt sich in drei Hauptsymptomen: 1. Beläge und eine **starke Vergrößerung** der **Rachenmandeln** B (Tonsillo-Pharyngitis). Auch hier sieht es fast so aus, als ob die Mandeln sich küssen würden. Die Atombombe neben Einstein zeigt diesen Rachenbefund. 2. Bei **98%** tritt **Fieber** auf, zu sehen am Fieber-Bären hinter Einstein. Der Bär sitzt auf zwei grünen, dicken Kissen, die an das 3. Symptom, die **beidseitige**, **zervikale Lymphknotenschwellung**, erinnern.

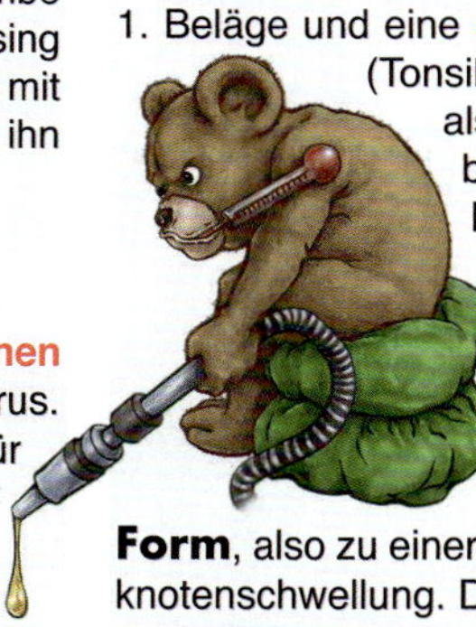

In **50%** der Fälle kommt es zur **glandulären Form**, also zu einer generalisierten Lymphadenopathie mit Lymphknotenschwellung. Dies zeigt die grüne Lichterkette an der Bar, die nur halb (zu 50%) glüht. Hier kann es auch zu einer **Milzschwellung** kommen, wie man an dem großen, lilafarbenen Milzkissen sieht. In 90% der Fälle ist zusätzlich die **Leber** beteiligt. Dies kann mit Übelkeit, Erbrechen und sogar einem **Ikterus** einhergehen. Außerdem steigen die **Transaminasen** an. Der gelbliche Jugendliche (Ikterus) auf dem braunen Leberkissen steht hierfür. Er hat gerade erbrochen.

Die beschriebenen Symptome treten nur bei einer manifesten Infektion auf, weit häufiger verläuft eine Infektion aber blande.

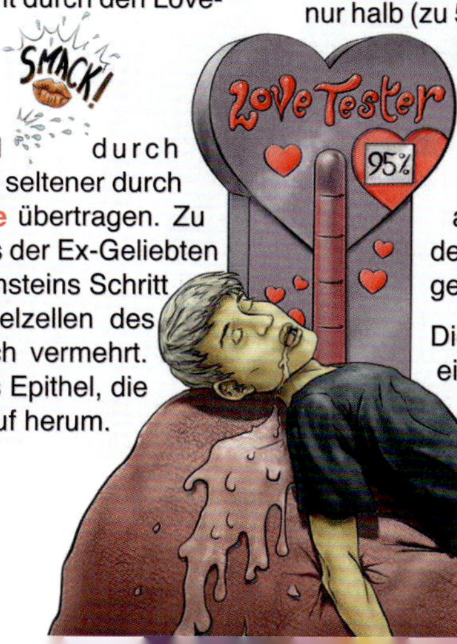

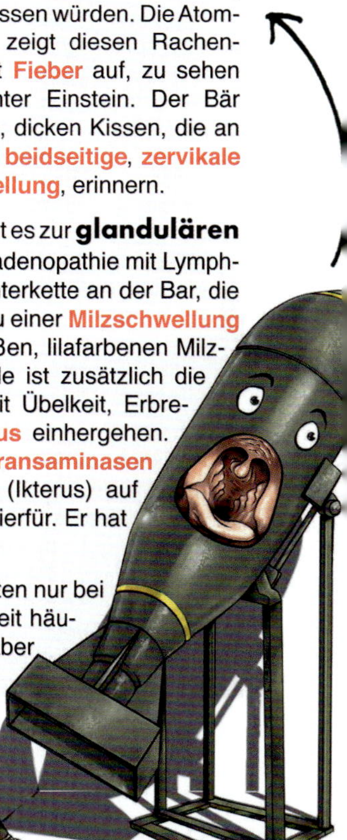

Die hochansteckende **infektiöse Mononukleose** wird auch Pfeiffer-Drüsenfieber oder „Kissing Disease" genannt. Erreger ist das *Epstein-Barr-Virus* (*Herpesviridae*). Es kommt zur fieberhaften Angina tonsillaris mit weißlich-grauen Belägen, (teils generalisierter) Lymphknotenschwellung und oft auch zur (Hepato-)Splenomegalie. Normalerweise selbstlimitierend, kann die Infektion auch protrahiert verlaufen. Das Virus persistiert lebenslang in Lymphozyten, wird von dort wieder über den Speichel ausgeschieden und bei Immunsupprimierung reaktiviert. EBV ist mit bestimmten Malignomen assoziiert: B-Zell-NHL, Burkitt- und Nasopharynxkarzinom. Die Pfeiffer-Riesenzellen (aktivierte zytotoxische T-Zellen) und Antikörpernachweise sind diagnosebestimmend. Pathognomonisch ist das Arzneimittelexanthem, wenn mit Aminopenicillinen auf bakterielle Angina behandelt wird.

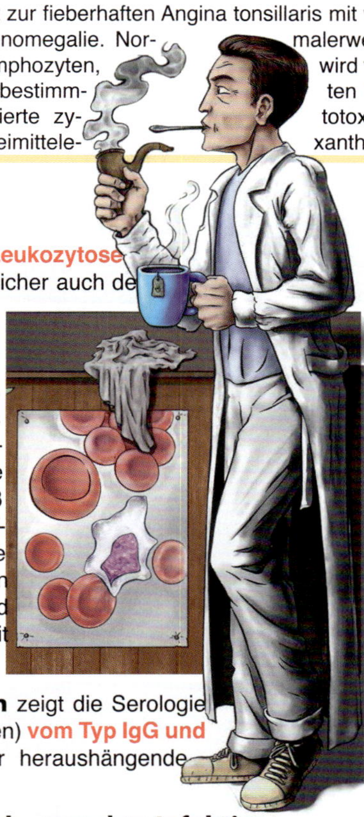

Diagnostik

Labordiagnostisch kann eine **Leukozytose** festgestellt werden. Dies weiß sicher auch der Arzt von der Gesundheitsbehörde in weißer Leukozyt-hose. Im Blutausstrich kann man außerdem **Virozyten** C (auch **Pfeiffer-Zellen**) erkennen. Dies sind aktivierte, zytotoxische T-Lymphozyten, deren Zellkerne stark gelappt sind. Der weiß gekleidete Arzt trinkt Tee (T-Lymphozyten) und raucht Pfeife (Pfeiffer-Zellen). Vor ihm liegt ein Lappen (gelappter Zellkern) und an der Bar hängt ein Plakat mit Blutausstrich.

Bei einer **frischen Infektion** zeigt die Serologie **Anti-VCA** (virales Capsid-Antigen) **vom Typ IgG und IgM**. Das aus dem Fernseher heraushängende VGA-Kabel erinnert daran.

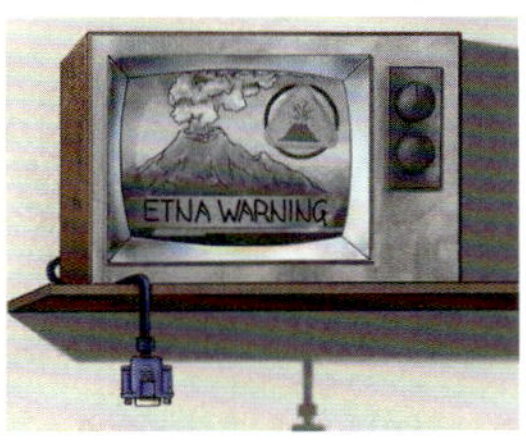

Durchgemachte Infektion:
Hier hingegen zeigt sich in der Serologie das **Anti-EBNA-1-IgG** (EBV nukleäres Antigen). Im Bild wird dies dargestellt durch den Schwarz-Weiß-Fernseher (alte Infektion). Es läuft eine Warnung vor einem Ausbruch des Ätna (erinnernd an EBNA, nukleäres Antigen). Zusätzlich kann eine Erhöhung von **LDH** und **Transaminasen** im Blut festgestellt werden, die Leber ist auch betroffen. Einstein trinkt einen White Russian, einen Cocktail mit Milch für die Laktatdehydrogenase (LDH).

Im **Ultraschall** wiederum kann man die **Hepatosplenomegalie** gut sehen – im Bild die Mega-Sitzkissen in Form von Leber und Milz.

Zur **Differenzialdiagnostik** kann auch ein **Streptokokken-Abstrich** vorgenommen werden. Hierfür steht der Abstrichtupfer, der dem Arzt lässig aus dem Mund hängt.

Therapie

Die Therapie der Mononukleose erfolgt **symptomatisch**.

Komplikationen

Gibt man bei Verdacht auf eine bakterielle Angina tonsillaris Aminopenicilline wie Amoxi- oder Ampicillin, kann es zu einem **Arzneimittelexanthem** (**Pseudoallergie**) kommen. Dies sieht man durch das offene Fenster am Exanthem-Sternenhimmel und der Ampel (Ampicillin).

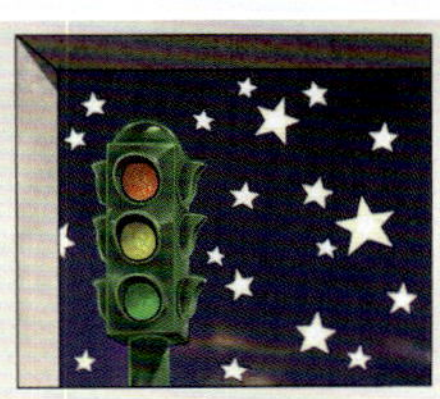

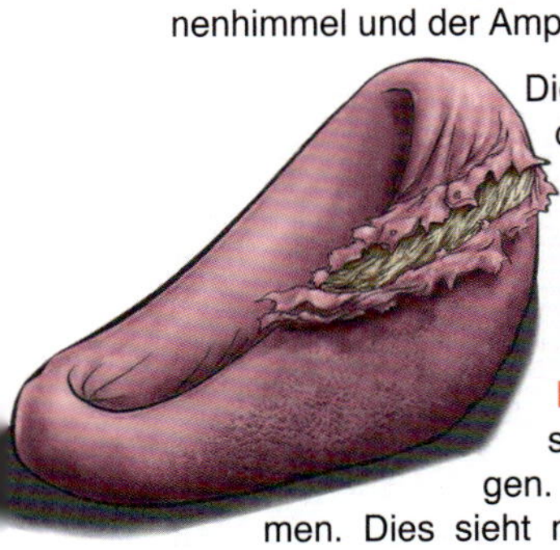

Die Milz kann durch die Schwellung ein Gewicht von über 500 g erreichen. Dadurch kann es zu einer **Milzruptur** kommen. Deshalb hat das Milz-Kissen vorne im Bild auch einen Riss. Eine weitere mögliche Komplikation ist die **Meningoenzephalitis**. Einsteins Heiligenschein erinnert an die entzündeten Meningen. Auch kann es zu einer **Myokarditis** kommen. Dies sieht man an Einsteins rot-leuchtendem, gebrochenem Herzen.

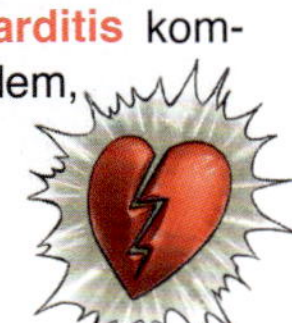

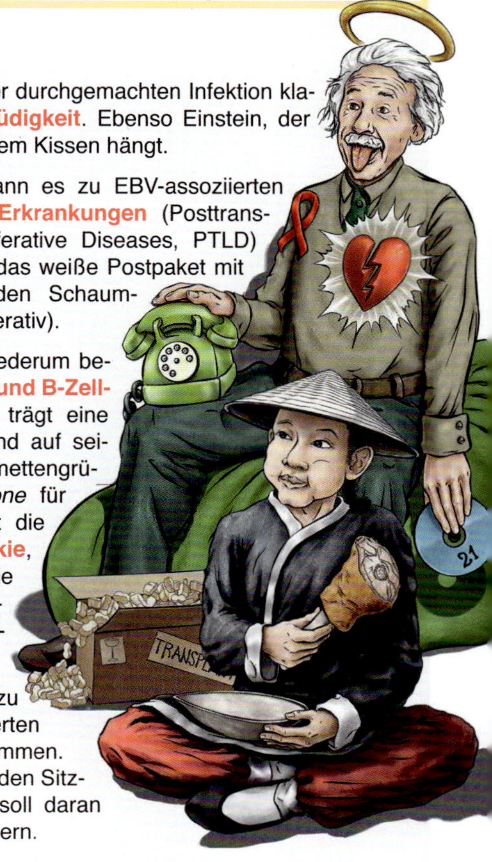

...Komplikationen

Noch Monate nach einer durchgemachten Infektion klagen Betroffene über **Müdigkeit**. Ebenso Einstein, der völlig erschöpft auf seinem Kissen hängt.

Bei Transplantierten kann es zu EBV-assoziierten **lymphoproliferativen Erkrankungen** (Posttransplantation Lymophproliferative Diseases, PTLD) kommen. Hierfür steht das weiße Postpaket mit den herausausquellenden Schaumstoffteilen (lymphoproliferativ).

Bei **AIDS-Patienten** wiederum besteht die Gefahr von **T- und B-Zell-Lymphomen**. Einstein trägt eine rote Schleife (AIDS) und auf seinem Schoß steht ein limettengrünes Telefon (*lime phone* für Lymphom). Dazu zählt die orale **Haarleukoplakie**, eine benigne epitheliale Proliferation, für die Einstein seine Zunge herausstreckt.

Ebenfalls kann es zu einem EBV-assoziierten **Burkitt-Lymphom** kommen. Das Burg-Kit vor den Sitzkissen soll daran erinnern.

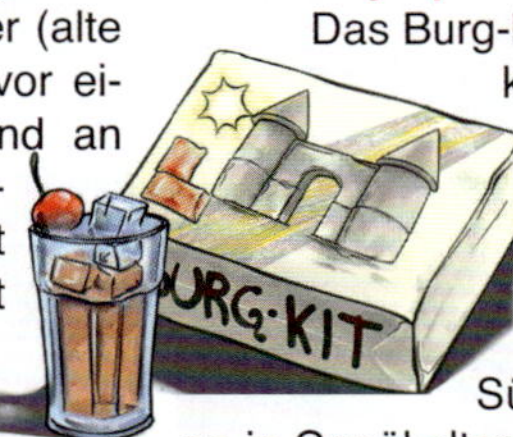

Der Südchinese vorne rechts im Bild isst eine gepökelte Schweinekeule. Er steht für das mit EBV-assoziierte **Nasopharynxkarzinom**, das in Südchina häufig vorkommt, da dort viele Nitrosamine in Gepökeltem gegessen werden.

Der Chinese hat auch ein großes Kinn. Dieses steht für das **Hodgkin-Lymphom** (engl. *huge chin* für Hodgkin), ebenfalls eine mögliche Komplikation.

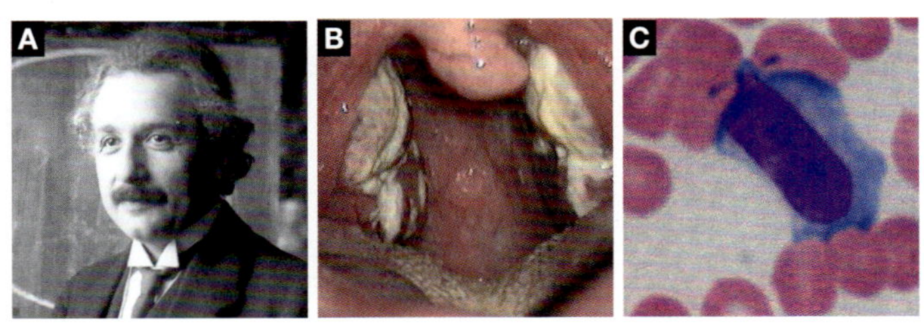

A Albert Einstein **B** Infektiöse Mononukleose **C** Virozyten (Pfeiffer Zellen)

Trivia

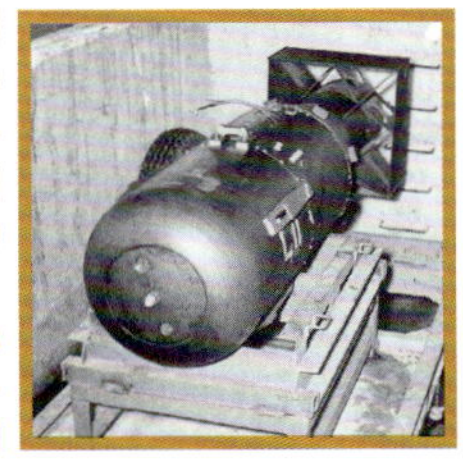

How I Stopped Worrying, Learned And Kissed The Bomb: Giulio hat die Atombombe im Bild an *Little Boy* angelehnt. Die Atombombe zerstörte im August 1945 Hiroshima und führte in Sekunden zum Tod von ca. 66.000 Menschen.
Albert Einstein verfasste auf Drängen eines aus Nazi-Deutschland geflohenen Wissenschaftlers im Jahr 1939 einen Brief an Ted Roosevelt. Darin empfahl er dem amerikanischen Präsidenten die Bombe vor Deutschland zu entwickeln. Außerdem diente Einsteins Relativitätstheorie als Grundlage für deren Entwicklung. Einstein war jedoch zeitlebens Pazifist und bereute später seine Entscheidung den Brief zu unterschreiben.

HHV /11
HHV-1/2 = HSV-1/2 **144**
HHV-3 = VZV **62**
HHV-4 = EBV **68**
HHV-5 = CMV **66**
HHV-6&7 **54**
HHV-8 = KSHV **111**

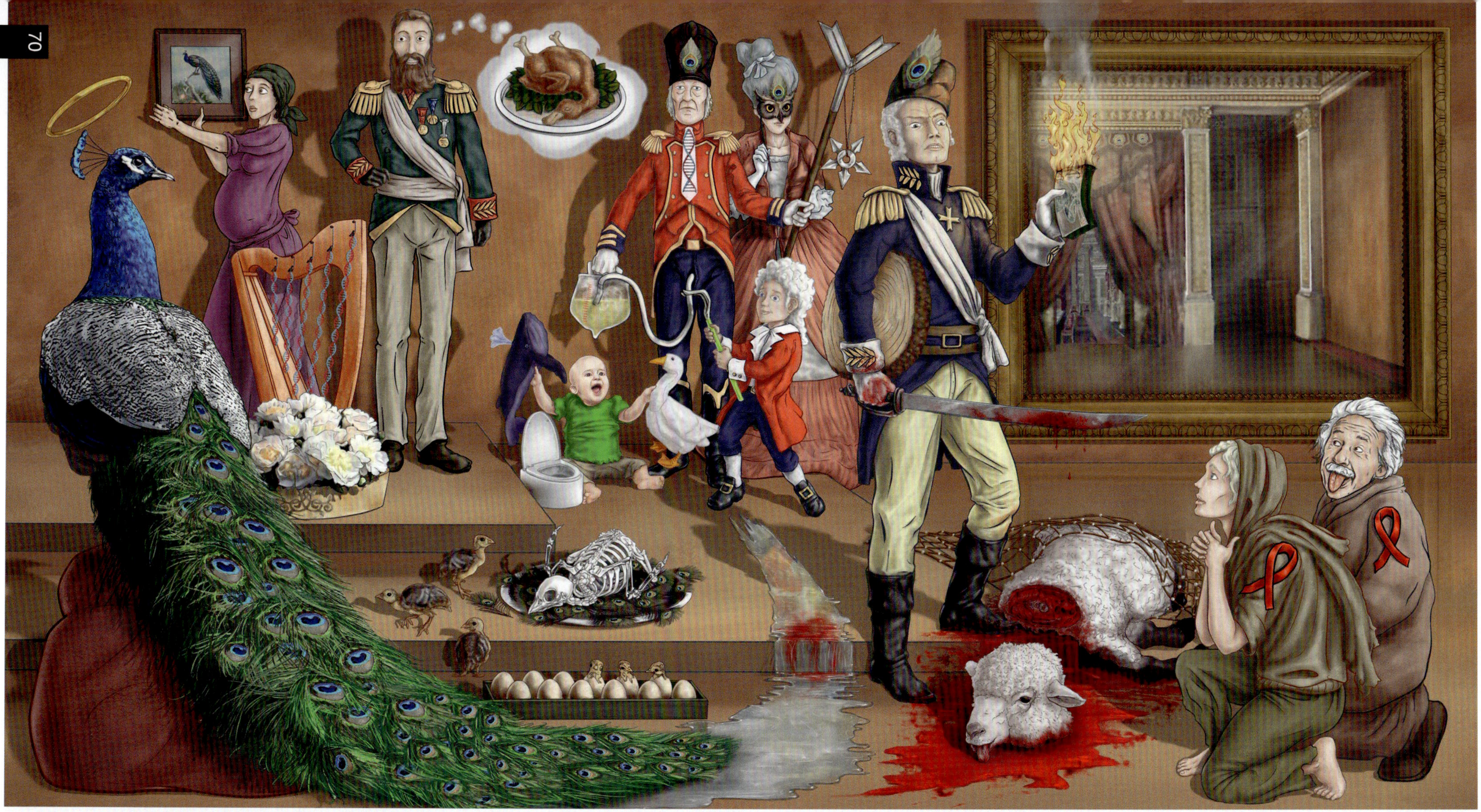

Quiz

1. Wie wird CMV von Mensch zu Mensch übertragen?
2. Wofür steht das brennende Geld des Zarensohns?
3. Wofür steht das in der Mitte geteilte Schaf?
4. Warum denkt der Zar an eine knusprige Ente?
5. Wofür steht die Maske der Hofdame?
6. Warum kneift das Kind mit der grünen Zange in den Blasenkatheter?
7. Wie wird CMV therapiert?

Antworten

1. Durch Schmierinfektion über Blut, Speichel, Muttermilch, Urin (Flüssigkeitsspur) oder diaplazentar (schwangere Magd).
2. Für die Pneumonie (engl. *pneu money*).
3. Für die in 50 % der Fälle letal verlaufende Pneumonie.
4. Die Ente steht für die mögliche CMV-Enzephalitis.
5. Für die Eulenaugenzellen als histologisch-pathognomonischer Befund im Blutausstrich.
6. Das steht für den Tzanck-Test, wenn sich also im Blasengrundabstrich (Katheter) mit May-Grünwald-Färbung (grüne Kneifzange) mehr- und einkernige Riesenzellen nachweisen lassen.
7. Bei Immunsuppression gibt man Ganciclovir- (Gans) oder Valaciclovir (Wal) bzw. Foscarnet.

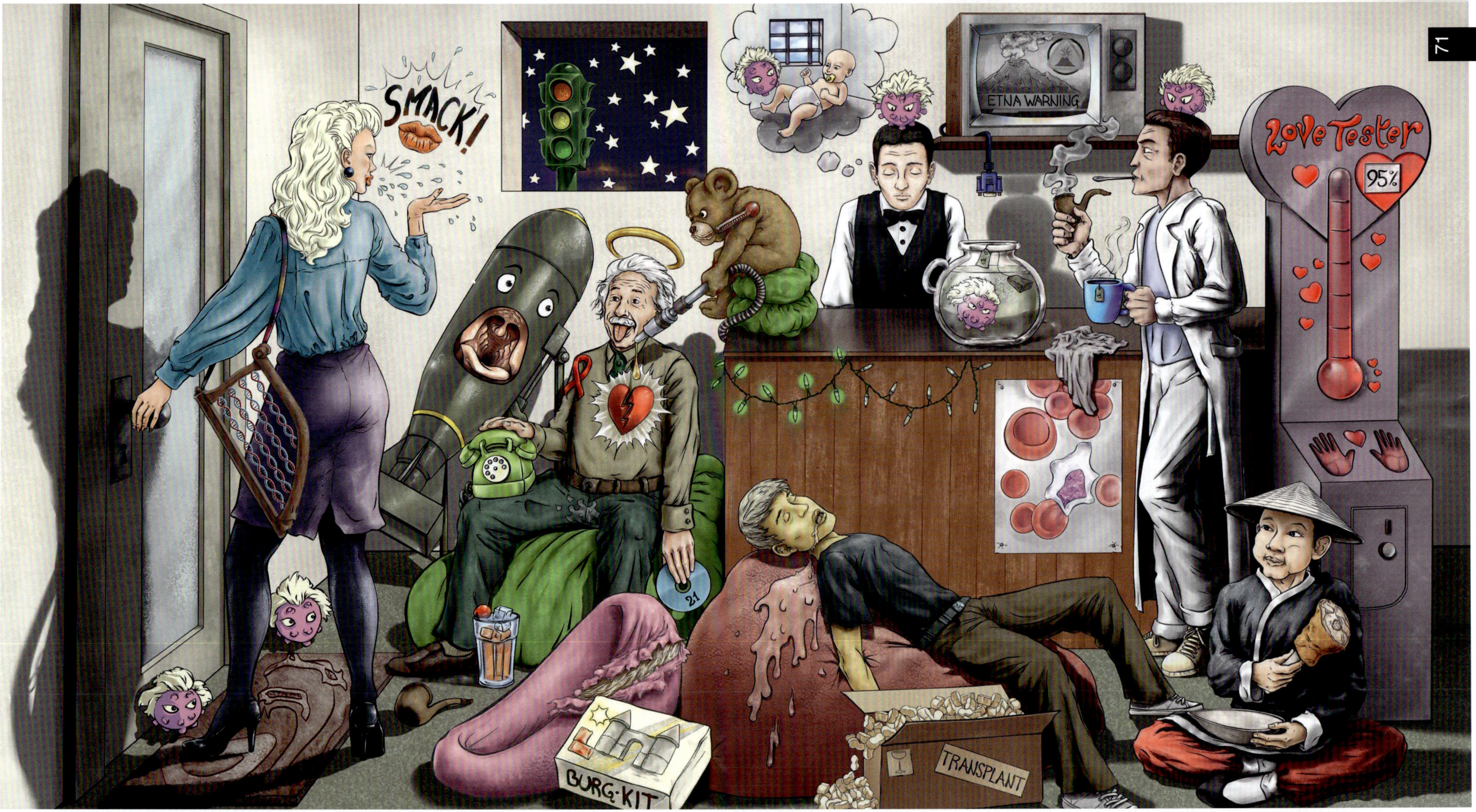

Quiz

1. Wie wird EBV noch genannt?
2. In welchen Zellen fühlt sich das EBV besonders wohl?
3. Wo persistieren die Zellen?
4. Über welche Komplikation müssen v.a. Sportler aufgeklärt werden?
5. Wofür steht die Ampel vor dem Sternenhimmel?
6. Was hat Einsteins grünes Telefon zu bedeuten?
7. Was ist auf Einsteins Zunge zu sehen?

Antworten

1. Epstein-Barr-Virus (Einstein), Pfeiffersches Drüsenfieber (Pfeife), Infektiöse Mononukleose (Nukleare Waffe), *Kissing Disease* (Abschiedskuss).
2. In Nasopharynxepithelzellen (Fußmatte) und CD 21-positiven Zellen wie den T-Zellen (Zellen im Tee) und B-Gedächtniszellen (Baby-Erinnerung) des Nasopharynx.
3. In den CD 21-positiven Zellen (B-Gedächtniszellen und T-Zellen, v.a. im Nasopharynx).
4. Über eine mögliche Milzruptur bei Splenomegalie und körperlicher Anstrengung (gerissenes Milzkissen).
5. Für das Arzneimittelexanthem durch Amoxi- oder Ampicillingabe bei Fehldiagnose einer bakteriellen Angina tonsillaris.
6. Das limettenfarbene (engl. *lime*) Telefon (engl. *phone*) steht für Lymph-om.
7. Die orale Haarleukoplakie, eine benigne epitheliale Proliferation bei AIDS-PatientInnen.

Flöhe

Treiben auf dem Flohmarkt

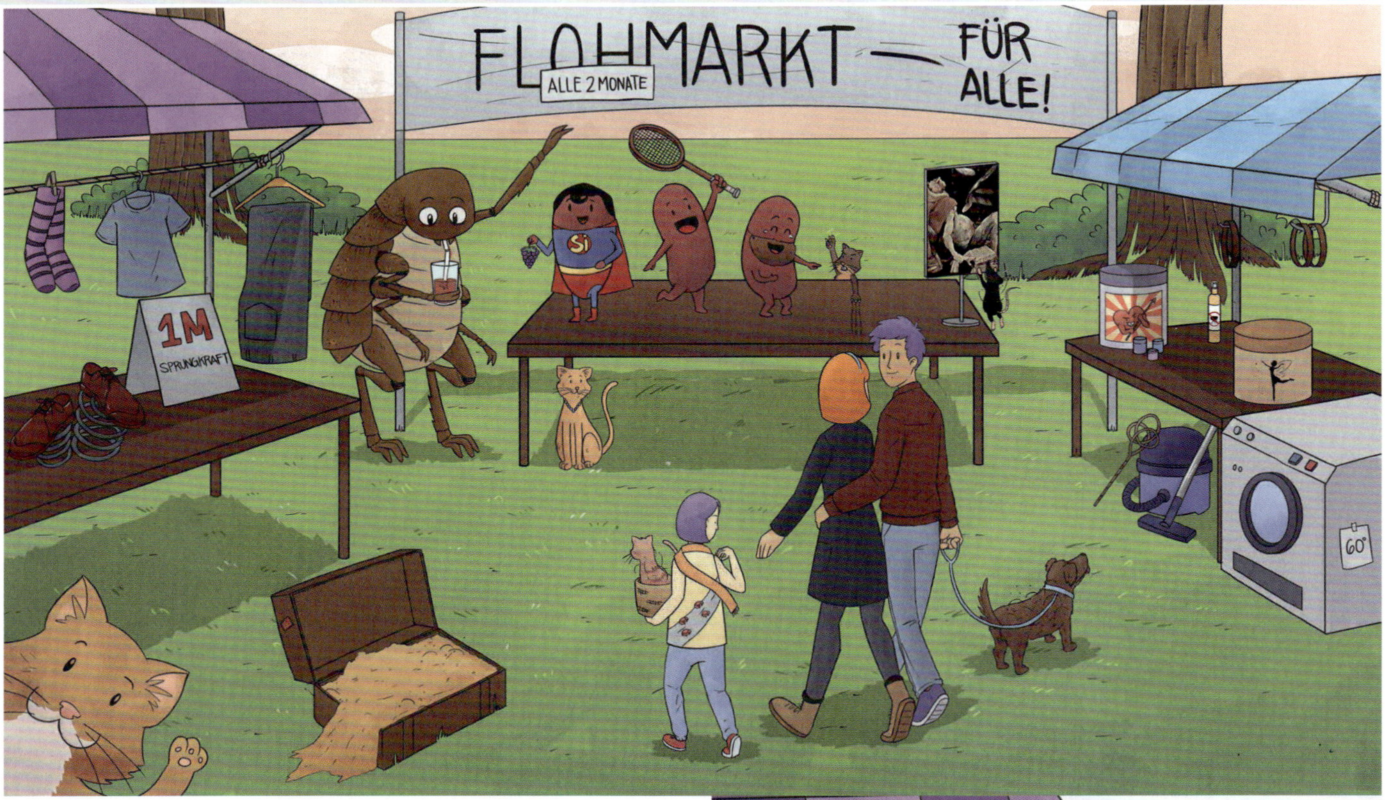

Eine heitere Szene auf dem Flohmarkt. Aber so ganz wohl scheint sich die kleine Familie doch nicht zu fühlen. Kein Wunder, der blutschlürfende Floh und die Horde skurriler Krankheitserreger sind schon etwas befremdlich!

Allgemein

Der Flohbefall wird im Bild natürlich anhand einer Szene auf dem Flohmarkt erläutert. Das Kind hat die Flöhe von seiner Katze bekommen. Flöhe werden ein bis sieben mm groß und saugen Blut **A**. Der Floh hat deshalb ein Glas Blut in der Hand. Flöhe sind ohne Nahrung bis zu zwei Monate überlebensfähig. Daran erinnert das Flohmarkt-Schild.

Die häufigste Flohart ist der **Katzenfloh**, deshalb sind auf dem Bild besonders viele Katzen zu sehen. Außerdem gibt es den **Hunde-** und den **Menschenfloh**. Letzterer ist allerdings sehr selten. Zu nennen ist noch der **Sandfloh**, der häufig bei Patienten anzutreffen ist, die in tropischen Gebieten Afrikas oder Asiens Urlaub gemacht haben. Daran erinnert der Reisekoffer, aus dem Sand heraus quillt. Der Flohmarkt ist für alle (Floharten), denn die verschiedenen Floharten sind nicht wirtsspezifisch.

Klinik

Die Flohbisse sind meist **straßenförmig** angeordnet. Zu sehen ist das auf dem T-Shirt des Kindes. Bei einem Biss entstehen eine **punktförmige Blutung** mit umgebendem **Hof** **B** und ein starker **Juckreiz**. Deshalb kratzt sich das Kind auch am Arm.

Übertragungswege

Übertragen werden Flöhe direkt von Tier zu Mensch, von Mensch zu Mensch oder indirekt über die Kleidung. Im Bild können die Flöhe also von der Katze auf das Kind und von dort auf die Eltern springen. Am Stand links kann man gebrauchte Kleider kaufen. Flöhe können bis zu einem Meter weit springen. Daran erinnern die Sprungfederschuhe am Stand.

Komplikationen

Flöhe können Vektoren für verschiedene Krankheitserreger sein. Zu sehen ist dies an dem Gruselstand in der Mitte des Bildes. Ganz links sieht man das Bakterium im Superman-Kostüm, das blaue Weintrauben in der Hand hält. Es steht für die mögliche **bakterielle Superinfektion** mit **Staphylokokken** (Trauben) oder **Streptokokken** durch das Kratzen. An die Streptokokken erinnert das Halsband der Katze, das aus blauen Kugeln besteht.

Auch die Übertragung von **Rickettsien** ist durch Flöhe möglich. Merkhilfe hierfür ist das rote (gramnegative) Bakterium mit dem Tennisschläger (engl. *racket* für Rickettsien).
Das rote Bakterium mit dem Bart, das gerade die Katze hänselt, steht für **Bartonella** (Bart) **henselae** (hänseln). Dieser Erreger der Katzenkratzkrankheit kann ebenfalls von Flöhen übertragen werden. Die Katze, die schon ihre Krallen ausgefahren hat, erinnert an die Katzenkratzkrankheit.

Yersinia pestis, Erreger der Pest, wird von Flöhen übertragen. Hierfür steht das Pestbild rechts auf dem Stand. Der **Rattenfloh** ist der Hauptüberträger der Erreger. Daran erinnert die Ratte, die am Bild hängt.

Flöhe saugen Blut und können bis zu zwei Monate ohne Nahrung überleben. Stiche sind punktförmige Blutungen mit umgebenden Hof, meist in Straßen angeordnet und stark juckend. Flöhe sind Vektoren für verschiedene Krankheitserreger (Rickettsien, Bartonellen), Superinfektion mit Staphylo- oder Streptokokken sind möglich. Man unterscheidet: Katzenflöhe (am häufigsten), Hundeflöhe, Menschenflöhe sowie Sandflöhe. Die Übertragung erfolgt von Mensch zu Mensch oder von Tier zu Mensch, indirekt über Kleidung. Flöhe können bis zu einem Meter weit springen. Die Therapie ist symptomatisch. Gleichzeitig sollte eine Flohprophylaxe bei Hund und Katze erfolgen. Hygienemaßnahmen beinhalten die Reinigung von Teppichen und den Liegestätten der Haustiere sowie das Waschen der Bettwäsche bei 60°C.

Therapie

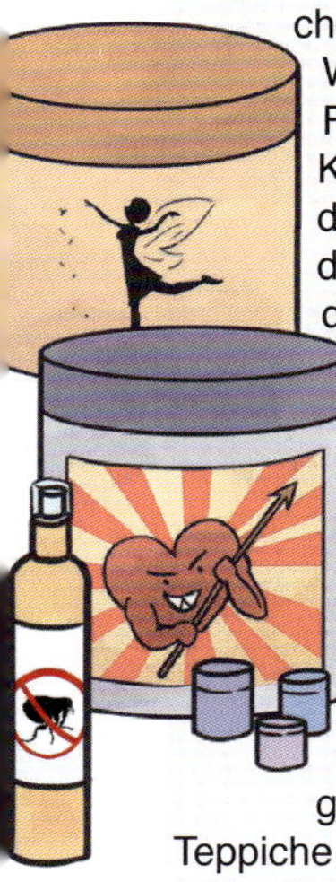

Gegen den Juckreiz kann **Fenistil-Gel** (Antihistaminikum, Anticholinergikum, H1-Antagonist) aufgetragen werden. CAVE: Wegen häufiger Allergien und schwacher Wirkungen wird Fenistil von Hautärzten i.d.R. nicht mehr verschrieben. Bei Kindern ist es schlafanstoßend und kann den Schlafrhythmus durcheinanderbringen. Phasengerechte **Steroidcremes** sind die Alternative. Merkhilfe ist hier die Cremedose mit der Fee darauf. Es ist eine elegante Fee mit Stil (für FE-n-I-STIL).

Eine weitere Alternative ist **Cardiospermum-Salbe**. Diese Salbe ist entzündungshemmend und ebenfalls juckreizlindernd. Sie ist ein pflanzlicher Ersatz für Cortison-Creme. Auf der zweiten Cremedose erkennt man ein Herz mit Speer (Cardiospermum).

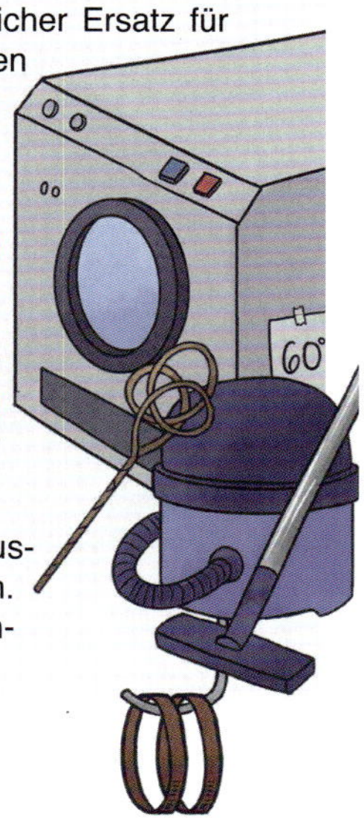

Hygienemaßnahmen

Wäsche sollte bei **60 Grad** gewaschen werden (Waschmaschine). Teppiche und Liegestätten der Haustiere müssen gründlich gereinigt werden. Dafür steht der Staubsauger. Die Tiere sollten mit **Flohmittel** behandelt werden. Zur Erinnerung steht auf der Auslage eine Flasche Flohmittel.

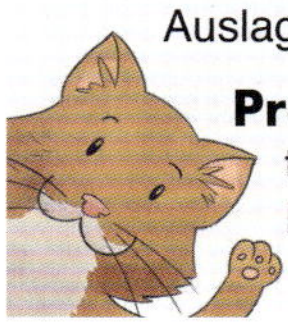

Prophylaktisch sollten Haustiere **Flohhalsbänder** tragen. Diese gibt es am Haushaltswarenstand rechts zu kaufen.

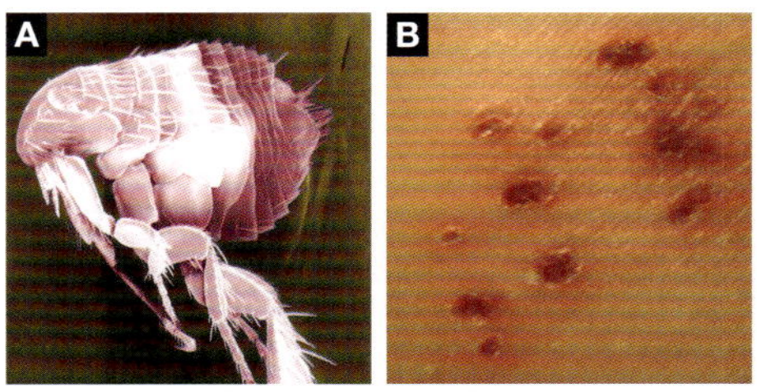

A Floh im TEM **B** Straßenförmige Flohbisse

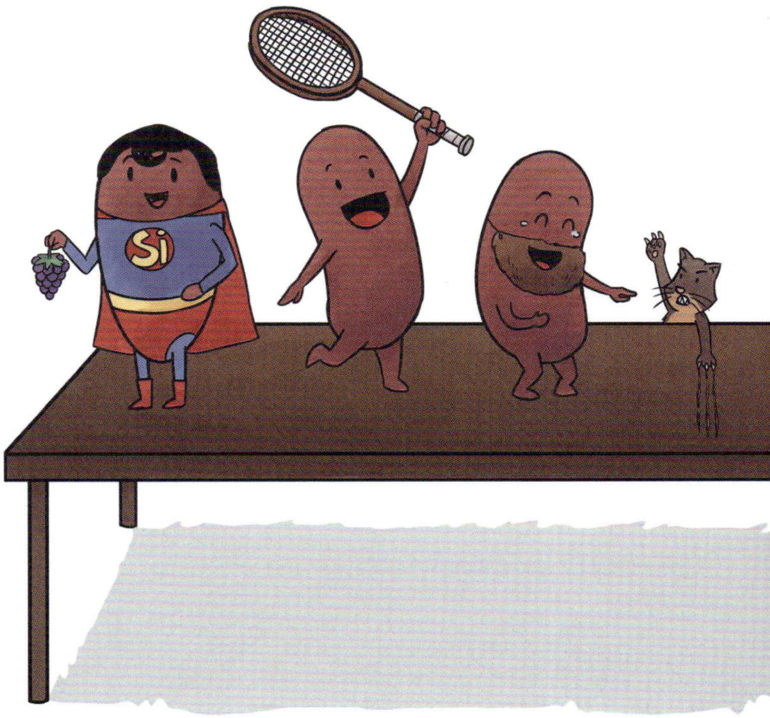

Wo sind hier die Flöhe?
Im Druck kaum zu erkennen, versuchen wir es mal mit 2x Vergrößerung:

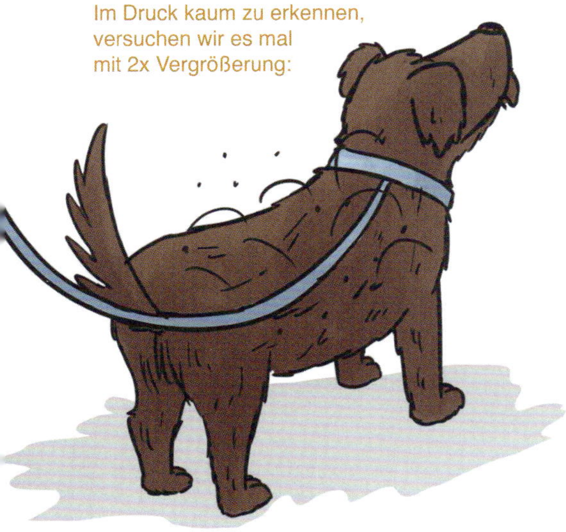

Läuse Pedikulose

Lausige Pediküre

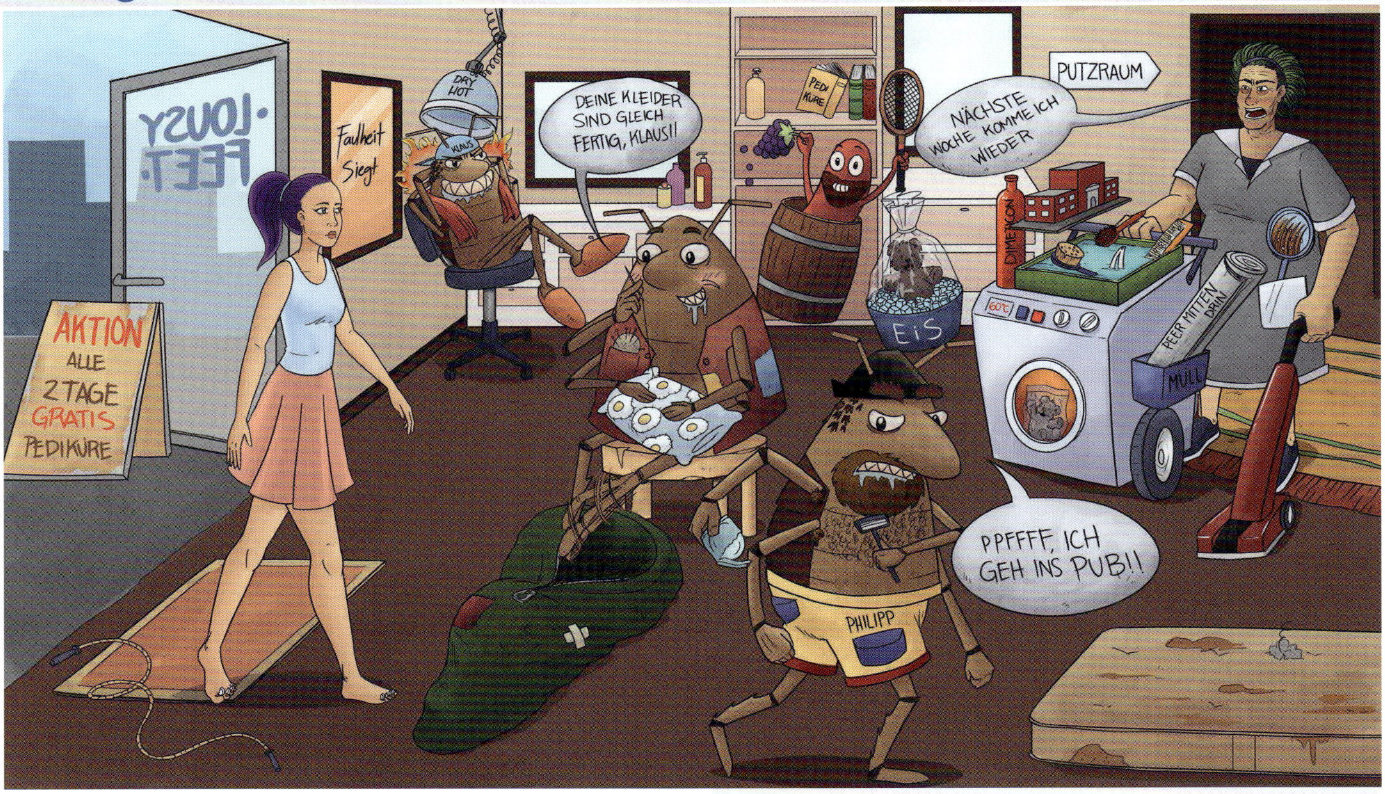
LOUSY FEET
Faulheit Siegt
AKTION ALLE 2 TAGE GRATIS PEDIKÜRE
DRY HOT
KLAUS
DEINE KLEIDER SIND GLEICH FERTIG, KLAUS!!
PUTZRAUM
NÄCHSTE WOCHE KOMME ICH WIEDER
DIMEXON
60°C
EIS
PEER MITTEN DRIN
MÜLL
PPFFFF, ICH GEH INS PUB!!
PHILIPP

Sieht ja nicht gerade vertrauenserweckend aus. Andererseits aber auch kein schlechtes Angebot: alle zwei Tage kostenlose Pediküre! Laura scheinen die lausigen Gesellen und der Gammel-Look des Ladens nicht zu stören. Sie marschiert rein.

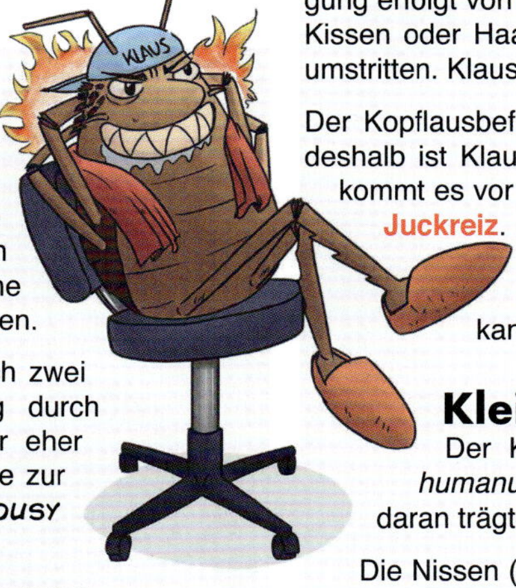
KLAUS

Allgemein

Der Läusebefall (Pedikulose) wird im Bild durch den Pediküre-Shop „*LOUSY FEET*" dargestellt. Laura tritt gerade ein, um eine lausige Pediküre zu bekommen. Alle Läuse im Laden sabbern, denn beim Blutsaugen injizieren sie Speichel. Teilweise können so verschiedene humanpathologische Bakterien übertragen werden.

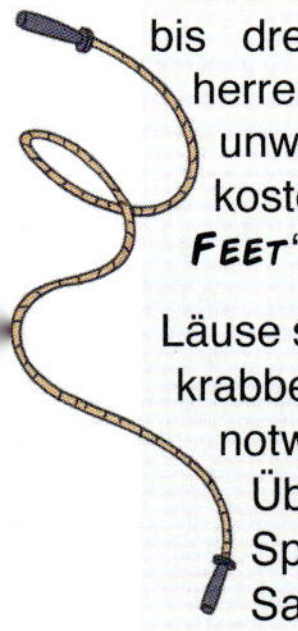

Läuse können ohne menschliches Blut lediglich zwei bis drei Tage überleben. Eine Übertragung durch herrenlose Textilien (z.B. Mützen) ist daher eher unwahrscheinlich. Laura geht alle zwei Tage zur kostenlosen Pediküre. Ohne diese könnte „*LOUSY FEET*" nicht überleben.

Läuse springen nicht von Kopf zu Kopf. Sie können nur krabbeln. Zur Übertragung ist ein **längerer Hautkontakt** notwendig. Auch Haustiere sind keine Überträger. Zur Erinnerung liegt Lauras Springseil zurückgelassen vor dem Läuse-Salon.

Die Eier der Läuse heißen **Nissen**. Deshalb haben die Nissen-Kissen im Salon ein Eier-Muster.

Eine mögliche Komplikation bei Läusebefall ist eine **bakterielle Superinfektion**. Übertragen werden können Staphylokokken sowie selten weitere spezielle Erreger. Eselsbrücke ist hier das Bakterium im Fass, das Trauben in der Hand hält (für Staphylo-, also Traubenkokken).

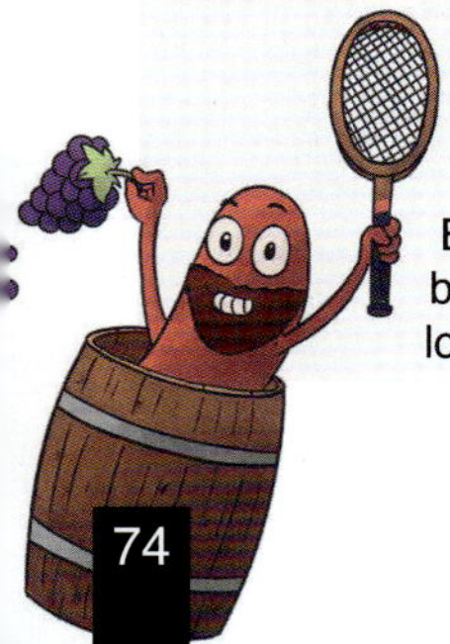

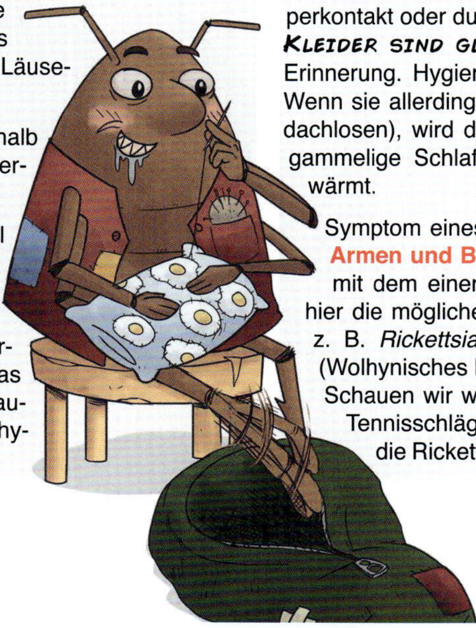

Kopflausbefall

Der Kopflausbefall (Pediculosis capitis) wird durch die erste Laus mit Kappe (*P. capitis*) und auffälliger Frisur verbildlicht. Die Übertragung erfolgt von **Mensch zu Mensch** oder indirekt über **Kleidung**, Kissen oder Haarbürsten. Der indirekte Übertragungsweg gilt als umstritten. Klaus, die erste Laus, hat ein Handtuch bei sich **A**.

Der Kopflausbefall ist die **häufigste Parasitose im Kindesalter**, deshalb ist Klaus noch ein Kind – ein Lausbub eben. Bei Befall kommt es vor allem retroaurikulär und nuchal zu einem **starken Juckreiz**. Eventuell kann es zu einem Ekzem kommen. Die Haare von Klaus haben an den Ohren und dem Hals Feuer gefangen. Bei einem extremen Befall kann es zu einer Verfilzung der Haare kommen.

Kleiderlausbefall

Der Kleiderlausbefall heißt auch *Pediculus humanus humanus* oder *Pediculus vestimentorum*. Zur Erinnerung daran trägt die zweite Laus eine Weste **B**.

Die Nissen (Eier) der Läuse haften besonders an Falten, Nähten und Säumen der Bekleidung. Die zweite Laus näht gerade an einem Nissen-Kissen. Die Übertragung erfolgt durch direkten Körperkontakt oder durch gemeinsames Nutzen von Kleidung. „*DEINE KLEIDER SIND GLEICH FERTIG, KLAUS*" sagt die Kleiderlaus zur Erinnerung. Hygiene ist bei der Übertragung nicht entscheidend. Wenn sie allerdings zu mangelhaft ist (wie beispielsweise bei Obdachlosen), wird die Übertragung gefördert. Merkhilfe ist hier der gammelige Schlafsack, in dem sich die zweite Laus die Füße wärmt.

Symptom eines Kleiderlausbefalls ist ein **starker Juckreiz an Armen und Beinen**. Deshalb kratzt sich die Kleiderlaus auch mit dem einen Bein das andere. Eine Komplikation ist auch hier die mögliche Übertragung humanpathogener Bakterien wie z. B. *Rickettsia prowazekii* (Fleckfieber), *Bartonella quintana* (Wolhynisches Fieber) oder *Borrelia recurrentis* (Rückfallfieber). Schauen wir wieder auf das Bakterium im Fass: Es hat einen Tennisschläger (engl. *racket*) in der Hand. Dieser verbildlicht die Rickettsien. Sein falscher Bart steht für die Bartonellen.

Der Befall mit Läusen wird **Pedikulose** genannt. Läuse überleben nur zwei bis drei Tage ohne Blut. Alle Läusetypen werden direkt von Mensch zu Mensch sowie indirekt über Kleider übertragen. Unterscheiden kann man Kopf-, Kleider- und Filzläuse. Lauseier werden Nissen genannt. Allen gemeinsam ist, dass sie Juckreiz auslösen. Die Therapie besteht in der Behandlung mit Shampoos bspw. mit dem Antilausmittel Dimeticon. Die Nissen werden danach ausgekämmt. Die Behandlung wird nach 8-10 Tagen wiederholt. Gegenstände, die mit Läusen in Kontakt gekommen sein können, sollten heiß gewaschen oder 3 Tage luftdicht abgepackt werden.

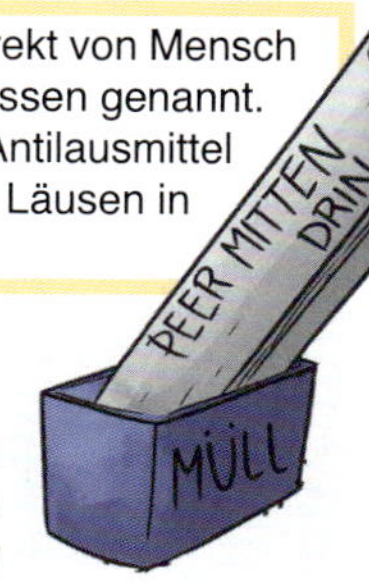

Filzlausbefall

Die Filzlaus Philipp mit Filzhut, die gerade in den Pub möchte, steht für den Filzlausbefall (*Phthirus pubis*). Die Übertragung findet durch direkten **Geschlechtsverkehr** statt, deshalb hält Philipp eine Kondompackung hoch. Indirekt kann eine Übertragung auch durch **Wäsche oder Matratzen** erfolgen. Daran erinnert die alte Matratze in der Ecke.

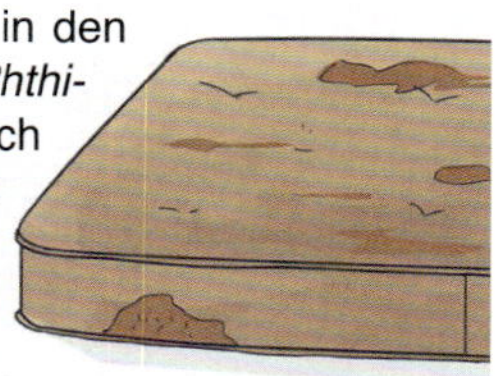

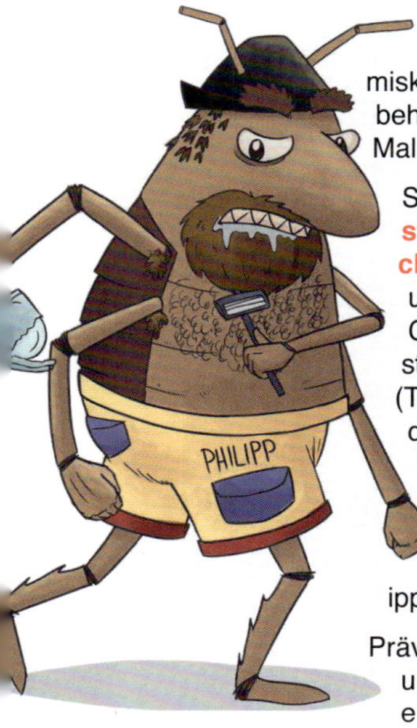

Risikofaktoren für einen Filzlausbefall sind eine starke Körperbehaarung und Promiskuität. Philipp ist unter den Achseln extrem behaart und geht bestimmt nicht zum ersten Mal zur Anmache in den Pub.

Symptome eines Filzlausbefalls sind ein **starker Juckreiz** in Kombination mit **Taches bleues** (*Maculae coeruleae*). Das sind unscharf begrenzte, blaugraue Flecken im Genitalbereich **C**. Sie treten an den Einstichstellen der Läuse auf. Die blauen Taschen (Taches bleues) an Philipps Hosen sind hier die Eselsbrücke. Läuse können sich auch in den Achselhöhlen, in der Bauch- und Brustbehaarung, an Barthaaren oder bei Kindern auch in den Augenbrauen und Wimpern verstecken. Daran erinnern Philipps dicke Wimpern, Brustbehaarung und Bart.

Präventionsmaßnahmen sind Körperhygiene und eine Intimrasur. Auch Philipp hat schon einen Rasierer in der Hand.

...Therapie

Eine Behandlung mit Permethrin und Pyrethrum wird nicht mehr empfohlen. Deshalb steckt die Zeitschrift mit der Überschrift „PEER MITTEN DRIN" (für Permethrin) schon im Müll. Kinder dürfen nach der ersten Behandlung mit Dimeticon wieder in öffentliche Einrichtungen wie Schulen oder Kindergärten gehen. Daran erinnert das kleine Schulmodell auf dem Putzwagen.

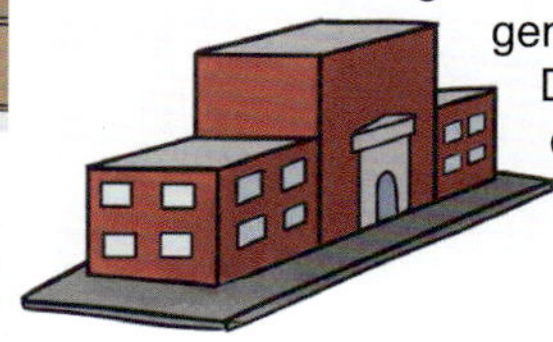

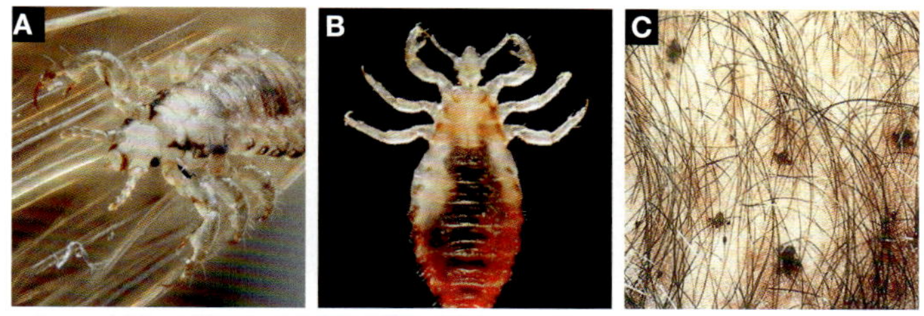

A Kopflaus im Haar **B** Kleiderlaus **C** Filzlausbefall im Genitalbereich

Therapie

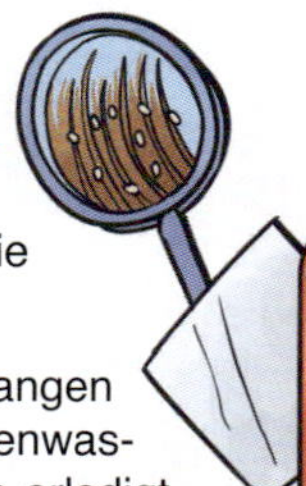

Bei einem Lausbefall sollten unbedingt auch **Kontaktpersonen** auf Läuse und Nissen untersucht werden. Deshalb trägt die Putzkraft, die hier für die Therapie steht, eine Lupe in ihrer Kitteltasche.

Kontaktgegenstände wie Bürsten, Kämme, Haarspangen oder -gummis sollten für zehn Minuten in heißes Seifenwasser gelegt werden. Dies hat die gute Putzkraft schon erledigt. Schau mal in ihr Putzwasser.

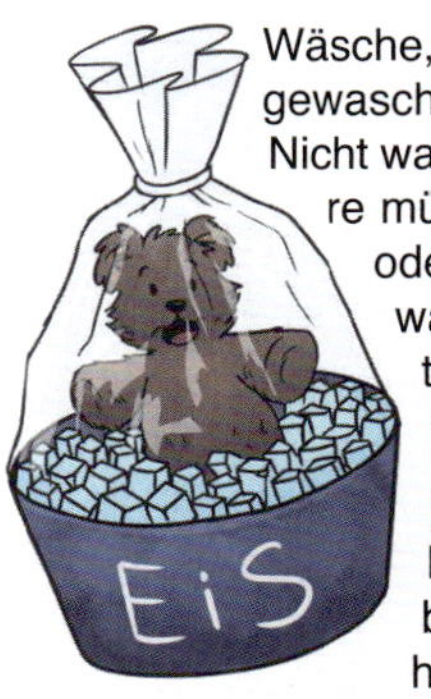

Wäsche, Bettwäsche und Stofftiere müssen bei 60° C gewaschen werden. Ist im Bild schon geschehen. Nicht waschbare Gegenstände wie große Stofftiere müssen drei Tage luftdicht verpackt werden oder über 24 Stunden in die Tiefkühltruhe wandern. Der arme Teddy, der in der Plastiktüte auf den Eiswürfeln bibbert, findet das wohl nicht so gut.

Möbel, Teppiche und Böden müssen gründlich abgesaugt werden. Der Staubsaugerbeutel sollte sofort entsorgt werden. Auch hier ist die Putzkraft schon längst dabei.

Zur Eliminierung der Läuse wird **Dimeticon** als Shampoo angewandt (v.a. bei Pediculosis capitis oder pubis). Daran erinnert die Shampoo-Flasche auf dem Putzwagen. Nach acht bis zehn Tagen muss die Therapie wiederholt werden. Deshalb sagt die Putzfee auch: „NÄCHSTE WOCHE KOMME ICH WIEDER!" Nach der Dimeticon-Anwendung müssen die Haare mit einem Nissenkamm ausgekämmt werden, um so die restlichen Nissen zu entfernen. Auch für einen Kamm hat die Putzdame schon gesorgt.

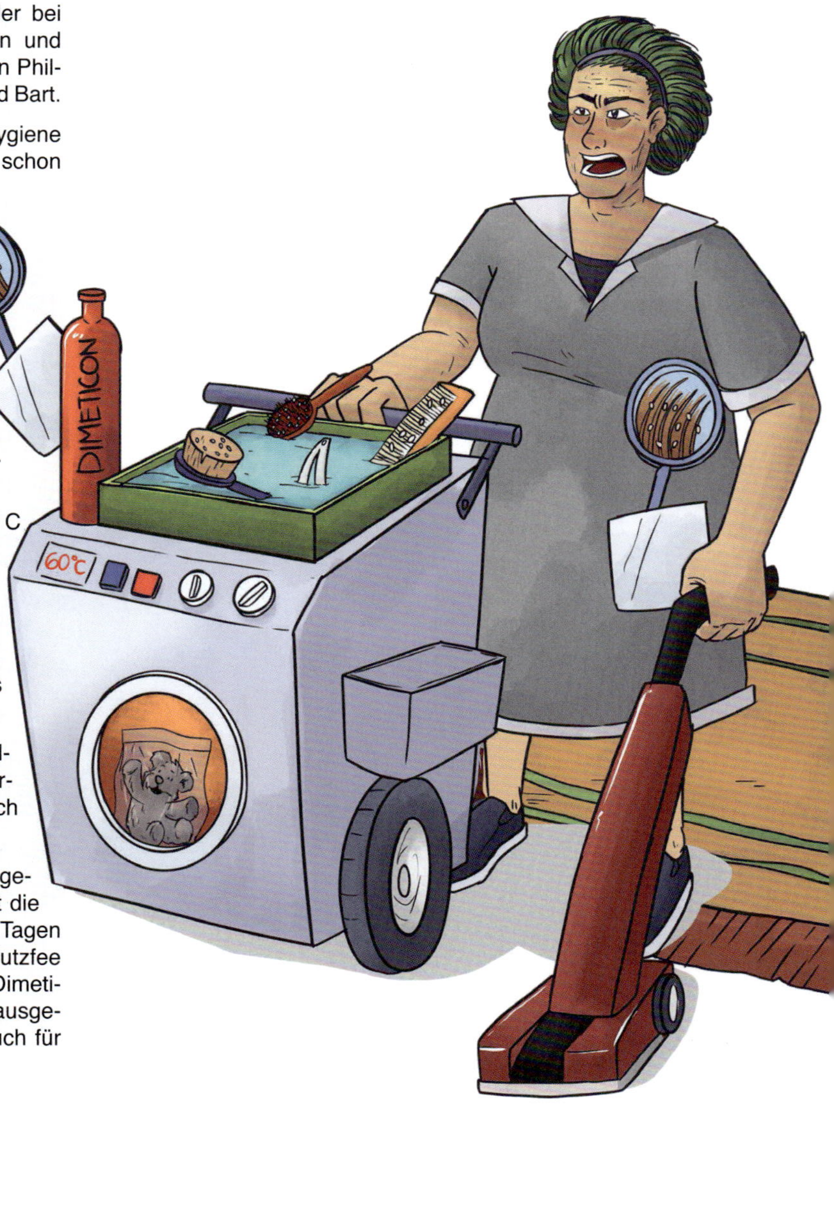

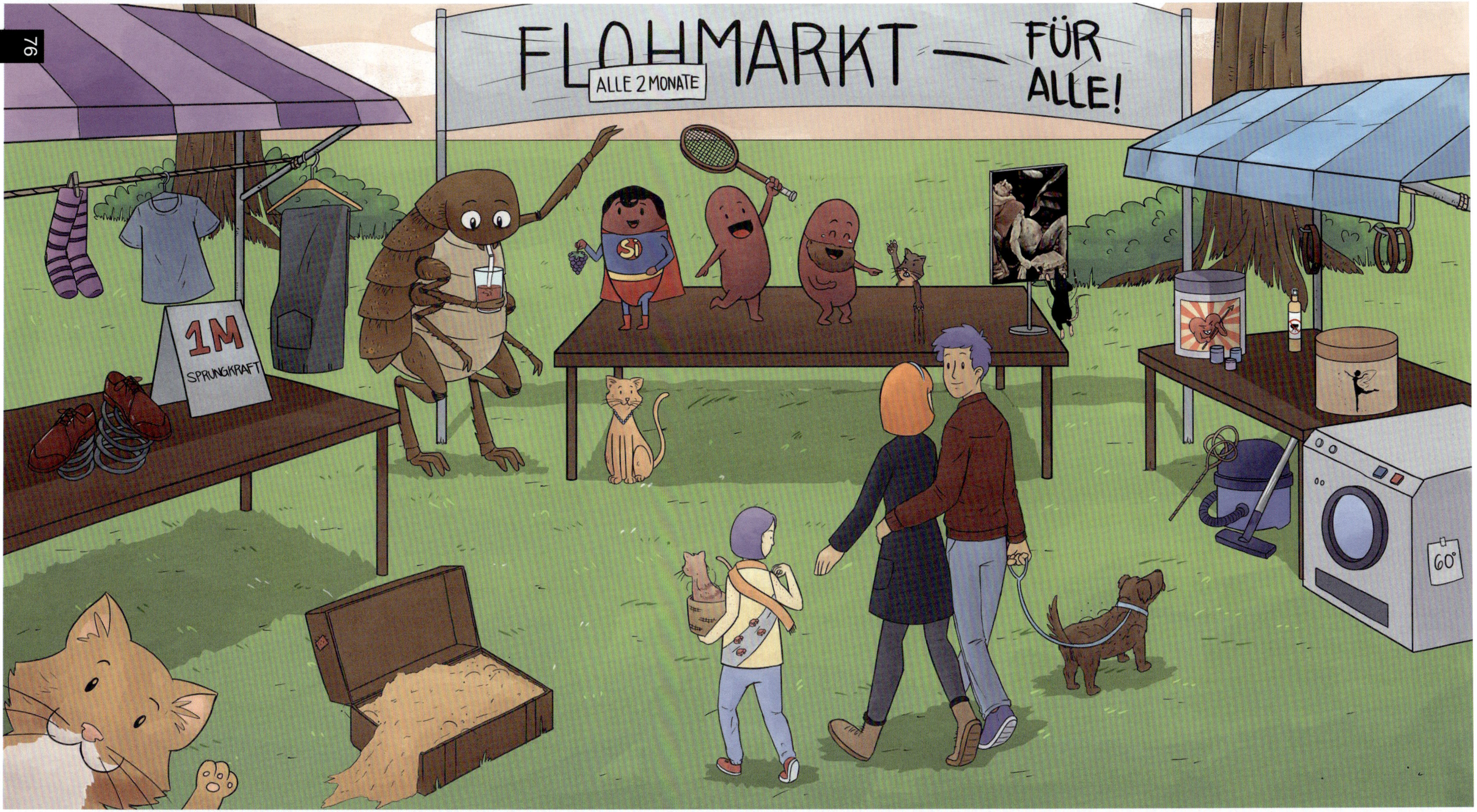

Quiz

1. Wie lange können Flöhe ohne Blutmahlzeit überleben?
2. Was ist das Hauptsymptom von Flohbissen?
3. Wie gelangen Flöhe von Mensch zu Mensch?
4. Woran erinnert das Helden-Bakterium?
5. Welche Erreger können durch Flöhe auf den Menschen übertragen werden?
6. Welche (sekundär-)präventiven Maßnahmen können ergriffen werden?
7. Wofür stehen die Halsbänder?

Antworten

1. Zwei Monate (Flohmarkt-Öffnungszeiten).
2. Juckreiz (Kratzen).
3. Durch Springen (Spring-Schuhe).
4. An die bakterielle Superinfektion.
5. Staphylokokken (Trauben), Streptokokken (Halskette), Rickettsien (engl. racket, Schläger), Bartonellen (falscher Bart) und Yersinien (Pest-Bild).
6. Hygienemaßnahmen (Waschmaschine, Staubsauger) und Behandlung von Tieren mit Flohmittel (beim Stand).
7. Für Flohhalsbänder. Diese enthalten Stoffe wie z.B. Pyrethrum, die sich durch das Hautfett über den gesamten Körper des Tieres verteilen.

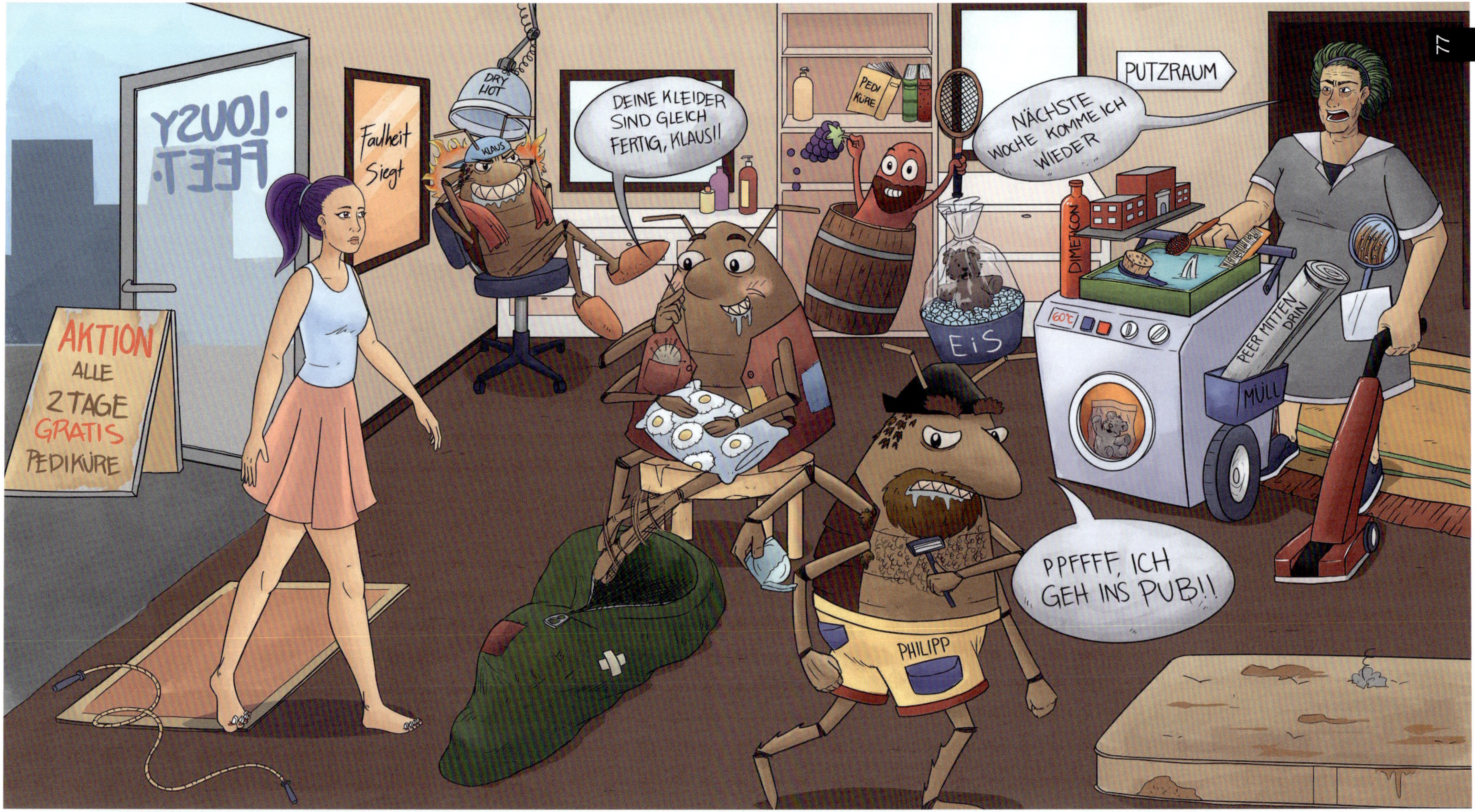
LOUSY FEET
AKTION
ALLE 2 TAGE GRATIS PEDIKÜRE
Faulheit Siegt
DRY HOT
KLAUS
DEINE KLEIDER SIND GLEICH FERTIG, KLAUS!!
PEDI KÜRE
NÄCHSTE WOCHE KOMME ICH WIEDER
PUTZRAUM
DIMETICON
60°C
EiS
PEER MITTEN DRIN
MÜLL
PHILIPP
PPFFFF, ICH GEH INS PUB!!

Quiz

1. Wie lang können Läuse ohne Blutmahlzeit überleben?
2. Was ist das Hauptsymptom von Läusebissen?
3. Wie gelangen Läuse von Mensch zu Mensch?
4. Für welche Lausarten stehen die Lausbuben im Friseurladen?
5. Was hat die Filzlaus im Pub vor und warum?
6. Welche (sekundär-)präventiven Maßnahmen können ergriffen werden?
7. Welches Shampoo wird zur Therapie vorzugsweise eingesetzt?

Antworten

1. Nur zwei bis drei Tage (Öffnungszeiten).
2. Starker Juckreiz (Kratzen, Feuer am Kopf).
3. Durch direkten Kontakt oder indirekt über Kleidung, Kissen, Haarbürsten (Weste, Matratze).
4. Klaus für die Kopflaus (*Pediculus humanus capitis*), die Westenlaus für die Kleiderlaus (*Pediculus humanus humanus seu vestimentorum*), und die Publaus für die Filzlaus (*Pthirus pubis*).
5. Er will eine Lausdame kennenlernen (Kondom). Der Filzlausbefall wird u.a. durch Geschlechtsverkehr übertragen.
6. Gründliche Reinigung oder Abpacken aller Kontaktgegenstände (Waschmaschine, Sauger, Seifenwasser, Teddy in Plastiktüte).
7. Vorzugsweise Dimeticon (Dimeticon-Shampoo).

Oxyuriasis Enterobiose

Ochsenwurm entert Uris Kinderzimmer

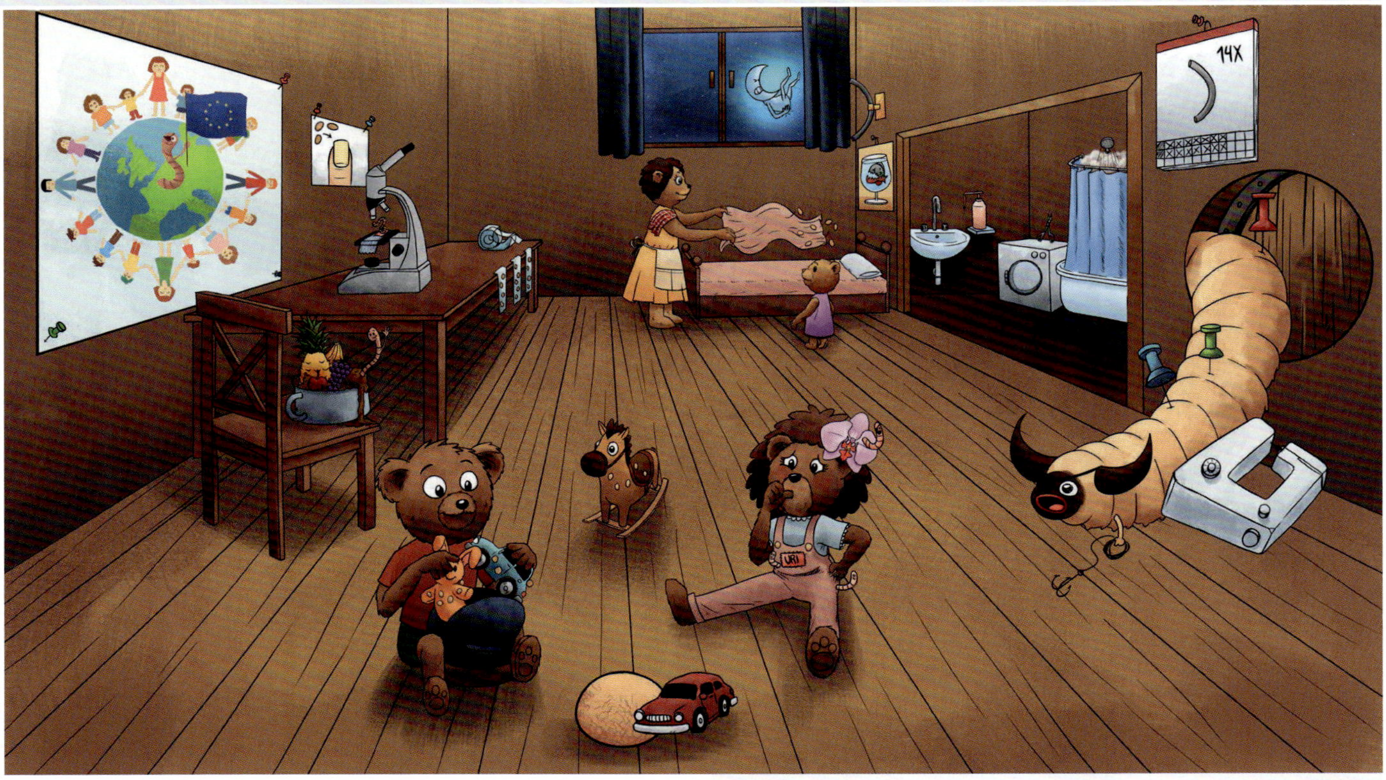

Idylle im Kinderzimmer – wäre da nicht dieser scheußliche Wurm, der ins Zimmer glitscht. Die kleinen Bärchen haben ihn anscheinend noch nicht bemerkt. Seine Eier sind jedoch bereits überall...

Allgemein

Die Oxyuriasis wird auch **Enterobiose** genannt. Ein Ochsen-Wurm kommt in Uris Kinderzimmer (Ochsi-Uri-asis = Oxyuriasis). Er hat einen Enterhaken bei sich und erinnert so daran, dass er eine Enterobiose ist (= krankhafter Wurmbefall).

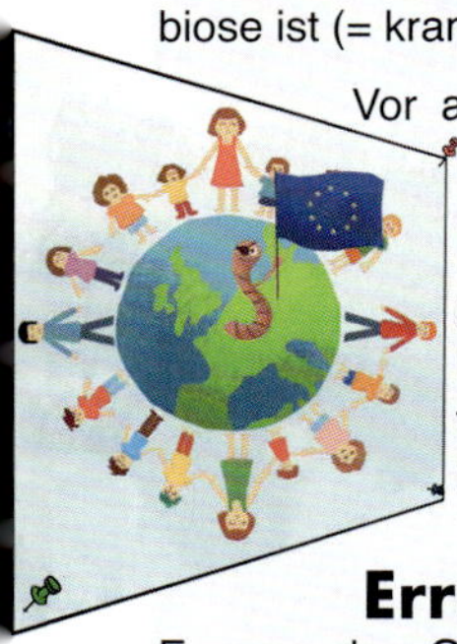

Vor allem **Kinder** sind von der Oxyuriasis betroffen, weshalb wir uns in Uris Kinderzimmer befinden. Es ist die am meisten verbreitete Wurmerkrankung Europas, zu sehen am Poster links an der Wand. Darauf thront der Ochsen-Piraten-Wurm mitten in Europa.

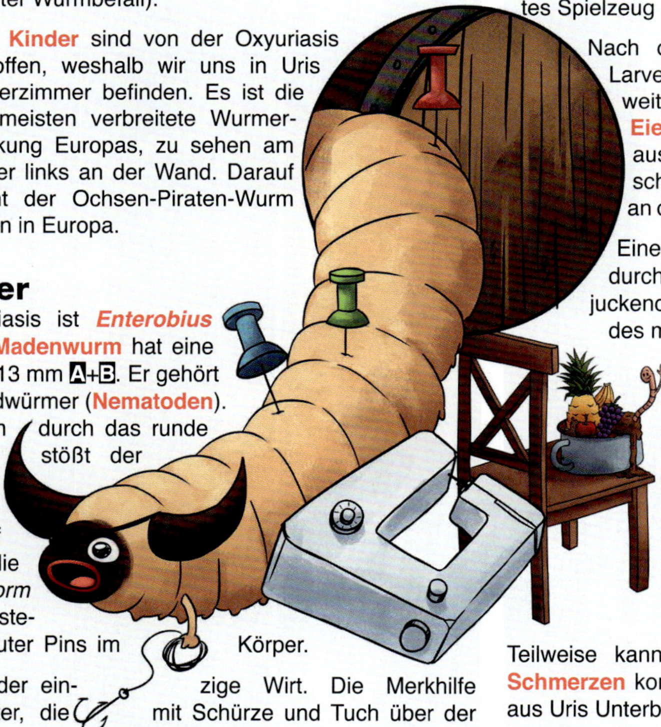

Erreger

Erreger der Oxyuriasis ist ***Enterobius vermicularis***. Der **Madenwurm** hat eine Länge von zwei bis 13 mm A+B. Er gehört zur Familie der Rundwürmer (**Nematoden**). Beim Hineingleiten durch das runde Loch (Rundwurm) stößt der Madenwurm eine Nähmaschine (Nematoden) um. Auf Englisch heißt die Erkrankung *pinworm infection*, deshalb stecken dem Wurm lauter Pins im Körper.

Der Mensch ist der einzige Wirt. Die Merkhilfe ist hier die Mutter, die mit Schürze und Tuch über der Schulter an eine Gastwirtin erinnert.

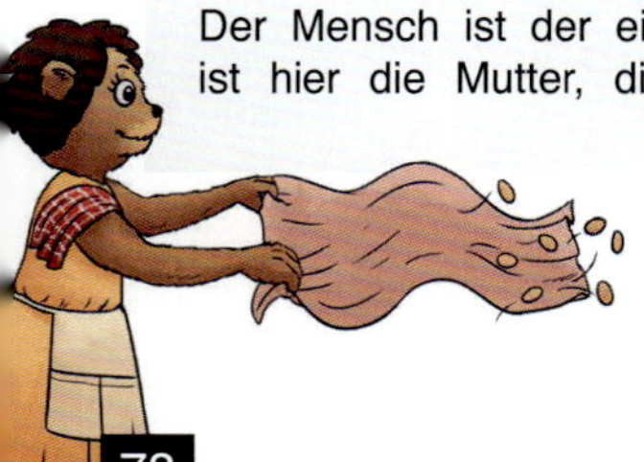

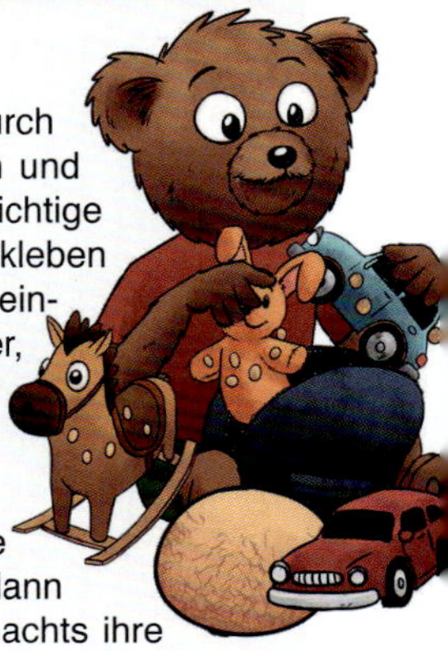

Infektionsweg

Die Erstinfektion erfolgt meist **fäkal-oral** durch Schmierinfektion. Vor allem bei älteren Kindern und Erwachsenen spielt die Kontaktinfektion eine wichtige Rolle. Wurmeier können z. B. an Spielzeugen kleben oder durch Staubaufwirbelung (Bettenmachen) eingeatmet werden C. Im Bild sehen wir die Mutter, die gerade das Bett macht, sowie den kleinen Bären-Jungen, der mit Wurm-Eiern verunreinigtes Spielzeug in den Händen hält.

Nach oraler Aufnahme schlüpfen die Larven im Dünndarm. Sie wandern dann weiter in den Dickdarm und **legen** nachts ihre **Eier perianal** ab. Die Eiablage löst einen **Juckreiz** aus. Der Mond, der durch das Fenster scheint, kratzt sich am Po und erinnert so an den auftretenden nächtlichen Juckreiz.

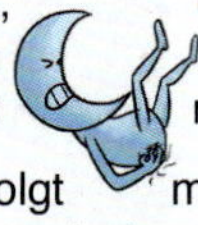

Eine **Reinfektion** erfolgt meist digital-oral, z. B. durch Fingerlutschen nach dem Kratzen am nächtlich juckenden Po. Verbildlicht wird dies durch Uri, die beides macht: Finger lutschen und Po kratzen.

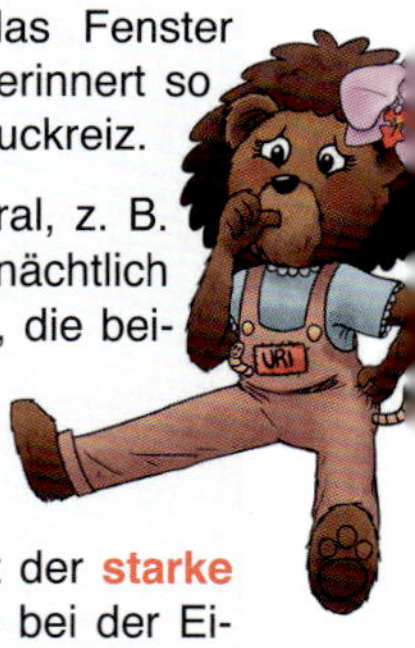

Klinik

Das Hauptsymptom der Oxyuriasis ist der **starke anale Juckreiz**, der vor allem nachts bei der Eiablage entsteht und zu unruhigem Schlaf führen kann. Teilweise kommt es auch zu **Obstipation** oder **Durchfall**. Merkhilfe ist hier der Nachttopf auf dem Stuhl, der sowohl Obst (Obstipation) als auch eine braune Masse (Durchfall) enthält.

Teilweise kann es auch zu **appendizitis-ähnlichen Schmerzen** kommen. Deshalb schaut ein kleiner Wurm aus Uris Unterbauch hervor.

Bei Mädchen ist auch eine **Vulvovaginitis** möglich. Daran erinnert die Orchidee in Uris Haaren, aus welcher ein kleiner Wurm hervorlugt.

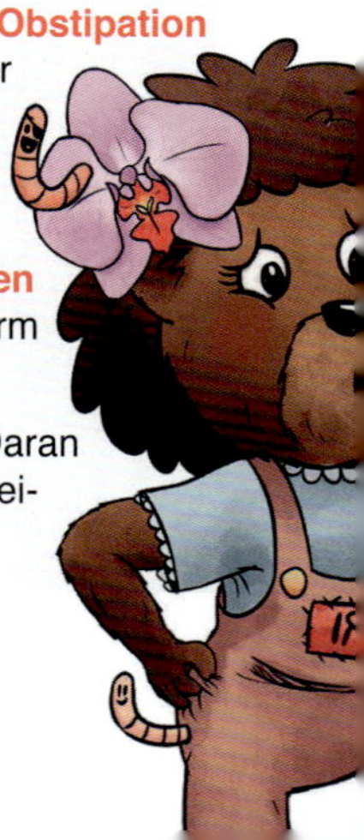

Erreger der **Oxyuriasis** ist der Wurmparasit *Enterobius vermicularis*, auch als Madenwurm bezeichnet. Betroffen sind meist Kinder und deren Familien. Die Aufnahme erfolgt als fäkal-orale Schmierinfektion. Typisch ist der Teufelskreis der digital-oralen Reinfektion: Kratzen bei nächtlichem Juckreiz (das typischste Symptom) und anschließendes Lutschen am Finger. Bei Mädchen kann neben dem perianalen Juckreiz auch eine Vulvovaginitis symptomatisch werden. Zur Diagnose verwendet man am besten morgens den Klebestreifentest. Die Therapie besteht in einer Kombination aus Hygienemaßnahmen und systemischen Anthelminthikum (Mebendazol oder Pyrantel).

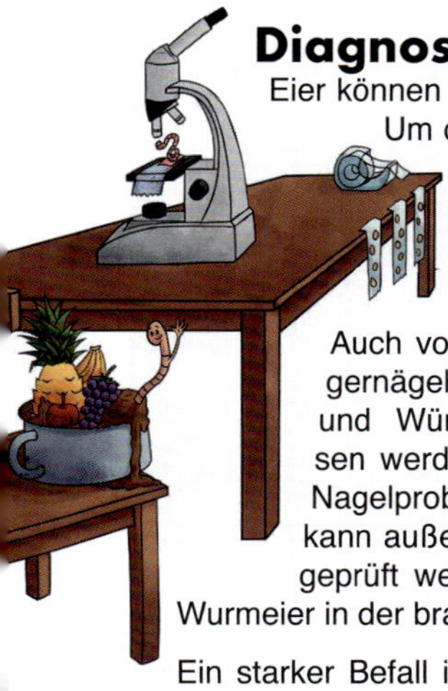

Diagnostik

Eier können unter dem **Mikroskop** nachgewiesen werden. Um die Eier zu sammeln, wird an drei Morgen hintereinander ein transparenter **Klebestreifen** anal appliziert und wieder abgenommen. Verbildlicht wird dieses Vorgehen durch die drei eierbedeckten Klebestreifen am Schreibtisch.

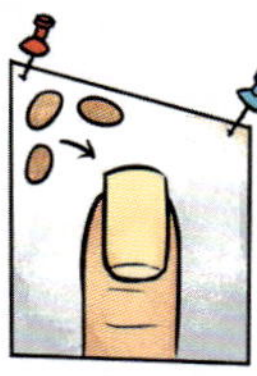

Auch von einer Probe, die unter den Fingernägeln gewonnen wird, können Eier und Würmer mikroskopisch nachgewiesen werden. Dafür steht das Bild mit der Nagelprobe an der Wand. Der Wurmbefall kann außerdem auch in einer **Stuhlprobe** geprüft werden. Deshalb sieht man auch Wurmeier in der braunen Masse im Nachttopf.

Ein starker Befall ist sogar makroskopisch im Stuhl, im Analbereich oder an der Vulva zu erkennen. Daran erinnern der Wurm im Nachttopf und der Wurm, der aus Uris Hose hervorschaut. Beide sind mit bloßem Auge zu sehen.

Therapie

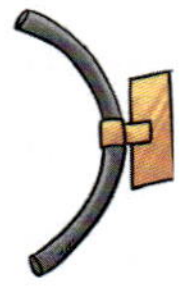

Oxyuriasis wird bei positivem Nachweis immer medikamentös behandelt. Man gibt systemische Anthelminthikum wie z. B. **Mebendazol**, **Pyrviniumembonat** oder **Pyrantel**. Die zweite Gabe des gleichen Präparats erfolgt zwei Wochen später. Die Eselsbrücken sind hier der gebogene Metallstab (engl. *to bend* für biegen) für Mebendazol und der Piranha (für Pyrantel) im Weinglas (für Pyrviniumembonat). Auf der anderen Seite der Badezimmertür hängt ein Kalenderblatt mit einem zweiten gebogenen Stab darauf, 14 Tage sind abgekreuzt (zweite Gabe nach 14 Tagen).

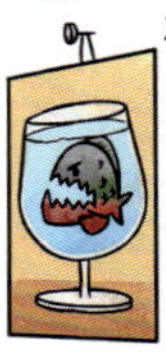

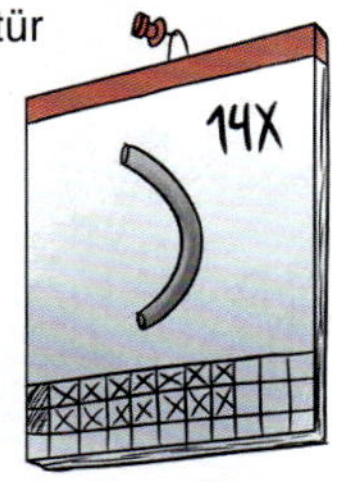

Die Medikamentengabe sollte unbedingt durch **Hygienemaßnahme** ergänzt werden. Dazu gehören kurze Fingernägel, eine morgendliche Dusche und das Waschen benutzter Kleidung und Bettwäsche. Ziel ist es, alle Wurmeier vom Körper und aus der Wäsche zu entfernen. Die Hygienemaßnahmen sind im Bad zu sehen. Auf dem Waschbecken liegt eine Nagelschere, jemand duscht gerade und die Waschmaschine läuft.

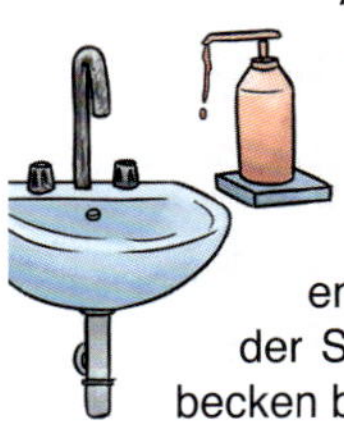

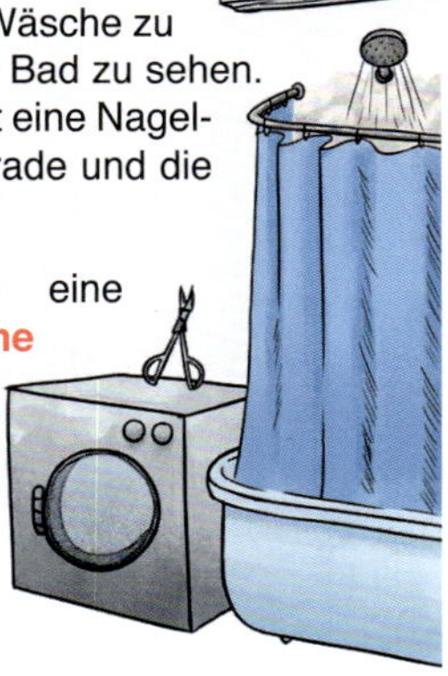

Als **Prävention** ist eine **gründliche Handhygiene** empfehlenswert. Dafür steht der Seifenspender am Waschbecken bereit.

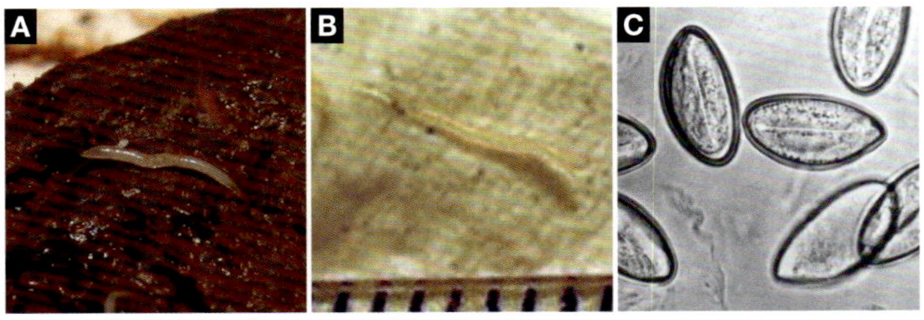

A+B Enterobius vermicularis **C** Wurmeier

Blick hinter die Kulissen

Sicherlich immer wieder spannend für die fachfremden Zeichner und Illustratoren sich mit schönen Thematiken wie dieser zu beschäftigen. Hier Claudias Skizze zur Oxyuriasis.

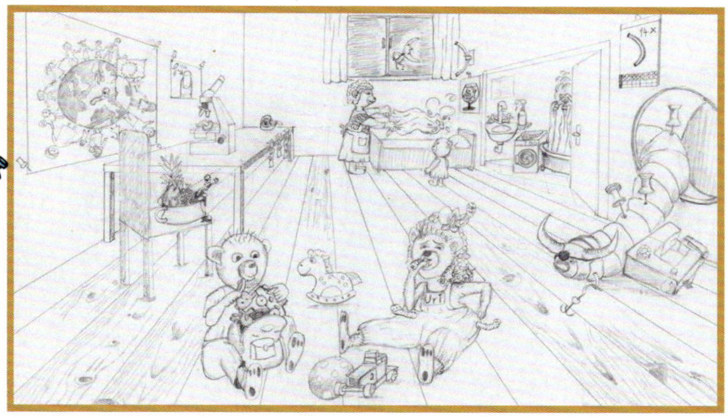

Die Ursprünge

So sahen die ersten Meditricks aus. Mit Buntstiften gemalt für das eigene Staatsexamen: Der Ochsenwurm, geritten von der Made, entert durch die Tür.

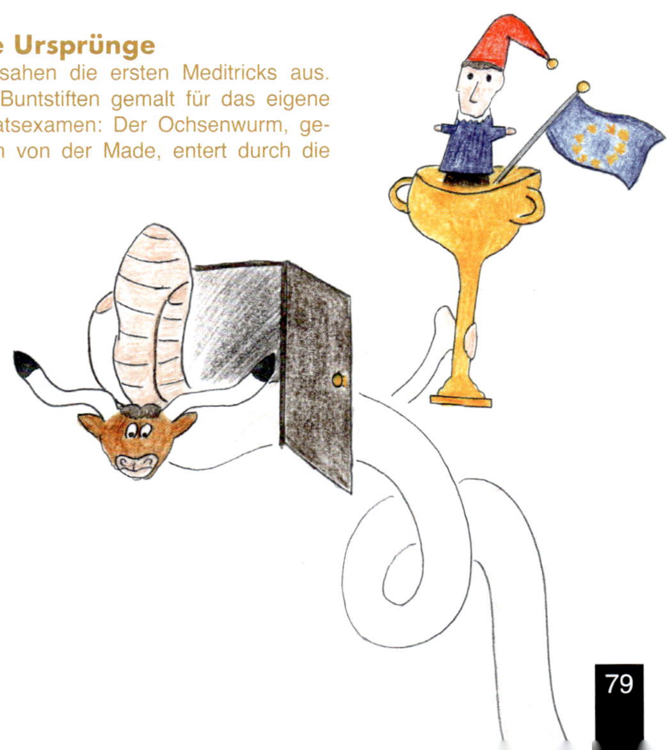

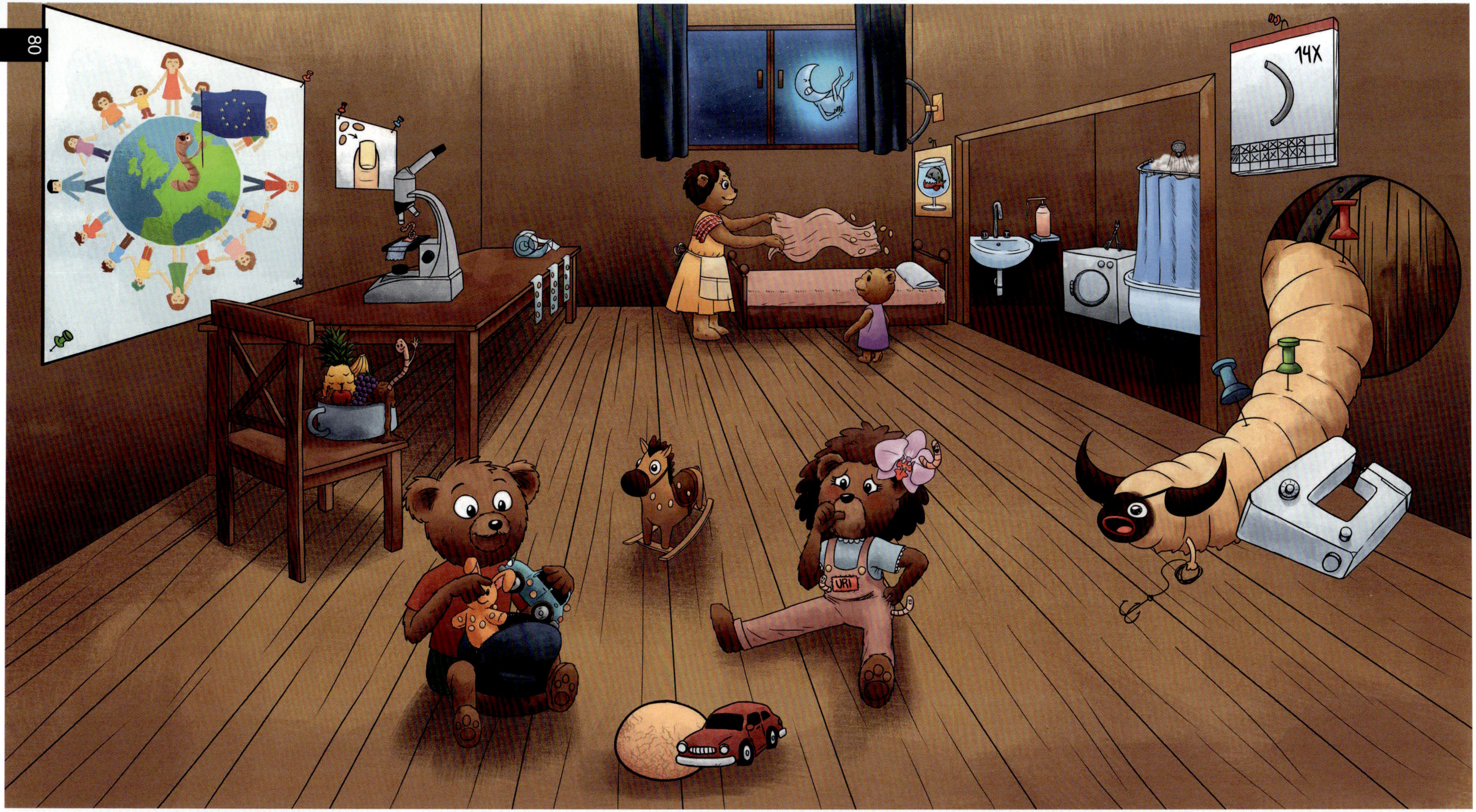

Quiz

1. Wie wird der Erreger der Oxyuriasis genannt?
2. Wer kann den Würmern als Wirt dienen?
3. Wie gelangen sie von Mensch zu Mensch?
4. Welche Symptome verursachen die Würmer?
5. Wie wird der Wurm nachgewiesen?
6. Welche (sekundär-)präventiven Maßnahmen können ergriffen werden?
7. Welche Medikamente können verwendet werden?

Antworten

1. *Enterobius vermicularis* (Wurm mit Enterhaken), Madenwurm (Madenform) oder auch engl. *pinworm* (Pinnadeln).
2. Der Mensch ist der einzige Wirt, Ausbreitung erfolgt oft innerhalb Familien (Mutter und Kinder).
3. Durch fäkal-orale Schmierinfektionen, Kontaktinfektionen (Eier auf Spielzeug, Bettdecke).
4. Starken analen Juckreiz (Kratzen), v.a. nachts (Mond); Obstipation/Durchfall (Obst) und Vulvovaginitis (Orchidee) sind möglich.
5. Durch perianalen Klebestreifentest (Klebestreifen), Stuhlprobe (Stuhl) oder Fingernagelprobe (Bild).
6. Gründliche (Hände-)hygiene (Nagelschere).
7. Anthelminthika wie Mebendazol (gebogener Stab), Pyrviniumembonat (Weinglas) oder Pyrantel (Piranha-Bild).

Konnatale Infektionen, KON

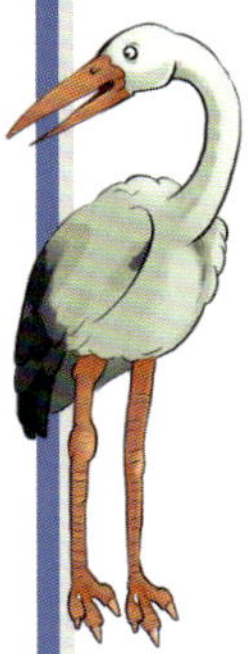

Embryofetopathien sind Fehlbildungen des ungeborenen Kindes. **Embroypathien** sind meist schwerwiegender, da bis zur 8. Schwangerschaftswoche die Hauptentwicklung der Organe erfolgt. Bei Infektionen ab der 9. Schwangerschaftswoche spricht man von **Fetopathien**, welche meist etwas milder ausfallen. 3 von 100 Kindern kommen mit einem Geburtsdefekt auf die Welt. Hiervon sind 2% aufgrund einer mütterlichen Infektion in ihrer Entwicklung gestört. Von einer konnatalen Infektion ist dann die Rede, wenn der Erreger über die Mutter noch in der Schwangerschaft oder während der Geburt auf das Kind übertragen wird.

Konnatalen Infektionen seronegativer Schwangerer schädigen das Ungeborene, da die zuerst gebildeten IgM-Antikörper nicht plazentagängig sind. Das Kind wird nicht geschützt. IgG Antikörper werden noch nicht gebildet.

Folgen der STORCH-Infektionen sind u.a. ein Hydrops fetalis, Fehlgeburten und verlangsamtes intrauterines Wachstum. Zerebral kann es zur Mikrozephalie, einer Ventrikeldilatation und intrazerebralen Verkalkungen kommen. Außerdem treten Serosaveränderungen wie bspw. ein Hydrothorax oder Aszites auf. Auch die Leber kann von Verkalkungen betroffen sein. Die typische Trias aus bereits im Ultraschall sichtbaren periventrikulären Verkalkungen, einem Mikrozephalus und Chorioretinitis ist besonders häufig bei **Toxoplasmose** und **CMV**. Das Cytomegalievirus ist zudem die am häufigsten auftretende konnatale Infektion mit 1/1000 betroffenen Neugeborenen. Im Vergleich: eine konnatale Rötelninfektion ist 900x seltener.

Das Risiko einer Übertragung während der Geburt ist vor allem bei **HIV**, **Hepatitis B** und **Gonorrhö** der Mutter gegeben. Außerdem kann ein vaginaler **HPV**-Befall zu rezidivierenden Larynxpapillomen beim Kind führen. Ebenfalls möglich sind aufsteigende Infektionen durch vaginale Keime wie bspw. **Chlamydien**. Infektionen und ihre Folgen sind abhängig vom Zeitpunkt der Übertragung und bleiben teilweise auch asymptomatisch. Der beste Schutz sind ein guter Impfstatus (**Varizellen**, **Masern**, **Röteln**) sowie Vermeidung von Erregerkontakt bspw. durch das Fernhalten von Katzen zum Schutz vor **Toxoplasmose** oder das Meiden von rohen Milchprodukten wegen der Listeriose.

Bei Lebendimpfungen (**Masern**, **Mumps**, **Röteln**, **Varizellen**) sollte mindestens 3 Monate lang auf eine Schwangerschaft verzichtet werden, da auch hier das Risiko einer Übertragung auf das Ungeborene besteht. Zur Vermeidung peripartaler Übertragung von **HIV** und **Hepatitis B** kann ein Kaiserschnitt (Sectio caesarea) erwogen werden. Nach der Geburt sollte eine spezifische Postexpositionsprophylaxe durchgeführt werden.

KON /81

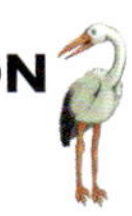

CMV **66**
Gonokokken **92**
Hepatitis B 100
HIV **104**
HPV **116**
HSV1/2 **144**
Listeriose **36**
Ringelröteln **42**
Röteln **38**
Syphilis **94**
Toxoplasmose **174**
Varizellen **62**

S T O R C H

Syphilis | Toxoplasmose | Others Listeriose | Röteln | CMV | Herpes simplex

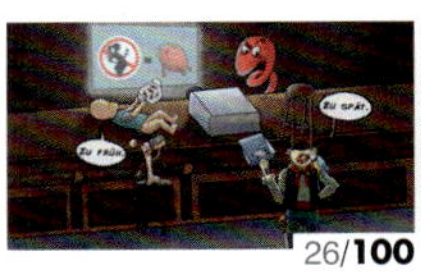

26/**100**

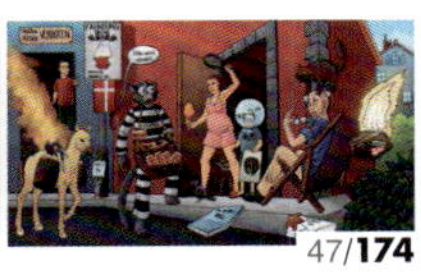

47/**174**

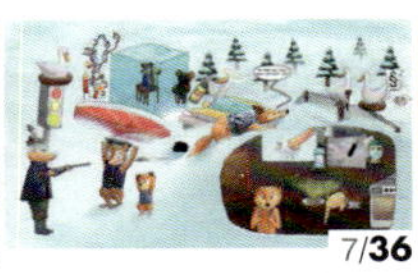

7/**36**

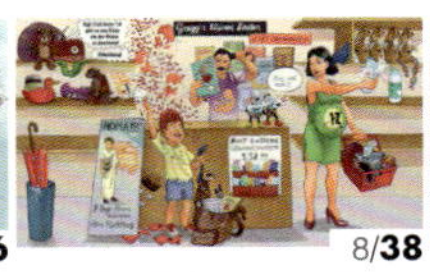

8/**38**

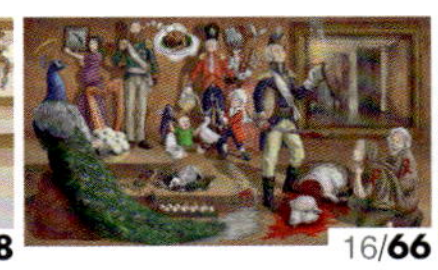

16/**66**

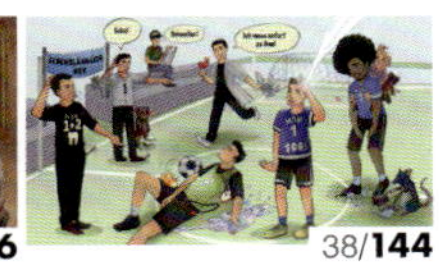

38/**144**

Konnatale Toxoplasmose

Typisch ist die Trias aus Hydrozephalus, intrazerebraler Verkalkung und Chorioretinitis. Das Kind aus dem Meditrick Toxoplasmose hat ein Fischglas auf dem Kopf (Hydrozephalus). Darin schwimmen verkalkte, graue Fische (intrazerebraler Verkalkung). Seine Taucherbrille steht für die Chorioretinitis. In der Hand hält das Kind eine CT-Aufnahme mit dem typischen intrazerebralen Kalkherd.

Weitere Symptome einer kongenitalen Toxoplasmose sind eine Hepatosplenomegalie und ein Ikterus. Das Kind ist ganz gelblich im Gesicht und trägt ein T-Shirt von HsM (Hepatosplenomegalie).

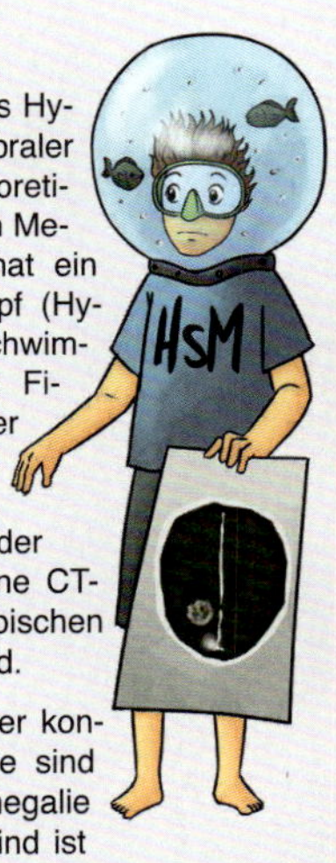

Others: Varizellen, Masern, Mumps, Chlamydien, Gonorrhö

Röteln: Ringelröteln

Herpes simplex: HIV, HPV, Hepatitis B

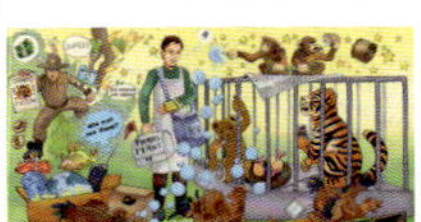

15/**62**

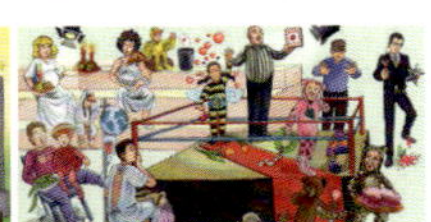

9/**42**

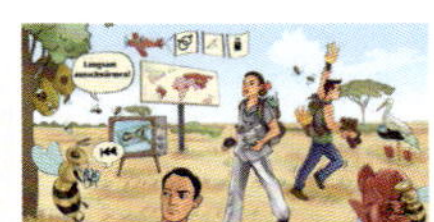

27/**104**

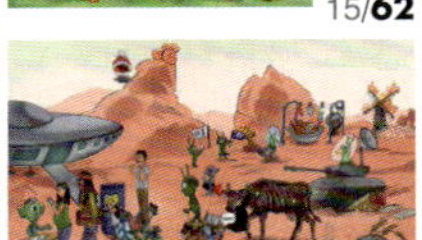

10/**46**

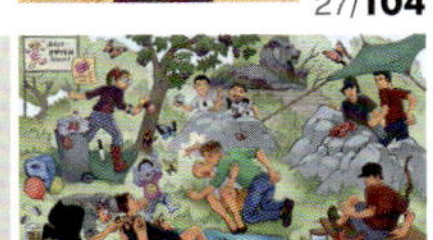

31/**116**

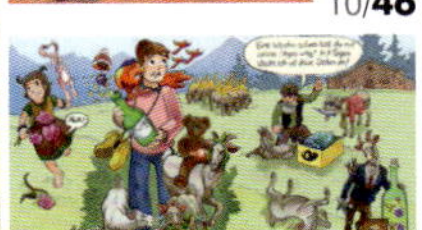

11/**50**

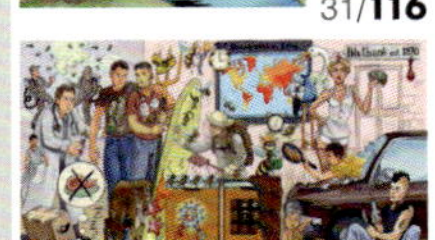

Bd.2

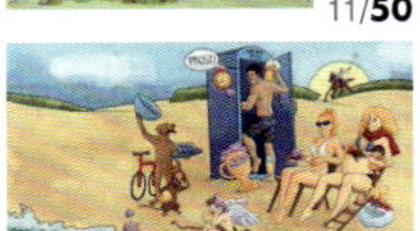

22/**88**

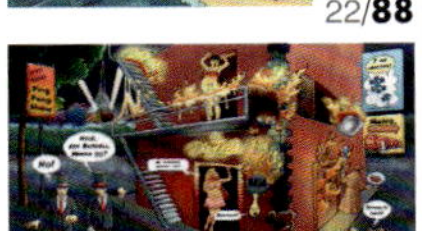

23/**92**

Konnatale Rötelninfektion

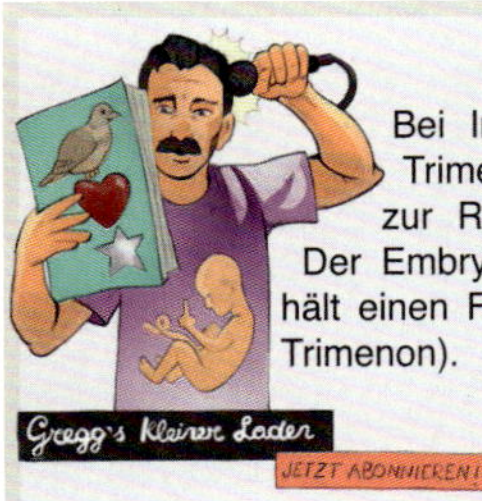

Bei Infektion im ersten Trimenon kommt es zur Rötelnembryopathie. Der Embryo auf dem T-Shirt hält einen Finger hoch (erstes Trimenon). Die Embryopathie kann zum Abort führen. Daher die Werbetafel.

Kommt es nicht zum Abort, kann die Infektion zur Gregg-Trias führen. Diese besteht aus möglicher Innenohrtaubheit, Katarakt und einem Herzfehler. Ladenbesitzer Gregg hält eine Zeitschrift. Auf dem Cover: eine Taube (Innenohrtaubheit), ein grauer Stern (Grauer Star, Katarakt) und ein Herz (Herzfehler). Ebenso kann es zu einer Mikrozephalie und geistiger Retardierung kommen (er hält sich ein Mikrofon an den Kopf).

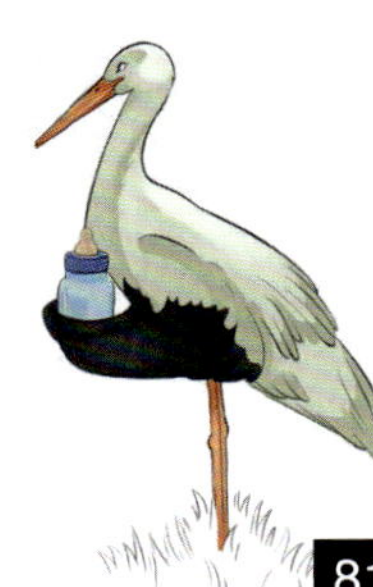

XXX
Die Zelle

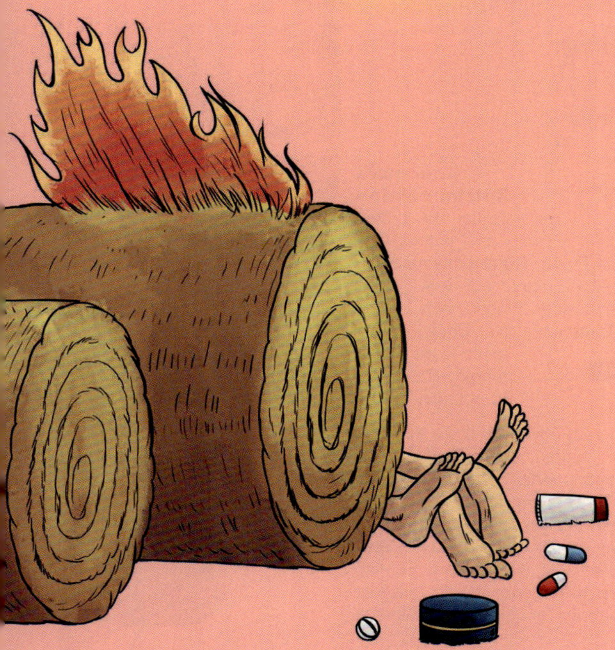

STDs
Sexuell übertragbare Erkrankungen

engl.:
Sexually transmitted diseases
STDs

PÄD S.12
NEURO S.124
AUGE S.162

Gardnerella vaginalis
Gärtnerin Ella

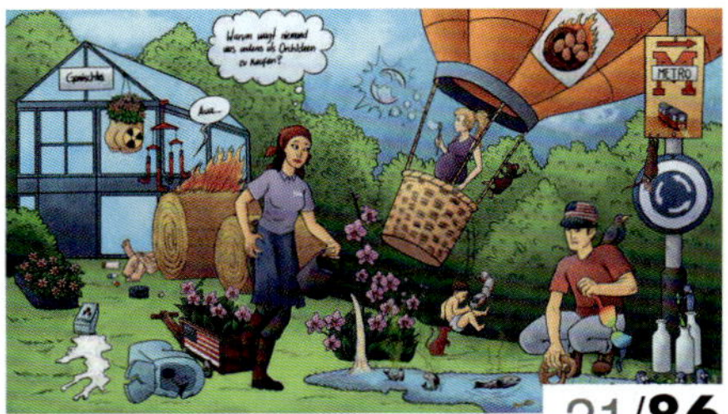

21/**86**

Gardnerella vaginalis ist der häufigste Erreger einer bakteriellen Vaginose. Risikofaktoren sind häufig wechselnde Sexualpartner, übertriebene Genitalhygiene und Stress. Die vier Amselkriterien stellen die Diagnose: Schlüsselzellen (Clue-Cells), ein erhöhter Scheiden-pH, flüssiges Fluor und der typische fischige Amingeruch des Ausflusses. Symptome sind Pruritus und Dyspareunie. Die Mehrheit der Infektionen verläuft asymptomatisch. Die Therapie erfolgt mit Metronidazol oder Clindamycin als orale oder lokale Therapie. Rezidive sind häufig.

Urogenitale Chlamydieninfektion
Urlaub am Muschelstrand

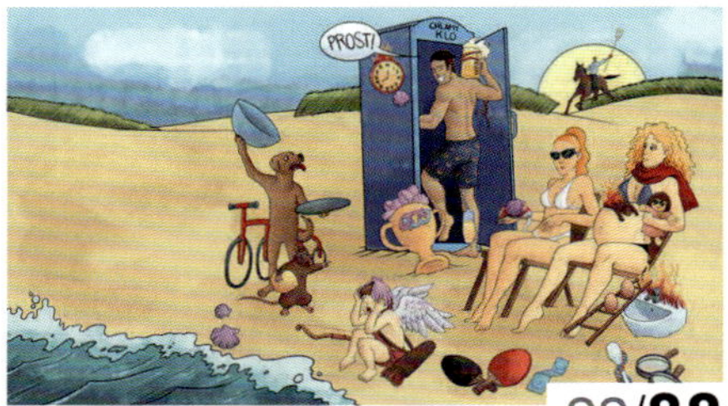

22/**88**

Clamydia trachomatis Sertoypen D bis K lösen die urogenitale Chlamydieninfektion aus; die häufigste sexuell übertragene Bakterieninfektion in Deutschland, die häufigste Ursache ungewollter Kinderlosigkeit in Europa. Erste Anzeichen sind oft eitriger, weiß-gelblicher Ausfluss. Komplikationen sind Strikturen und Verklebungen der Eileiter und bedingt gehäuft extrauterine Schwangerschaften und sekundäre Sterilität bei Frauen. Diagnostischer Goldstandard ist die PCR aus Abstrichmaterial oder Urin. Therapieoptionen sind Doxycyclin oder Azithromycin. Partner sollten mitbehandelt werden.

Gonorrhö Tripper
Diplomaten-Trip im Rotlichtmilieu

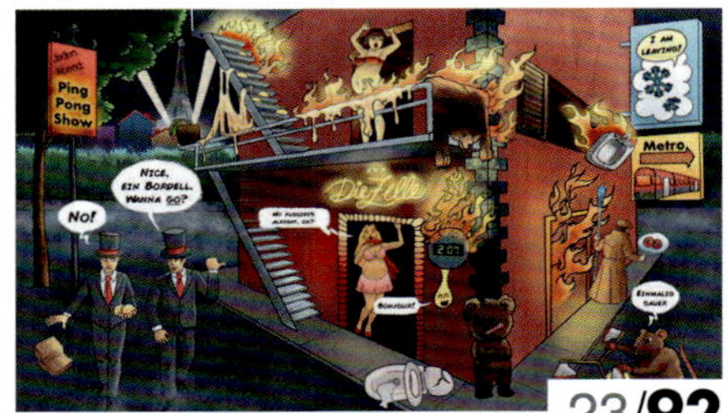

23/**92**

Auslöser sind die Diplokokken *Neisseria gonorrhoeae*. Unterschieden wird die untere, unkomplizierte Gonorrhö mit Urethritis, Proktitis und Zervizitis. Die obere Gonorrhö führt zur Endometritis, Salpingitis und Peritonitis. Allgemeine Symptome sind Dysurie, Juckreiz sowie eitriger Ausfluss am Morgen bei Männern (Bonjour-Tropfen) oder ein gelblich-rahmiger Ausfluss bei Frauen. Der Nachweis erfolgt durch einen Abstrich oder mittels PCR. Die antibiotische Therapie richtet sich nach komplizierter bzw. unkomplizierter Form und sollte immer den Partner bzw. die Partnerin mitbehandeln.

Syphilis Erreger, Stadien, Klinik
Süffelbakterien im Saloon

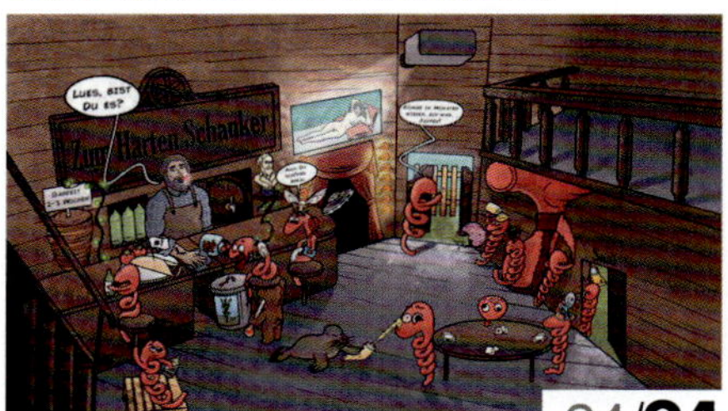

24/**94**

Erreger sind die Spirochäten *Treponema pallidum*. Syphilis betrifft häufiger Männer und wird v.a. durch Sexualkontakt, diaplazentar oder hämatogen übertragen. Vier klinische Stadien der Syphilis werden unterschieden. Im Primärstadium tritt der schmerzlose harte Schanker (Ulcus durum) auf. Std. 2 zeigt eine generalisierte Lymphadenopathie, Allgemeinsymptome und rote Papeln v.a. an Händen und Füßen. Eine asymptomatische Latenzphase kann sich anschließen. Im Std. 3 treten die granulomatösen Gummen an Haut und Organen auf. Im Std. 4 führen sie zur Neurosyphilis.

Syphilis Diagnostik und Therapie
Detektiv bringt Licht ins Dunkel

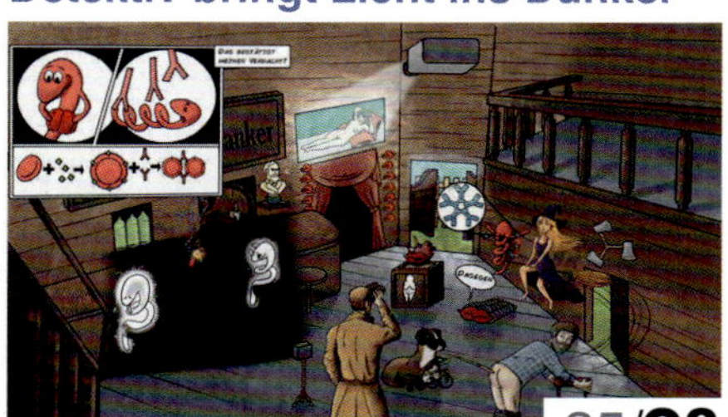

25/**98**

In Std. I und II ist der direkten Erregernachweis möglich. PCR und Dunkelfeldmikroskopie sind Verfahren der Wahl. Zunächst wird ein Suchtest durchgeführt: der TPHA (Treponema-pallidum-Hämaaglutiantions-Assay) oder der TPPA (T.p.-Partikel-Agglutination). Sind diese positiv oder besteht weiterhin ein starker Verdacht, folgt ein Bestätigungstest, ein Antikörper-Absoprtionstest. Für die Differenzierung zwischen aktiver und durchgemachter Infektion dienen die Untersuchung auf IgM-AK oder Cardiolipin-AK (VDRL-Test). Die Therapie besteht in Penicillinen, teils als Depot.

Syphilis Konnatale Syphilis
Fruchttod am Tresen

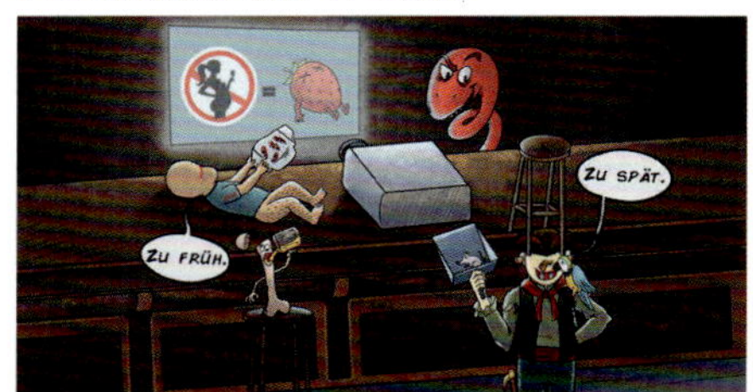

26/**100**

Bei diaplazentarer Übertragung droht in 50% der Fruchttod. Überlebt das Kind, unterscheidet man die Syphilis connata praecox und tarda. Bei S. c. praecox treten vor Ende des 2. LJ u.a. blutiger Schnupfen und das syphlitische Pemphigoid mit palmaren und plantaren Blasen auf. Die S. c. tarda tritt erst im Schul- bzw. Jugendalter auf. Die Hutchinson-Trias: Keratitis, Innenohrschwerhörigkeit und Tonnenzähne. Stigmata nach Defektheilung sind: Sattelnase, Quadratschädel und periorale Einrisse ("Parrot-Furche". Ebenfalls auffällig ist die sog. Sädelscheidentibia.

HIV Erreger und Stadium A
Jenseits von Afrika...

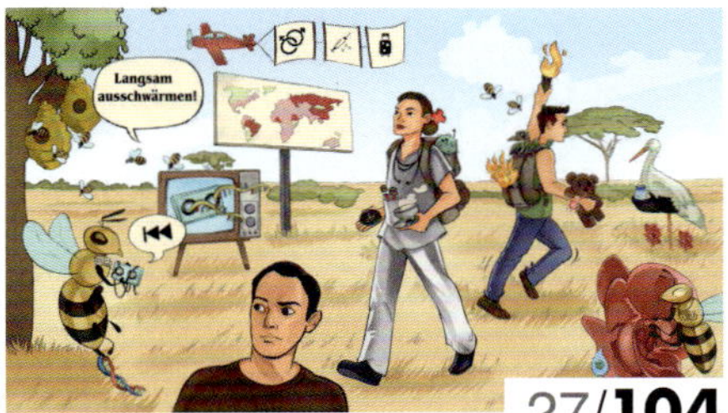
Langsam ausschwärmen!

27/**104**

Das *Humane Immundefizienz-Virus* führt zur Immunschwäche. Das Retrovirus integriert seine RNA in das humane Genom. Risikogruppen sind Männer, die Sex mit Männern haben (MSM), I.V.-Drogenkonsumenten und Personen aus Risikogebieten. Das Virus wird durch fast alle Körperflüssigkeiten (außer Speichel) übertragen, auch perinatal. Symptome einer Infektion sind grippeähnlich (Fieber, akute Lymphknotenschwellung). Zur Diagnostik dient ein ELISA. Ein Bestätigungstest (Western-Blot) ist empfohlen. Relevante Laborparameter sind die CD-4-Zahl, die Viruslast und die Leberwerte.

HIV Stadium B
Einstein in der Savanne

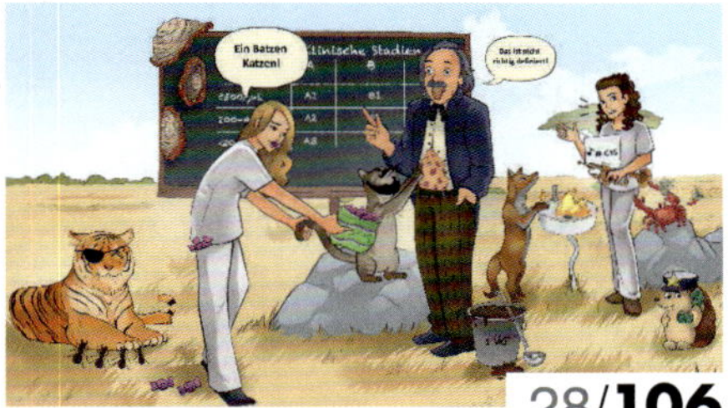

28/**106**

Die HIV-Infektion wird in drei Stadien (A, B und C) eingeteilt, orientiert an Klinik und CD-4-Zahl. Stadium B (Nicht-AIDS-definierende Erkrankungen) charakterisieren: chronische subfebrile Temperatur und chronische Diarrhö; eine periphere Polyneuropathie (HI-Virus); orale und vulväre Candidiose; orale Haarleukoplakie (EBV), Herpes zoster (mehrere Dermatome) sowie weitere Infektionen (Listeriose, Katzenkratzkrankheit, Molluscum contagiosum) und HIV-assoziierte nicht-AIDS-definierende Malignome wie das Hodgkin-Lymphom oder Analkarzinom.

HIV Stadium C – AIDS
Kampf im C-förmigen Stadium

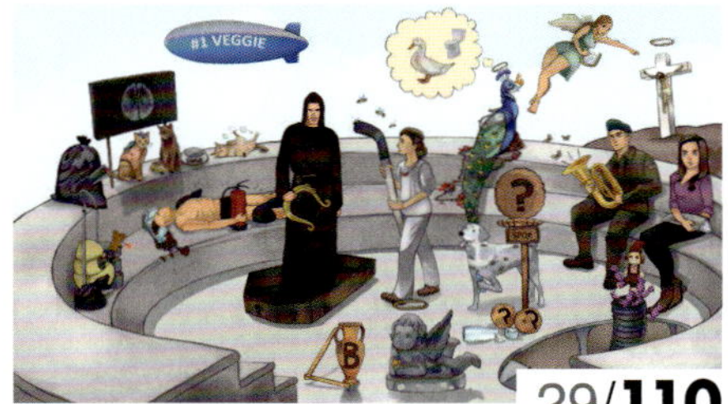
#1 VEGGIE

29/**110**

Stadium C der HIV-Infektion wird als AIDS bezeichnet. Folgen des HI-Virus selbst oder opportunistische Infektionen definieren das acquired immunodeficiency syndrome: Das Wasting-Syndrom (Gewichtsverlust, chronische Diarrhoe); die HIV-assoziierte Enzephalopathie (HIVE); Protozoeninfektionen wie die Toxoplasmose; Pilzinfektionen wie die Pneumocystis-jirovecii-Pneumonie und Candidabefall; bakterielle Infektionen wie Miliar- und Darmtuberkulose oder Salmonellen-Septikämien; virale Infektionen (Herpes, CMV) sowie AIDS-definierende Malignome: Kaposi-Sarkom und NHL.

HIV Therapie
Eva rappt

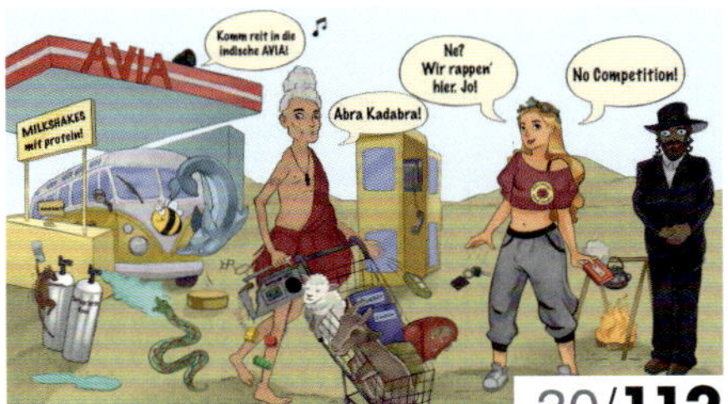
AVIA
Komm rein in die indische AVIA!
Ne? Wir rappen hier. Jo!
Abra Kadabra!
No Competition!
MILKSHAKES mit protein!

30/**112**

Standard ist die kombinierte Anti-Retrovirale Therapie, kurz cART. Bei guter Compliance nähert sich die Lebenserwartung Betroffener der Allgemeinbevölkerung. Unterschieden werden: Nukleosidische Reverse-Transkriptase Inhibitoren, kurz NRTI, die Nicht-nukleosidischen Reverse-Transkriptase-Inhibitoren, die NNRTI, Protease-Inhibitoren (-avir) und die Integrase-Inhibitoren. Bei Koinfektionen mit Hepatitis B oder C sind lebertoxische Substanzen kontrainidizert.

Humane Papillomviren HPV
Schmetterlingsjagd im Pappelpark

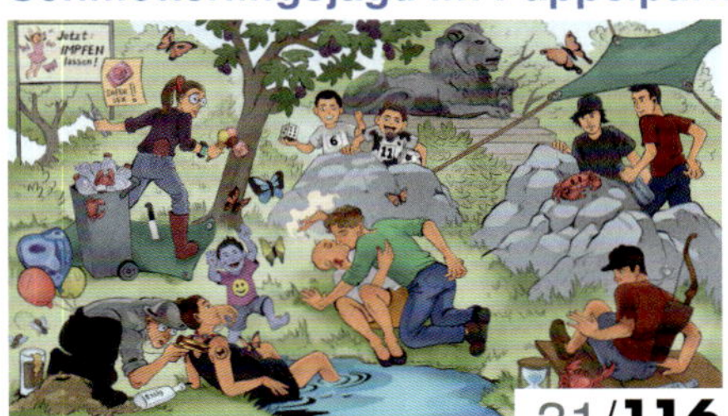

31/**116**

Risikofaktoren sind früher GV und Promiskuität. HPV 6 und 11 sind Low-Risk-Subtypen und verusachen gutartige Papillome (Feigwarzen, auch Condyloma acuminata). Infektionen mit den High-Risk-Subtypen HPV 16 und 18 dagegen können maligne entarten, bis hin zum Plattenepithel-CA. Die perinatale Übertragen ist möglich. Partner werden mitbehandelt (Ping-Pong-Effekt). Optionen sind Salben oder die chirurgische Entfernung. Es gibt hohe Rezidivrate und das Risiko einer malignen Entartung. Als Schutz gibt es eine Impfung, die vor dem ersten Sexualkontakt empfohlen wird.

PROTOZOEN

Trichomoniasis
Trichter-Mona in der Badewanne

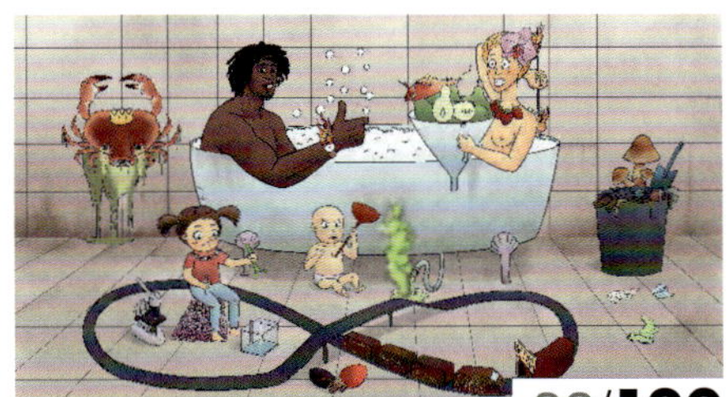

32/**120**

Trichomonas vaginalis wird v.a. bei Sexualkontakt übertragen, eine perinatale Übertragung ist möglich. Bei symptomatischen Verläufen ist bei Männern die Urethritis typisch. Frauen klagen über eine Vaginitis mit vulvovaginalem Pruritus, Brennen, Dysurie und Dyspareunie. Der Ausfluss ist grünlich-gelb und faulig riechend. Die Diagnose erfolgt via Abstrich mit Mikroskopie (Trichomonaden und viele Granulozyten). Die Therapie besteht in der oralen Antibiokagabe von Metronidazol. Partner sollten mitbehandelt werden.

PÄD S.12
NEURO S.124
AUGE S.162

Gardnerella vaginalis

Gärtnerin Ella

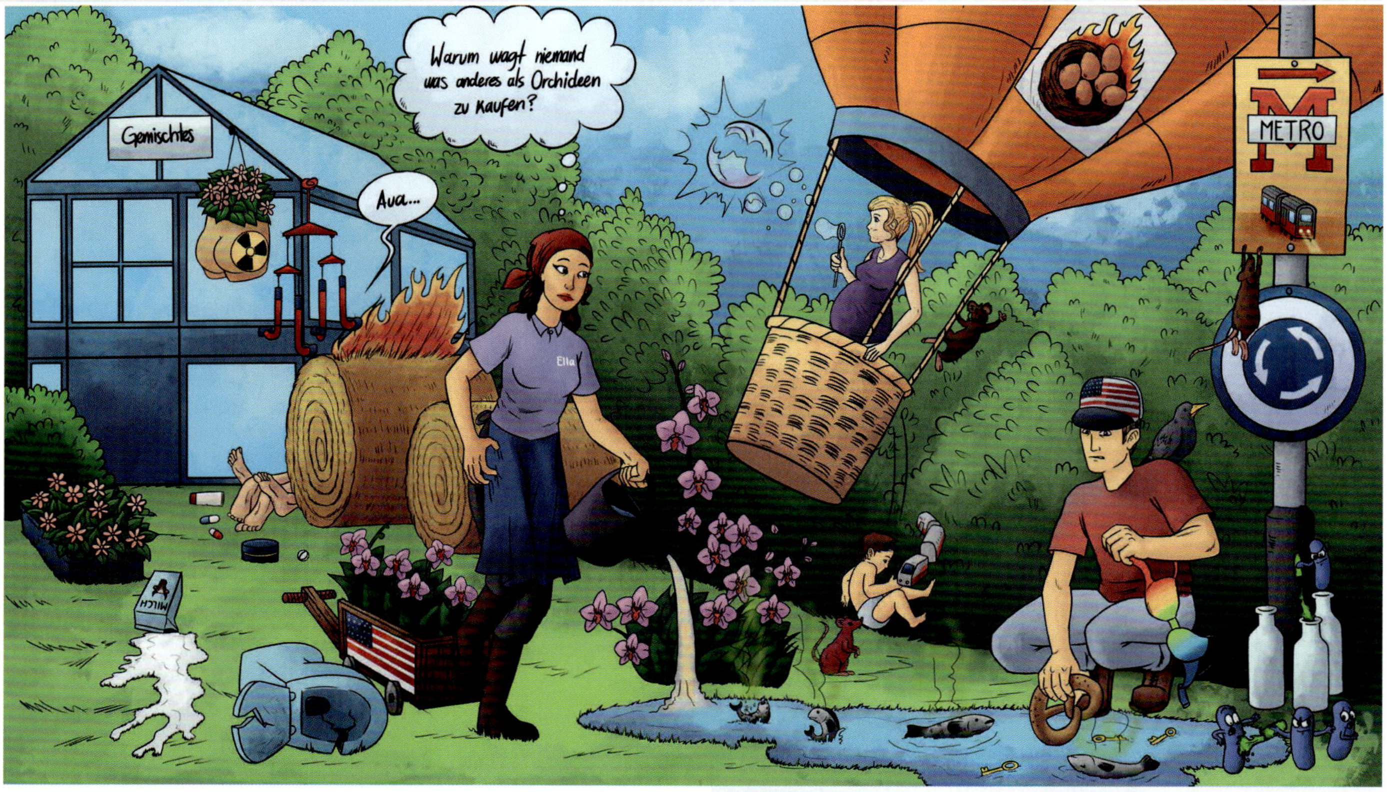

Die Gärtnerin Ella zeigt ihrem neuen Freund Armin ihren Orchideengarten. Außerdem bekommt sie gerade Besuch von ihrer schwangeren Freundin mit dem Heißluftballon. Ihr ist leider das Kind aus dem Korb gefallen. Und wer versteckt sich da hinter dem Heuballen?

Erreger

Gardnerella vaginalis ist ein Erreger der **bakteriellen Vaginose**, auch **Aminvaginose** genannt. Es kann auch zur Gardnerella-Vaginalis-Kolpitis bzw. **Aminkolpitis** kommen. Die Gärtnerin Ella (*Gardnerella*), die sich liebevoll um ihre Orchideen (*vaginalis*) kümmert, verkörpert im Bild den Erreger. Einige Orchideen stehen in einem Bollerwagen mit einer Amerika-Flagge darauf. Der Bollerwagen repräsentiert die Vaginose, wobei die Vorsilben Amin- durch die Amerika-Flagge symbolisiert wird.

Ella trägt eine blaue Schürze, weil *Gardnerella vaginalis* zu den **grampositiven Stäbchen** gerechnet wird. Früher wurde es als gramnegativ bezeichnet, aber nur, weil die Membranstruktur so dünn ist, dass die grampositive Färbung sich teils auswächst.

Infektion und Risikofaktoren

In 95% aller bakteriellen Vaginosen lässt sich *Gardnerella vaginalis* nachweisen. 30% der Frauen ohne Vaginose tragen den Erreger in sich. Ella denkt: „WARUM WAGT NIEMAND WAS ANDERES ALS ORCHIDEEN ZU KAUFEN?" Sie wundert sich, warum alle Orchideen kaufen, da der Keim weit verbreitet ist.

Meist handelt es sich um eine **Mischinfektion** aus verschiedenen Bakterienarten: *Gardnerella vaginalis*, *Atopobium vaginae*, *Mobiluncus spp*, Bacteroides-Arten, Mykoplasmen sowie andere Anaerobier. Am Gewächshaus liest man „GEMISCHTES" für die Mischinfektion. Man erkennt einen Po-Blumentopf mit Atomzeichen, der für *Atopobium vaginae* steht.

Außerdem sieht man eine mit Blumen gefüllte Backform für die Bacteroides-Arten und ein Mobile aus Schnorcheln für *Mobiluncus* und die Anaerobier.

Durch die Stoffwechselprodukte von *Gardnerella vaginalis* wird das Wachstum von Anaerobiern gefördert Mit der Zeit verdrängen diese die **Laktobazillen** im Scheidenmilieu, also die Normalflora. Auch die Milch (Laktobazillen) auf dem Bild spielt keine Rolle mehr, denn sie ist ausgelaufen A.

Risikofaktoren für eine Gardnerella-vaginalis-Infektion sind neben häufigem **Geschlechtsverkehr** mit wechselnden Partnern auch eine übertriebene **Genitalhygiene**, eine Therapie mit systemischen **Antibiotika**, **Östrogenmangel** und **Stress**. An diese Risikofaktoren erinnert das Paar hinter dem Heuballen (häufiger Geschlechtsverkehr) und die Kosmetikprodukte (Spülungen, Kosmetik-Produkte) und Pillen (Antibiotika) auf dem Boden daneben.

Klinik

Bei einer Infektion kommt es zu einem dünnflüssigen oder schaumigen Ausfluss (**Fluor vaginalis**) in grau-weißlich bis gelblicher Färbung mit einem **fischartigen Geruch**. Ella gießt eine weiß-gelbliche Flüssigkeit zwischen die Orchideen. Fische schwimmen darin herum.

Insbesondere beim Geschlechtsverkehr kann es zu **brennenden Schmerzen** kommen. Die Dame hinter dem brennenden Heuballen (brennende Schmerzen) scheint dies auch zu spüren, sie ruft „AUA". Außerdem tritt ein **Pruritus** auf, wie man an der sich kratzenden Ella erkennen kann. Das kaputte Klo soll an die **Dysurie** erinnern, die ebenfalls ein Symptom einer Gardnerella-Infektion ist.

Gardnerella vaginalis, ein grampositives Stäbchen, ist der häufigste Erreger einer bakteriellen Vaginose. Häufig handelt es sich um eine Mischinfektion, welche die normale Scheidenflora verdrängt. Risikofaktoren sind häufig wechselnde Sexualpartner, übertriebene Genitalhygiene und Stress. Die vier Amselkriterien stellen die Diagnose: Schlüsselzellen (Clue-Cells) in der Mikroskopie, ein erhöhter Scheiden-pH, flüssiges Fluor und der typische fischige Amingeruch des Ausflusses (Fluor vaginalis). Symptome sind Pruritus und Dyspareunie. Die Mehrheit der Infektionen verläuft asymptomatisch. Die Therapie erfolgt mit Metronidazol oder Clindamycin als orale oder lokale Therapie. Rezidive sind häufig. Komplikationen können aufsteigende Infektionen bis hin zur *Pelvic inflammatory disease* (PID) sein.

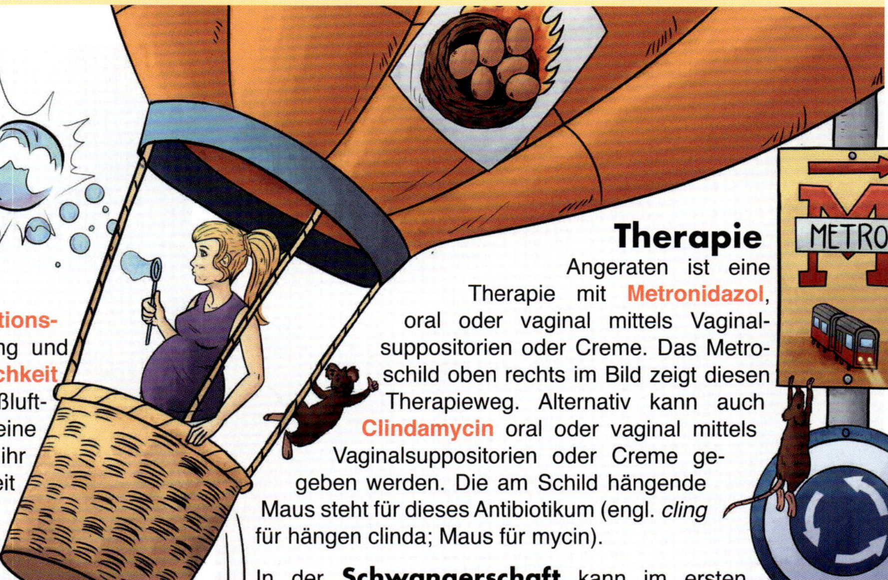

Komplikationen

Eine mögliche Komplikation ist eine aufsteigende Infektion, die dann zum Beispiel zu einer **Zervizitis** oder einer **Adnexitis** führt. Der aufsteigende Heißluftballon steht für die aufsteigende Infektion. Die brennenden Eier, die darauf zu sehen sind, sind die Eselsbrücke für die entzündeten Eierstöcke.

Bei Schwangeren kann es zu einem **Amnioninfektionssyndrom** kommen. Ein vorzeitiger Blasensprung und Wehen und sogar **Fehl-** und **Frühgeburtlichkeit** können die Folgen sein. Die Schwangere im Heißluftballon bläst Seifenblasen, von denen gerade eine platzt (frühzeitiger Blasensprung). Ihr Kind ist ihr aus dem Korb gefallen, was die Frühgeburtlichkeit veranschaulicht.

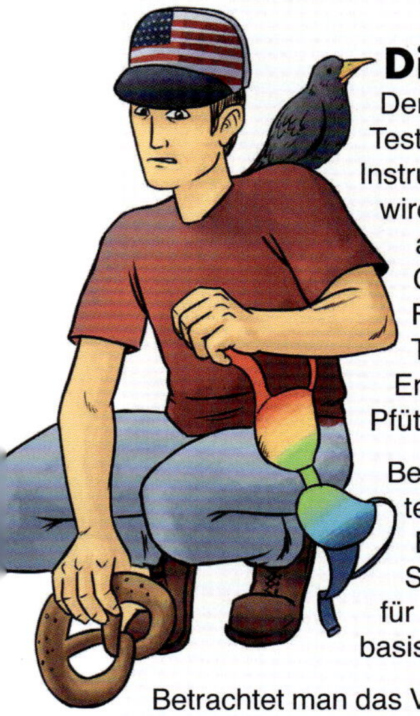

Diagnostik

Der **Amin-Test** (auch Whiff-Test) kann als diagnostisches Instrument eingesetzt werden. Hierbei wird Kali-Lauge (10%) auf das Vaginalsekret aufgetragen. Verstärkt sich der fischige Geruch, so ist der Test positiv. Ellas neuer Freund Armin mit der Ami-Kappe (Amin-Test) führt auch gerade diesen Test durch. Er hält eine Laugenbrezel (Kali-Lauge) über die Pfütze, die sehr stark zu riechen beginnt.

Bei einer **pH-Wert-Messung** des Vaginalsekretes zeigt sich ein Wert über **4,5** (hoch). Der BH in den klassischen Indikatorfarben der pH-Skala versinnbildlicht dies. Richtung Pfütze, die für das Vaginalsekret steht, zeigt er blaue bzw. basische Werte an B.

Betrachtet man das Vaginalsekret unter dem Mikroskop, so erkennt man zahlreiche Bakterien und Schlüsselzellen (**Clue-Cells**). Das sind Epithelzellen, die mit einem Bakterienrasen überzogen sind. In der Pfütze vor Armin erkennt man Schlüssel (Schlüsselzellen) C.

Sind alle vier **Amsel-Kriterien** erfüllt, also Amin-Geruch, Schlüsselzellen, erhöhter pH-Wert und flüssiges Fluor, so ist eine Diagnose sicher. Sicher ist sich auch Armin, denn ihm sitzt eine Amsel auf der Schulter.

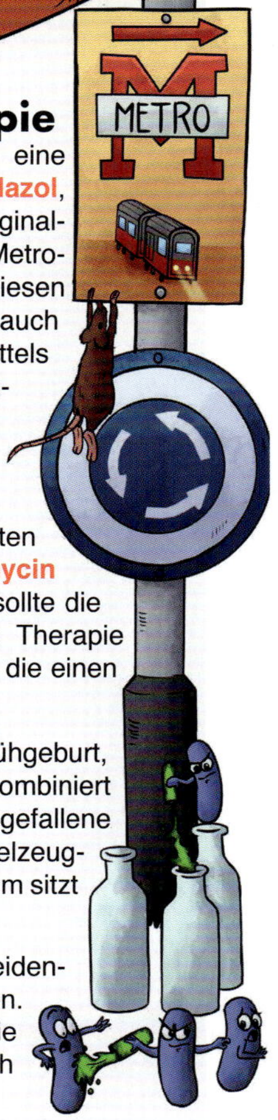

Therapie

Angeraten ist eine Therapie mit **Metronidazol**, oral oder vaginal mittels Vaginalsuppositorien oder Creme. Das Metroschild oben rechts im Bild zeigt diesen Therapieweg. Alternativ kann auch **Clindamycin** oral oder vaginal mittels Vaginalsuppositorien oder Creme gegeben werden. Die am Schild hängende Maus steht für dieses Antibiotikum (engl. *cling* für hängen clinda; Maus für mycin).

In der **Schwangerschaft** kann im ersten Trimenon eine **lokale** Therapie mit **Clindamycin** erfolgen. Im zweiten und dritten Trimenon sollte die Antibiotikatherapie **oral** sein. Für diese Therapie steht (hängt) die Maus am Heißluftballon, die einen Finger hochhält (erstes Trimenon).

Liegt ein Rezidiv vor oder droht eine Frühgeburt, so sollten Metronidazol und Erythromycin kombiniert oral verabreicht werden. Das zu früh herausgefallene Kind (drohende Frühgeburt) hält eine Spielzeugmetro (Metronidazol) in der Hand. Neben ihm sitzt eine rote Maus (Erythromycin).

Zur Therapieunterstützung kann das Scheidenmilieu mit **Milchsäurebakterien** angesäuert werden. Hierfür stehen die Milchflaschen, in welche die grampositiven blauen Milchsäurebakterien noch etwas mehr Säure kippen.

Zusätzlich ist eine **Desinfektion** der Scheidenumgebung mit verschiedenen Präparaten (z. B. Octenisept-Vaginaltherapeutikum) zu empfehlen. Auch hier machen die Milchsäurebakterien mit. Eines sprüht dem anderen Octenisept in die Schamgegend. Auch das Bakterium weiß schon, dass die Mitbehandlung des Partners nicht empfohlen ist, denn es schubst seinen beiseite.

Rezidive treten häufig auf. Daran erinnert das Kreisel-Schild rechts im Bild.

Trivia

Für die Vagina haben wir uns der Orchidee bedient, naja, im Meditrick Mumps (S. 50) muss sie auch für die Orchitis herhalten. Botanisch-assoziativ korrekt ist nur letzteres. Orchidee leitet sich eben von griech. *orchis* ‚Hoden' ab. Dies trägt der Wurzelform (!) der Orchidee Rechnung. Hätten wir unsere Hausaufgaben gründlicher gemacht, hätten wir Gärtnerin Ella an dieser Stelle also Clitoria mariana gießen lassen können.

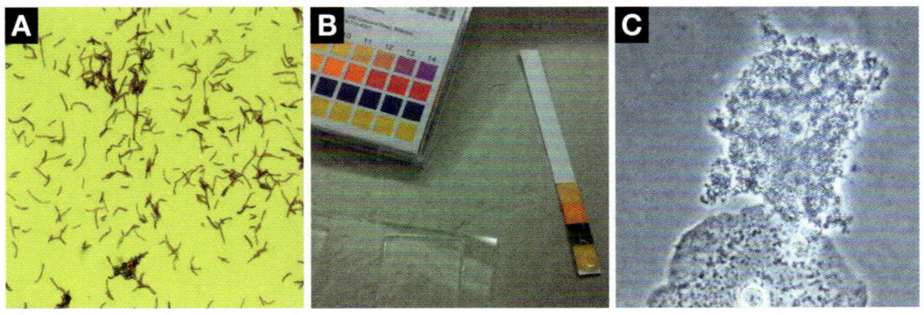

A Laktobazillen B pH-Wert-Messung (hier pH 8) des Vaginalsekretes
C Clue-Cell = Epithelzelle (oben) mit Bakterienbefall

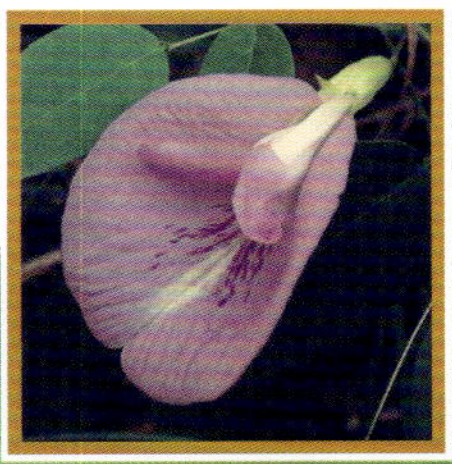

Urogenitale Chlamydieninfektion

Urlaub am Muschelstrand

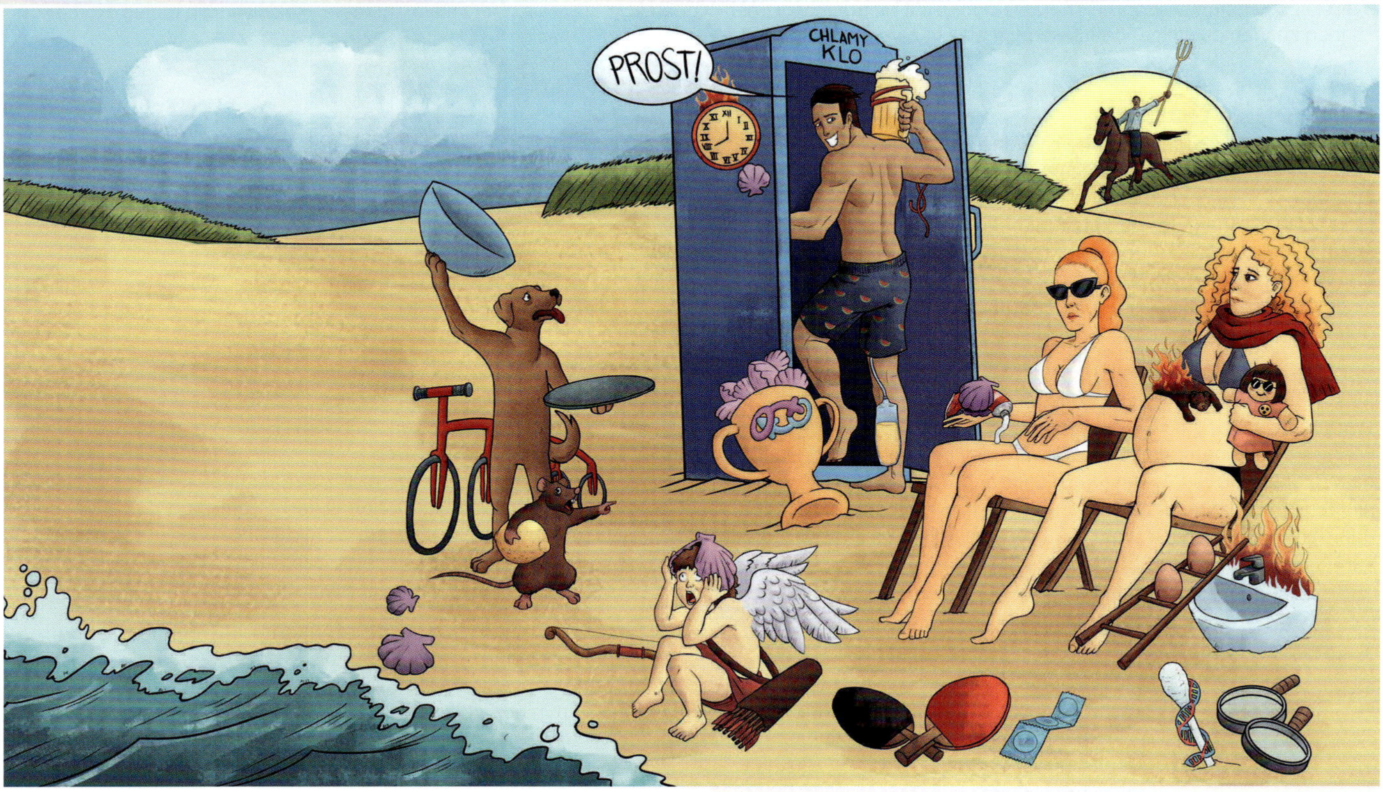

Die zwei Damen am Strand scheinen sich prächtig zu amüsieren – und das trotz des betrunkenen Ehemanns und des heulenden Amors. Sie haben aber auch eine besonders interessante Auswahl an Spielzeugen dabei. Und außerdem naht der berittene Verehrer der einen Dame. Es verspricht also amüsant zu werden!

Allgemein

Die urogenitale Chlamydieninfektion wird im Bild durch das mit Muscheln (engl. *clam*, für Chlamydien) bedeckte Chlamy-Klo repräsentiert. Erreger der Erkrankung ist das Bakterium *Chlamydia trachomatis* der Serotypen D bis K. Deshalb hat der Ehemann, der gerade ins Klo verschwindet, einen Dauerkatheter (Serotypen D – K).

In Industrieländern ist die urogenitale Chlamydieninfektion die am häufigsten sexuell übertragene bakterielle Infektion. Daran erinnert die mit Muscheln gefüllte Sieger-Trophäe vor dem Klo.

In Europa ist diese Infektion außerdem die häufigste Ursache ungewollter **Kinderlosigkeit**. Darum ist der kinderliebe Amor, dessen Kopf von einer Muschel gequetscht wird, auch so verzweifelt. Was hat er nur angerichtet.

Klinik

Bei 80% der Frauen und bei 50% der Männer verläuft eine urogenitale Chlamydieninfektion **asymptomatisch**. Frauen sind also häufiger stille Trägerinnen, deshalb sitzen die beiden Frauen auch so entspannt in ihren Liegestühlen.

Das erste Anzeichen einer Infektion ist ein oft **eitriger**, **weiß-gelblicher Ausfluss** aus der Scheide oder dem Penis **A**. Zu sehen ist dies an dem weißen Ausfluss, der aus der Sonnencremetube kommt .

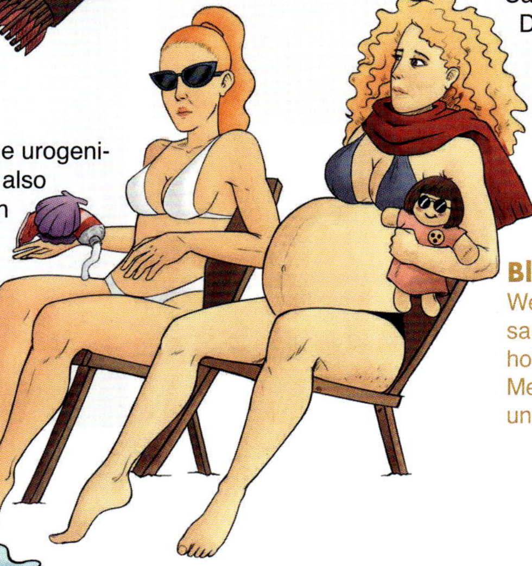

...Klinik

Eine urogenitale Infektion mit Chlamydien kann Entzündungen verschiedener Art auslösen. Dazu zählen die **Urethritis** (Entzündung des Harnleiters), die **Epididymitis** (Entzündung der Nebenhoden) und die **Prostatitis** (Entzündung der Vorsteherdrüse). Verbildlicht werden diese drei Entzündungen durch die brennende Uhr am Klo (Urethritis), das Bierglas („PROST" für Prostatitis) und die darum gewundenen Kabel (Tubuli des Nebenhodens, Epididymitis).

Bei Frauen kann es zur **Cervizitis** (Entzündung des Gebärmutterhalses), einer **Salpingitis** (Eileiterentzündung) oder auch zu einer **Adnexitis** (kombinierte Entzündung von Eileiter und Eierstöcken; auch *Pelvic inflammatory disease*, PID) kommen **B**. Die bald gebärende Mutter am Strand hat einen entzündeten Hals und trägt deshalb einen Schal (Gebärmutterhalsentzündung). Neben ihr sieht man eine kleine Eileiter, die für die Salpingitis steht. Das brennende Waschbecken wiederum symbolisiert das entzündete Becken, die PID.

Blick hinter die Kulissen

Wenn Du die Infektiobände aufmerksam durchschaust, wirst Du wiederholt Melonenmuster (s. Shorts) und Melonen finden. Die Lieblingsspeise unseres Illustrators Diego.

Erreger der **urogenitalen Chlamydieninfektion** ist das Bakterium *Chlamydia trachomatis* der Serotypen D bis K. Die urogenitale Chlamydieninfektion ist die häufigste sexuell übertragene bakterielle Infektion in Deutschland. Sie ist auch die häufigste Ursache ungewollter Kinderlosigkeit in Europa. Erste Anzeichen sind oft eitriger, weiß-gelblicher Ausfluss aus der Scheide oder dem Penis. Komplikationen sind narbige Strikturen und Verklebungen der Eileiter. Sie führen zum Funktionsverlust der Tuben und bedingen gehäuft extrauterine Schwangerschaften und sekundäre Sterilität bei Frauen. Außerdem kann es zur reaktiven Arthritis kommen. Diagnostischer Goldstandard ist die PCR aus Abstrichmaterial oder Urin. Therapieoptionen sind Doxycyclin oder Azithromycin. Die Untersuchung und gegebenenfalls Mitbehandlung der letzten Sexualpartner wird empfohlen.

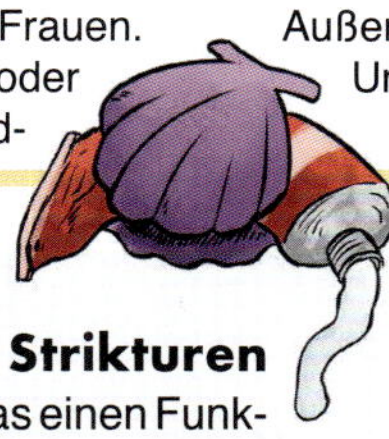

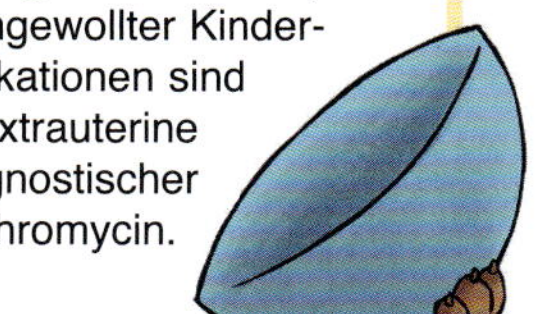

Komplikationen

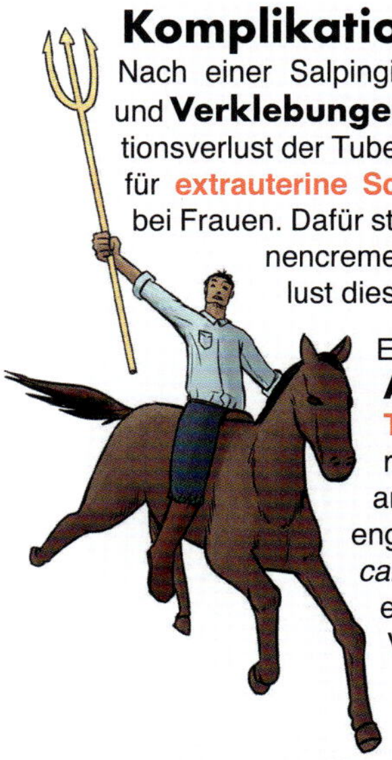

Nach einer Salpingitis kann es zu narbigen **Strikturen** und **Verklebungen** der **Eileiter** kommen, was einen Funktionsverlust der Tuben mit sich bringen kann. Dies ist oft der Grund für **extrauterine Schwangerschaften** und sekundäre **Sterilität** bei Frauen. Dafür steht die Muschel (Chlamydien), die in die (Sonnencreme-) Tube beißt und so zu einem Funktionsverlust dieser führt.

Eine weitere Komplikation ist die **reaktive Arthritis** (Morbus Reiter, Reiter-Trias). Diese **Trias** besteht aus einer Arthritis, einer Urethritis und einer Konjunktivitis oder Iritis (Uveitis anterior). Eine gute Merkhilfe ist der englische Spruch: „*Can't see, can't pee, can't climb a tree*"). Um an die Reiter-Trias zu erinnern, sieht man den kleinen Reiter, den Verehrer, mit Dreizack im Hintergrund.

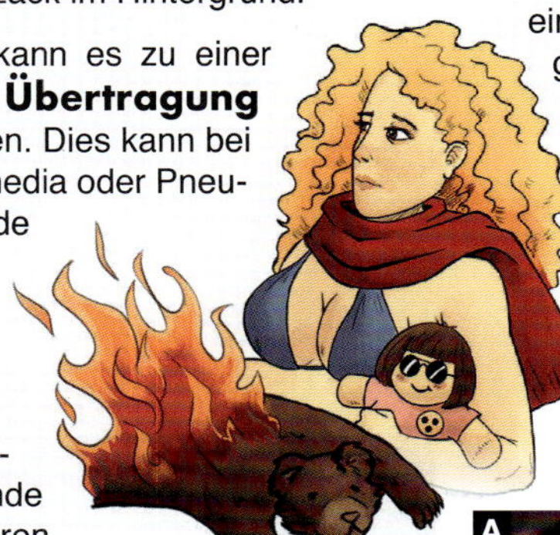

Bei der Geburt kann es zu einer **perinatalen Übertragung** und Infektion des Neugeborenen kommen. Dies kann bei dem Kind zu einer Konjunktivitis, Otitis media oder Pneumonie führen. Daran erinnert die blinde Puppe im Arm der Schwangeren.

Breitet sich die Infektion über das Bauchfell aus und ist die Leber beteiligt, so kommt es zu einer **Perihepatitis** C, auch **Fitz-Hugh-Curtis-Syndrom** genannt. Eselsbrücke ist hier das brennende Fell auf der Leber der Schwangeren.

Diagnostik

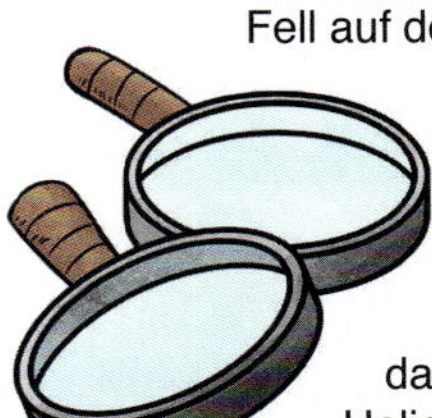

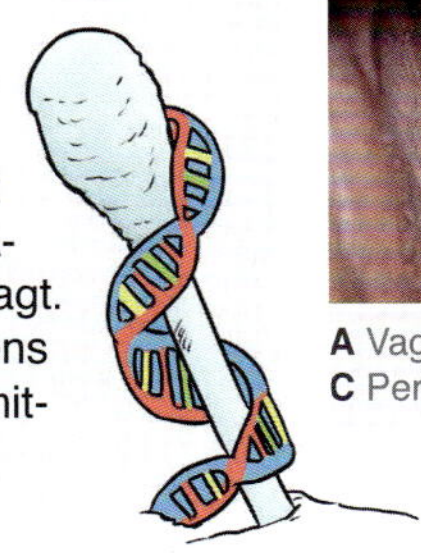

Der Goldstandard der Diagnostik ist die **PCR** aus **Abstrichmaterial** oder **Urin**. Daran erinnert das Abstrichstäbchen, das mit DNA-Helices umwickelt ist und aus dem Sand ragt. Daneben liegen zwei Lupen, denn frühestens zwei Wochen nach Therapieende kann man mittels erneuter PCR eine Erfolgskontrolle durchführen.

Therapie

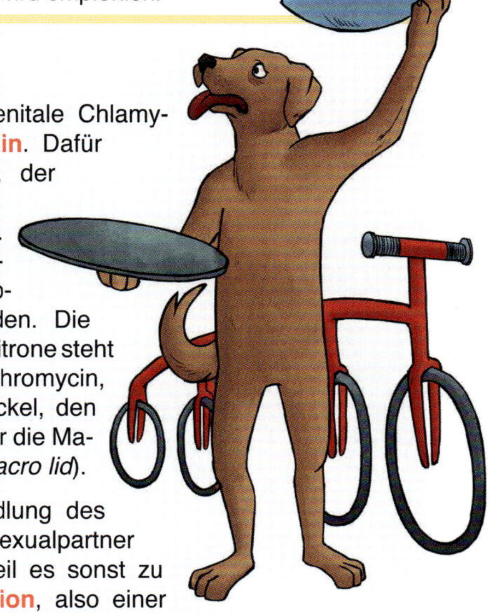

Therapiert wird eine urogenitale Chlamydieninfektion mit **Doxycyclin**. Dafür steht ein alter Bekannter, der Hund mit Vierrad. Alternativ können Makrolide, wie z. B. **Azithromycin** 1 g in einmaliger Dosis verabreicht werden. Die Maus mit Zitrone steht für Azithromycin, der große Deckel, den der Hund hält, für die Makrolide (engl. *macro lid*).

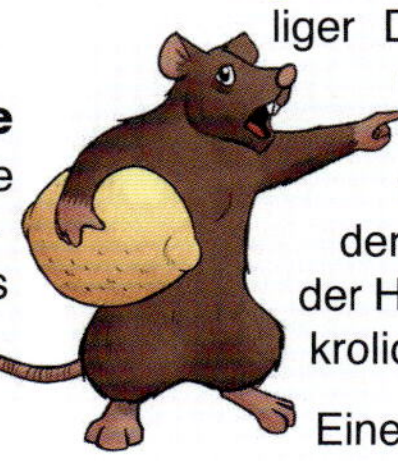

Eine Mitbehandlung des oder der Sexualpartner ist durchaus anzuraten, weil es sonst zu einer **Ping-Pong-Infektion**, also einer gegenseitigen Reinfektion, kommen kann. Das RKI empfiehlt sogar die Sexualpartner der letzten 60 Tage zu untersuchen und ggf. zu therapieren. An diesen Umstand erinnern die Ping-Pong-Schläger im Sand.

Zur **Prävention** sollten beim Geschlechtsverkehr **Kondome** verwendet werden. Im Bild liegen diese unbeachtet neben den Tischtennisschlägern.

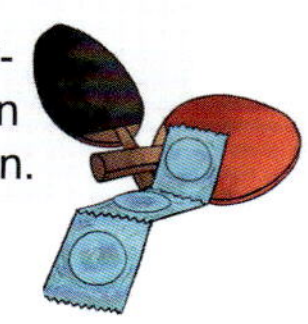

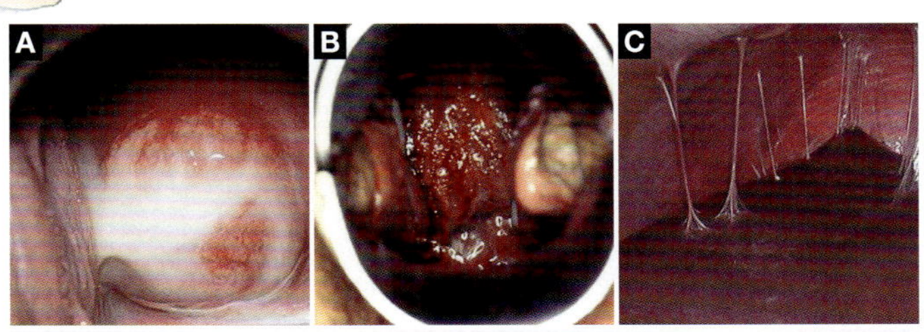

A Vaginale Chlamydiose **B** Vaginale Erosionen und Erythem
C Perihepatische Adhäsionen

Blick hinter die Kulissen

Hast Du Dich schon gefragt, warum der Hund nichts serviert? Bei den Chlamydienbildern haben wir jeweils zwei Krankheiten pro Merkbild untergebracht. Die zweite Hälfte behandelt hier die Papageienkrankheit, die in Band 2 folgt. Bei der Papageienkrankheit, der Ornithose oder Psittakose (*Chlamydia psittaci*), wird therapeutisch auch auf Levofloxacin (Fluorchinolone) zurückgegriffen und so serviert der Hund (dann nach links gedreht) die blauen Flocken für die -floxacine.

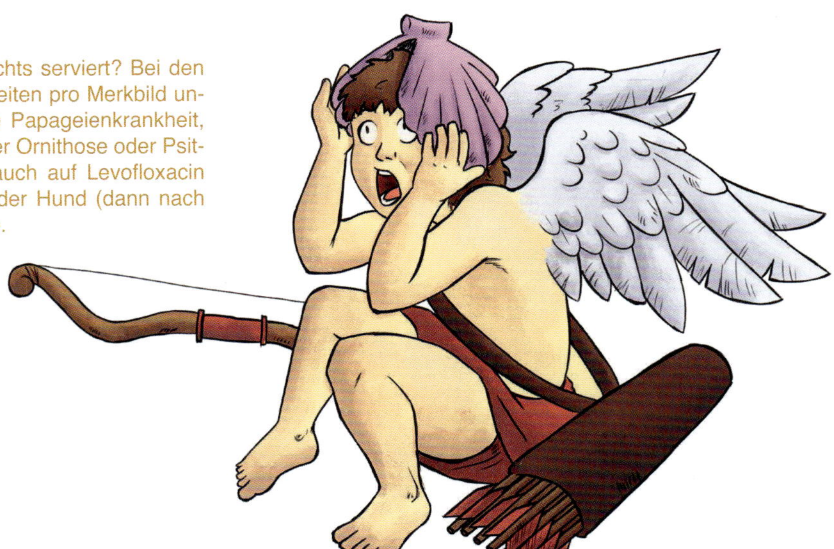

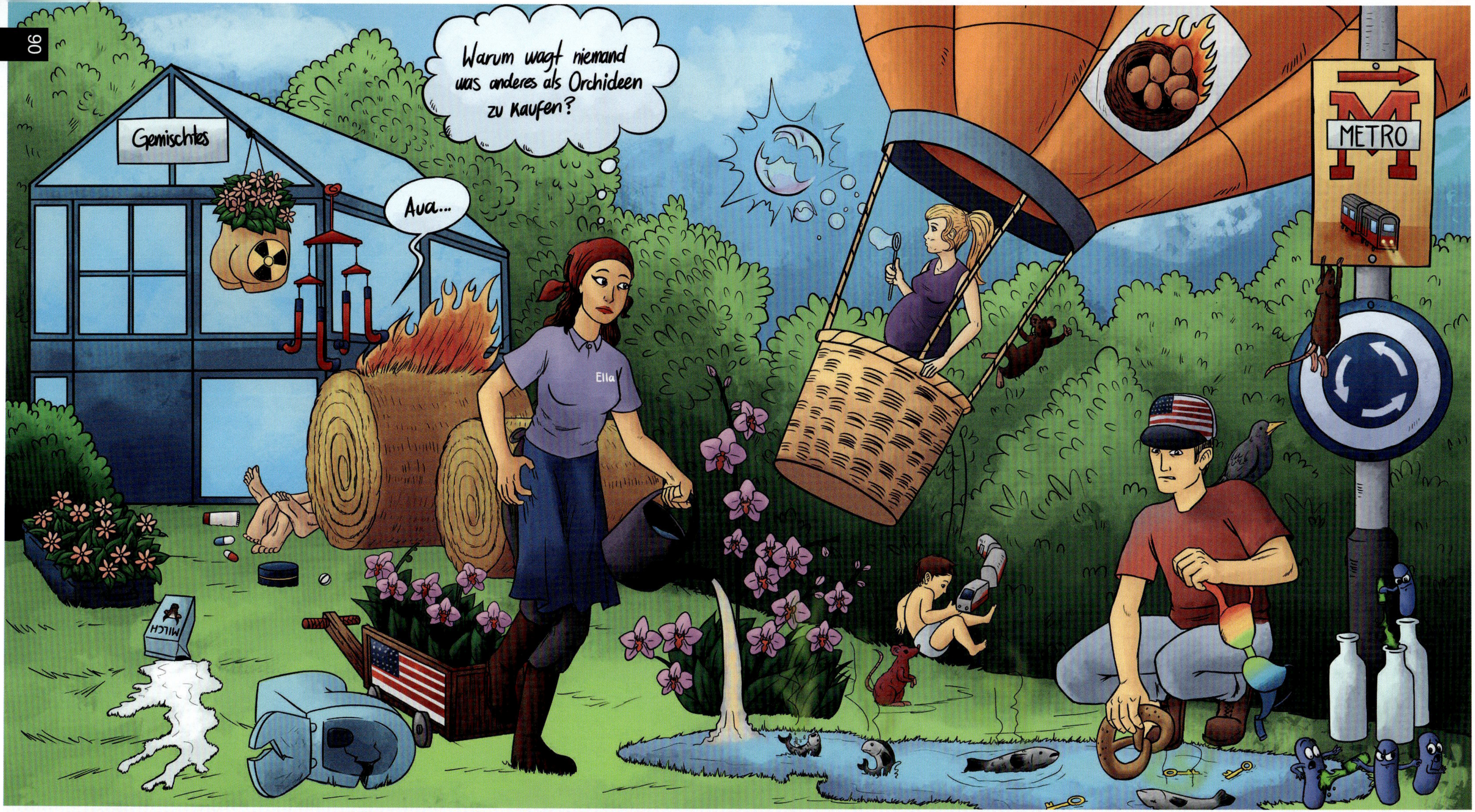
Warum wagt niemand was anderes als Orchideen zu kaufen?
Aua...
Gemischtes
METRO
Ella
MILCH

Quiz

1. Welche Erkrankungen werden durch Gardnerella vaginalis verursacht?
2. Wie ist der pH-Wert des Vaginalsekrets bei dieser Erkrankung verändert?
3. Warum ist der pH-Wert verändert?
4. Was sind die Amsel-Kriterien?
5. Muss man die Infektion mit Gardnerella vaginalis behandeln?
6. Müssen Partner mitbehandelt werden?
7. Wofür steht das Verkehrsschild im Bild?

Antworten

1. Bakterielle Vaginosen (Wagen) oder Aminkolpitis (Ami-Armin), aufsteigende Infektionen (steigender Luftballon) wie Zervizitis (brennende Eier) und Adnexitis oder Amnioninfektion bei Schwangeren (platzende Blase).
2. Der pH-Wert ist erhöht, also alkalischer. Er liegt über 4,5 (blauer Teil des BHs bei Flüssigkeit).
3. Laktobazillen werden verdrängt (umgefallene Milchflasche), da Anaerobier durch Stoffwechselprodukte von G. vaginalis leichteres Spiel haben.
4. Die vier Amsel-Kriterien sind: Amin-Geruch (Geruchslinien), Schlüsselzellen (Schlüssel), erhöhter pH-Wert (blauer BH) und flüssiger Fluor (dünnflüssig oder schaumiger Ausfluss).
5. Ja, durch Antibiotika wie Metronidazol (Metro-Schild), altern. Clindamycin (Klammer-Maus); auch durch Ansäuerung der Scheidengegend (Milchsäureflaschen) und Desinf. des Schrittbereichs (Einsprühen der Bakterien).
6. Die Mitbehandlung des Partners wird nicht empfohlen (Bakterium schubst Partner weg).
7. Für die häufigen Rezidive.

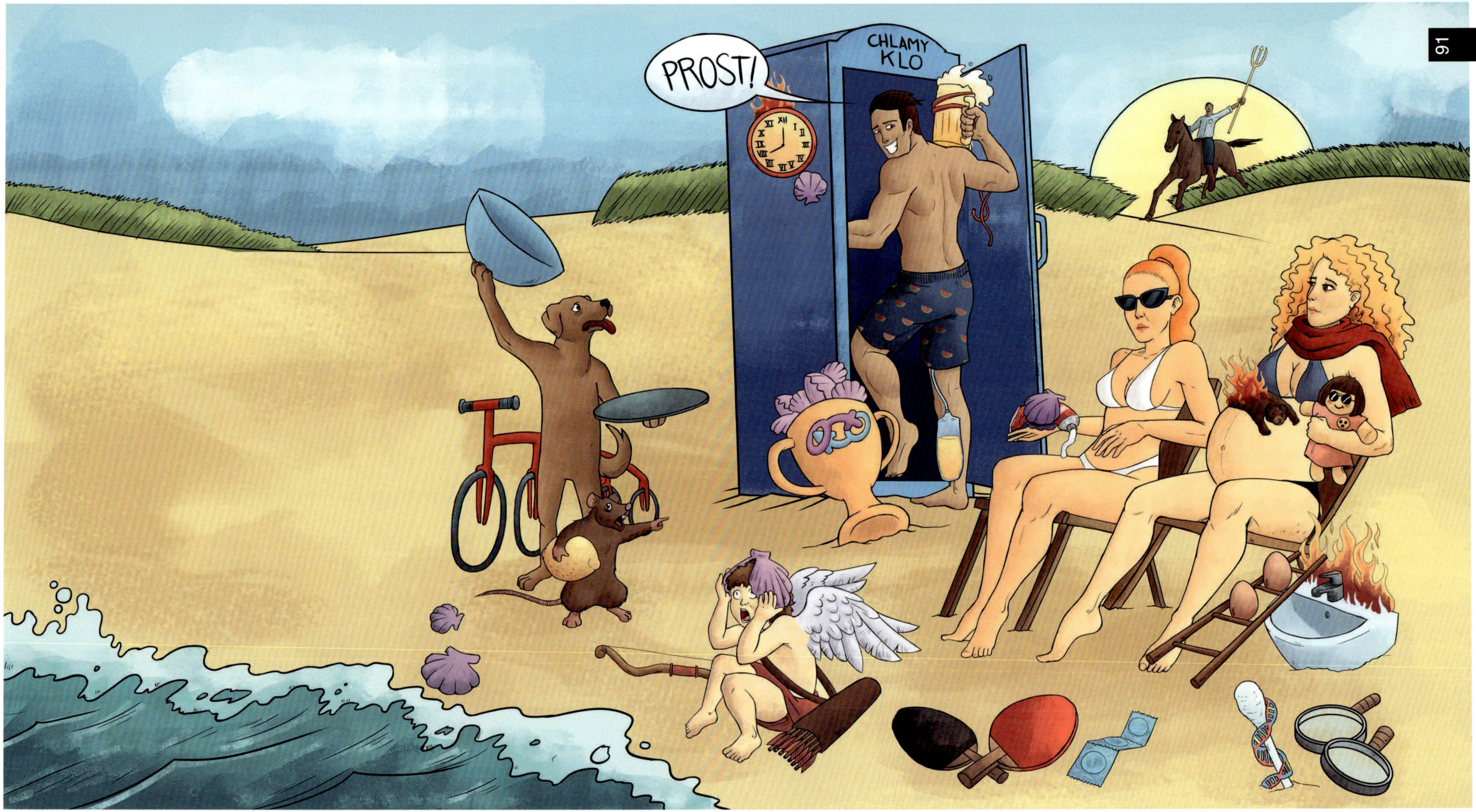

Quiz

1. Durch welche Serovare der Chlamydien wird dieurogenitale Form verursacht?
2. Was hat es mit der Trophäe und Amor auf sich?
3. Warum sonnt sich die Frau so entspannt?
4. Warum ist es problematisch, wenn sie sich so entspannt sonnt?
5. Was ist oft das erste Symptom?
6. Wie können Chlamydien nachgewiesen werden?
7. Wie wird die Erkrankung therapiert?

Antworten

1. Durch die Serovare D-K (Dauerkatheter).
2. Die urogenitale Chlamydiose ist die in Industrieländern häufigste sexuell übertragenen baktierelle Infektion (Trophäe). Der traurige Amor erinnert an die ungewollte Kinderlosigkeit.
3. Bei Frauen sind die Verläufe in 80 % asymptomatisch.
4. Es kann trotzdem zu Komplikation wie Eileiterfunktionsverlust, extrauterine Schwangerschaften und sekundäre Sterilität (Muschel beißt Tube) kommen.
5. Ein eitriger, weiß-gelblicher Ausfluss aus Vagina oder Penis (Ausfluss aus Tube).
6. Der Goldstandard ist eine PCR aus Urin oder Abstrichmaterial (DNA-Helix bei Abstrichstäbchen).
7. Mit Doxycyclin (Hund auf Vierrad) oder einem Makrolid wie Azithromycin (Maus mit Zitrone), PartnerInnen sollten mitbehandelt werden (Ping Pong Set)!

Gonorrhö Tripper

Diplomaten-Trip im pariser Rotlichtmilieu

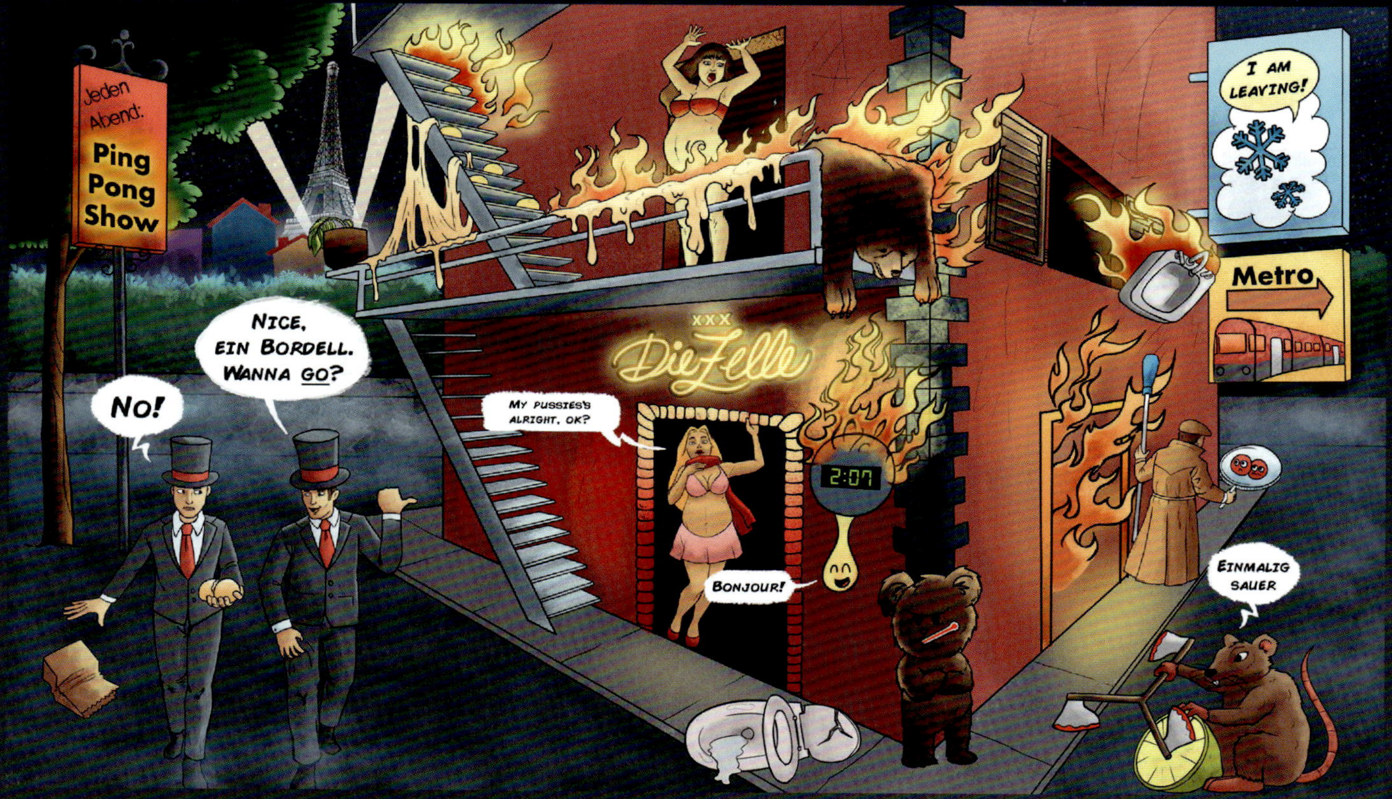

Die Gonorrhö, auch Tripper genannt, ist hier dargestellt durch den Trip zweier Jung-Diplomaten durch das Pariser Rotlichtmilieu, welches an die *sexually transmitted diseases* erinnern soll. Das Bordell „Die Zelle" ist eine heiße Angelegenheit, nahezu brenzlig.

Allgemein

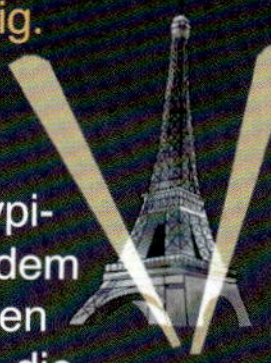

Die Gonorrhö ist auch bekannt als Tripper, mit dem typischen morgendlichen Eiterausfluss aus dem Glied, dem sogenannten **„Bonjour-Tropfen"** **A**. Sie gehört zu den **STDs**, den *sexually transmitted diseases*. Daher spielt die Szene im Pariser Rotlichtmilieu. Vor allem **sexuell** Aktive zwischen 15 und 25 Jahren mit **wechselnden Geschlechtspartnern** sind betroffen, daher sind die Diplomaten noch recht jung.

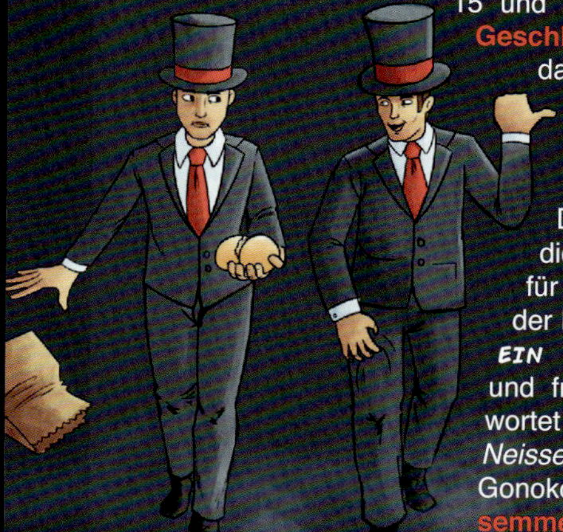

Erreger

Das Paar Diplomaten steht für die übertragenden **Diplokokken**, für *Neisseria gonorrhoeae*. Einer der Diplomaten sagt daher: „NICE, EIN BORDELL" für die Neisserien und fragt: „GO?" Der andere antwortet „NO!" für die **Gonokokken**. *Neisseria gonorrhoeae*, also die Gonokokken, sind mikroskopisch **semmelförmig**. Um sich zu stärken, hält der Diplomat eine Semmel in der Hand. Er lässt die zugehörige Tüte fallen, denn Gonokokken haben im Gegensatz zu den Meningokokken keine echte Kapsel, lediglich eine kapselartige Struktur durch ihre Lipooligosaccharide.

Gonokokken sind **gramnegativ**, weshalb die Diplomaten Zylinder mit roten Streifen sowie rote Krawatten tragen. Sie vermehren sich **intra-zellulär** **B** – die Diplomaten suchen ein Bordell auf, dessen Name hierauf anspielt, es heißt:

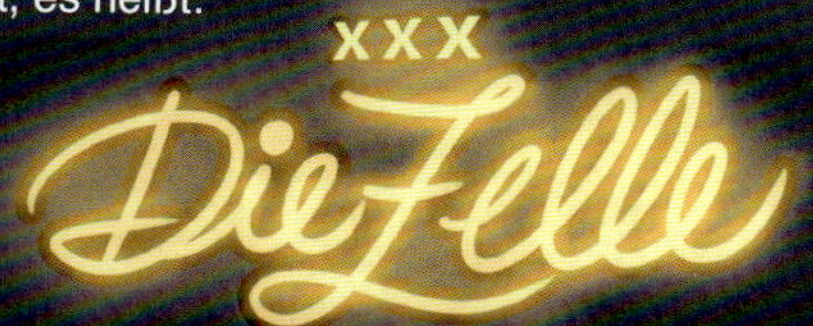

Einteilung

Unterschieden wird die untere von der oberen Gonorrhö. Die untere Gonorrhö ist symptomarm und spielt sich unterhalb des Muttermundes ab, die obere Gonorrhö gefährdet oberhalb des Muttermundes auf lange Sicht die Fruchtbarkeit. Die untere Gonorrhö ist hier im Erdgeschoss, die obere im Obergeschoss des Bordells illustriert.

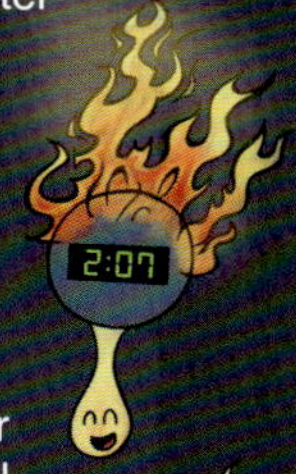

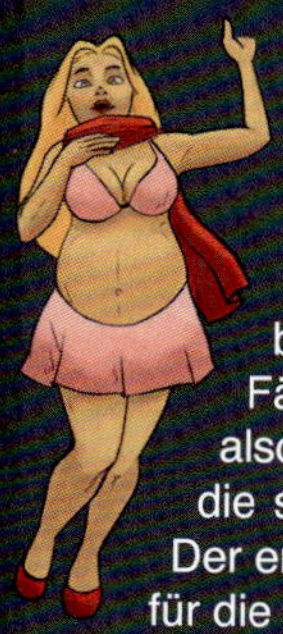

Untere Gonorrhö

Sie manifestiert sich in 90% der Fälle als **Urethritis** – hier das untere Stockwerk mit der brennenden, entzündeten Uhr. Je nach Sexualpraktiken kommt es zur **Proktitis**, der Entzündung der Darmschleimhaut, meist des Anus. Dafür steht der brennende Hinterausgang des Bordells. In 80-90% der Fälle findet eine Entzündung des Gebärmutterhalses, also eine **Zervizitis**, statt. Symbolisiert wird diese durch die schwangere Prostituierte, die sich an den Hals greift. Der entzündete Hals der bald gebärenden Mutter steht also für die Gebärmutterhalsentzündung.

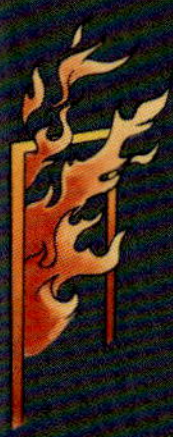

Obere Gonorrhö

Hierfür steht das obere Stockwerk. Die obere Gonorrhö geht mit einer **Endometritis**, einer Entzündung der Gebärmutterschleimhaut, einher, dargestellt durch den entzündeten Schleim um die bald gebärende Frau im oberen Stockwerk. Möglich ist außerdem eine **Salpingitis**, also eine Entzündung der Eileiter, verdeutlicht hier durch die entzündete Ei-Leiter, also die Treppe mit Eiern darauf. Und auch eine **Peritonitis** ist möglich. An die Entzündung des Bauchfells erinnert das brennende Bären-Fell über dem Geländer.

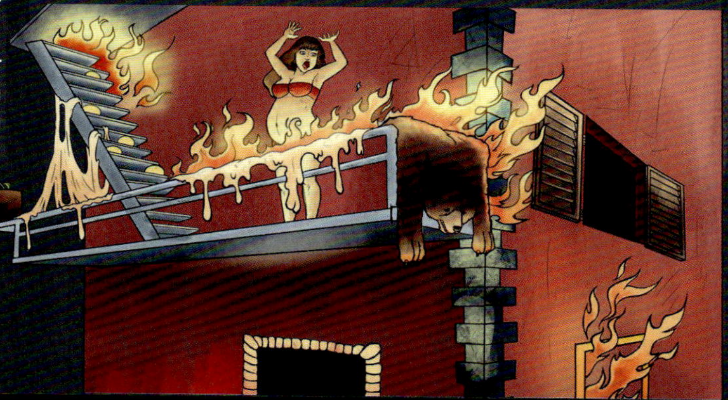

Die **Gonorrhö** wird ugs. Tripper genannt. Erreger sind die gramnegativen Diplokokken *Neisseria gonorrhoeae*. Unterschieden wird die untere, unkomplizierte Gonorrhö mit Urethritis, Proktitis und Zervizitis. Die obere Gonorrhö führt zur Endometritis, Salpingitis und Peritonitis. Allgemeine Symptome sind Dysurie, Juckreiz sowie der typische, eitrige Ausfluss am Morgen bei Männern (Bonjour-Tropfen) oder ein gelblich-rahmiger Ausfluss bei Frauen. Komplikationen sind das *Pelvic inflammatory disease* (PID) und fieberhafte septische Verläufe. Der Nachweis erfolgt mikroskopisch nach Abstrich oder mittels PCR. Die antibiotische Therapie richtet sich nach komplizierter bzw. unkomplizierter Form und sollte immer den Partner bzw. die Partnerin mitbehandeln.

Klinik

Die Inkubationszeit beträgt zwei bis sieben Tage. Die Uhr am Bordelleingang zeigt sieben nach zwei Uhr morgens für zwei bis sieben Tage. Bei Männern äußert sich die Urethritis mit dem berühmten morgendlichen, eitrigen Ausfluss, dem sogenannten „**Bonjour-Tropfen**" **A**. Ein gelber Tropfen an der brennenden Uhr, welche für die Urethritis steht, begrüßt die Diplomaten deshalb mit „BONJOUR".

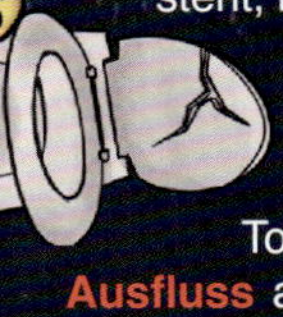

Männer haben **Juckreiz**, einer der Diplomaten kratzt sich am Bein, sowie **Dysurie**, also Schmerzen beim Wasserlassen, hier dargestellt durch die kaputte Toilette am Bürgersteig. Frauen leiden unter **gelbem Ausfluss** am Zervikalkanal **C**. Dafür steht der gelbe Türrahmen um die bald gebärende Frau. Meist kommt es nicht zur Vaginitis (Scheidenentzündung), weshalb die gebärende Frau etwas salopp „MY PUSSY'S ALRIGHT, OK!?" sagt. Ursächlich hierfür ist, dass Gonokokken höheres Zylinderepithel, also Urothel, bevorzugen. Auf dem flachen Plattenepithel der Vagina vermehren sie sich schlechter, daher tragen unsere Diplomaten auch hohe Zylinder.

Bei Frauen kann es auch zum ***Pelvic inflammatory disease* (PID)** mit Salpingitis, Ovaritis, Pelveoperitonitis und Parametritis kommen. Für das entzündete Becken steht das brennende Waschbecken. Bei Frauen wie Männern kann es zu Fieber kommen, deshalb bewacht der Fieber-Bär als Türsteher das Bordell.

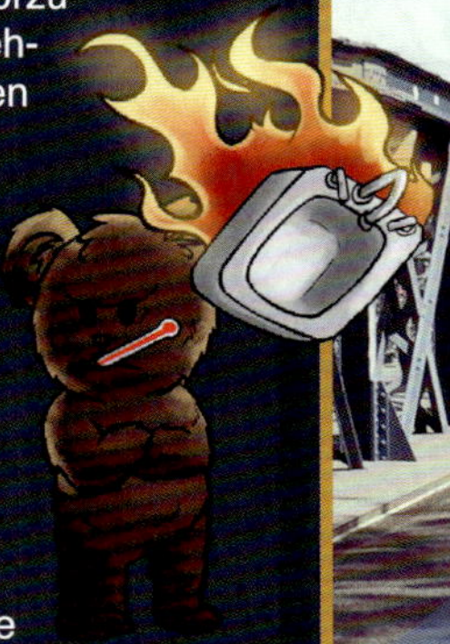

Diagnostik

Der Detektiv untersucht hier das verdächtige Rotlichtmilieu und hat ein übergroßes Abstrichstäbchen dabei. Ferner möglich ist der **mikroskopische Nachweis** der gramnegativen Diplokokken **B**, hier unter seiner Lupe zu sehen.

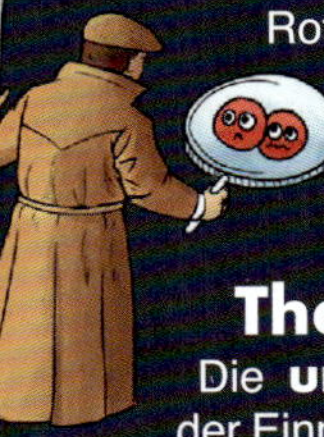

Therapie

Die **unkomplizierte Gonorrhö** behandelt man mit der Einmalgabe von **Ceftriaxon** i. m. plus **Azithromycin** peroral. Die Maus mit Zitrone unten auf der Straße steht für Azithromycin. Die drei Äxte, die sie dabei hat, sollen uns an Ceftriaxon erinnern. Sie sagt: „EINMALIG SAUER" für die Einmalgabe.

Die **komplizierte Gonorrhö** bei Frauen wird durch eine Einmalgabe wie die unkomplizierte behandelt, jedoch danach zusätzlich mit **Levofloxacin** und **Metronidazol** für 10 bis 14 Tage. Die Leuchtreklame im oberen Stockwerk zeigt die blauen Flocken, die „I AM LEAVING" sagen (für Levofloxacin), sowie das Hinweisschild für die nächste Metro-Station (für Metro-nidazol). Männer wiederum erhalten bei Epididymitis oder Orchitis zusätzlich **Doxycyclin**.

Wichtig ist die Mitbehandlung von Sexualpartnern, um den „**Ping-Pong-Effekt**", also die wechsel-seitige, erneute Ansteckung durch den Sexualpartner, zu verhindern. Daran erinnert die Reklame für die „PING-PONG-SHOW".

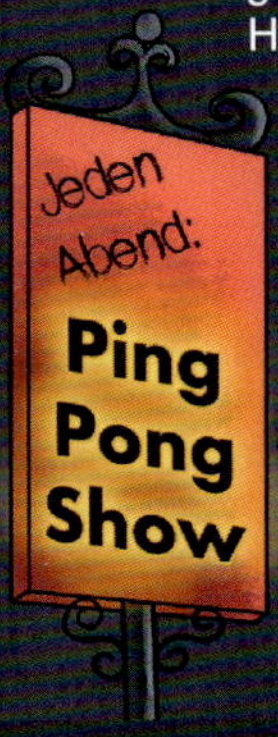

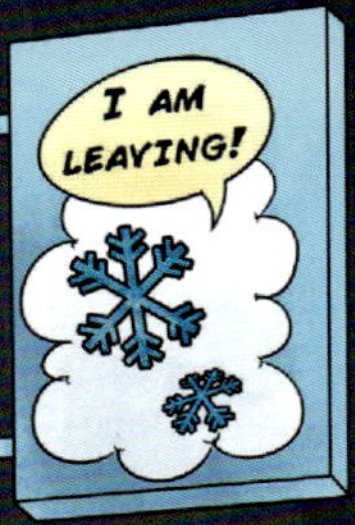

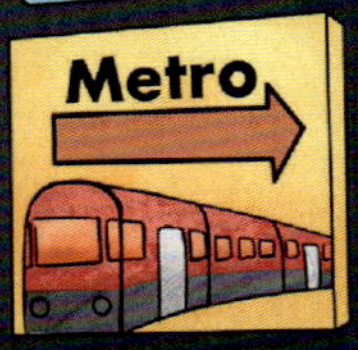

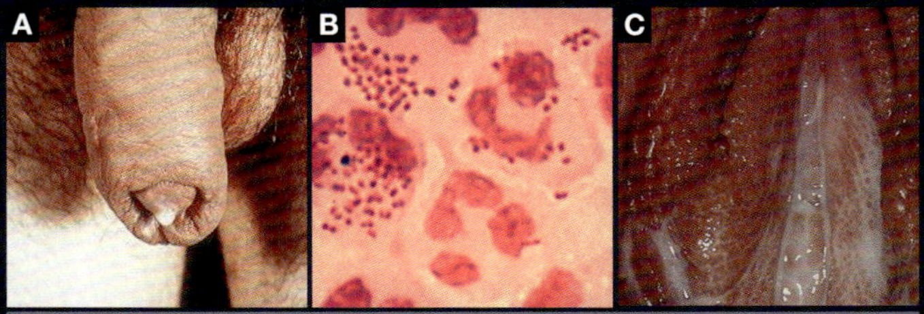

A Bonjour-Tropfen B Harnröhrenabstrich, intrazelluläre (in Granulozyten) Diplokokken C Vaginaler Ausfluss

Blick hinter die Kulissen

Der Fieber-Bär in unserer freiburger Heimat auf der Wiwilíbrücke.

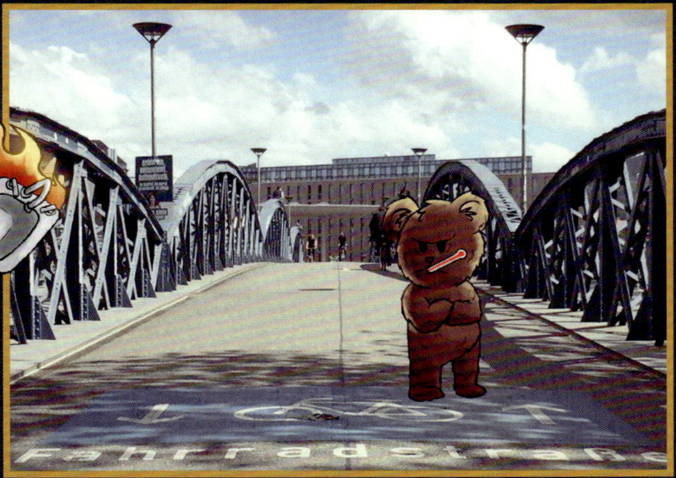

Syphilis Erreger, Stadien und Klinik

Süffelbakterien im Saloon

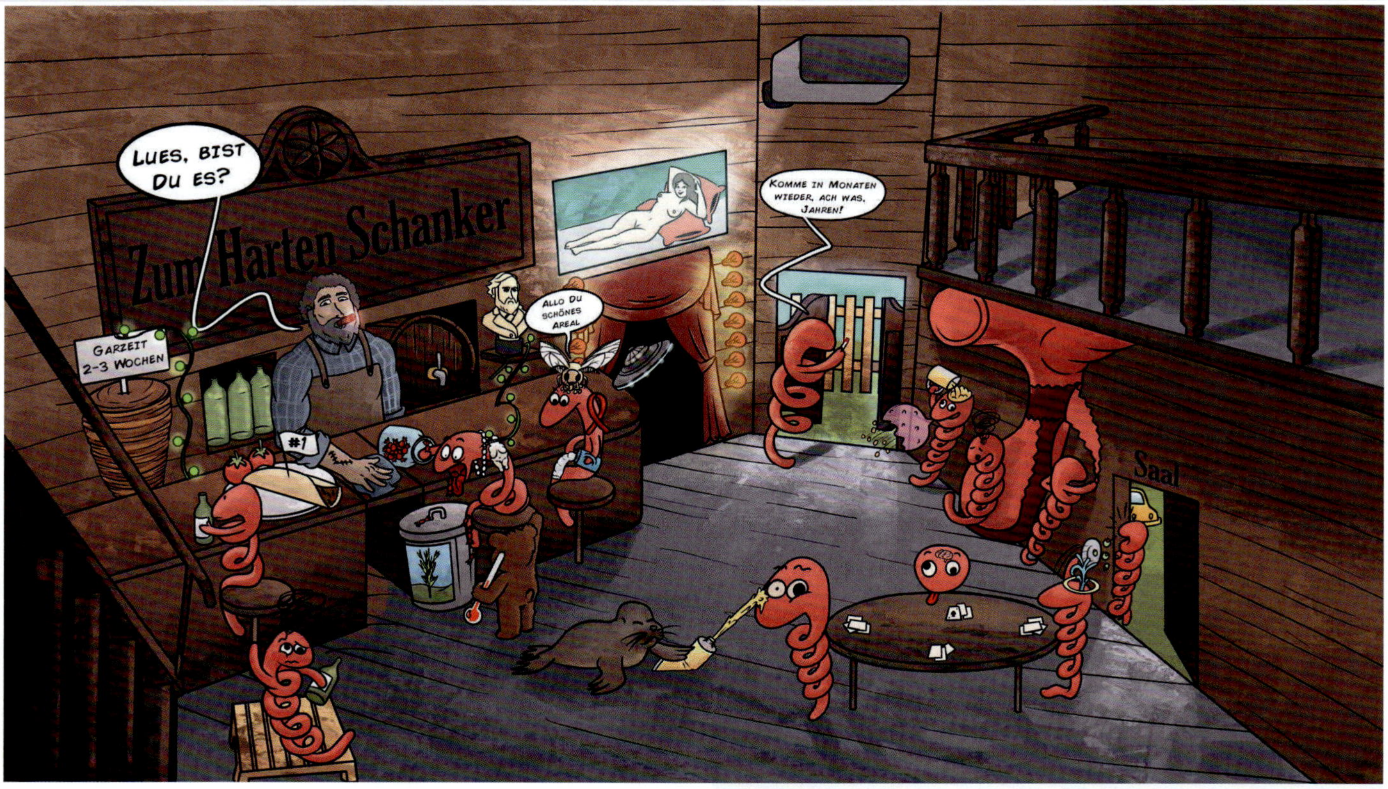

Die Syphilis wird hier mit der Geschichte von den süffelnden Bakterien im „ZUM HARTEN SCHANKER“ dargestellt. Während sich drei Bakterien an der Bar die Kante geben, geht einer der Spirchäten nochmal in Ruhe rauchen. Drei Bakterien demolieren die Einrichtung, die restlichen vier sind neurologisch schon ziemlich am Ende.

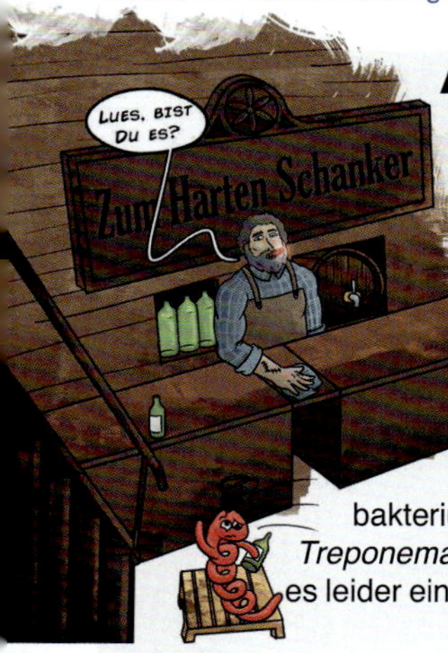

Allgemein

Ein Synonym für die Syphilis ist **Lues** – der Wirt fragt hier verdutzt: „LUES, BIST DU ES?“ Erreger der Syphilis ist ***Treponema pallidum***, ein zu den **Spirochäten** gehörendes, **gramnegatives**, in Spiralform gewundenes, sehr bewegliches Bakterium A+B (griech. *treponema* für drehen und *pallidum* für Garn bzw. blass).

Im Bild versucht ein rotes Korkenzieherbakterium betrunken die Treppe zu nehmen (für *Treponema* – also den Treppen-Nehmer), dabei stößt es leider eine Palette um (also ‚Palette um' für *pallidum*).

Infektion

Die Primärmanifestation der Syphilis ist der **Harte Schanker**, auch Ulcus durum genannt. Die süffelnden Bakterien gehen hier in den Saloon „ZUM HARTEN SCHANKER“. **Männer** sind häufiger betroffen – deshalb die Schänke für harte Männer. Übertragen wird die Syphilis durch Geschlechtsverkehr – sie gehört zu den **STDs**, den *Sexually Transmitted Diseases*. Dies stellt hier der Eingang zum Rotlichtbereich dar. Die Werbung wird vom Diaprojektor übertragen – die Syphilis wird auch **diaplazentar**, also über die Gebärmutter, von Schwangeren auf das Ungeborene übertragen. Ein weiterer, seltener Infektionsweg sind **Blutprodukte**, daher die roten Kissen auf der Reklame.

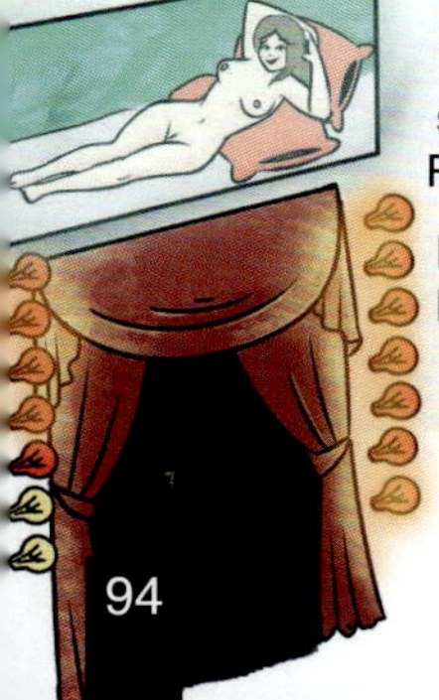

Die Syphilis ist **nicht-namentlich meldepflichtig**. Der Spirochät meldet sich pflichtbewusst, aber ohne seinen Namen anzugeben – er bleibt im Rotlichtbereich lieber anonym.

Stadien

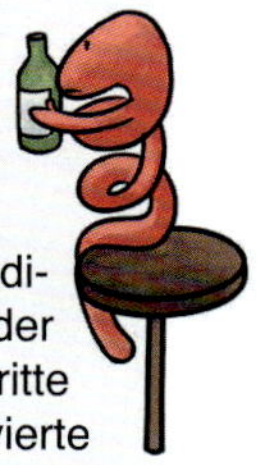

Die Syphilis wird in **vier Stadien**, sowie die **Latenzphase** unterteilt. Im Bild werden die Stadien von links nach rechts vorgestellt. Das erste Stadium wird durch das einzelne, süffelnde Bakterium am Tresen verkörpert, das zweite Stadium durch die zwei Bakterien weiter rechts an der Bar. In der Latenzphase geht einer kurz zum Rauchen raus. Das dritte Stadium zeigen die Drei an der rechten Wand. Und das vierte Stadium wird durch das Quartettspiel verbildlicht. Die Stadien I-IV heißen jeweils auch Lues I–IV bzw. primäre bis quartäre Lues.

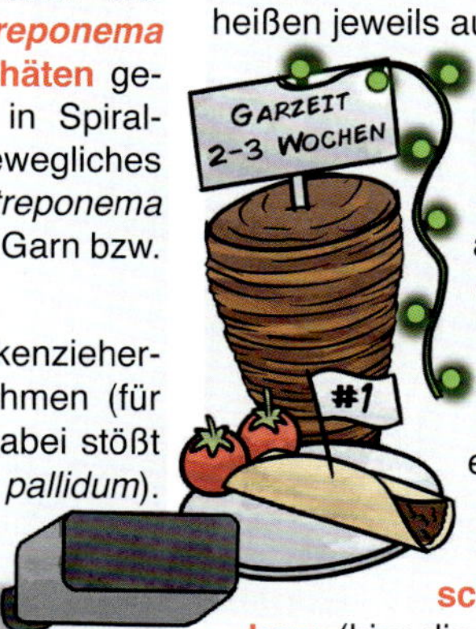

Primärstadium (Lues I)

Es beginnt mit dem **Ulcus durum** C, einem schmerzlosen, harten Ulkus im Genitalbereich (ggf. auch oral oder anal). Es zeigt sich zwei bis drei Wochen nach Infektion und wird auch **Primärkomplex** genannt. Der einzelne Spirochät erhält hier den ulkigen Dürum-Döner (für Ulcus durum) in Form eines Gliedes (für Genitalbereich). Darin steckt ein Fähnchen mit einer 1 (für Primärkomplex). Die Garzeit des ulkigen Dürum-Döners beträgt zwei bis drei Wochen. Weitere Symptome sind eine **schmerzlose Lymphknotenschwellung** (hier die grüne Lichterkette am Dönerspieß) sowie eine **narbige Abheilung des Ulcus**, dargestellt durch die Narbe des Barmannes.

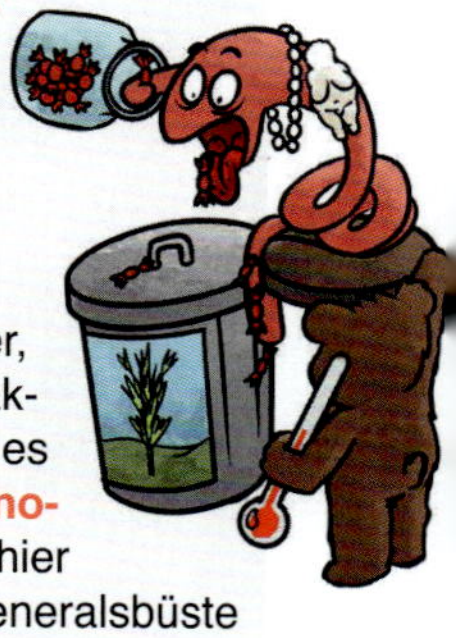

Sekundärstadium (Lues II)

Allgemeinsymptome sind Abgeschlagenheit, Fieber, Kopf- und Gliederschmerzen – das linke Schraubenbakterium ist fertig mit der Welt, der Fieber-Bär versucht es zu trösten. Es kommt zur **generalisierten Lymphadenopathie**, also einer Lymphknotenschwellung – hier die grüne Lymphknoten-Girlande, die um die Generalsbüste (für generalisiert) gewickelt ist. Es zeigt sich ein **polymorphes Exanthem** mit rötlichen Papeln, v.a. an Händen und Füßen D. Das Exanthem wird durch die roten Bonbons dargestellt, die aus dem Glas des Spirochäten gekullert sind. Diese bedecken nun seine Hände und Füße.

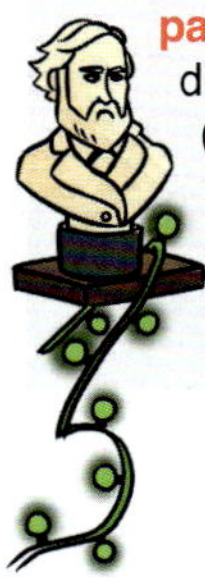

Die **Syphilis** (syn. Lues) wird durch den beweglichen Spirochäten *Treponema pallidum* verursacht. Sie betrifft häufiger Männer und wird v.a. durch Sexualkontakt, aber auch diaplazentar oder hämatogen übertragen. Vier klinische Stadien der Syphilis werden unterschieden. Im Primärstadium tritt der schmerzlose harte Schanker (*Ulcus durum*) auf, typischerweise im Genitalbereich mit einer lokalen Lymphadenopathie. Das Ulcus heilt unter Narbenbildung aus. Das zweite Stadium zeigt eine generalisierte Lymphadenopathie, Allgemeinsymptome und rote Papeln v.a. an Händen und Füßen. Es kann sich eine asymptomatische Latenzphase von langer Dauer anschließen. Im dritten Stadium treten die granulomatösen Gummen an Haut und Organen auf. Im vierten Stadium führen sie zur Neurosyphilis. Die Syphilis ist nicht-namentlich meldepflichtig.

... Sekundärstadium

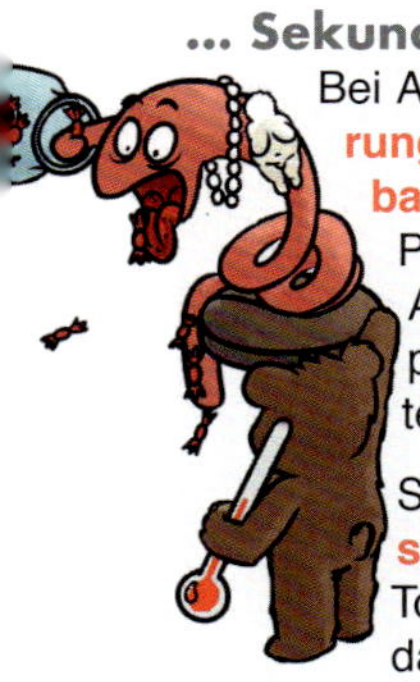

Bei Abheilung der Läsionen kommt es ggf. zu **Depigmentierungen**, welche besonders im Nacken als sogenanntes **Halsband der Venus** auffallen. Der Spirochät trägt eine weiße Perlenkette mit eben solcher Venus um den Nacken. Auch im Mund-Nasen-Bereich kommt es zu einem papulopustulösen Exanthem – hier auf der rausgestreckten Zunge des Spirochäten zu sehen.

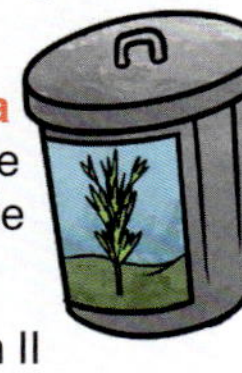

Speziell ist auch eine akute Tonsillits, die **Angina specifica**, hier zu sehen an der Mülltonne für die Tonsillits. Darauf abgebildet ist eine Pappel, die das papulopustulöse Exanthem repräsentiert.

Nach dem Ulcus durum aus Stadium I sind jetzt in Stadium II sogenannte **Condyloma lata** [E] möglich. Das sind nässende, breitbasig erodierte Papeln, v.a. in der Genital- und Faltenregion. Das Bakterium kippt ein Kondom aus seinem Caffe latte (für Condyloma lata) – und zwar in seinen Schritt, also die Genitalregion. Den Caffe latte solltest du nun fest mit den süffelnden Spiralbakterien in Verbindung bringen, denn zu unterscheiden sind z.B. die Condyloma accuminata (durch Papillomaviren verursachte Feigwarzen) sowie die Condyloma plana (ebenfalls durch HPV verursacht, S. 116).

Haarausfall, also Alopezie, hat viele Ursachen. Die **Alopecia areolaris**, ein **mottenfraßähnlicher Haarausfall**, geht auf die Syphilis im Stadium II zurück. Die Motte frisst hier die Haare vom Kopf des Spirochäten und sagt „ALLO DU SCHÖNES AREAL".

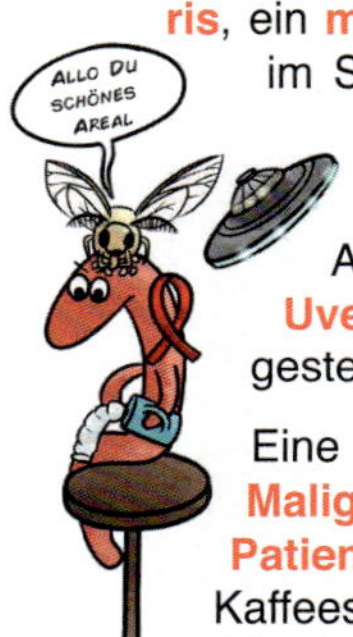

Auch die Augen werden nicht verschont: Möglich ist eine **Uveitis**, eine Entzündung der mittleren Augenhaut, hier dargestellt durch das wegfliegende UFO.

Eine Sonderform der sekundären Syphilis ist die **Lues Maligna**. Sie betrifft v.a. Immunsupprimierte, z.B. **AIDS-Patienten**. Der zweite Spirochät ist wegen des verschütteten Kaffees ziemlich sauer, also maligne, geworden und hat eine AIDS-Schleife angesteckt.

Latenzstadium

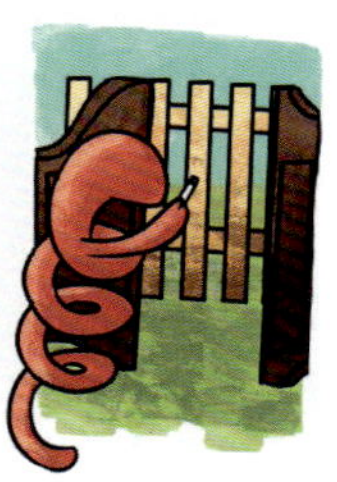

Dieses bezeichnet eine monate- bis lebenslange **Ruhephase** zwischen Stadium II und III. Der Spirochät gönnt sich eine Ruhepause und geht zum Latenzaun (der Latenzzaun) um eine zu Rauchen. Er sagt: „KOMME IN MONATEN WIEDER, ACH WAS, JAHREN!".

Exkurs

Das Aktbild ist Francisco de Goyas „Die nackte Maja" entlehnt. Tatsächlich wird gemutmaßt (mehr auch nicht), der Maler habe in seiner Jugend an Syphilis gelitten.

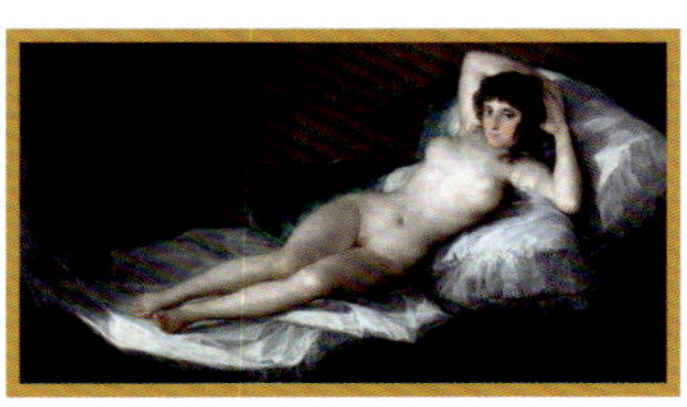

Tertiärstadium (Lues III)

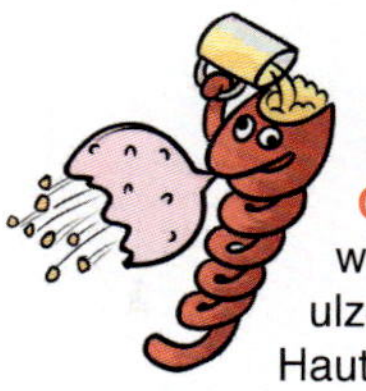

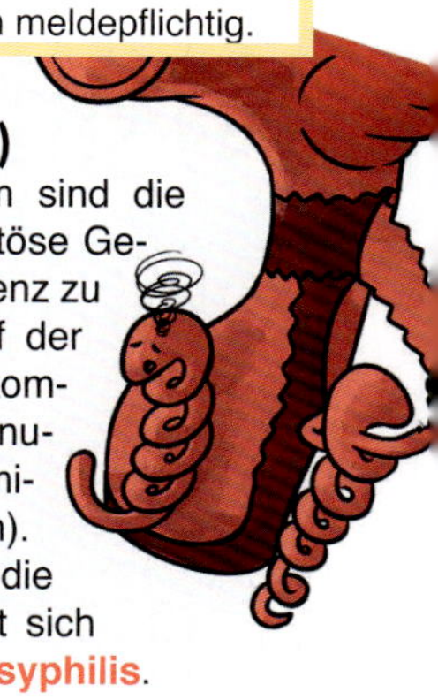

Typisch für das dritte Stadium sind die **Gummen** – das sind granulomatöse Gewebsveränderungen mit der Tendenz zu ulzerieren. Sie können überall auf der Haut und in fast allen Organen vorkommen und gehören zu den nicht verkäsenden Granulomen. Ein Spirochät macht hier große Kaugummi-Blasen (von engl. *chewing gum* für die Gummen). Die Blase hat viele Granula. In Stadium III beginnt die Neurosyphilis – der süffelnde Spirochät schüttet sich Bier ins Gehirn, für das süffelnde Hirn, die **Neurosyphilis**.

Für die kardiovaskuläre Syphilis sind **syphilitische Knoten der Aorta** ein Schlagwort, ferner eine Entzündung der äußeren und mittleren Wandschicht der Aorta. Lues reißt hier die zwei äußeren Wandschichten der Aorta heraus und verknotet sie (für die syphilitischen Knoten).

Es kommt zum **Aortenaneurysma**, kombiniert mit einer **Aorteninsuffizienz**. Der völlig besoffene Spirochät im Suff (für die Aorteninsuffizienz) liegt in der Ausbuchtung der Aorta, für das Aneurysma.

Quartärstadium (Lues IV)

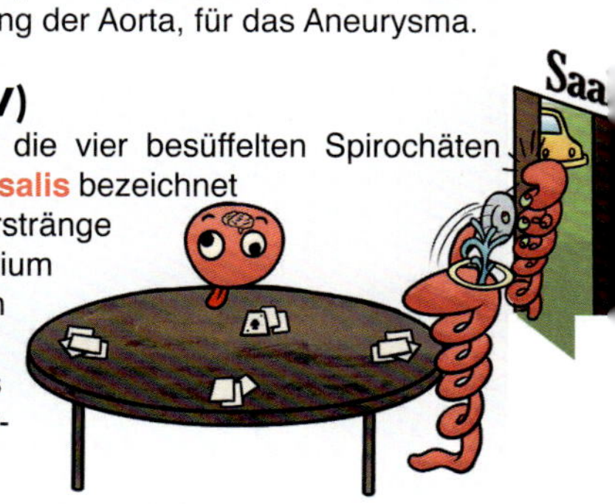

Die quartäre Syphilis sind hier die vier besüffelten Spirochäten beim Quartettspielen. **Tabes dorsalis** bezeichnet die Demyelinisierung der Hinterstränge des Rückenmarks – ein Bakterium schüttet dem anderen Tapas in den Rücken, welches gerade durch die Tür (engl. *door*) aus dem Saal gehen will (Tapas doorsaalis).

Der Tabes dorsalis folgt eine Gleichgewichtsstörungen, also eine **Ataxie** – daher wartet draußen ein Taxi. Außerdem kommt es zu einer Einschränkung der Sensorik, weshalb das Bakterium gegen die Tür läuft.

Die **Syphilis-Meningitis** geht mit intrakranieller Druckerhöhung und Hirnnervenausfällen einher. Der Spirochät hat einen Heiligenschein für die Meningitis und eine aus dem Kopf schießende Fontäne für den Hirndruck. Es kommt zu Veränderungen von Psyche und Persönlichkeit sowie zur Hirnatrophie und **Demenz** – der Spirochät hat hier ein kleines Gehirn (für die Atrophie) und sieht entsprechend reduziert aus.

Der Reaktionsverlust der Pupillen auf Lichtreize, eine sogenannte reflektorische Pupillenstarre, ist ein spezifisches Symptom der Hirnschädigung; andere motorische Reflexe sind nämlich noch intakt. Nach ihrem Beschreiber wird dieses Phänomen auch **Argyll-Robertson-Pupille** genannt – hier die Acryl-Robbe, die dem Spirochäten Acrylfarbe in die Pupille spritzt, für Argyll-Robertson-Pupillen.

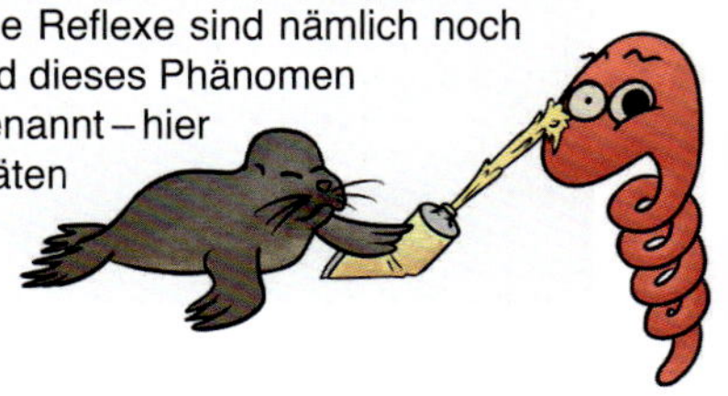

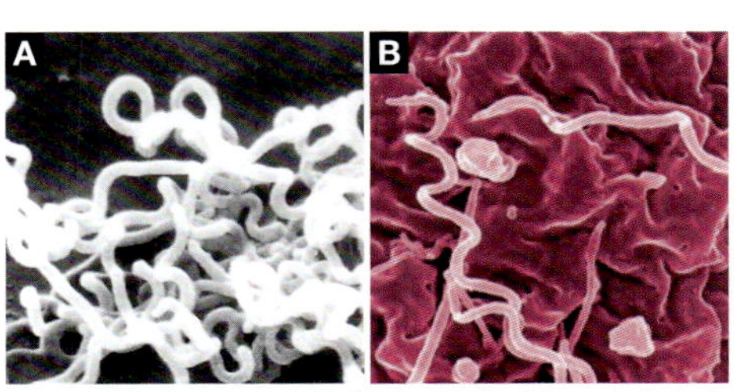

A+B TEM von Treponema pallidum

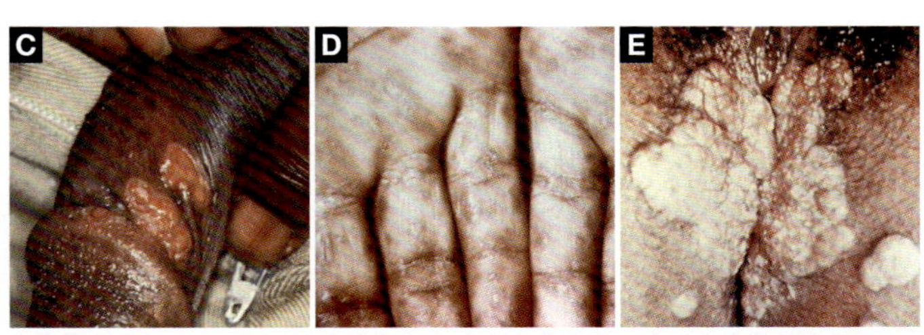

C Ulcus durum **D** Papulöses Handexanthem **E** Perineale Condyloma lata

KON /81
CMV **66**, Gonokokken **92**, Hepatitis B 100, HIV **104**, HPV **116**, HSV1/2 **144**, Listeriose **36**, Ringelröteln **42**, Röteln **38**, Syphilis **94**, Toxoplasmose **174**, Varizellen **62**

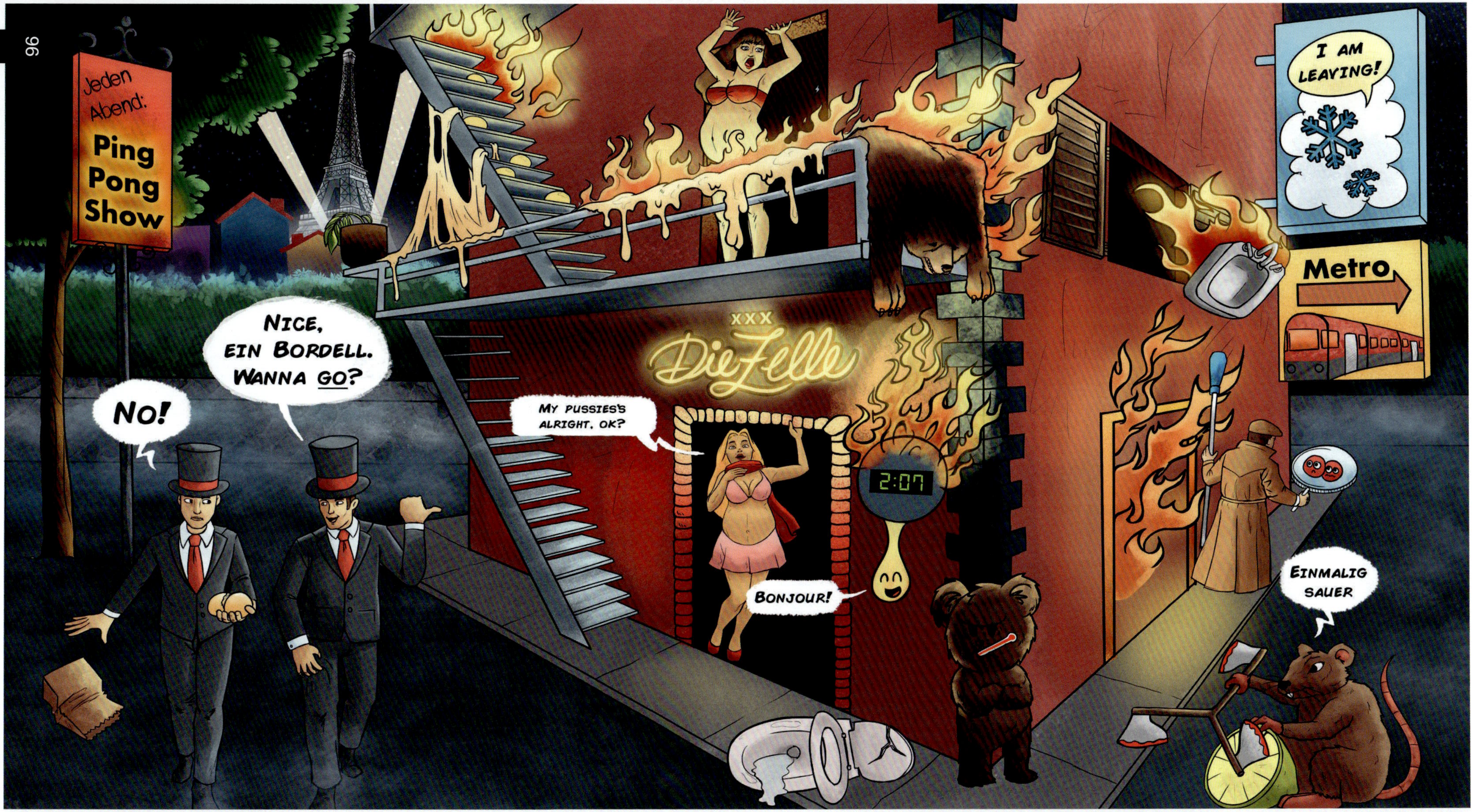
Jeden Abend: Ping Pong Show
No!
Nice, ein Bordell. Wanna go?
My pussies's alright, ok?
xxx Die Zelle
2:07
Bonjour!
I am leaving!
Metro
Einmalig sauer

Quiz

1. Wofür stehen die Diplomaten?
2. Warum sind sie im Rotlichtmilieu unterwegs?
3. Was sind die ersten klinischen Anzeichen der Gonorrhoe?
4. Zu welchen seltenen Komplikationen kann es bei der Frau kommen?
5. Was symbolisiert der Detektiv im Rotlichtmilieu?
6. Wie wird die unkomplizierte Gonorrhö behandelt?
7. Wie wird die komplizierte Gonorrhö behandelt?

Antworten

1. Die Zwei stehen für die paarweise vorkommenden Diplokokken Neisseria gonorrhoeae.
2. Die Gonorrhö gehört zu den sexually transmitted diseases (STDs).
3. Ein eitrig-gelblicher Ausfluss (Bonjour-Tropfen), bei Männern zusätzlich Juckreiz und Dysurie (Kratzen).
4. Zur Vaginitis (Ausruf der Frau) und zur Pelvic inflammatory disease (brennendes Waschbecken).
5. Die Diagnostik (Detektiv) mittels Abstrich (Abstrichstäbchen) und mikroskopischem Nachweis (Lupe).
6. Mit einmaliger Gabe von Ceftriaxon i.m. (Dreifach-Axt) plus Azithromycin p.o. (Maus mit Zitrone), PartnerInnen sollten mitbehandelt werden (Ping-Pong-Show)!
7. Wie die unkomplizierte, bei Frauen wird zusätzlich Levofloxacin („*I am leaving*") und Metronidazol (Metroschild) für 10-14 Tage gegeben; bei Männern kommt zusätzlich Doxycyclin zum Einsatz (nicht im Bild).

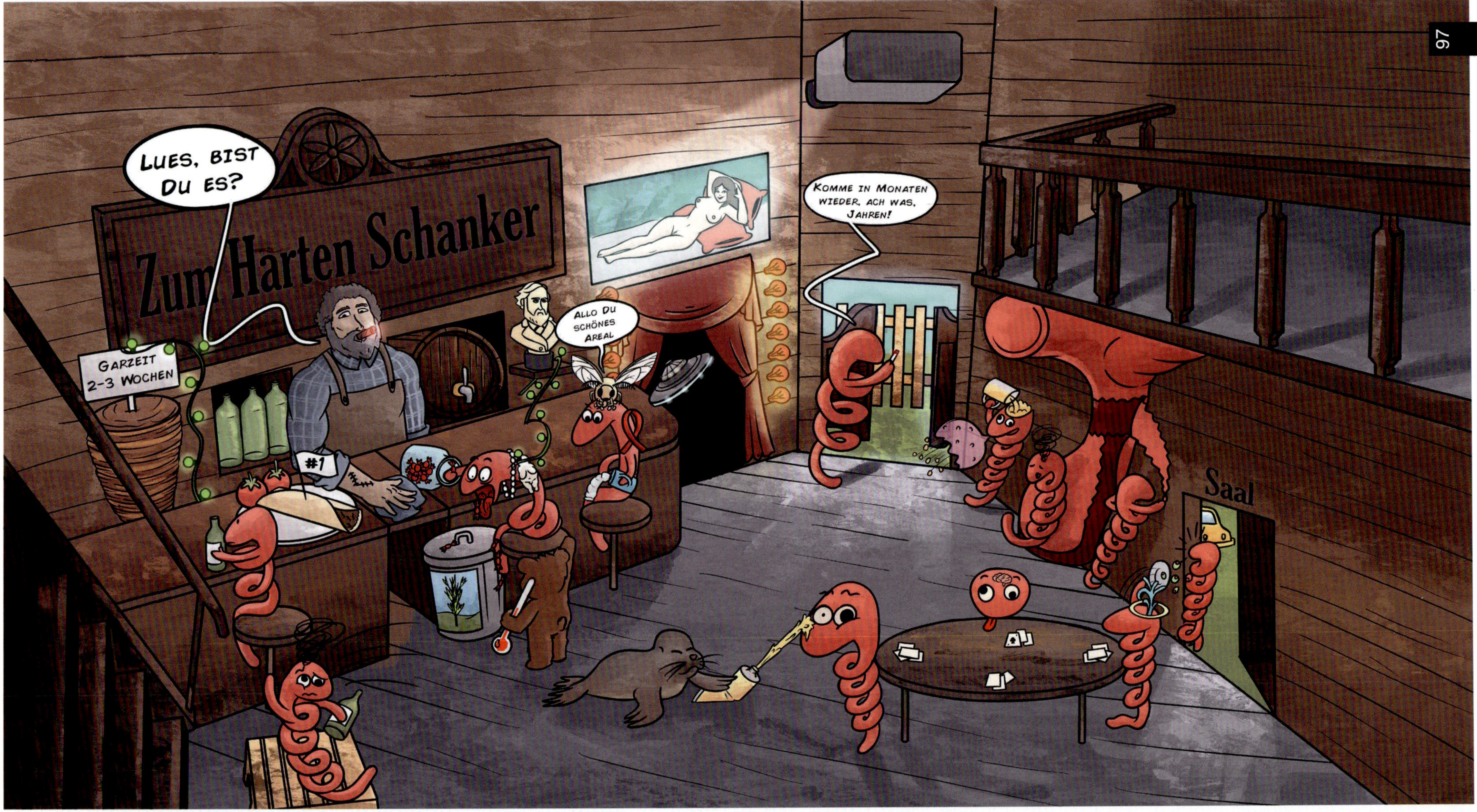
LUES, BIST DU ES?
Zum Harten Schanker
GARZEIT 2-3 WOCHEN
#1
ALLO DU SCHÖNES AREAL
KOMME IN MONATEN WIEDER, ACH WAS, JAHREN!
Saal

Quiz

1. Wie wird die Syphilis noch genannt?
2. In wie vielen Stadien kann die Syphilis verlaufen?
3. Warum trinkt ein Bakterium einen Caffè latte?
4. Welches Organsystem wird im dritten Stadium der Syphilis befallen?
5. Wofür steht die Robbe?
6. Woran erinnert die Motte im Bild?
7. Wieso schüttet das Bakterium Tapas auf seine Mitspieler?

Antworten

1. Lues.
2. In vier Stadien mit möglichem Latenzstadium zwischen Lues II und III.
3. Weil der Caffè latte für Condylomata lata (nässende, breitbasig erodierte Papeln) steht.
4. Das ZNS und das kardiovaskuläre System, es kommt zur beginnenden Neuro- (süffelndes Hirn) und zur kardiovaskulären Syphilis (Süffler unter Aortenbogen).
5. Für die Argyll-Robertson-Pupille, also den Reaktionsverlust der Pupille auf einen Lichtreiz bei Hirnschädigung (Acryl-Robbe).
6. An den *Alopecia areolaris* („*Allo Du schönes Areal*"), einem mottenfraßähnlichen Haarausfall.
7. Die Quartettrunde am Tisch und die verschüttete Tapas erinnern an die Tabes dorsalis im Quartärstadium der Syphilis.

Syphilis Diagnostik und Therapie

Detektiv bringt Licht ins Dunkel

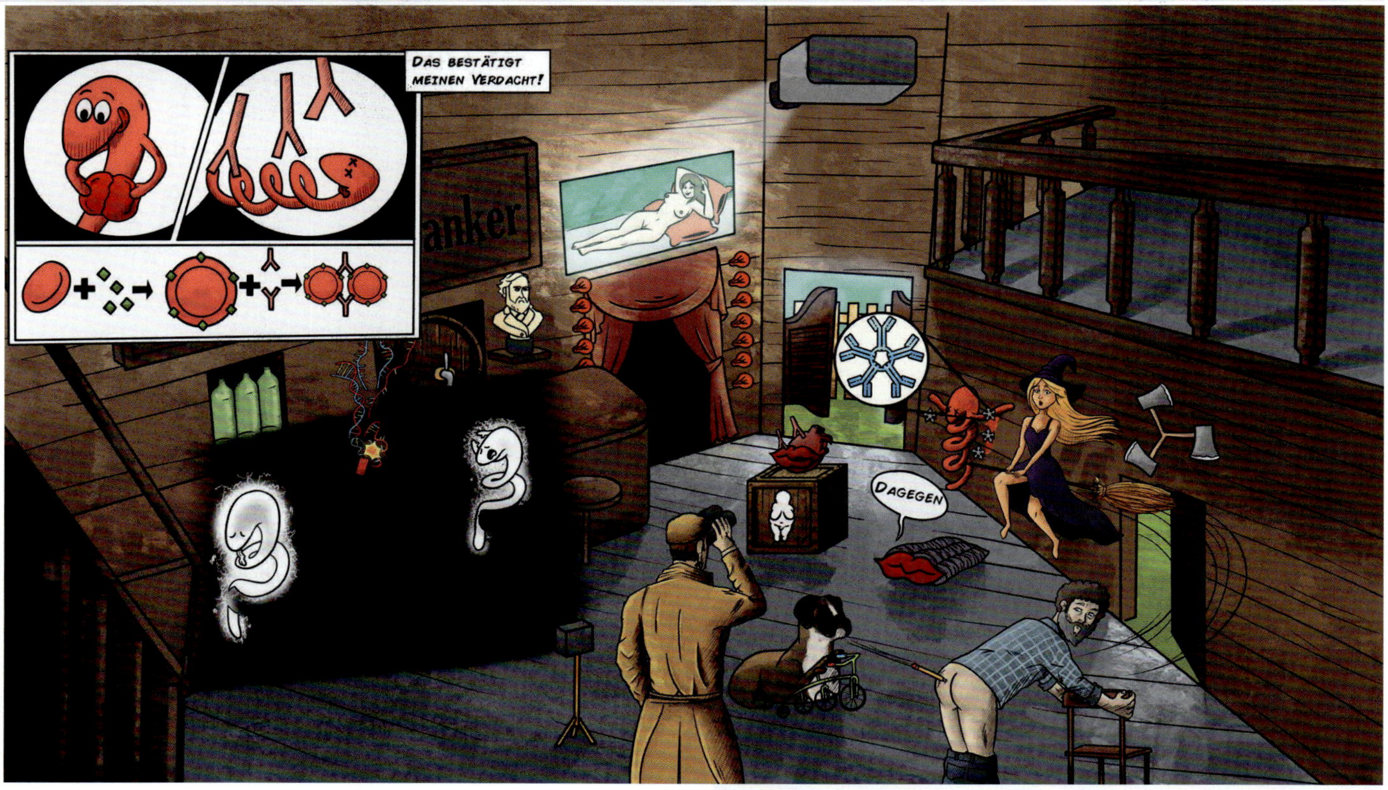

Die Diagnostik und Therapie der Syphilis verkörpert hier der Detektiv. Im Saloon „*ZUM HARTEN SCHANKER*" ist er auf Spurensuche. Die Diagnostik ist abhängig von den Stadien und findet an den entsprechenden Stellen aus dem ersten Bild statt.

Diagnostik

Stadium I und II spielten am Tresen. In diesen Stadien der Syphilis ist ein **direkter Erregernachweis** möglich, beispielsweise anhand von Biopsien aus dem Harten Schanker mittels Dunkelfeldmikroskopie **A**.

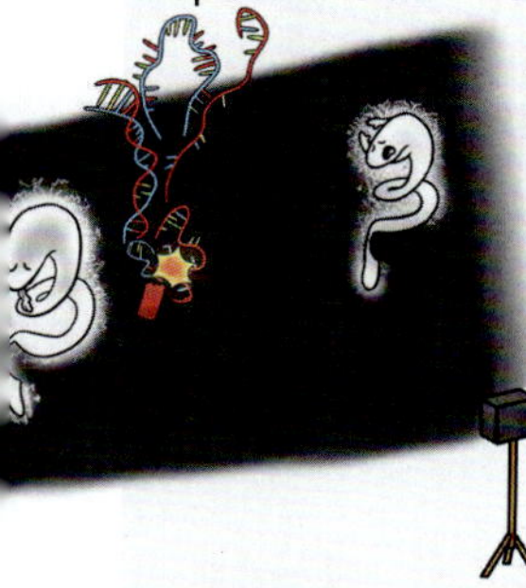

Die **PCR** dient ebenfalls dem Erregernachweis. Verbildlicht ist sie hier durch das Tischfeuerwerk mit DNA-Luftschlange.

In der **Serologie** unterscheidet man Such- von Bestätigungstests. Erstere haben eine hohe Sensitivität, Letztere eine hohe Spezifität. Zusätzlich gibt es noch Tests zur Bestimmung der Krankheitsaktivität. Der Detektiv sucht mit seinem Fernglas nach den Treponemen.

Suchtests sind der Treponema-pallidum-Hämagglutinations-Assay (**TPHA**) oder die Treponema-pallidum-Partikel-Agglutination (**TPPA**). Der Fernglasausschnitt zeigt links den Spirochäten, der die Erythrozyten verklumpt. Darunter sieht man das TPHA-Schema: Die im Test genutzten, mit Treponemen-Antigenen besetzen Erythrozyten führen zum indirekten Antikörpernachweis, weil sie bei vorhandenen Antikörpern verklumpen. Die Treponemen sind überführt, der Detektiv sagt: „*DAS BESTÄTIGT MEINEN VERDACHT!*".

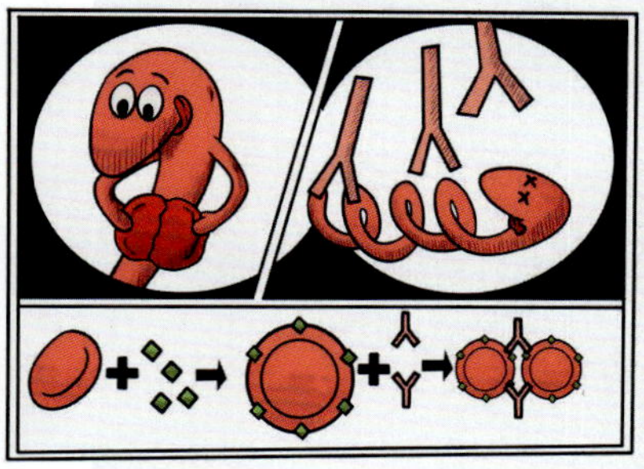

Ein **Bestätigungstest** ist der **Treponema-pallidum-Antikörper-Absorptions-Test** rechts im Bild: Die Antikörper absorbieren den Spirochäten.

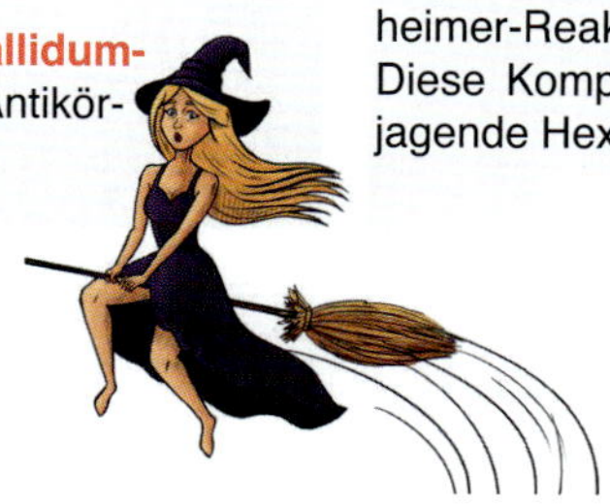

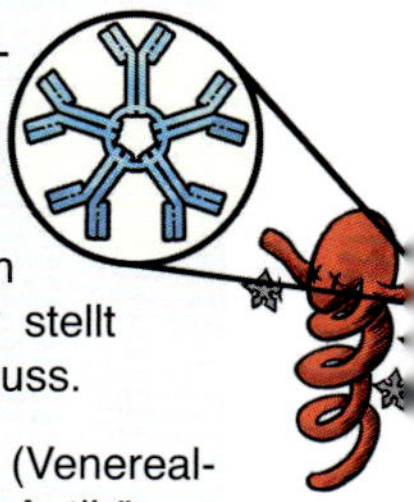

Um zwischen durchgemachter Infektion (also der Seronarbe) und aktiver Infektion zu unterscheiden, evaluiert man den Therapieerfolg bzw. die Behandlungsbedürftigkeit der Syphilis durch Aktivitätstests auf IgM-Antikörper. Der Spirochät wird hier durch Wurfsterne, die an IgM-Antikörper erinnern, niedergemacht. Der Detektiv stellt fest, dass auch hier gehandelt bzw. therapiert werden muss.

Ein **alternativer Aktivitätstest** ist der **VDRL** (Venereal-disease-research-laboratory-Test). Das ist ein Test auf Antikörper gegen **Cardiolipin** (ein Bestandteil der Zellwände von Treponemen). Im Bild ist dies dargestellt durch das Paket vom Venus-Untersuchungs-Labor. Darauf liegt ein Herz mit einer dicken Lippe (die Kardio-Lippe, an der Antikörper haften) für Cardiolipin. Cardiolipin-AK sind u.a. auch beim Antiphospholipid-Syndrom nachweisbar. Deshalb sieht man hier das mit Lippenstift bemalte Fossil, das "„*DAGEGEN*" ist, für Antiphospholipid.

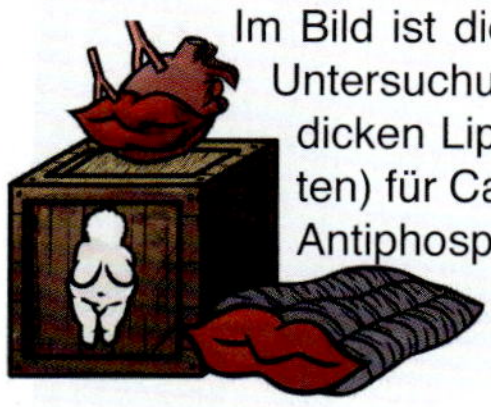

Therapie

Die Standardtherapie besteht aus **Penicillin** als Depot **intramuskulär** verabreicht. Der Schankwirt bekommt vom Detektiv den Stift (engl. *pencil* für Penicillin) in den Po geschossen.

Eine Alternative ist **Doxycyclin**. Die Merkhilfe ist hier der Hund (engl. *dog* für Doxycyclin). Der Hund hat ein Vierrad (*tetra-cycle*) dabei. Denn Doxycyclin ist ein Tetrazyklin.

Eine weitere Therapiemöglichkeit ist **Ceftriaxon**, dargestellt durch die drei Äxte (für Cef - tri - axon) an der Wand.

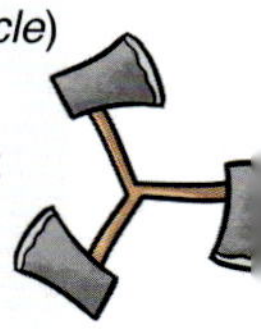

Therapie-Komplikation

Eine mögliche Komplikation unter Antibiose ist die **Jarisch-Herxheimer-Reaktion**. Hierbei führen von absterbenden Treponemen freigesetzte Toxine über mehrere Tage hinweg zu heftigen körperlichen Reaktionen. Die Therapie der Jarisch-Herxheimer-Reaktion besteht in der Gabe von Cortisol. Diese Komplikation ist hier als jagende Hexe veranschaulicht.

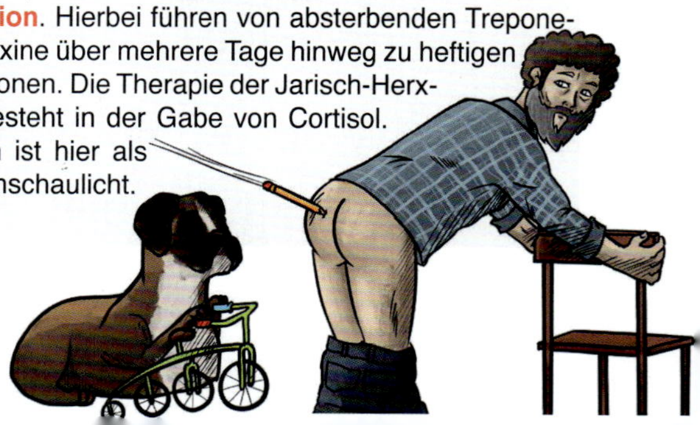

In den Stadien I und II ist der direkte Erregernachweis möglich. Material kann aus dem Ulcus durum gewonnen werden. PCR und Dunkelfeldmikroskopie sind Verfahren der Wahl. Zunächst wird ein Suchtest durchgeführt. Hierzu zählen der TPHA (Treponema-pallidum-Hämagglutinations-Assay) oder der TPPA (T.p.-Partikel-Agglutination). Fallen diese positiv aus oder besteht weiterhin ein starker Verdacht, folgt ein Bestätigungstest, ein Antikörper-Absorptionstest. Zur Differenzierung zwischen aktiver und durchgemachter Infektion dienen die Untersuchung auf IgM-AK oder Cardiolipin-AK (VDRL-Test). Die Therapie besteht in Penicillinen, teils als Depot. Eine Therapiekomplikation ist die Jarisch-Herxheimer-Reaktion, ausgelöst durch freiwerdende Erregertoxine. Sie wird mit Cortisol behandelt.

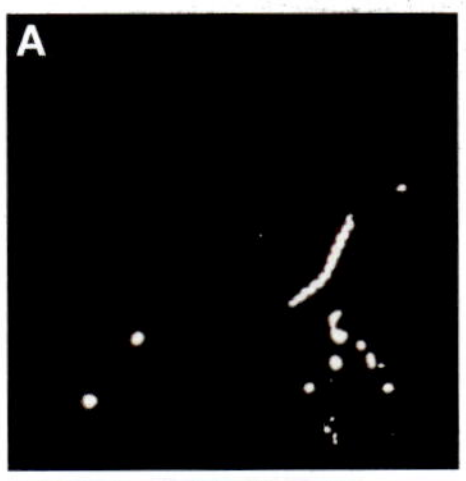

A Dunkelfeldmikroskopie

Trivia

Die Syphilis hat viele Namen. In Frankreich hieß sie Italienische Krankheit, in Spanien und Deutschland Französische Krankheit, in Polen Deutsche, in Russland Polnische, in der Mongolei Russische Krankheit. Und in Japan wurde sie Chinesisches Himmelsstrafen-Geschwür genannt.

Blick hinter die Kulissen

Pauls Entwurf für die süffelnden Bakterien. Der Hintergrund fand gleich zweimal Anwendung, die Idee: den Saloon zunächst mit den Erregern zu besiedeln und im zweiten Teil durch den Detektiv für die Diagnostik inspizieren zu lassen.

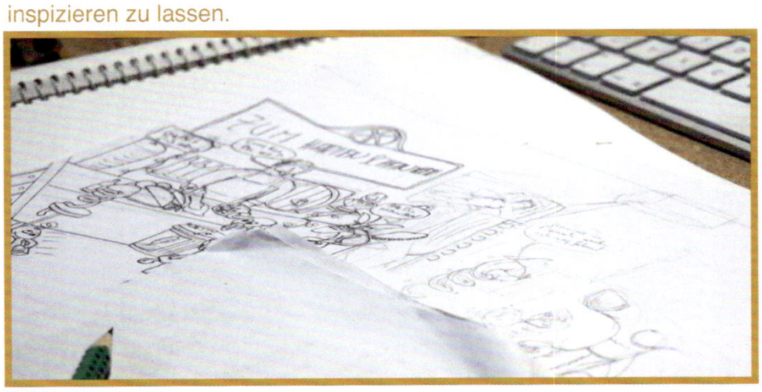

Der Detektiv bringt Licht ins Dunkel und so ist auch die Rotlichtmilieu-Beleuchtung im ersten Teil durch helleres Licht im zweiten Teil ersetzt.

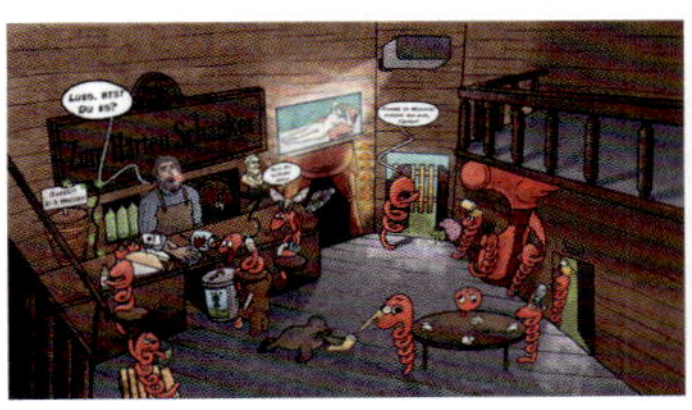

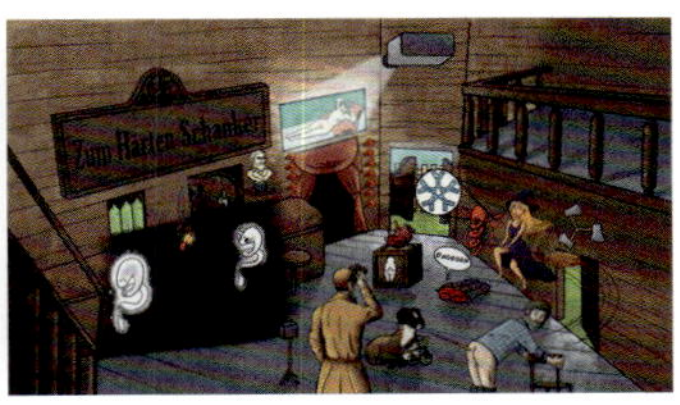

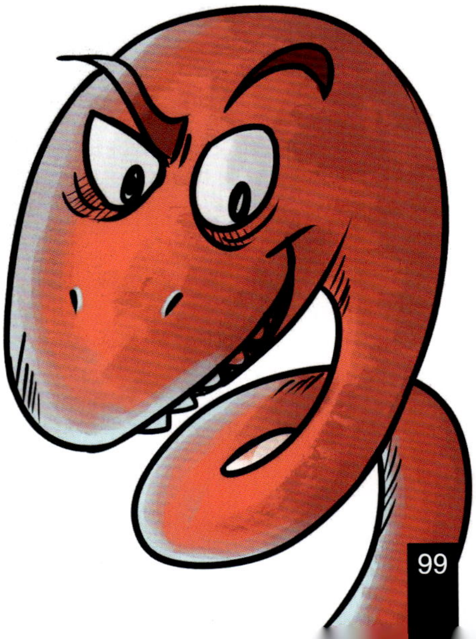

Syphilis Konnatale Syphilis

Fruchttod am Tresen

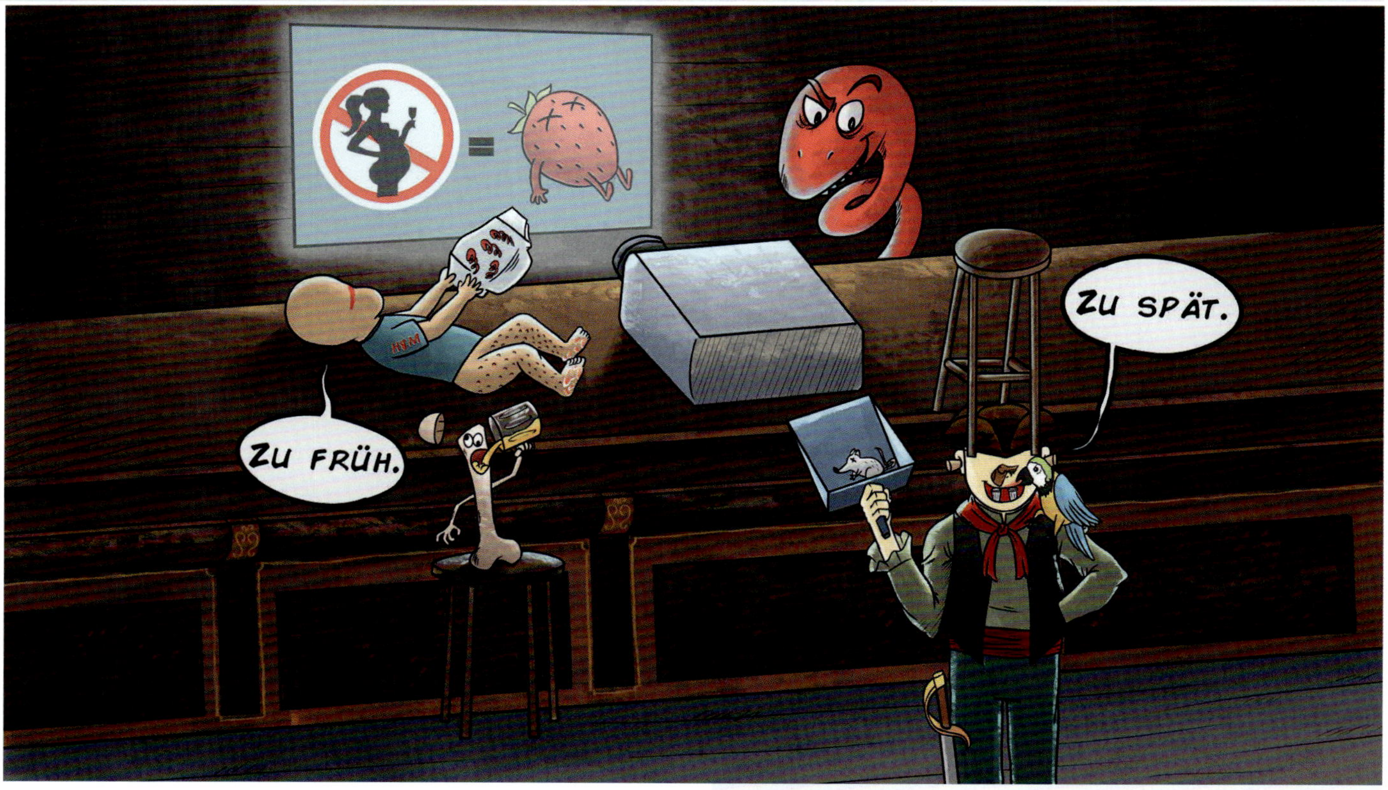

Die konnatale Syphilis wird durch die kleine Szene mit dem Diaprojektor am Bartresen des „HARTEN SCHANKER“ dargestellt. Ziel dieses Merkbildes ist es nicht, eine umfassende Beschreibung der in Deutschland nur selten anzutreffenden Krankheit zu geben, sondern vielmehr die wichtigsten Schlagworte zu liefern.

Allgemein

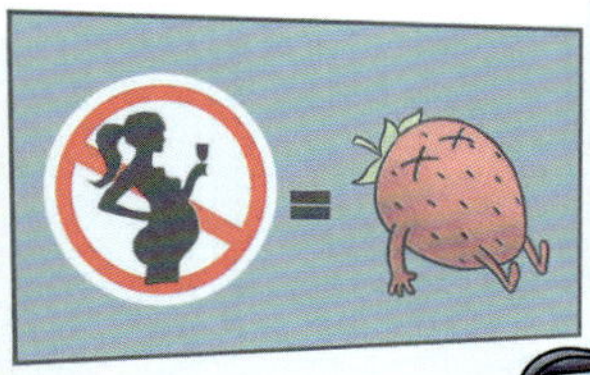

Treponema pallidum kann **diaplazentar** übertragen werden. Hierfür steht der Diaprojektor auf dem Bartresen. Die diaplazentare Übertragung führt in 50% der Fälle zum **Fruchttod**. Die Eselsbrücke ist hier die Projektion mit der toten Frucht und dem Hinweis, dass Süffeln (für Syphilis) in der Schwangerschaft tabu ist.

Unterschieden wird die frühe diaplazentare Übertragung (Lues connata praecox) von der späten (Lues connata tarda).

Lues connata praecox

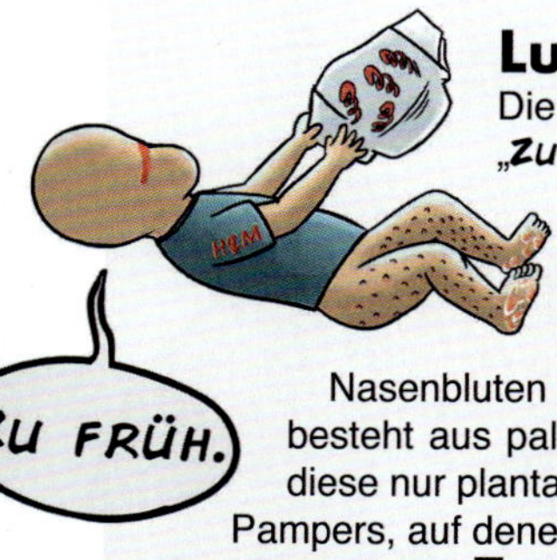

Die Lues connata praecox ist hier Luis, der „ZU FRÜH“ sagt (lat. *praecox* für vorzeitig). Sie manifestiert sich zwischen Geburt und Ende des zweiten Lebensjahres. Symptome sind unter anderem ein **blutiger Schnupfen**, verbildlicht durch das Nasenbluten von Luis. Das **syphilitische Pemphigoid** besteht aus palmaren und plantaren Blasen. Im Bild sind diese nur plantar dargestellt. Als Assoziation hält das Baby Pampers, auf denen Spirochäten abgebildet sind (für syphilitisches Pemphigoid) **A**.

Die mögliche **Hepatosplenomegalie** wird durch das HsM-Shirt von Luis repräsentiert.

Die **Osteochondritis syphilitica** führt in schweren Fällen zur Lockerung der Verbindung zwischen knorpeliger Epi- und Diaphyse. Es kann sogar zur Epiphysenlösung kommen. Diese ist hier am süffelnden Knochen dargestellt, der seine Epiphyse verliert.

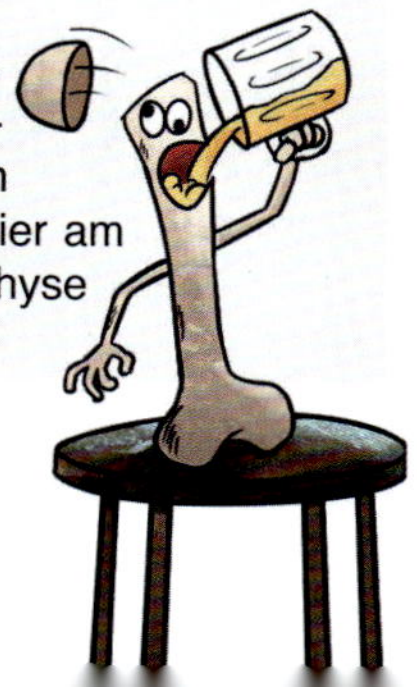

Lues connata tarda

Die Lues connata tarda zeigt sich im Schul- bzw. Jugendalter. Diese Form der Syphilis wird an Luis als Kleinkind gezeigt, der „ZU SPÄT“ sagt (lat. *tardus* für spät). Das Kind ist als Pirat mit Dreieckshut verkleidet, denn typisch ist die **Hutchinson-Trias**, die aus Keratitis, Innenohrschwerhörigkeit und Tonnenzähnen besteht. Der Hütchen-Sohn (für Hutchinson) hat Tonnen statt der oft betroffenen Schneidezähne, Korken auf den Ohren (für die Innenohrschwerhörigkeit) und ein Kehrblech mit toter Ratte darauf (für die Keratitis). Die mögliche **Sattelnase** ist hier als Sattel auf seiner Nase gezeigt **B**.

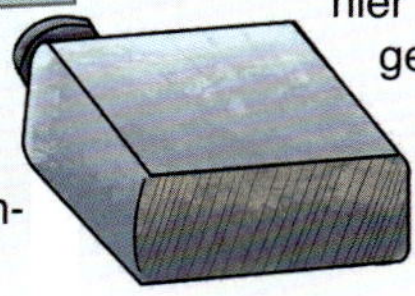
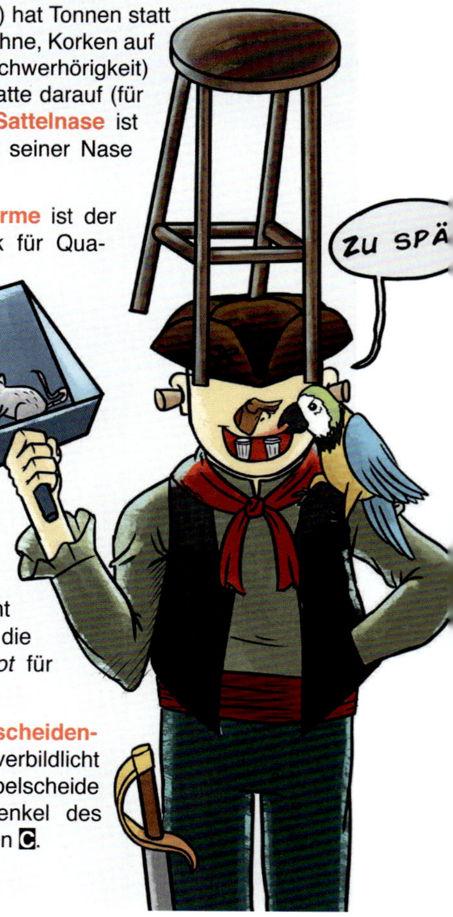

Caput natiforme ist der Fachausdruck für Quadratschädel, der sich durch die Vorwölbung der Stirnhöcker definiert. Der Junge hat daher einen Hocker auf seiner Stirn.

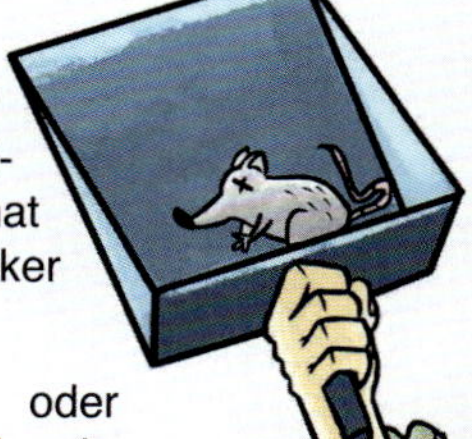

Die Parrot- oder **Parrot'sche-Furche** bezeichnet periorale Einrisse durch den dauerhaften Befall mit Treponemen. Im Bild sieht man einen Papagei, der in die Mundwinkel hackt (engl. *parrot* für Papagei).

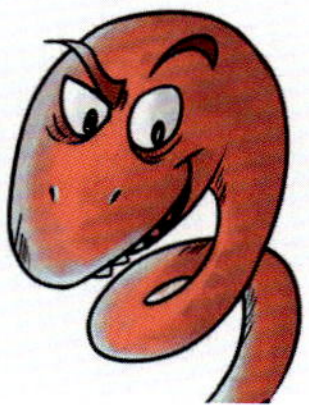

Die **Säbelscheiden-Tibia** wird verbildlicht durch die Säbelscheide am Unterschenkel des kleinen Piraten **C**.

Die **konnatale Syphilis** führt bei diaplazentarer Übertragung in 50% zum Fruchttod. Überlebt das Kind, unterscheidet man die Syphilis connata praecox von der Syphilis connata tarda. Bei der Syphilis connata praecox treten vor Ende des zweiten Lebensjahres u.a. blutiger Schnupfen und das syphilitische Pemphigoid mit palmaren und plantaren Blasen auf. Eine Hepatosplenomegalie und Osteochondritis bis hin zur Epiphysenlösung sind möglich. Bei der Syphilis connata tarda treten die Symptome erst im Schul- bzw. Jugendalter auf. Typisch ist die Hutchinson-Trias mit Keratitis, Innenohrschwerhörigkeit und Tonnenzähnen. Typische Stigmata nach Defektheilung sind: Sattelnase, Quadratschädel und periorale Einrisse („Parrot-Furche"). Ebenfalls auffällig ist die sog. Säbelscheidentibia.

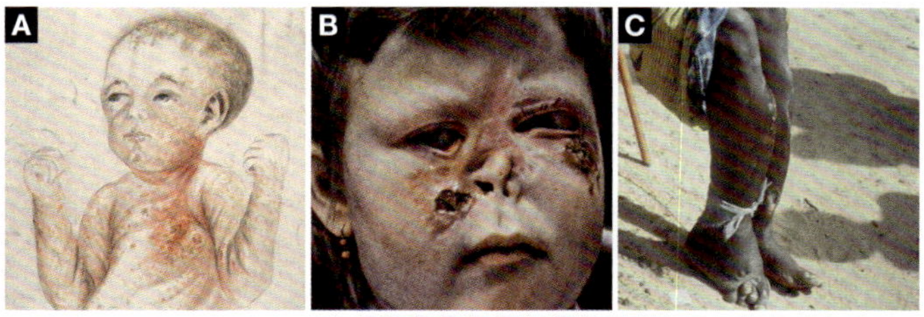

A Lues connata praecox, 9 Wo. **B** Sattelnase **C** Säbelscheidentibia

Blick hinter die Kulissen

So und ähnlich sehen die reinen ‚Outlines' der Meditricks aus. Wer Ausmalbücher für seine Kinder (oder sich selbst, man ist nie zu alt) wünscht, kann diese gerne bei uns ordern.

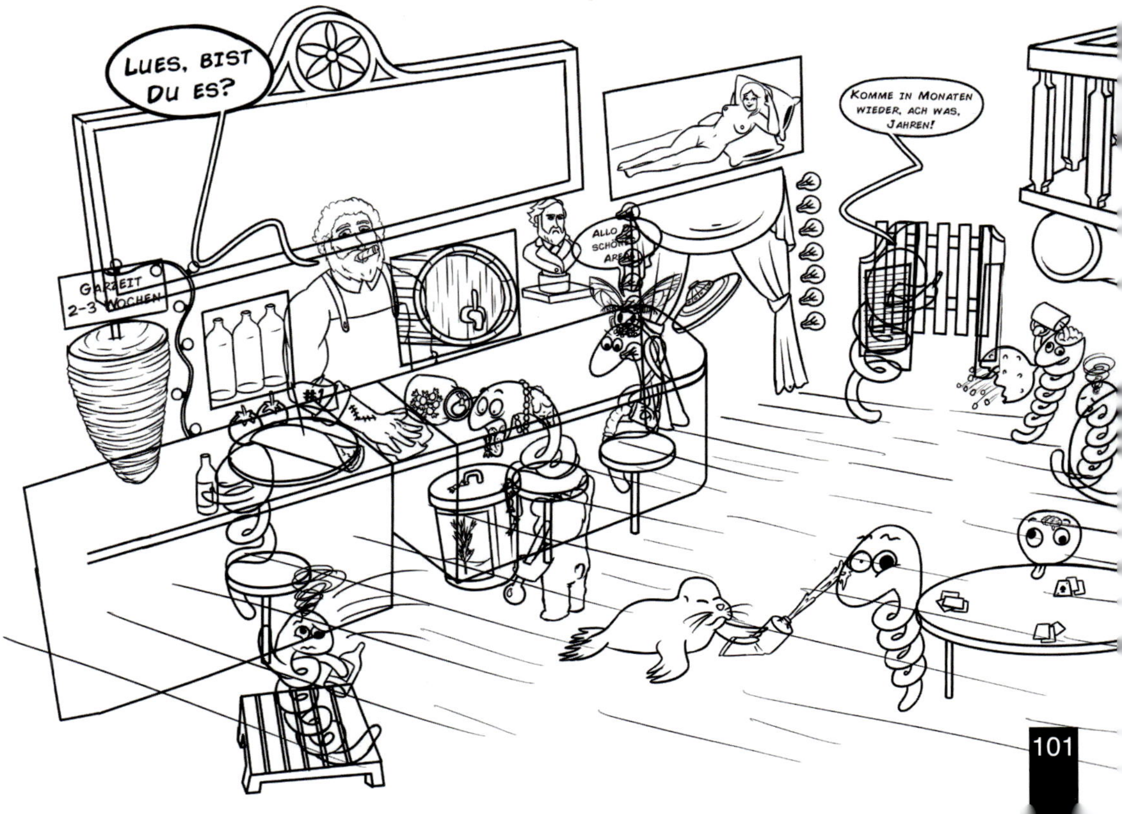
LUES, BIST DU ES?
GARZEIT 2-3 WOCHEN
KOMME IN MONATEN WIEDER, ACH WAS, JAHREN!
#1

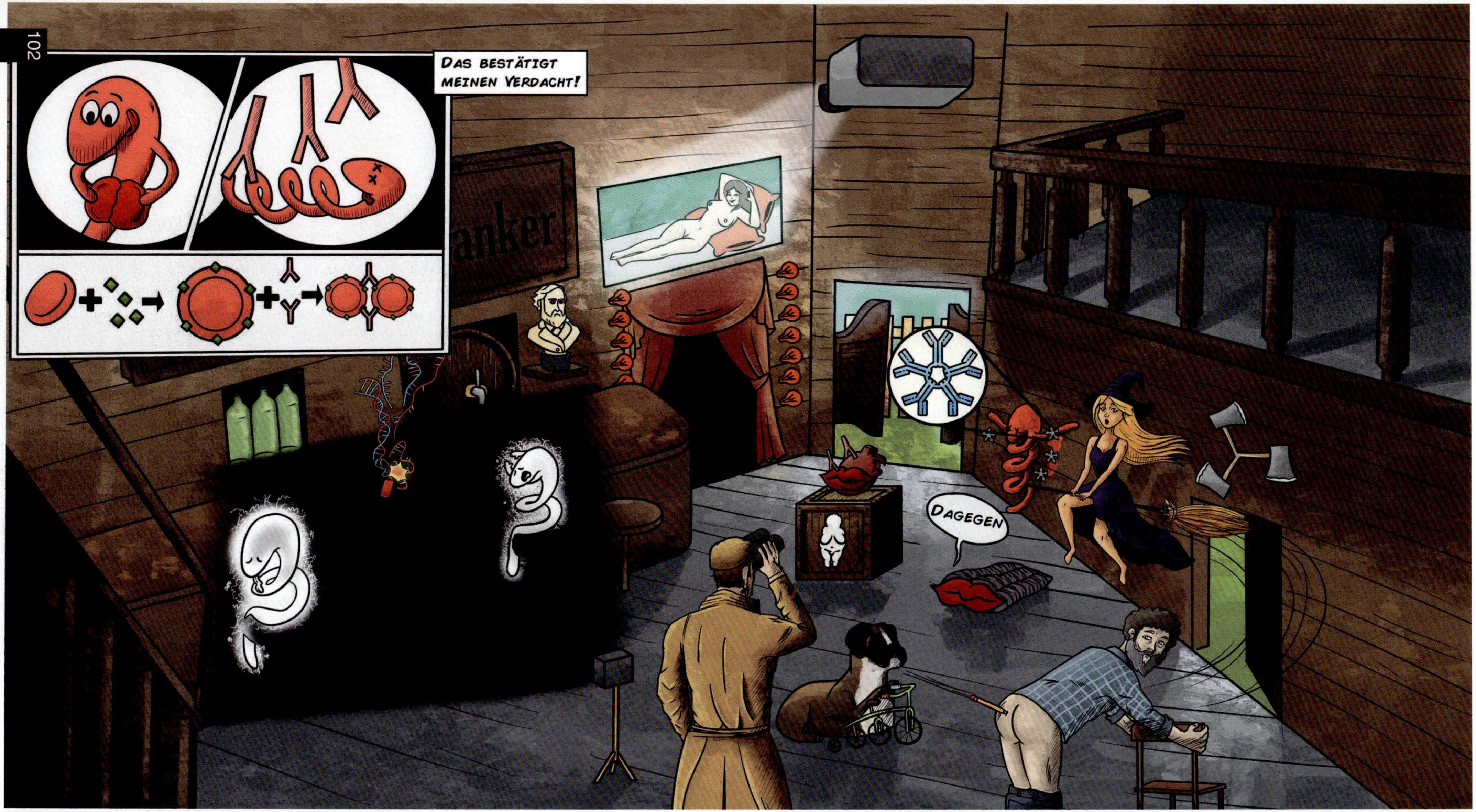

Quiz

1. Wie wird die Syphilis behandelt?
2. Wie werden Spirochaeten direkt nachgewiesen?
3. Wie sieht der Suchtest aus?
4. Reicht ein positiver Suchtest aus?
5. Was macht die Hexe im Bild?
6. Wofür stehen die Wurfsterne?
7. Wofür stehen die Lippen-Fossilien?

Antworten

1. Mittels Penicillin als i.m.Depot (Bleistift). Alternativ mit Doxycyclin (Hund mit Vierrad) oder Ceftriaxon (Dreifach-Axt).
2. Direkter Erregernachweis bspw. durch Dunkelfeldmikroskopie (dunkles Feld) oder PCR (DNA-Stränge).
3. Serologie mit Suchtest: TPHA und TPPA (Fernglas).
4. Nein. Bei positivem Ergebnis/zweifelhaftem Ergebnis anschließender Bestätigungstest (Verdacht ist bestätigt). Bei positivem Bestätigungstest Aktivitätstest (VDRL) zur Unterscheidung von aktiver und durchgemachter Infektion.
5. Sie stellt die Jarisch-Herxheimer-Reaktion dar (von Bakterien frei gesetzte Toxine).
6. Für pentamere IgM-Antikörper.
7. Für Cardiolipin-Antikörper (die auch beim Anti-Phospholipid-Syndrom vorkommen).

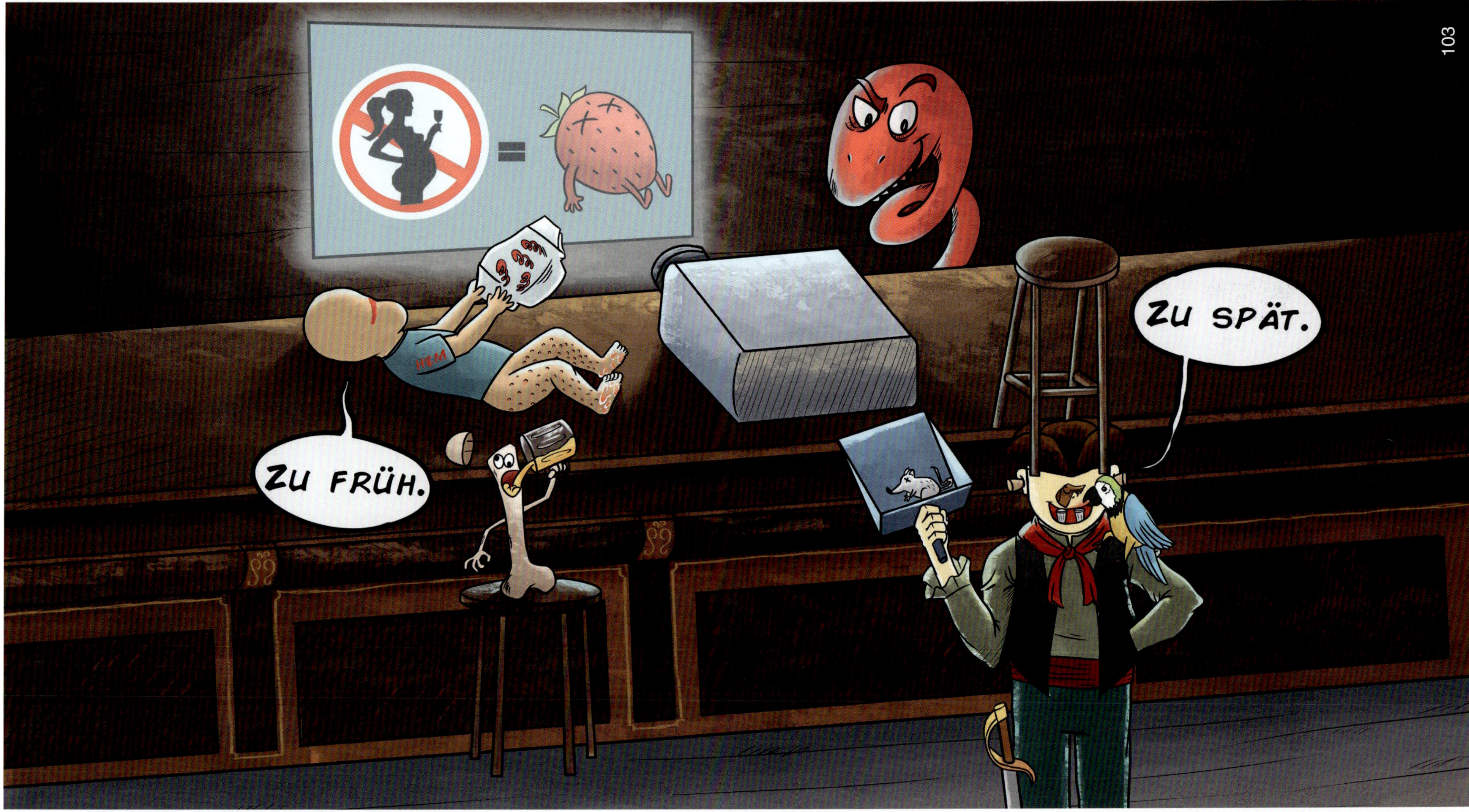

Quiz

1. Wofür steht der Dia-Projektor?
2. Wie wird die konnatale Syphilis noch genannt?
3. Was sind gefürchtete Folgen einer diaplazentaren Übertragung?
4. Welche Symptome gehören zur Hutchinson-Trias?
5. Wofür steht der Sattel?
6. Was hat der Papagei im Bild zu suchen?
7. Wofür steht die Windel des Kindes?

Antworten

1. Für die diaplazentare Übertragung.
2. Lues connata praecox oder tarda, je nach Übertragungszeitpunkt in der Schwangerschaft.
3. Fruchttod (tote Frucht), Tabes dorsalis ("Tapas *door*-saalis"), Osteochondritis syphilitica (süffelnder Knochen), Hutchinson-Trias (Hut) .
4. Keratitis (Kehrblech), Innenohrschwerhörigkeit (Korken in den Ohren) und Tonnenzähne (Tonnen).
5. Für die mögliche Sattelnase bei Lues connata tarda.
6. Er steht für die Parrot-Furchen (engl. *parrot*), also periorale Einrisse.
7. Für das syphilitische Pemphigoid (palmare und plantare Blasen).

HIV Erreger und Stadium A

Jenseits von Afrika...

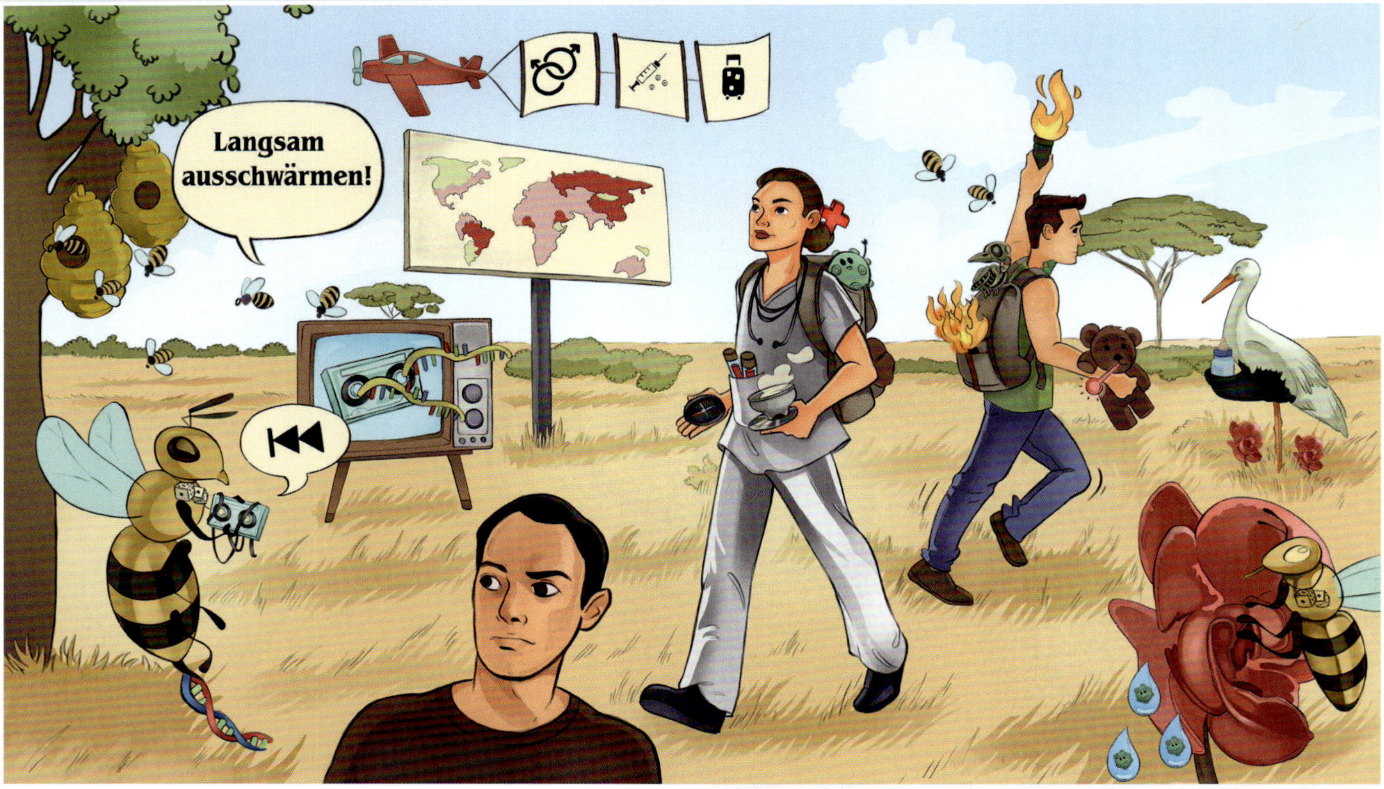

Ben und Nick, das junge Pärchen, wollten in der afrikanischen Savanne eine Orchideenzucht aufbauen. Allerdings hatten sie nicht mit den aggressiven einheimischen Bienen gerechnet. Es wurde so schlimm, dass sie nun von Helferin Elisa gerettet werden müssen.

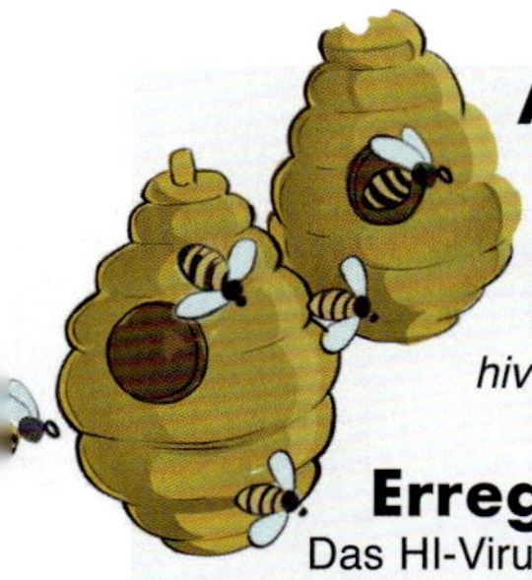

Allgemein

HIV steht für ***Humanes Immundefizienz-Virus***. Es werden HIV 1 und 2 sowie jeweils mehrere Subtypen unterschieden. Um daran zu erinnern, sehen wir im Bild zwei Bienenkörbe (engl. *bee hive*), also Hive 1 und Hive 2.

Erreger

Das HI-Virus gehört zur Gattung der **Lentiviren**. Der Name leitet sich vom lateinischen Wort *lentus* (für langsam) ab, denn Lentiviren vermehren sich langsam. Daran erinnert der Befehl „***Langsam ausschwärmen!***“, den eine der Bienen ausgibt.

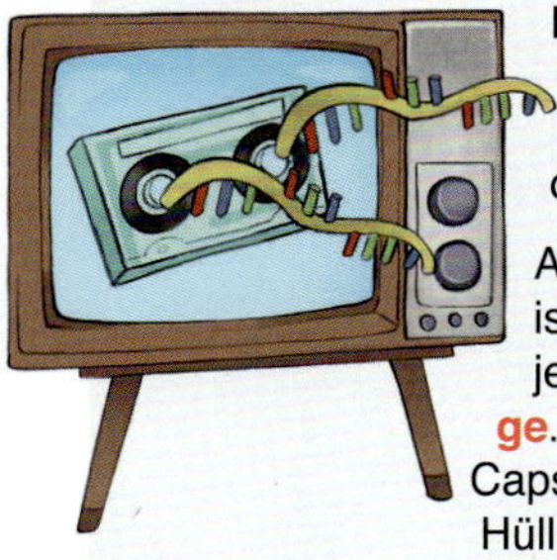

Lentiviren gehören zur Familie der **Retroviren**. Die Eselsbrücke ist hier der Retro-Fernseher. Darauf zu sehen ist eine Kassette, die zurückgespult wird (also wieder retro).

Aus der Kassette, die im Fernseher zu sehen ist, kommen zwei einzelne RNA-Stränge, denn jedes Viruspartikel besitzt **zwei RNA-Stränge**. Umschlossen wird das Partikel von einem Capsid-Protein (p24) und einer Lipidmembran mit Hüllproteinen (gp120 und gp41).

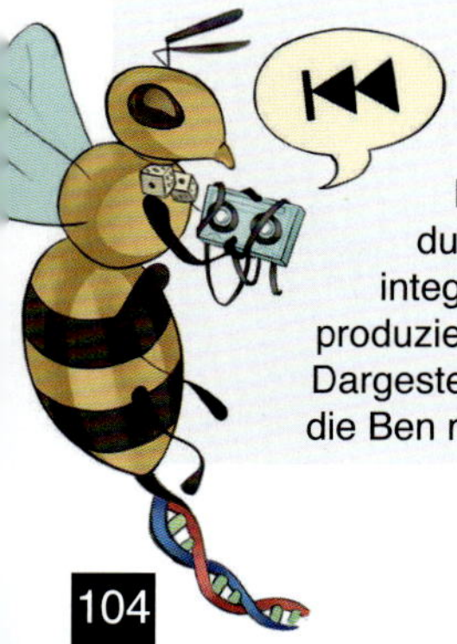

HI-Viren dringen in ihre Wirtszellen – vornehmlich CD-4-Helferzellen – ein. In der infizierten Zelle wird die virale RNA durch eine **Virus-Reverse-Transkriptase** in Pro-DNA umgeschrieben. Im Zellkern wird sie dann durch eine virale **Integrase** in das humane Genom integriert. Durch die Integration in die eigene DNA produziert die Zelle lebenslang das virale Genom mit. Dargestellt wird das anhand der Biene im Vordergrund, die Ben mit ihrem DNA-Stachel stechen will.

...Erreger

Der Stachel stellt die Integrase dar, die Pro-DNA ins menschliche Genom (also Ben) bringen will. Dabei spult die Biene eine Kassette zurück und erinnert so an die Reverse-Transkriptase.

Das HI-Virus kann bei fehlender Behandlung zu **AIDS**, also dem *Acquired Immune Deficiency Syndrome*, führen. Elisa, die Helferin (engl. *aid*), erinnert daran.

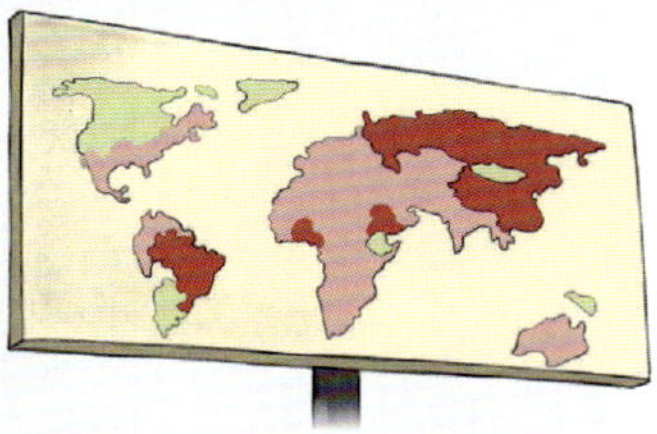

Epidemiologie

Hochrisikogebiete für eine HIV-Infektion sind Süd- und Mittelafrika, Russland, China, Brasilien, die USA und Indien. Dies kann man an der Weltkarte im Bild erkennen.

Risikogruppen in Deutschland sind Männer, die Sex mit Männern haben (**MSM**), **I.v.-Drogenkonsumenten** und Personen aus **Risikogebieten**. Die drei Symbole, die auf den Bannern des Fliegers zu sehen sind, erinnern an diese drei Hauptrisikogruppen.

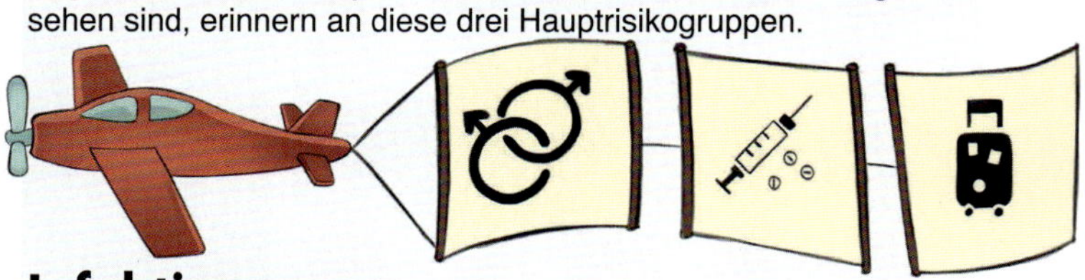

Infektionswege

Am häufigsten ist die **sexuelle Übertragung**. Hier sieht man die Biene, die gerade die Orchidee bestäubt. Jegliche Art von **Schleimhautläsionen** begünstigt die Übertragung, zu merken anhand der Einrisse im Orchideenblatt.

Dabei wird das Virus durch fast alle **Körperflüssigkeiten** (außer durch Speichel) übertragen. Die drei Tropfen mit Viruspartikeln darin erinnern an die virushaltigen Körperflüssigkeiten. Eine Übertragung durch kontaminierte Blutprodukte, durch verunreinigtes Injektionsbesteck oder OP-Instrumente ist möglich. Die roten Orchideen (rot für Blut) sind hier die Eselsbrücke.

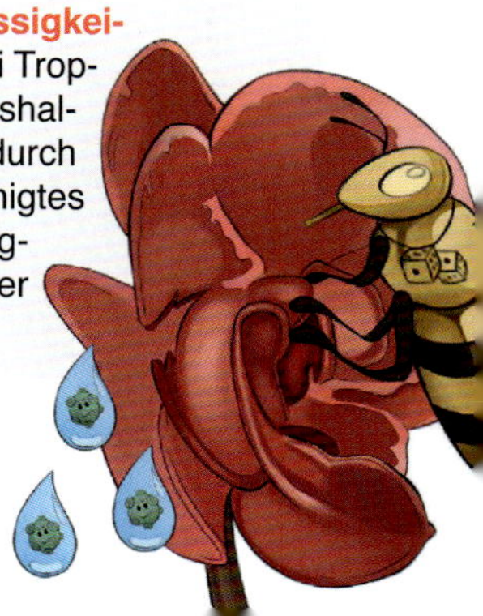

HIV gehört zur Familie der Retroviren. In der infizierten Zelle wird die virale RNA durch eine Virus-Reverse-Transkriptase in Pro-DNA umgeschrieben und durch eine virale Integrase in das humane Genom integriert. Risikogruppen sind Männer, die Sex mit Männern haben (MSM), i.v.-Drogenkonsumenten und Personen aus Risikogebieten. Das Virus wird durch fast alle Körperflüssigkeiten (außer durch Speichel) übertragen. Eine perinatale Übertragung ist möglich. Die Inkubationszeit nach Infektion beträgt sechs Tage bis sechs Wochen. Die Ansteckungsfähigkeit ist direkt nach der Infektion am höchsten. Die Infektiosität korreliert mit der Viruslast. Die Symptome einer Infektion sind grippeähnlich (Fieber, akute Lymphknotenschwellung). Zur Diagnostik dient ein Antikörpersuchtest (ELISA); ein Bestätigungstest (Western-Blot) ist bei positivem Ergebnis zusätzlich empfohlen. Relevante Laborparameter sind die CD-4-Zahl, die Viruslast und die Leberwerte.

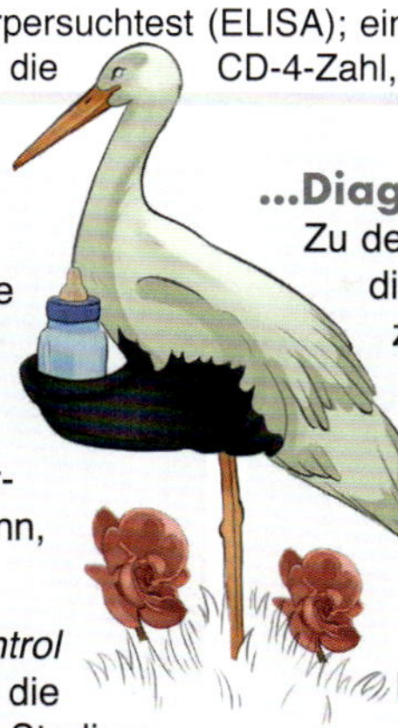

...Infektionswege

Außerdem kann es zu einer **perinatalen Übertragung** kommen **A**. Dieser Infektionsweg wird auch vertikale Übertragung genannt. HIV gehört somit zu den STORCH-Erkrankungen (Akronym der perinatal übertragbaren Erkrankungen). Der Storch, der kerzengerade (also vertikal) zwischen zwei Orchideen steht, ist die Merkhilfe hierzu. Weil HIV auch durch **Stillen** übertragen werden kann, hält der Storch ein Fläschchen im Flügel.

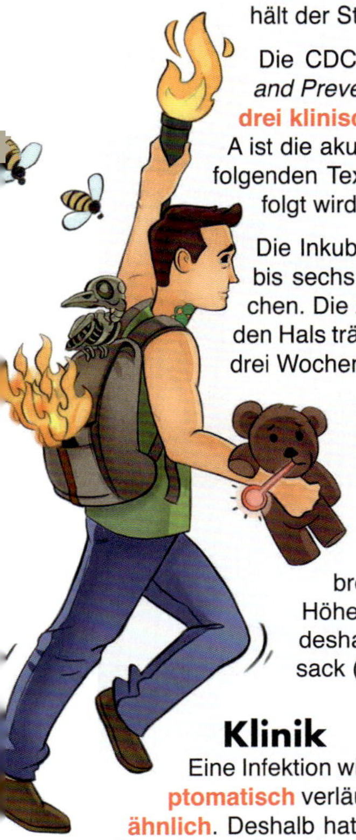

Die CDC – die *Centers for Disease Control and Prevention* – teilen die HIV-Infektion in die **drei klinische Stadien** A, B und C ein. Das Stadium A ist die akute Infektion. Die Stadien B und C werden im folgenden Text behandelt. Nick, der von den Bienen verfolgt wird, zeigt, wie die akute Infektion verläuft.

Die Inkubationszeit nach Infektion beträgt sechs Tage bis sechs Wochen, im Schnitt aber zwei bis drei Wochen. Die zwei Würfel, die die Biene auf der Blume um den Hals trägt, zeigen jeweils sechs Augen (also zwei bis drei Wochen oder sechs Tage bis sechs Wochen).

Die Ansteckungsfähigkeit ist direkt **nach der Infektion** am höchsten. Zu diesem Zeitpunkt wurden noch keine Antikörper gebildet, die freie Viruslast ist hoch. Nick wurde eben von den ihn verfolgenden Bienen gestochen – also infiziert. Er hält daher eine brennende, hoch ansteckende Fackel in die Höhe. Die Infektiosität korreliert mit der **Viruslast**, deshalb trägt er außerdem einen schweren Rucksack (Viruslast), der brennt (Infektiosität).

Klinik

Eine Infektion wird oft erst spät erkannt, weil sie häufig **asymptomatisch** verläuft. Treten Symptome auf, so sind sie **grippeähnlich**. Deshalb hat Nick ein Vogelgerippe (für Grippe) auf dem Rucksack sitzen. Außerdem hält er den Fieber-Bären in der Hand – **Fieber** ist ein weiteres Symptom. Zusätzlich kommt es zu einer **akuten Lymphknotenschwellung**, verbildlicht durch Nicks dicke, grüne Lymphknoten am Hals.

Diagnostik

Die Diagnostik, die hier nur grob umrissen wird, wird verkörpert von Elisa, der Helferin.

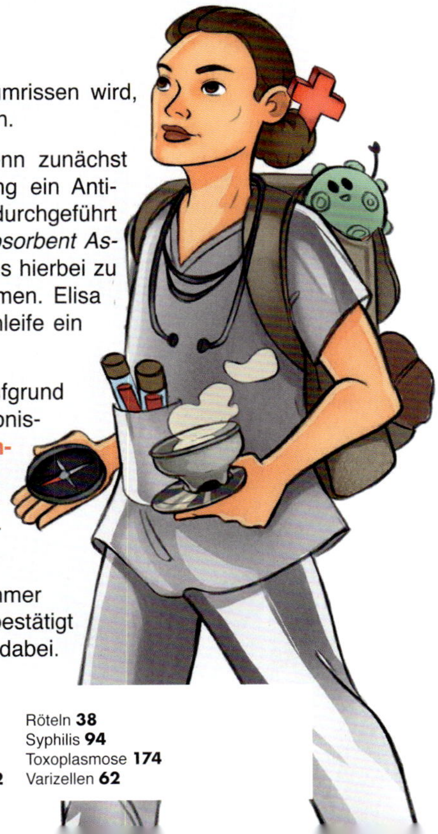

Elisa schaut sich suchend um, denn zunächst kann bei Verdacht einer Ansteckung ein Antikörper-Such- oder Screening-Test durchgeführt werden, ein *Enzyme-linked Immunosorbent Assay* – kurz **ELISA**. Allerdings kann es hierbei zu **falsch positiven** Ergebnissen kommen. Elisa hat deshalb anstelle einer AIDS-Schleife ein rotes Plus im Haar.

Liegt ein positiver Test vor, muss aufgrund des möglichen falsch positiven Ergebnisses ein **Bestätigungstest** (**Western-Blot**) durchgeführt werden. Elisa sucht auch mit Hilfe ihres Kompasses, der immer nach Westen (Western-Blot) zeigt, nach Bestätigung.

Positive HIV-Ergebnisse sollten immer durch eine **zweite Blutentnahme** bestätigt werden. Elisa hat zwei Blutröhrchen dabei.

...Diagnostik

Zu den relevanten Laborparametern gehört die **CD-4-Zahl**, also die Anzahl der T-Helferzellen, die bei einer erniedrigten Anzahl als indirekter Hinweis auf eine HIV-Infektion gewertet wird. Elisas vierfüßige Teetasse auf einer CD ist hier die Eselsbrücke. Die Teetasse (T-Helferzellen) steht mit vier Füßen auf der CD (CD-4-Zahl).

Außerdem sollte die **Viruslast** bestimmt werden. Via **PCR** können die HIV-RNA-Kopien quantifiziert werden. Elisas schwerer Rucksack, auf dem ein Virus hockt, verbildlicht die Bestimmung der Viruslast.

Die Leberenzyme werden zum Ausschluss einer Koinfektion mit **HCV/HBV** bestimmt. Sind sie erhöht, sollten keine lebertoxischen antiviralen Substanzen eingesetzt werden. Das leberbraune Kissen in Elisas Rucksack erinnert an diesen Laborparameter.

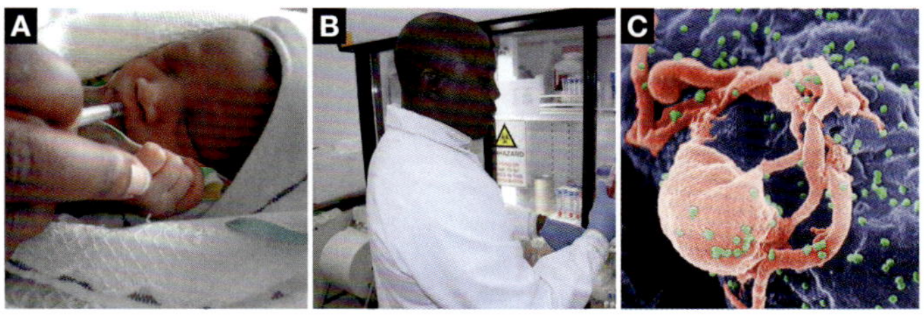

A HIV-Therapie direkt nach Geburt **B** Zellkulturuntersuchung
C TEM einer T-Zelle (rosa) von der sich HI-Virionen abkapseln (grün)

KON /81
CMV **66**
Gonokokken **92**
Hepatitis B 100
HIV **104**
HPV **116**
HSV1/2 **144**
Listeriose **36**
Ringelröteln **42**
Röteln **38**
Syphilis **94**
Toxoplasmose **174**
Varizellen **62**

HIV Stadium B

Einstein in der Savanne

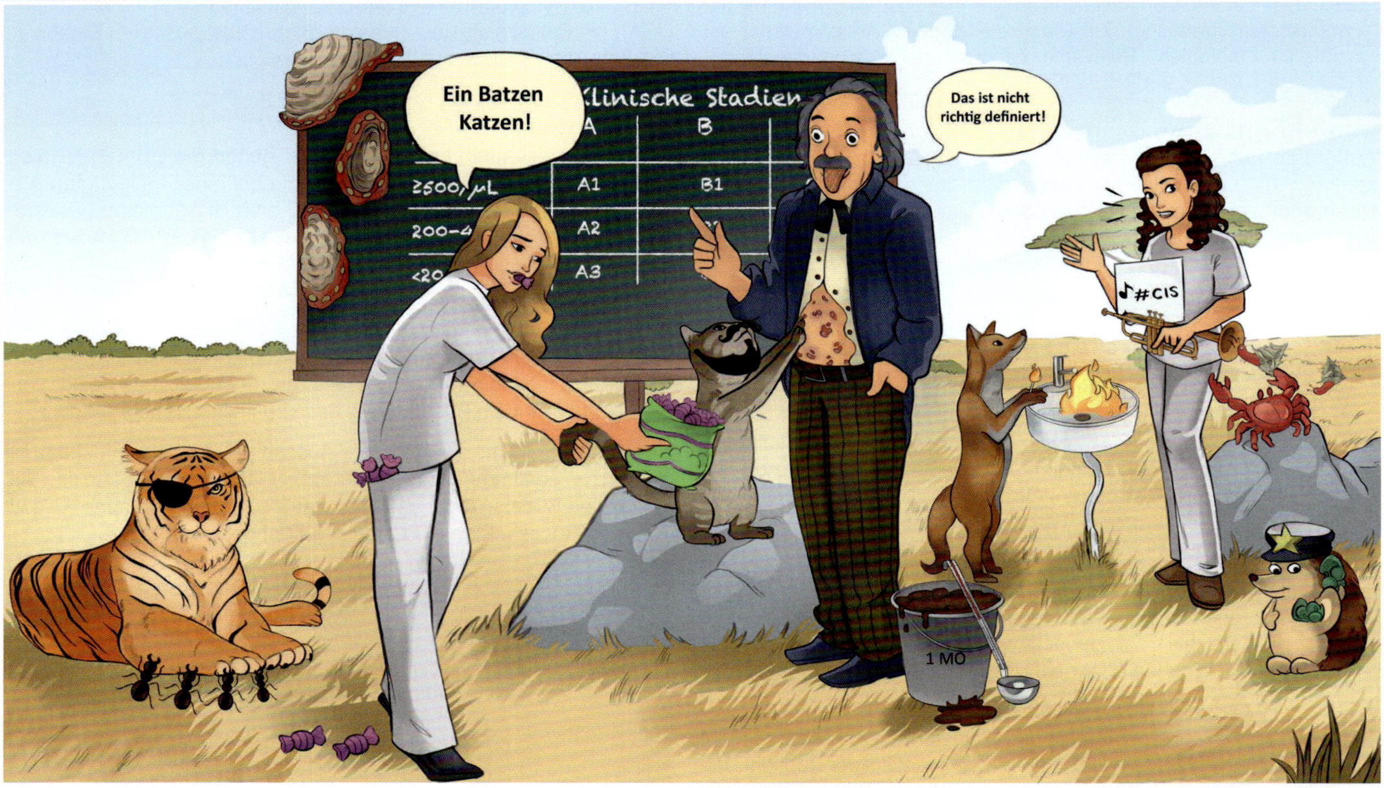

Was macht Einstein denn in der afrikanischen Savanne? Er rechnet in aller Seelenruhe die HIV-Stadien nach CDC nach und kommt zu dem Schluss, dass sie gar nicht ordentlich definiert sind. Dabei wollen ihn die unterschiedlichsten Tiere angreifen und werden nur von den Helferinnen (engl. *aides*) zurückgehalten.

Allgemein

Die HIV-Infektion wird von den CDC (*Centers for Disease Control and Prevention*) in die **drei Stadien A**, **B** und **C** eingeteilt. Die CDC unterteilen die Erkrankung zum einen nach der Klinik, zum anderen nach der **CD-4-Zahl**. Die beiden korrelieren miteinander, da mit sinkender CD-4-Zellzahl mehr Infektionserkrankungen auftreten. An Einsteins Tafel siehst du die Einteilung der CD-4-Zellzahlen.

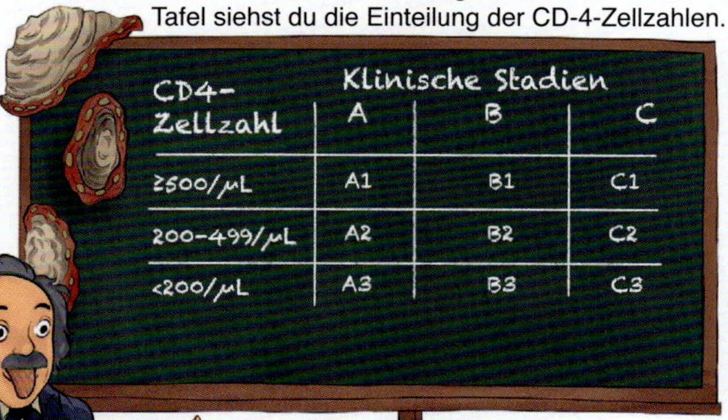

CD4-Zellzahl	Klinische Stadien A	B	C
≥500/µL	A1	B1	C1
200-499/µL	A2	B2	C2
<200/µL	A3	B3	C3

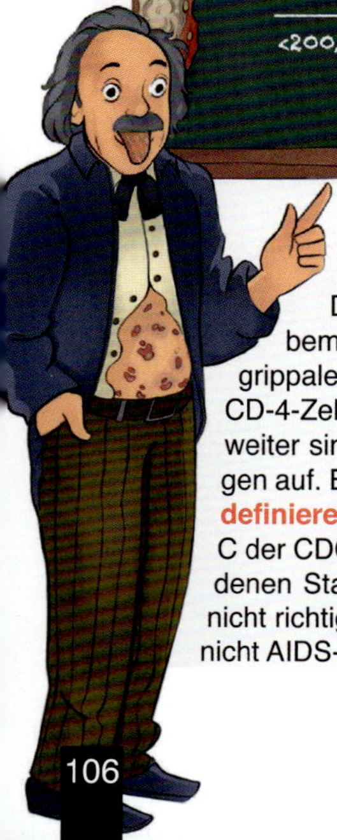

Klinik – Stadium B

Das zweite Stadium kann lange von Patienten unbemerkt bleiben, da sie nach Abklingen der initialen grippalen Symptome zunächst nicht an der sinkenden CD-4-Zellzahl leiden. Wenn die CD-4-Zellzahlen im Verlauf weiter sinken, treten im zweiten Stadium erste Erkrankungen auf. Es sind alles Erkrankungen, die noch **nicht AIDS-definierend** sind. Sie gehören also nicht zur Kategorie C der CDC-Stadien. Einstein zeigt uns hier die verschiedenen Stadien und kommt zu dem Schluss, dass sie nicht richtig definiert wurden, erinnert also somit an die nicht AIDS-definierenden Erkrankungen.

Allgemeinsymptome

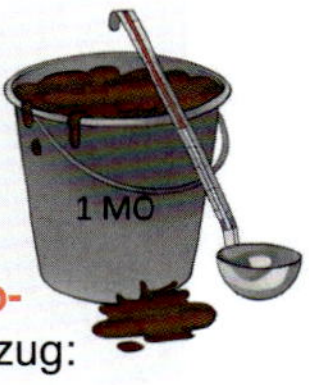

Ein Symptom des Stadiums B ist eine chronische **subfebrile** Temperatur, also niedriger als 38,5 °C – hier die Fieberthermometer-Suppenkelle (für subfebril).

Die Kelle lehnt an einem mit bräunlicher Flüssigkeit gefüllten Eimer, der an die über einen Monat andauernde, **chronische Diarrhö** erinnert. Daher auf dem Eimer der Schriftzug:

Das Immunsystem ist geschwächt. Viren und Bakterien haben also leichtes Spiel. Einer dieser Bösewichte ist das **Epstein-Barr-Virus** (EBV), das im Stadium B einer HIV-Infektion zu einer **oralen Haarleukoplakie** führt. Es bilden sich weißliche, pallisadenartige Beläge am Zungenrand, die nicht abstreifbar sind, zu sehen auf Einsteins Zunge.

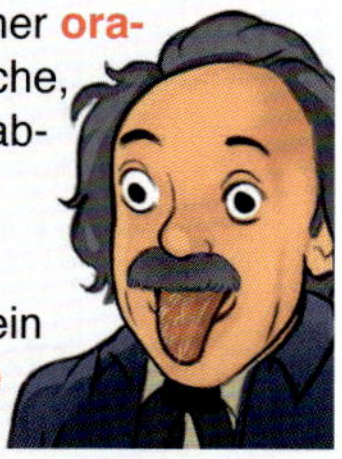

Infektionen

Ein weiterer Übeltäter ist ***Bartonella henselae***, ein Bakterium das zu einer **bazillären Angiomatose** führt. Die Keime werden häufig durch Katzen-Kratzer übertragen und verursachen eine Hauterkrankung (Katzenkratzkrankheit). Es kommt zu rötlich-braunen Papeln auf der Haut. Verbildlicht wird dies durch die Katze, die Einsteins Bauch zerkratzt und rötlich-braune Papeln hinterlässt. Die bärtige Katze hänselt ihn und liefert so die perfekte Merkhilfe für das verursachende Bakterium *Bartonella henselae*. Die Helferin, die die Katze wegziehen will, sagt „**Ein Batzen Katzen!**", was ein wenig so klingt wie Bazilläre Angiomatose.

Typisch für das Stadium B ist auch die Entstehung einer **oralen und vulvären Candidiose** 🅰, die sich über einen Monat lang hinziehen kann. (CAVE: Es handelt sich nicht um die Candida-Ösophagitis, diese definiert Stadium C). Unsere Gedächtnisstütze hier sind die Bonbons (engl. *candy*, klingt wie Candidiose) der Helferin, die sie sowohl im Mund (oral) als auch in einer Hosentasche nahe beim Schritt (vulvär) hat. In der Hand hält sie außerdem eine Tüte Candies – dies ist ihr Monatsvorrat (die Candidose persistiert über einen Monat).

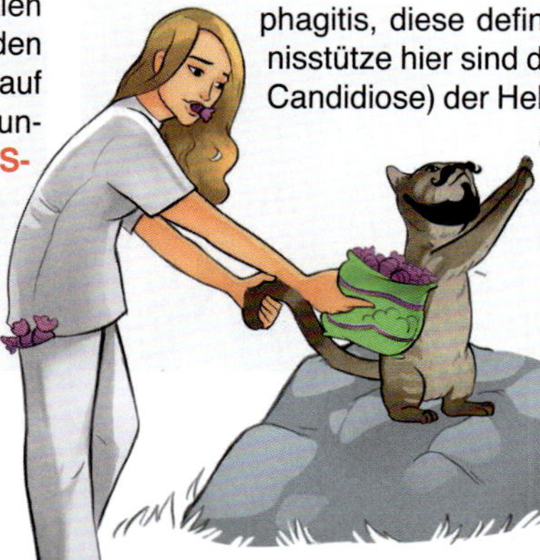

Die **HIV-Infektion** wird in drei Stadien (A, B und C) eingeteilt. Die Einteilung orientiert sich an der Klinik und der CD-4-Zellzahl. Durch die Immunschwäche treten erste, nicht AIDS-definierende Erkrankungen auf. Zu den Symptomen in Stadium B zählen eine chronische subfebrile Temperatur und chronische Diarrhö. Zu den typischen Erkrankungen zählen die orale Haarleukoplakie (EBV), die Katzenkratzkrankheit (Bartonella henselae), eine orale und vulväre Candidose, Herpes Zoster mit Befall mehrerer Dermatome und eine HIV-assoziierte periphere Neuropathie. Bezeichnend ist außerdem der Befall mit Molluscum contagiosum. Weiterhin können eine Listeriose, Entzündungen im weiblichen kleinen Becken und zervikale Dysplasien auftreten. Zu befürchten sind auch ein Carcinoma in situ (CIS), eine idiopathische thrombozytopenische Purpura und verschiedene nicht-AIDS-definierende Malignome (NAD), z.B. das Hodgkin-Lymphom oder das invasive Analkarzinom.

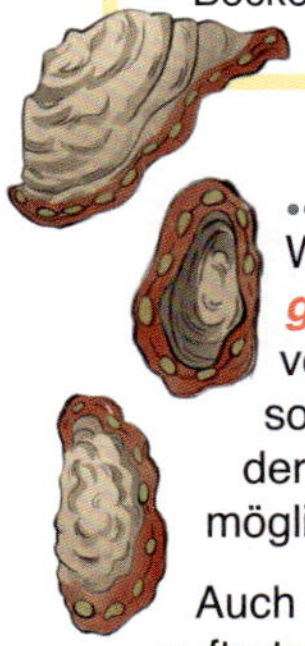

...Klinik / Infektionen

Weiterhin kann es zu einem Befall mit ***Molluscum contagiosum*** **B** kommen. Das sind Dellwarzen, die durch Viren verursacht werden. Die Mollusken, die an der Tafel kleben, sollen dir helfen, dich daran zu erinnern. Der listige Fuchs, der etwas im kleinen Waschbecken entzündet, steht für die mögliche **Listeriose**.

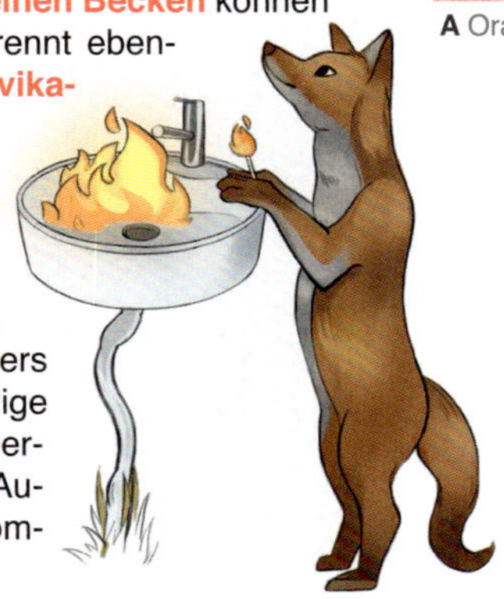

Auch Entzündungen im **weiblichen kleinen Becken** können auftreten. Das kleine Becken im Bild brennt ebenfalls, ist also entzündet. Zusätzlich sind **zervikale Dysplasien** möglich. Daran erinnert der verformte Hals des Waschbeckens.

Auch ein **Herpes Zoster** mit Befall mehrerer Dermatome und der Gefahr intraokulärer Komplikationen kann sich einstellen. Merken kannst du dir dies anhand des Tigers (dem Zoo-Star für Zoster). Er hat auffällige Tigerstreifen, die für den Befall mehrerer Dermatome stehen. Außerdem trägt er eine Augenklappe, die an die möglichen Augenkomplikationen erinnern.

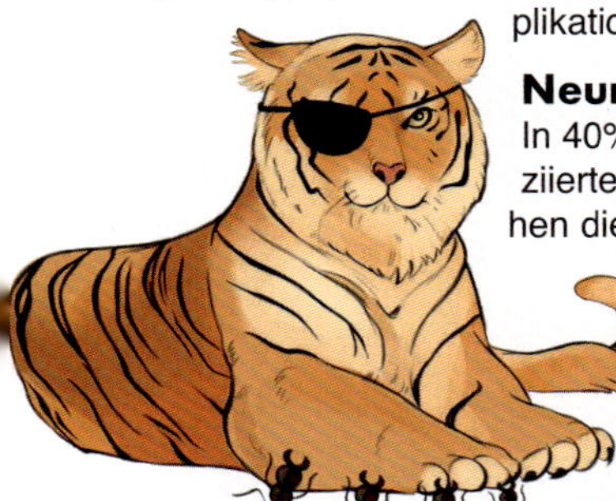

Neuropathie

In 40% der Fälle kommt es zu einer HIV-assoziierten **peripheren Neuropathie**. Dafür stehen die vier Ameisen (40%), die dem Tiger peripher am Bein krabbeln und so auch an das bei PNP auftretende Ameisenlaufen erinnern.

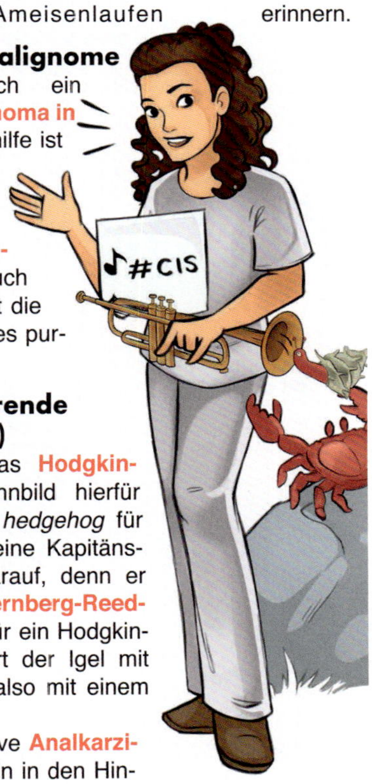

Malignome

Auch ein **Carcinoma in situ** (CIS) kann auftreten. Merkhilfe ist hier das Notenblatt der Helferin am Waschbecken, es zeigt ein großes Cis. Eine **idiopathische thrombozytopenische Purpura** (Thrombozytopenie) kann auch HIV-bedingt sein. Daran erinnert die Trompete der Helferin, aus der es purpurfarbene Schnecken regnet.

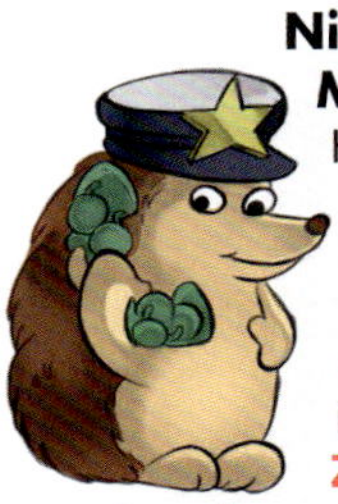

Nicht-AIDS-definierende Malignome (NAD)

Hierzu zählt u.a. das **Hodgkin-Lymphom** **C**. Sinnbild hierfür ist der Igel (engl. *hedgehog* für Hodgkin). Er trägt eine Kapitänsmütze mit Stern darauf, denn er ist Reeder. Die **Sternberg-Reed-Zellen** sind typisch für ein Hodgkin-Lymphom. Außerdem telefoniert der Igel mit einem limettengrünen Telefon, also mit einem *lime phone* (für Lymphom).

Ein weiteres NAD ist das invasive **Analkarzinom**. Der Krebs, der der Helferin in den Hintern zwickt, ist die Merkhilfe hierfür.

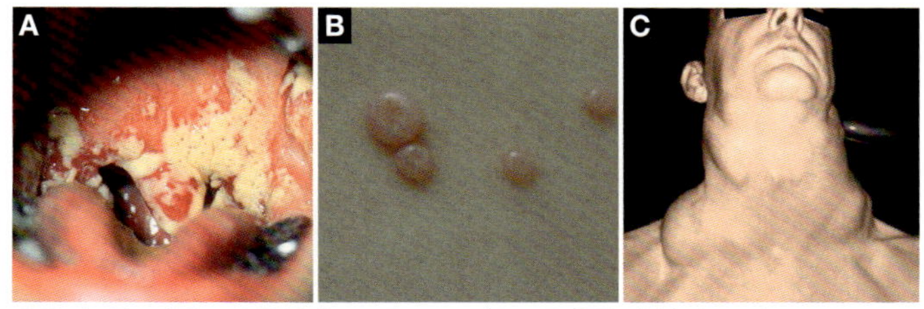

A Orale Candidiose **B** Molluscum contagiosum **C** Hodgkin-Lymphom

Blick hinter die Kulissen

Manch schöne konzeptionelle Idee bleibt am Ende auf der Strecke: Die Landschaft für die HIV-Teile eins bis vier war ursprünglich so geplant, dass man sich alle vier Teile hätte an die Wand hängen können – eine endlose Savanne. Tatsächlich ist uns auch erst bei der Gegenüberstellung aufgefallen, dass Sehreen clevererweise den Hintergrund für den zweiten Teil erneut verwendet hat.
Der Elefant ist eine Sneak-Preview auf Band 2 (Therapie der Malaria). In jede gescheite Savanne gehört schließlich ein Elefant.

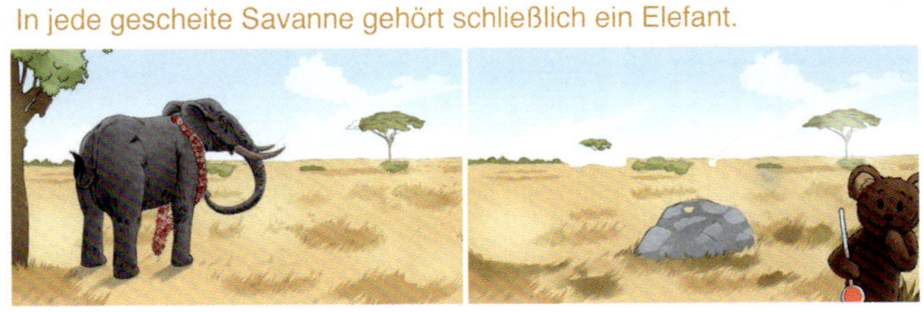

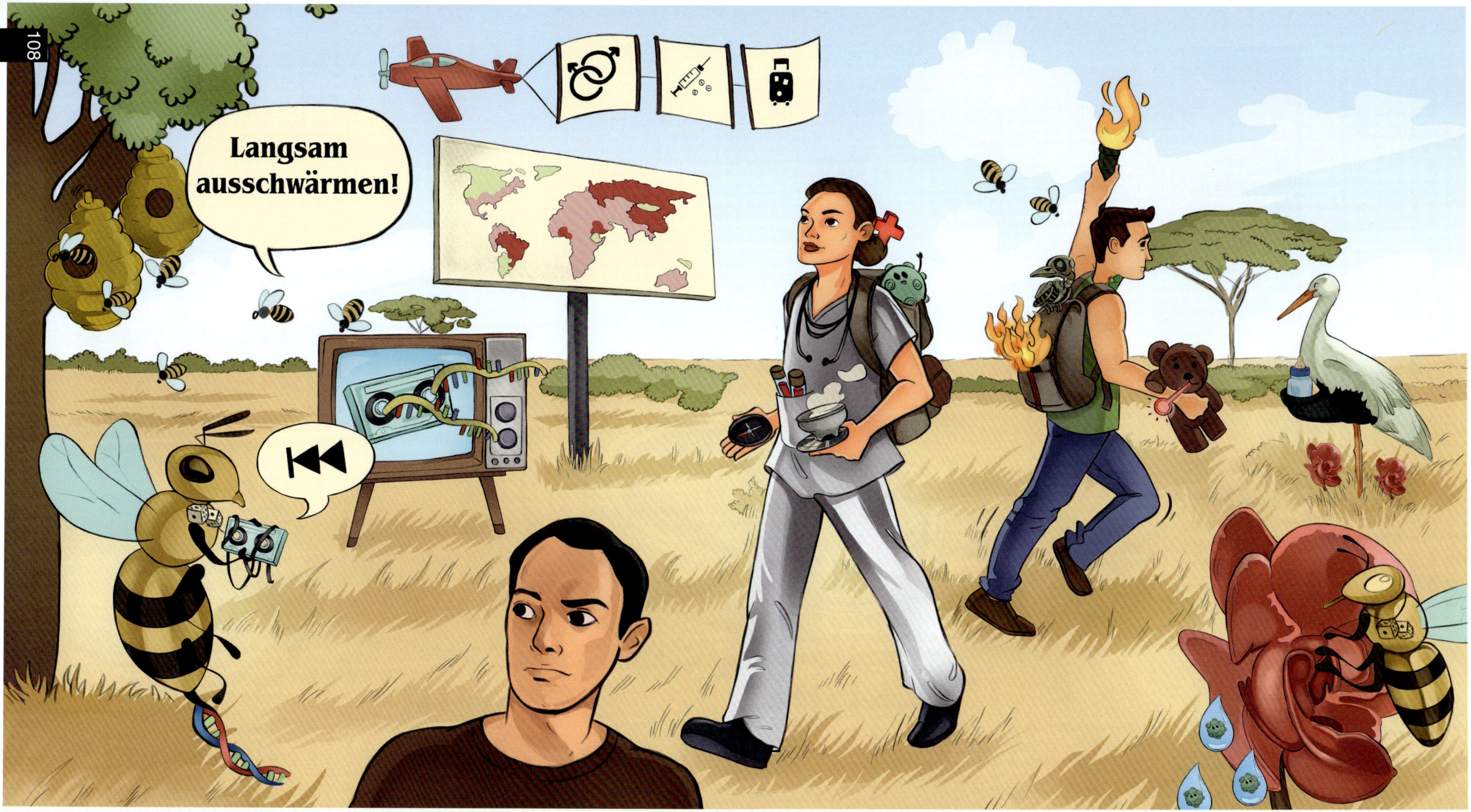

Quiz

1. Zu welcher Viren-Familie gehört das HI-Virus?
2. Welche Risikogruppen gibt es?
3. Wie sieht die Klinik im ersten Stadium aus?
4. Wann ist die Infektiosität am höchsten?
5. Wie wird das Virus übertragen?
6. Was ist die Inkubationszeit des Virus'?
7. Wie wird HIV diagnostiziert?

Antworten

1. Zur Gattung der Lentiviren ("Langsam ausströmen") aus der Retrovirenfamilie (Retrofernseher).
2. In Deutschland v.a. Männer, die Sex mit Männern haben (MSM), i.v.-Drogenkonsumenten und Personen aus Risikogebieten (Banner des Flugzeugs, Weltkarte).
3. Oft asymptomatisch, ansonsten grippeähnlich (Vogelgerippe) mit Fieber (Fieber-Bär) und akuter Lymphknotenschwellung (Lymphknoten am Hals).
4. Die Infektiosität korreliert mit der Viruslast und ist daher direkt nach der Infektion am höchsten (Fackel hoch oben nach Bienenstich).
5. Sexuell, über Körperflüssigkeiten (Tropfen) wie Blut, Genitalsekrete und Muttermilch, sowie perinatal (Storch).
6. Sechs Tage bis sechs Wochen nach Infektion, im Schnitt zwei bis drei Wochen (Würfel-Augen).
7. Über einen Antikörpersuchtest (ELISA) mit anschließendem Western-Blot als Bestätigung (Westen im Kompass). Bei positivem Ergebnis erfolgt eine Bestätigung durch eine zweite Blutentnahme (zwei Blutröhrchen) und eine Viruslastbestimmung (Rucksack / Last mit Virus darin) über RT-PCR.

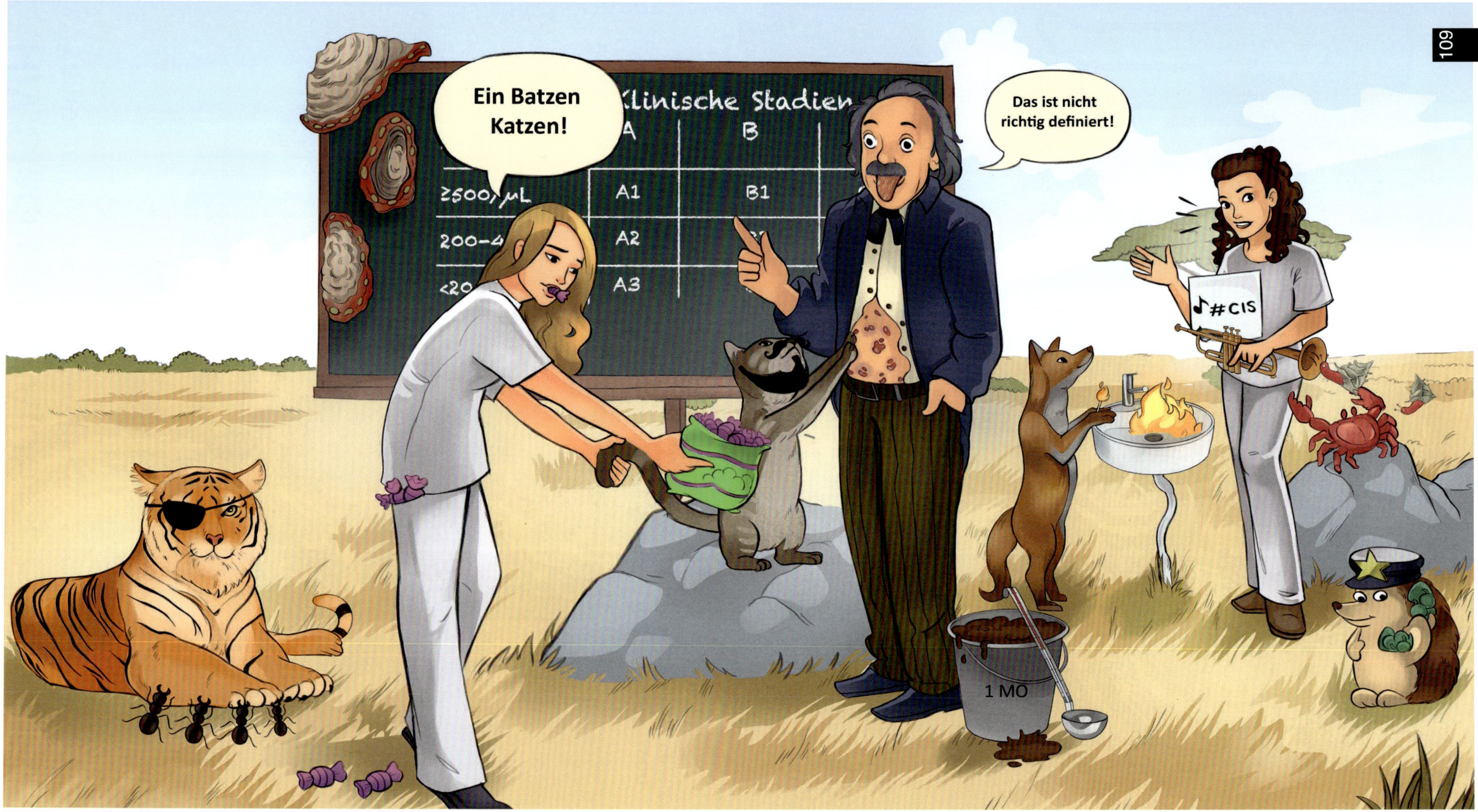

Quiz

1. Nach welchen Kriterien erfolgt die Stadieneinteilung?
2. Was sind die allgemeinen Symptome der HIV-Infektion im Stadium B?
3. Was bedeuten die Worte Einsteins?
4. Wofür steht Einstein?
5. Was symbolisiert das Bonbon der Helferin?
6. Was bedeuten die klebrigen Tiere auf der Tafel?
7. Was sind Beispiele für Nicht-AIDS-definierende Malignome?

Antworten

1. Nach Klinik und CD-4-Zellzahl (Tafel).
2. Sie bleibt lange asymptomatisch, bis die CD-4-Zellzahl sehr niedrig wird. Dann treten chronisch subfebrilen Temperaturen (Suppenlöffel-Thermometer) und chronische Diarrhö (Eimerinhalt) auf.
3. In Stadium B treten bestimmte Erkrankungen gehäuft auf (s.o.), sie werden aber noch nicht zu den AIDS-definierenden Erkrankungen (Stadium C) gezählt.
4. Für das möglich Auftreten von Infektionen mit dem Epstein-Barr-Virus.
5. Die monatelangen oralen und vulvären Candidosen.
6. Die Mollusken stehen für die Dellwarzen (syn. Molluscum contagiosum).
7. Das Hodgkin-Lymphom (engl. *hedge hog* mit limettengrünem Telefon) oder das invasive Analkarzinom (Krebszwicker im Po).

HIV Stadium C – AIDS

Kampf im C-förmigen Stadium

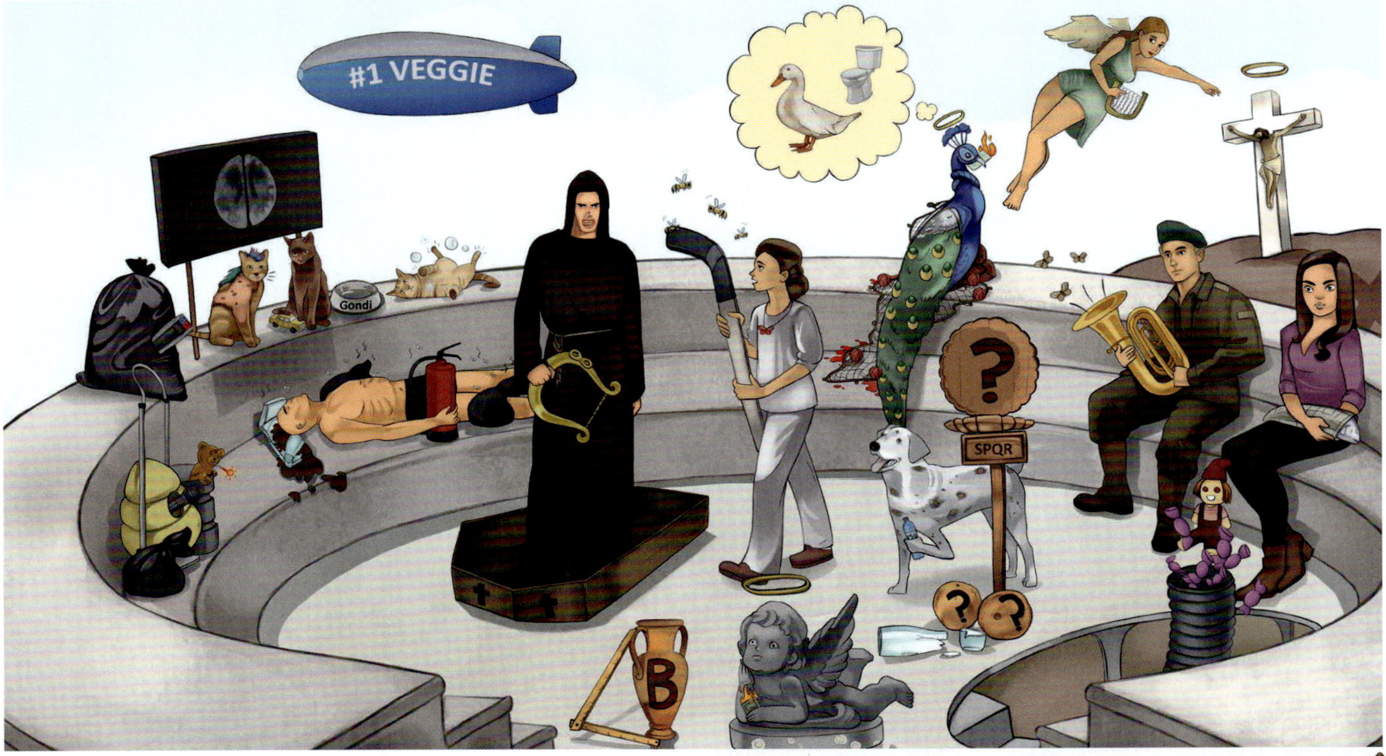

Eine c-förmige Kampfarena – grau in grau. Wir befinden uns in einer fernen Zukunft. Die Kontrahenten kämpfen bis zum bitteren Ende. Auf der einen Seite das Böse – bewaffnet mit einer… Harfe? Und auf der anderen Seite das Gute, das einen Hockeyschläger als Waffe gewählt hat. Wird die heldenhafte Helferin das Böse bezwingen?

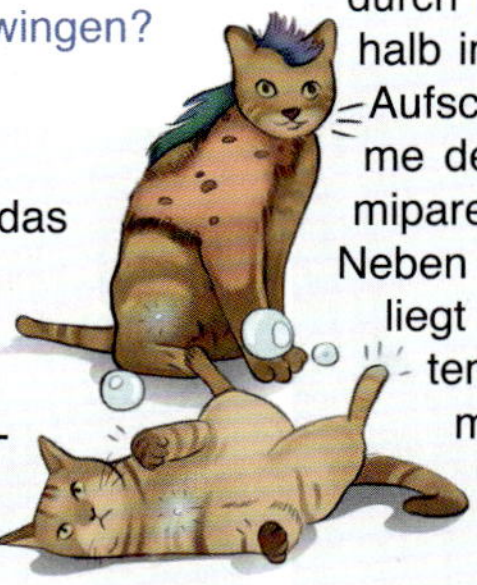

Wasting-Syndrom und HIVE

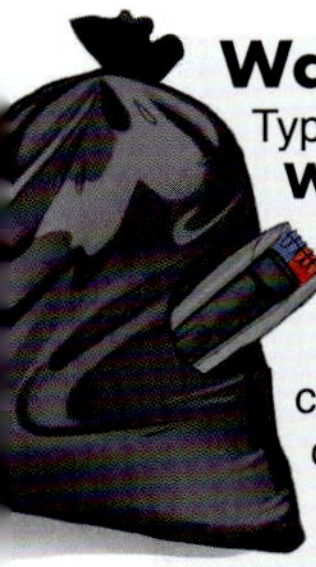

Typisch für das Stadium C einer HIV-Infektion ist das **Wasting-Syndrom**. Definiert wird es durch einen ungewollten **Gewichtsverlust** von über 10% des Körpergewichts innerhalb von sechs Monaten. Begleitende Symptome sind Schwäche, chronische Durchfälle und Fieber. Links in der c-förmigen Arena (Stadium C) sieht man einen Haufen Müll (engl. *waste* für Wasting-Syndrom). Der ausgemergelte und schwache Patient liegt auf einer schmutzigen Windel (chronische Durchfälle). Daneben sitzt der abgerissene Fieber-Bär.

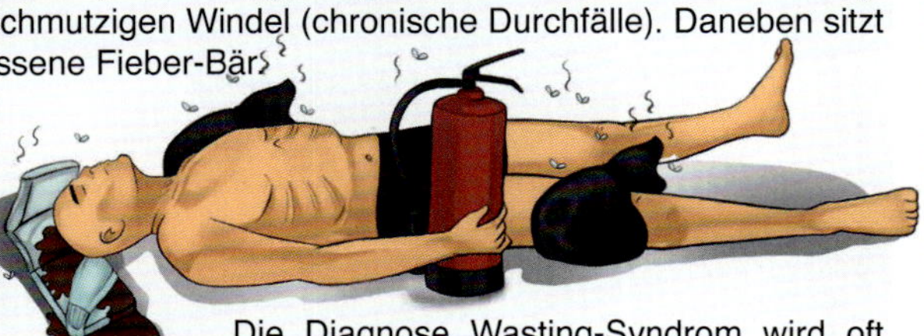

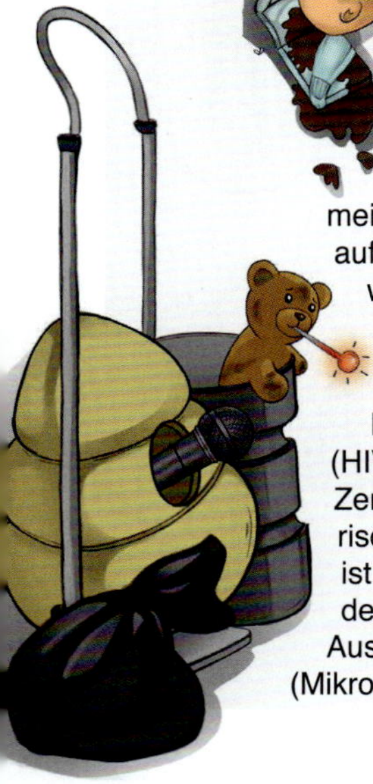

Die Diagnose Wasting-Syndrom wird oft revidiert, denn sie gilt nur für nicht durch Infektionen bedingte Symptome. Und meist können dann doch spezifische Erreger für die auftretenden Symptome verantwortlich gemacht werden. Dafür steht der Feuerlöscher, den der Ausgemergelte bei sich hat. Er hat alle Infektionen ausgelöscht.

Die **HIV-assoziierte Enzephalopathie** (HIVE) ist eine Infektion der **Mikroglia** durch HIV mit Zerstörung des ZNS und progressiven psychomotorischen Symptomen. Die Bildassoziation ist hier der Bienenstock (engl. *hive*), der mit Rädern (psycho-motorische Ausfälle) und einem Mikrophon (Mikroglia) ausgestattet ist.

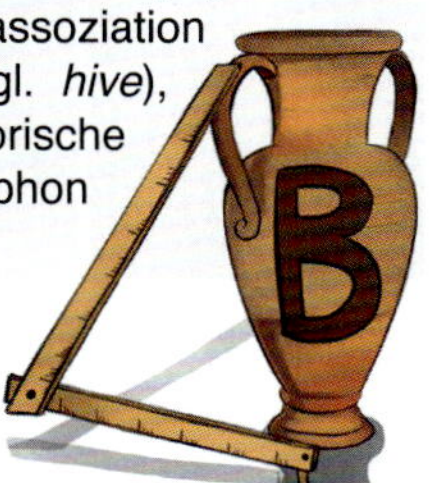

Parasiten & Mykosen

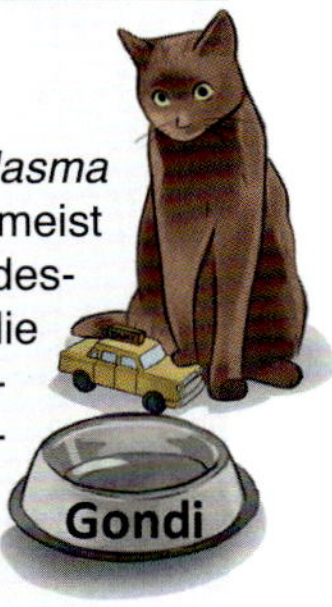

Die **zerebrale Toxoplasmose** wird durch *Toxoplasma gondii* ausgelöst. Bei Immunkompetenten wird sie meist durch **Katzenbisse** übertragen. Im Bild sieht man deshalb im Müll wühlende Katzen. Ihr Fressnapf trägt die Aufschrift „Gondi" für Toxoplasma gondii. Symptome der zerebralen Toxoplasmose sind Ataxien, Hemiparesen, Sensibilitätsstörungen und Epilepsien. Neben der Katze mit dem Spielzeugtaxi (Ataxien) liegt ein krampfender Stubentiger mit ausgestreckten Beinen (Paresen). Außerdem kann es zu Vigilanzminderung und Wesensveränderungen kommen. Auch die verstört dreinschauende Katze scheint durch ihre Punker-Frisur ganz wesensverändert.

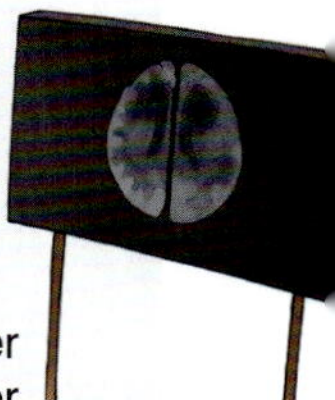

Diagnostik und Prophylaxe der Toxoplasmose

Hier zeigen sich im **Kontrastmittel-cCT** Läsionen mit einem KM-anreicherndem Rand von unregelmäßiger Wanddicke: ***asymmetric target sign***. Dieses cCT-Bild ist über den Tieren zu sehen. Die platzenden Seifenblasen über der krampfenden Katze erinnern an die pathologischen intrazellulären Pseudozysten.

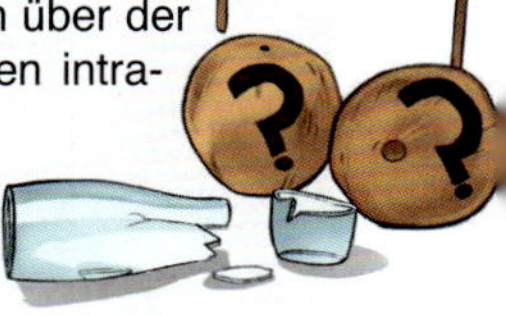

Prophylaktisch kann **Cotrimoxazol** gegeben werden – hier der Koteletten-Trimmer im Müll, der die verstörte Katze verunstaltet hat.

Die **Kryptokokkose** (auch Kryptokokkus-Meningitis) wird von dem Hefepilz *Cryptococcus neoformans* ausgelöst. An diesen Pilz erinnern die Krypta, die kryptischen Kokosnüsse daneben und das zerbrochene Hefebierglas.

Es handelt sich um eine **basale Meningitis**. Merkhilfe hierfür ist der steinerne Engel mit Heiligenschein, der für die entzündeten Meningen steht. Er liegt auf einer Platte (basal). Das brennende Geld, das er in der Hand hat, steht für die mögliche Pneumonie (engl. *pneu money*), die bei einer solchen Infektion auftreten kann.

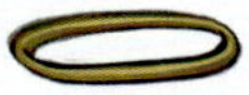

Therapiert wird die Kryptokokkose mit **Amphotericin B** kombiniert mit **Flucytosin** oder **Fluconazol**. Merkhilfe ist hier die Amphore mit einem B darauf, die mit einem Zollstock (Flu-con-a-zol) vermessen wird.

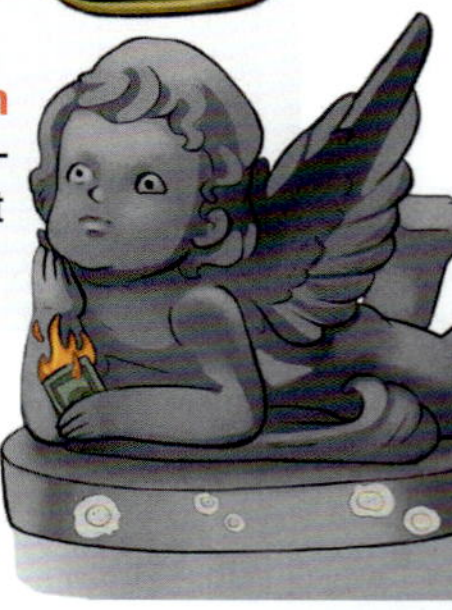

Stadium C der **HIV-Infektion** wird als AIDS bezeichnet. Folgen des *Humanen Immundefizienz-Virus* selbst oder opportunistische Infektionen definieren das *acquired immunodeficiency syndrome*: Das Wasting-Syndrome mit Schwäche, Gewichtsverlust und chronischer Diarrhö; die HIV-assoziierte Enzephalopathie (HIVE); Protozoeninfektionen wie die Toxoplasmose und Kryptosporidiose; Pilzinfektionen wie die Kryptokokkose, Pneumocystis-jirovecii-Pneumonie und Candidabefall; bakterielle Infektionen wie Miliar- und Darmtuberkulose oder Salmonellen-Septikämien; virale Infektionen wie die Herpes-Enzephalitis, diverse CMV-Manifestationen (Retinitis, Pneumonie, Ösophagitis, Hepatitis, (Meningo-)Enzephalitis sowie AIDS-definierende Malignome wie das Kaposi-Sarkom, Non-Hodgkin-Lymphome und Zervixkarzinome. Um nur einige zu nennen...

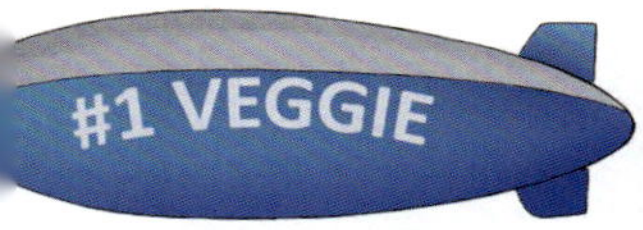

...Parasiten & Mykosen

Die **Pneumocystis-jirovecii-Pneumonie** ist die häufigste opportunistische Infektion in Deutschland. Als Hinweis sieht man den Zeppelin mit der Aufschrift „*#1 VEGGIE*" am Himmel (Pneumocystis jirovecii wie Veggie).

Außerdem ist ein **Candidabefall** innerer Organe möglich. Häufig ist vor allem eine **Candida-Ösophagitis**. In die Krypta hinein führt eine mit Bonbons (engl. *candy*) gefüllte Röhre, sozusagen eine Speiseröhre. Sie erinnert an die Candida-Ösophagitis.

Ebenso auftreten kann eine **Kryptosporidiose** (*Cryptosporidium species*). Die römische Legionsstandarte mit einem Fragezeichen (kryptisch) und dem typischen SPQR darauf ist die Eselsbrücke für Krypto-spor-idiose.

Auch ***Isospora belli*** ist eine Gefahr für HIV-Patienten im Stadium C. Der bellende Hund (belli) mit dem Iso-Drink (Isospora) ist die Merkhilfe für diesen Parasiten.

Bakterielle Infektionen

Zu nennen sind hier zunächst die **Miliar-** und **Darmtuberkulose**, verkörpert durch den Militärangehörigen (Miliar) mit Tuba (Tuberkulose) und die Dame (Darm). Außerdem kann es zu einer **atypischen Mykobakteriose** (MOTT, *Mycobacteria other than tuberculosis*) kommen. Daran erinnern die Motten, die aus der Tuba flattern.

Der Lachs (engl. *salmon*), den die Dame in der Hand hält, und die Seppelpuppe repräsentieren die rezidivierenden **Salmonellen-Septikämien**, mit denen auch zu rechnen ist.

Virale Infektionen

Der Engel mit der Harfe (engl. *harp*, vom Klang ähnlich dem Wort Herpes) steht für die **Herpes-Enzephalitis**, die ebenfalls zu befürchten ist.

Auch sind verschiedene **Cytomegalievirus-Manifestationen** (CMV) zu erwarten, verkörpert durch den Vogel Pfau. Zu nennen ist hier die **CMV-Retinitis** mit Cotton-Wool-Herden und Blutungen. Der Pfau hat sich in einem Netz (Netzhaut) verheddert. Darin zu sehen sind auch blutige Wollknäuel (Cotton-Wool-Herde und Blutungen). Auch eine **CMV-Pneumonie** (interstitielle Pneumonie) oder eine **CMV-Ösophagitis** mit Schluckbeschwerden und Blutungen sind möglich. Der Dollar-Schein im Schnabel des Pfaus (wiederum *pneu money* für Pneumonie) und die Knoten an seinem Hals (Ösophagitis) sind hier die Eselsbrücken.

Der Heiligenschein des Pfaus und seine Gedanken an die Ente stehen für die **CMV-Meningo- und Enzephalitis**; das Leberkissen, auf dem er steht, für die **CMV-Hepatitis**. Therapiert werden all diese CMV-Manifestationen mit **Ganciclovir**. Merkhilfen sind hier der Ganter und das Klo (Gan-ci-clovir) in der Denkblase des Pfaus.
Noch zu erwähnen bleibt die **JC-Virus-Infektion**, die eine progressive multifokale **Leukenzephalopathie** (PML) verursacht. J.C. am weißen (Leuko-)Holzkreuz steht für diese Infektion.

AIDS-definierende Malignome

Zu befürchten ist ein **Kaposi-Sarkom**. Es besteht aus multiplen kutanen, teils viszeralen rötlich-lividen Knoten mit typischen Effloreszenzen und wird mit **HHV-8** in Zusammenhang gebracht. Verkörpert wird das Sarkom durch den Kapuzen-Mann (Kaposi), der im Sarg (Sarkom) steht. Er trägt eine Harfe (engl. *harp* wie Herpes) und zeigt an seiner Haut die typischen Effloreszenzen **A**.

Das **Non-Hodgkin-Lymphom** ist ein weiteres mögliches Malignom. Daran erinnert der Eishockey-Schläger der Helferin (engl. *aide*), denn NHL steht nicht nur für Non-Hodgkin-Lymphom, sondern auch für *National Hockey League*.

Abschließend ist das **Zervixkarzinom** zu nennen, das durch **Humane Papilloma Viren** (HPV) ausgelöst werden kann. Daran erinnert die Schmetterlingshalskette der Helferin, denn *papillon* heißt auf Französisch Schmetterling. Sie trägt die Schmetterlingskette um den Hals (Gebärmutterhalskarzinom).

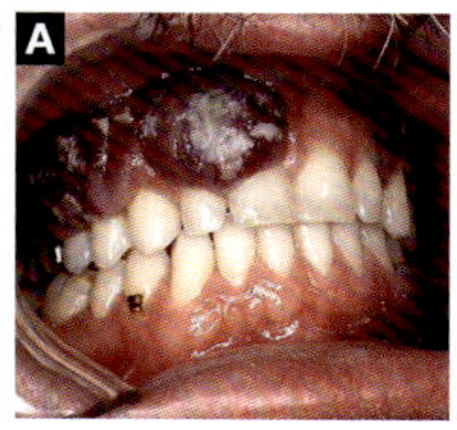

A Orales Kaposi-Sarkom

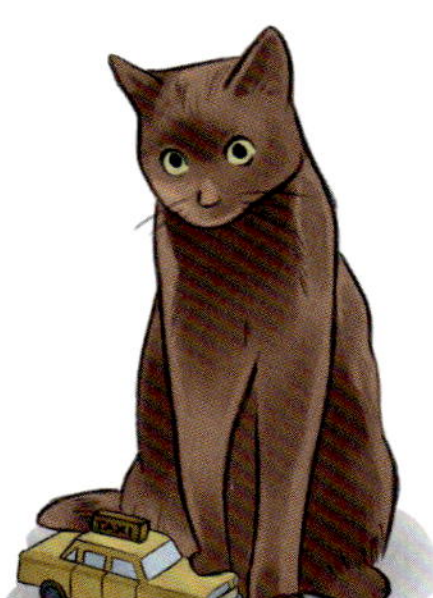

HIV Therapie

Eva rappt

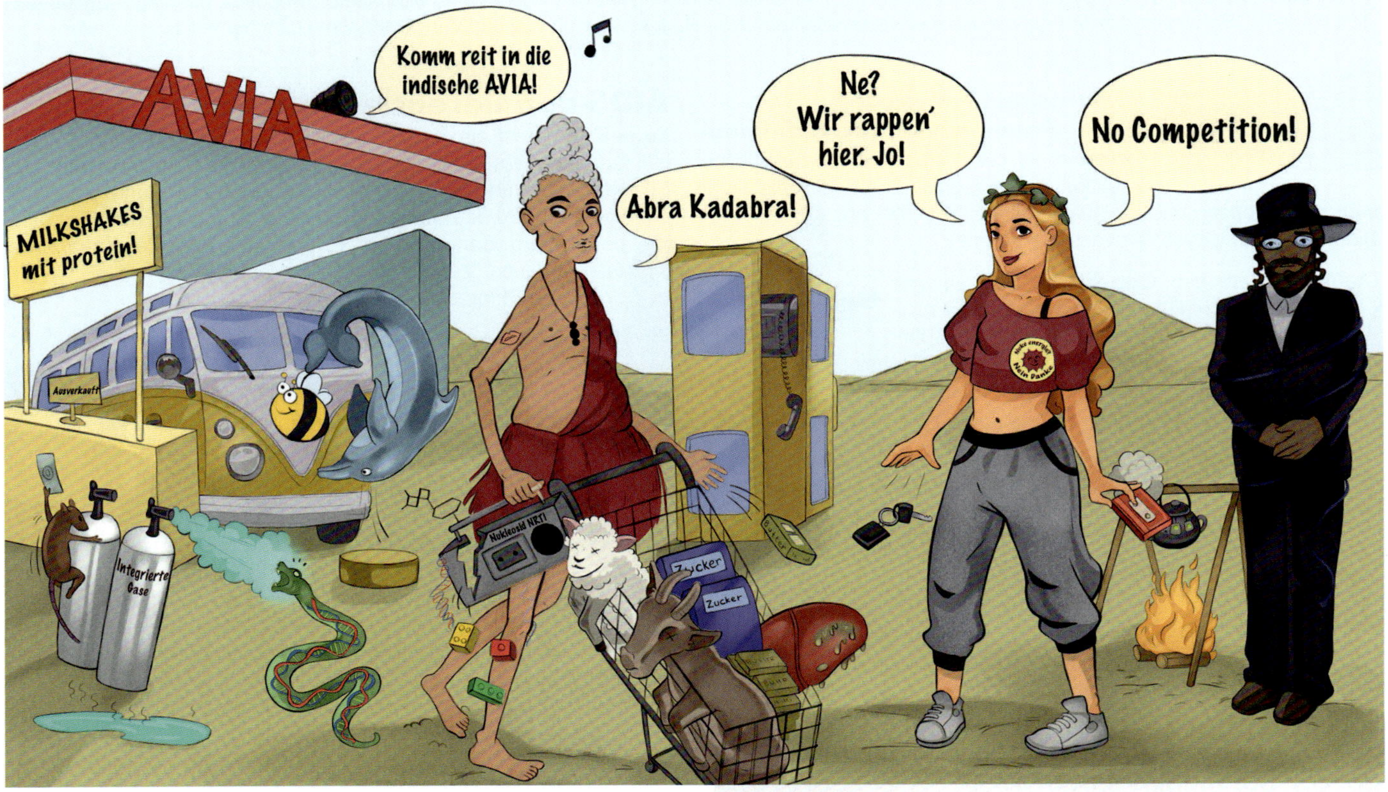

Wieder eine Szene in der afrikanischen Steppe. Der Tankstellen-Shop scheint nicht gerade üppig ausgestattet zu sein. Aber für die Bedürfnisse der Anwohner reicht es wohl, sonst wäre der Einkaufswagen des Voodoo-Mannes nicht so voll. Aber wie kommen die Rapperin und der Rabbi hierher?

Allgemein

HIV behandelt man heute mit einer **kombinierten anti-retroviralen Therapie** (**cART**). Früher war es noch die hoch aktive anti-retrovirale Therapie (HAART). Der Einkaufswagen (engl. *cart*) des Voodoo-Mannes, in dem er alle Zutaten für seinen Heilungszauber hat, steht für cART.

Nukleosidische Reverse-Transkriptase-Inhibitoren, NRTI

Die nukleosidischen Reverse-Transkriptase-Inhibitoren (NRTI) sind die erste Medikamentengruppe. Die Merkhilfe ist hier der kaputte Kassettenrekorder des Voodoo-Mannes mit der Aufschrift „*NUKLEOSID NRTI*". Er kann noch zurückgespult werden und erinnert so an die Reverse-Transkriptase.

Zidovudin ist ein Beispiel für einen NRTI. Mithilfe des Ziegen-Voodoos im Cart kann man sich diesen Namen merken. Der Lamm-Voodoo steht für **Lamivudin**, ein weiterer NRTI. Die leere Telefonzelle (engl. *empty cabine*) am Wegesrand ist die Eselsbrücke für **Emtricitabin**. Und der Voodoo-Zauberspruch des Medizinmannes „*ABRA KADABRA!*" erinnert an **Abacavir**, ebenfalls ein NRTI.

Die NRTIs dienen als falsche, funktionsuntüchtige Bausteine, die in die T-Helferzellen eingeschleust werden und so die Übersetzung der Virus-Erbinformation von RNA zu DNA verhindern. Hierfür stehen die Lego-Bausteine und DNA-Fragmente, die aus dem Kassettenrekorder fallen.

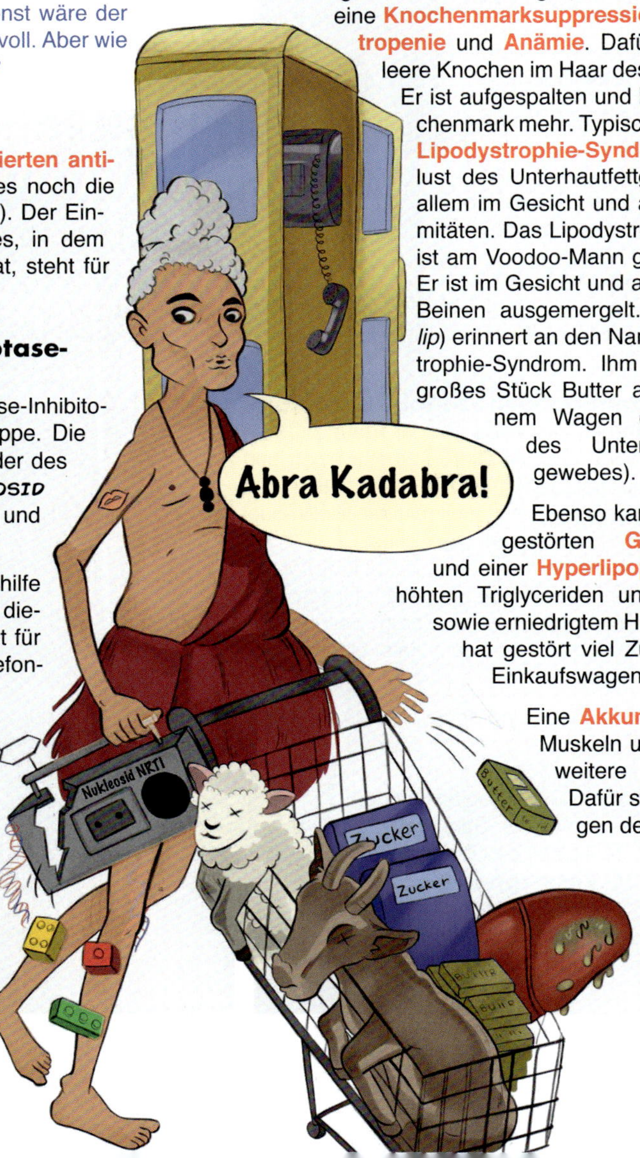

...NRTI Nebenwirkungen

Eine mögliche Nebenwirkung einer NRTI-Therapie ist eine **Knochenmarksuppression** mit **Neutropenie** und **Anämie**. Dafür steht der leere Knochen im Haar des Zauberers. Er ist aufgespalten und hat kein Knochenmark mehr. Typisch ist auch das **Lipodystrophie-Syndrom** mit Verlust des Unterhautfettgewebes vor allem im Gesicht und an den Extremitäten. Das Lipodystrophie-Syndrom ist am Voodoo-Mann gut zu erkennen. Er ist im Gesicht und an den Armen und Beinen ausgemergelt. Sein Lippen-Tattoo (engl. *lip*) erinnert an den Namen des Syndroms Lipodystrophie-Syndrom. Ihm fällt ein großes Stück Butter aus seinem Wagen (Verlust des Unterhautfettgewebes).

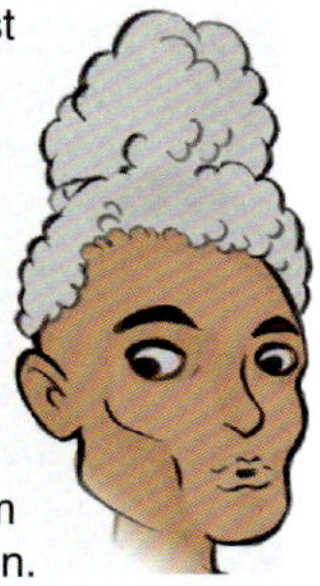

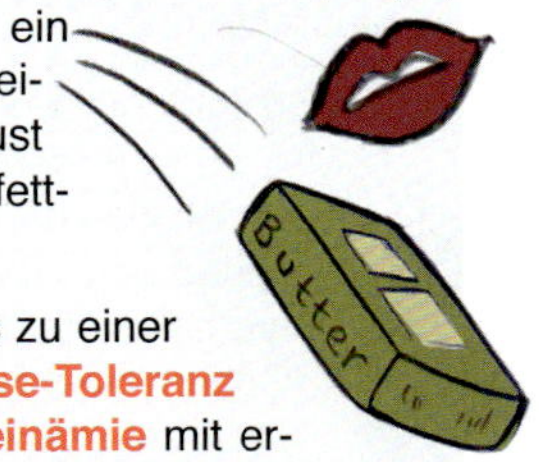

Ebenso kann es zu einer gestörten **Glukose-Toleranz** und einer **Hyperlipoproteinämie** mit erhöhten Triglyceriden und Gesamtcholesterin sowie erniedrigtem HDL kommen. Der Zauberer hat gestört viel Zucker und Butter in seinem Einkaufswagen.

Eine **Akkumulation** von **Fett** in Leber, Muskeln und dem Bauchraum ist eine weitere mögliche Nebenwirkung. Dafür steht die fettige Leber im Wagen des Voodoo-Mannes.

Therapiestandard bei HIV ist die kombinierte **Anti-Retrovirale Therapie** kurz cART. Bei guter Compliance nähert sich die Lebenserwartung Betroffener der der Allgemeinbevölkerung an. Unterschieden werden: Nukleosidische Reverse-Transkriptase-Inhibitoren, kurz NRTI. Sie wirken als falsche DNA-Bausteine, bspw. Zidovudin. Die Nicht-nukleosidischen Reverse-Transkriptase-Inhibitoren, die NNRTI, hemmen nicht-kompetitiv die Reverse-Transkriptase. Substanzen sind Nevirapin und Efavirenz. Protease-Inhibitoren enden auf -avir. Wie Ritonavir oder Indinavir. Eine weitere Gruppe sind die Integrase-Inhibitoren wie Raltegravir. Bei Koinfektionen mit Hepatitis B oder C, besonders betroffen sind Patienten aus dem Drogenmilieu, sind lebertoxische Substanzen kontraindizert.

Nicht-nukleosidische Reverse-Transkriptase-Inhibitoren, NNRTI

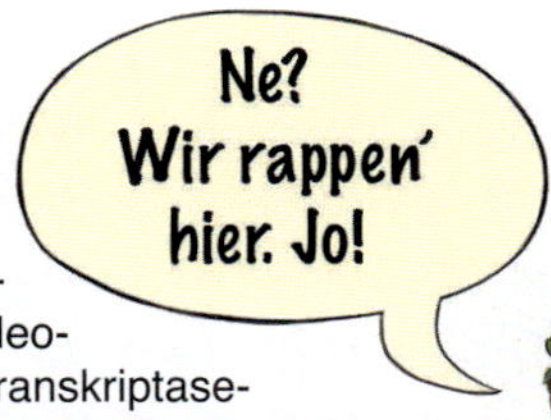

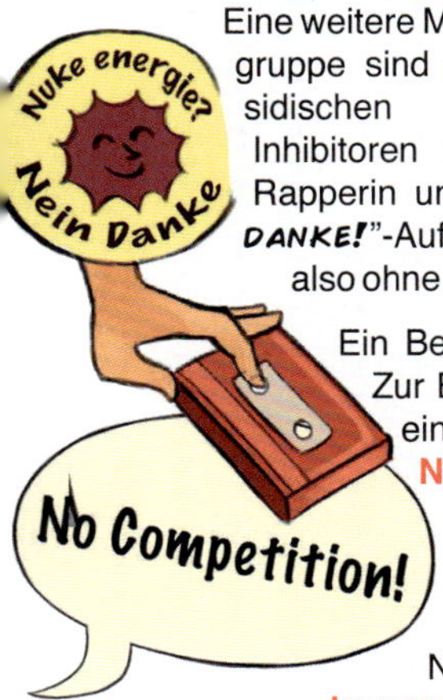

Eine weitere Medikamentengruppe sind die nicht-nukleosidischen Reverse-Transkriptase-Inhibitoren (NNRTI). Sie werden an der Rapperin und ihrem „**NUKE ENERGIE? NEIN DANKE!**"-Aufkleber erläutert. Sie spult manuell, also ohne *Nuke-Power*, eine Kassette zurück.

Ein Beispiel für NNRTIs ist **Efavirenz**. Zur Erinnerung trägt Die Rapperin Eva einen Efeukranz um den Kopf. Für **Nevirapin**, einen weiteren Vertreter der NNRTIs, steht ihr Ausruf: „**NE? WIR RAPPEN' HIER. JO!**".

NNRTIs binden **nicht-kompetitiv** an die Reverse-Transkriptase und verringern so deren Aktivität. Auch die Rapperin ist gegen Wettbewerb. Sie sagt: „**NO COMPETITION!**" (nicht kompetitiv) und bindet sich mit dem Kassettenband an den Rabbi.

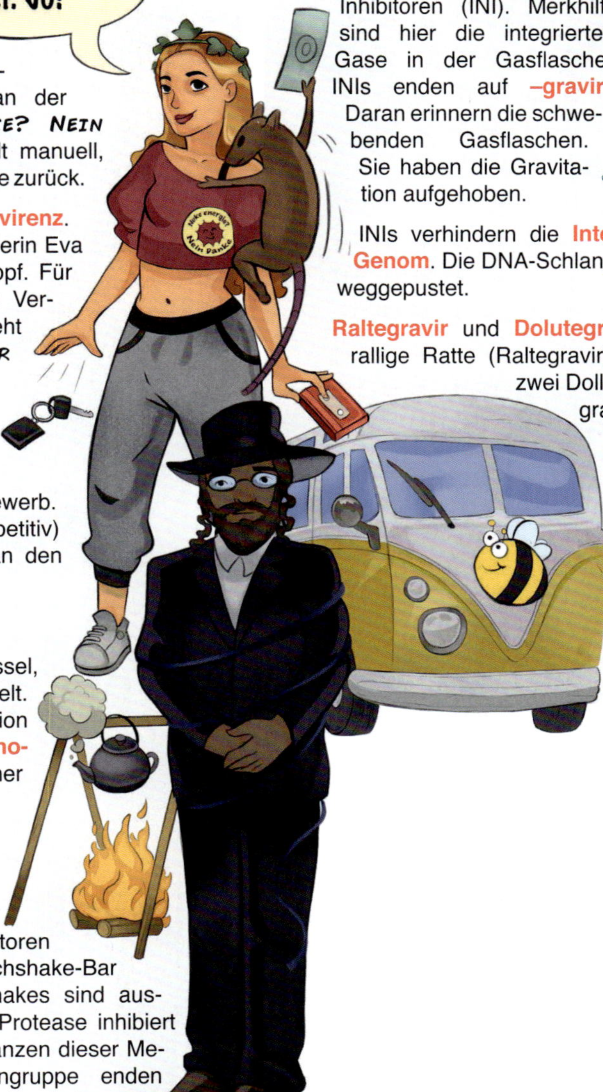

Nukleotidanaloga

Die Nukleotidanaloga sind hier der Teekessel, der über dem Feuer neben dem Rabbi brodelt. Aus dem Tee kommt eine kleine Atomexplosion – der *nuke-tea* für die Nukleotidanaloga. **Tenofovir** gehört zu den Nukleotidanaloga. Daher der Tee.

Protease-Inhibitoren, PI

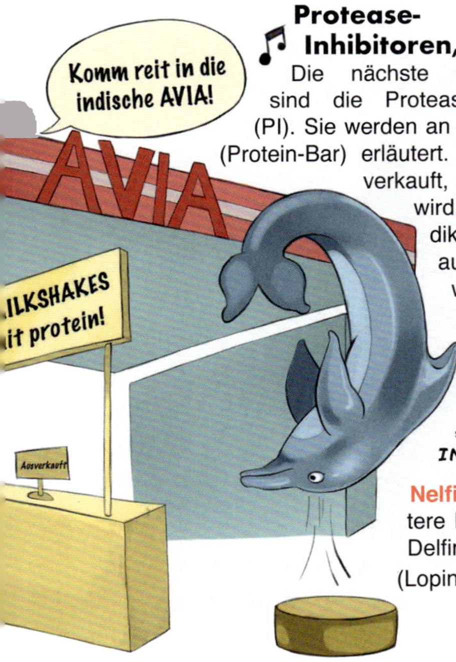

Die nächste Gruppe sind die Protease-Inhibitoren (PI). Sie werden an der Milchshake-Bar (Protein-Bar) erläutert. Milchshakes sind ausverkauft, da die Protease inhibiert wird. Substanzen dieser Medikamentengruppe enden auf **–avir**. Deshalb sehen wir hier die AVIA-Tankstelle (für –avir). Beispiele für PIs sind **Indinavir** und **Ritonavir**. Merkhilfe hierfür ist die Lautsprecherdurchsage: „**KOMM REIT** (Ritonavir) **IN DIE INDISCHE** (Indinavir) **AVIA**".

Nelfinavir und **Lopinavir**, zwei weitere PIs, kann man sich anhand des Delfins (Nelfinavir), der Loopings (Lopinavir) macht, merken.

Integrase-Inhibitoren, INI

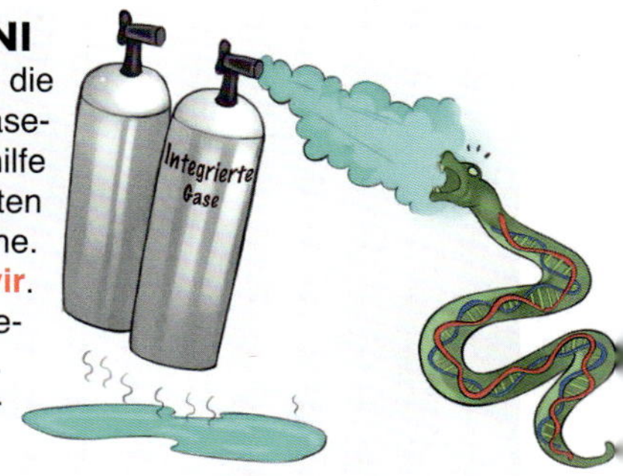

Die letzte Medikamentengruppe, die wir hier nennen, sind die Integrase-Inhibitoren (INI). Merkhilfe sind hier die integrierten Gase in der Gasflasche. INIs enden auf **–gravir**. Daran erinnern die schwebenden Gasflaschen. Sie haben die Gravitation aufgehoben.

INIs verhindern die **Integration** der Virus-DNA in das **Genom**. Die DNA-Schlange wird vom ausströmenden Gas weggepustet.

Raltegravir und **Dolutegravir** sind zwei INIs. Die rallige Ratte (Raltegravir) auf der Gasflasche hält zwei Dollar-Scheine (Dolutegravir) in der Hand.

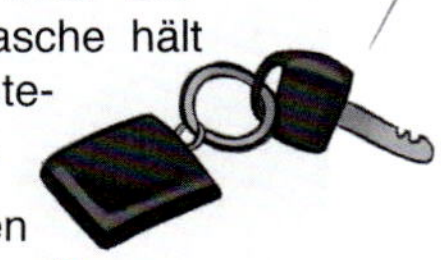

Bei Koinfektionen mit **Hepatitis B** oder **C** sind lebertoxische Substanzen wie Nevirapin **kontraindiziert**. Der gelbe Camper (Hepatitis C) mit einer großen Biene (Hepatitis B) darauf steht defekt an der Tankstelle. Eva wirft ihren Autoschlüssel weg.

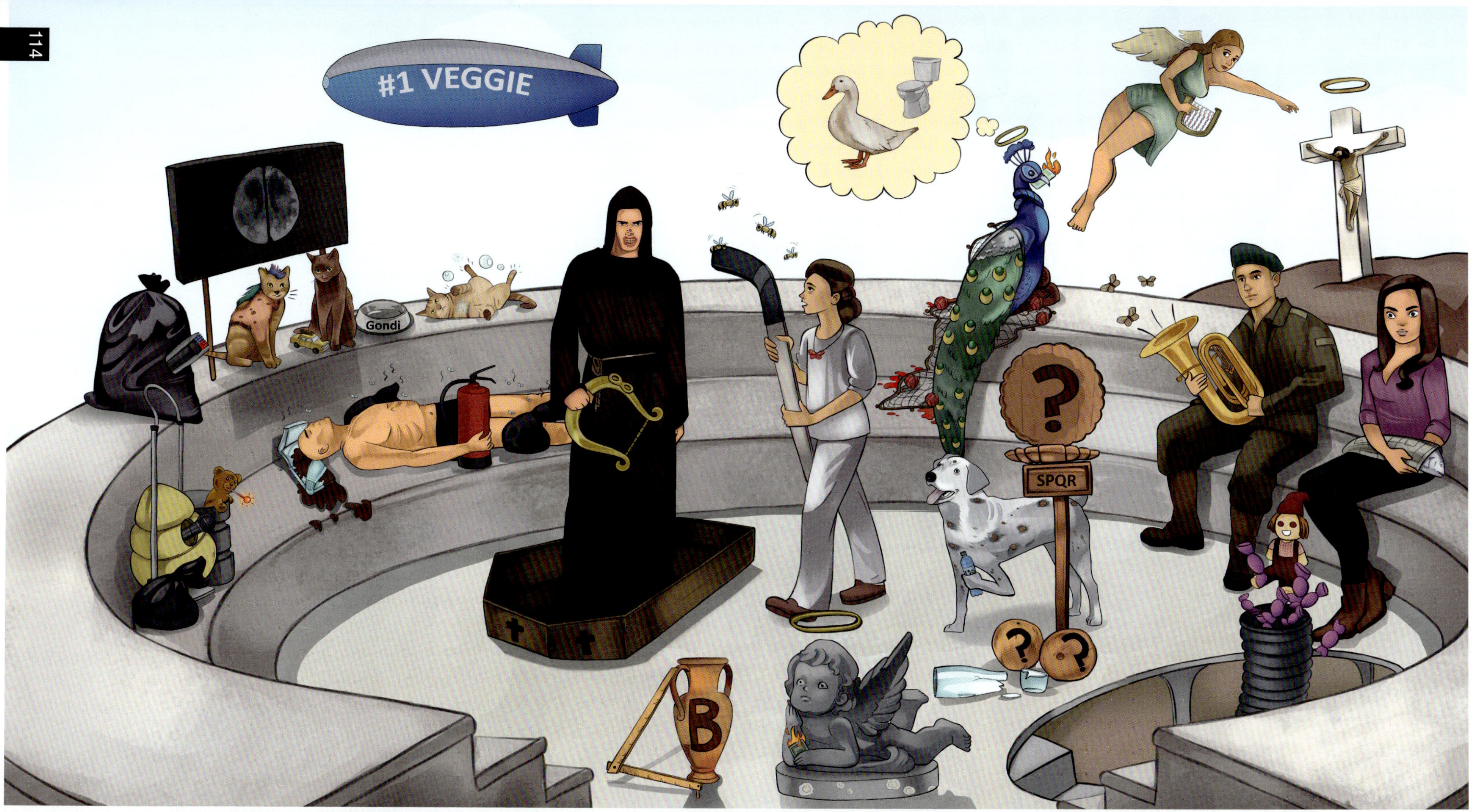

Quiz

1. Wie ist das Stadium C der HIV-Infektion definiert?
2. Was sind allgemeine Symptome von AIDS?
3. Wofür stehen die Katzen am Müll?
4. Was symbolisiert der Engel?
5. Was hat es mit dem Zeppelin am Himmel auf sich?
6. Welche bakteriellen Infektionen sind AIDS-definierend?
7. Welche viralen Infektionen sind AIDS-definierend?

Antworten

1. Eine CD4-Zellzahl < 200/µl sowie jegliche klinische Symptomatik (A3, B3, C3).
2. Wasting-Syndrom (Müll), Schwäche (schwache Person), chronische Durchfälle (Windel) und Fieber (Fieber-Bär).
3. Für die zerebrale Toxoplasmose (Katzen), die bei Immunkompetenten meist durch Katzenbisse übertragen wird.
4. Die Herpes-Enzephalitis.
5. Die Pneumocystis-jirovecii-Pneumonie ist die häufigste opportunistische Erkrankung in Deutschland ("#1 veggie")
6. Miliar- und Darmtuberkulose (Militärmann neben Dame), atypische Mykobakteriosen (Motten) und rezidivierende Salmonellen-Septikämien (eingerollter Lachs).
7. Herpes-Enzephalitis (Harfen-spielender Engel mit Heiligenschein), CMV-Hepatitis (Pfau, braunes Kissen), Retinitis (Netz), Pneumonie (engl. *pneu money*), Ösophagitis (Knoten), Meningoenzephalitis (Heiligenschein), und JC-Virus-Infektion (Jesus am weißen Kreuz).

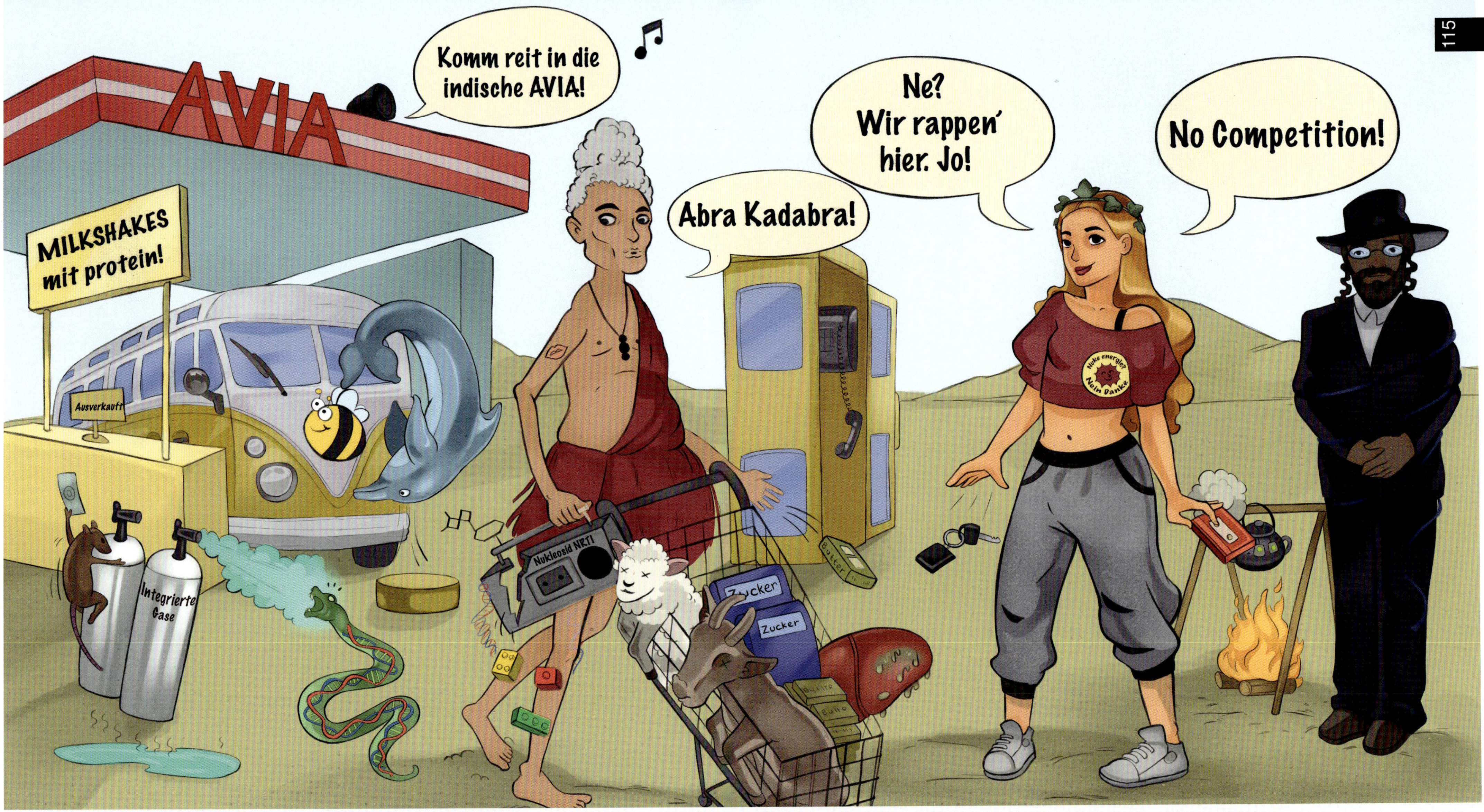
AVIA
MILKSHAKES mit protein!
Ausverkauft!
Komm reit in die indische AVIA!
Abra Kadabra!
Ne? Wir rappen' hier. Jo!
No Competition!
Integrierte Gase
Nukleosid NRTI
Zucker
Zucker
Butter
Nuke energie? Nein Danke

Quiz

1. Wofür steht der kaputte Kassettenrekorder?
2. Was hat es mit dem prall gefüllten Einkaufswagen auf sich?
3. Wieso trägt die Rapperin den Aufkleber "Nuke Energie? Nein Danke!" ?
4. Welcher hochexplosive Tee brodelt hier über dem Feuer?
5. Wieso steht mitten in der Steppe eine AVIA-Tankstelle?
6. Warum wird die Schlange weggepustet?
7. Was bedeutet der gelbe Campingvan?

Antworten

1. Für die Nukleosidischen Reverse-Transkriptase-Inhibitoren (NRTIs): ein kaputter, nur noch rückwärts (reverse) spulender NRTI-Rekorder.
2. Er steht für mögliche NRTI-Nebenwirkungen: gestörte Glukose-Toleranz, Hyperlipoproteinämie, Fettakkumulation in Leber, in Muskeln und Bauchraum. Voodoo-Lamm und -Ziege stehen für Lamivudin und Zidovudin.
3. Das symbolisiert die Nicht-Nukleosidischen Reverse-Transkriptase-Inhibitoren (NNRTI).
4. Der explosive *nuke tea* für Nukleotidanaloga wie Tenofovir.
5. Avia steht für die Endung -avir der Protease-Inhibitoren wie Indinavir und Ritonavir.
6. Integrase-Inhibitoren (INIs) verhindern die Virus-DNA-Integration (Schlange) in das Genom.
7. Die Kontraindikation von lebertoxischem Neviparin bei HCV- und HBV-Koinfektionen.

Humanes Papillomavirus HPV

Schmetterlingsjagd im Pappelpark

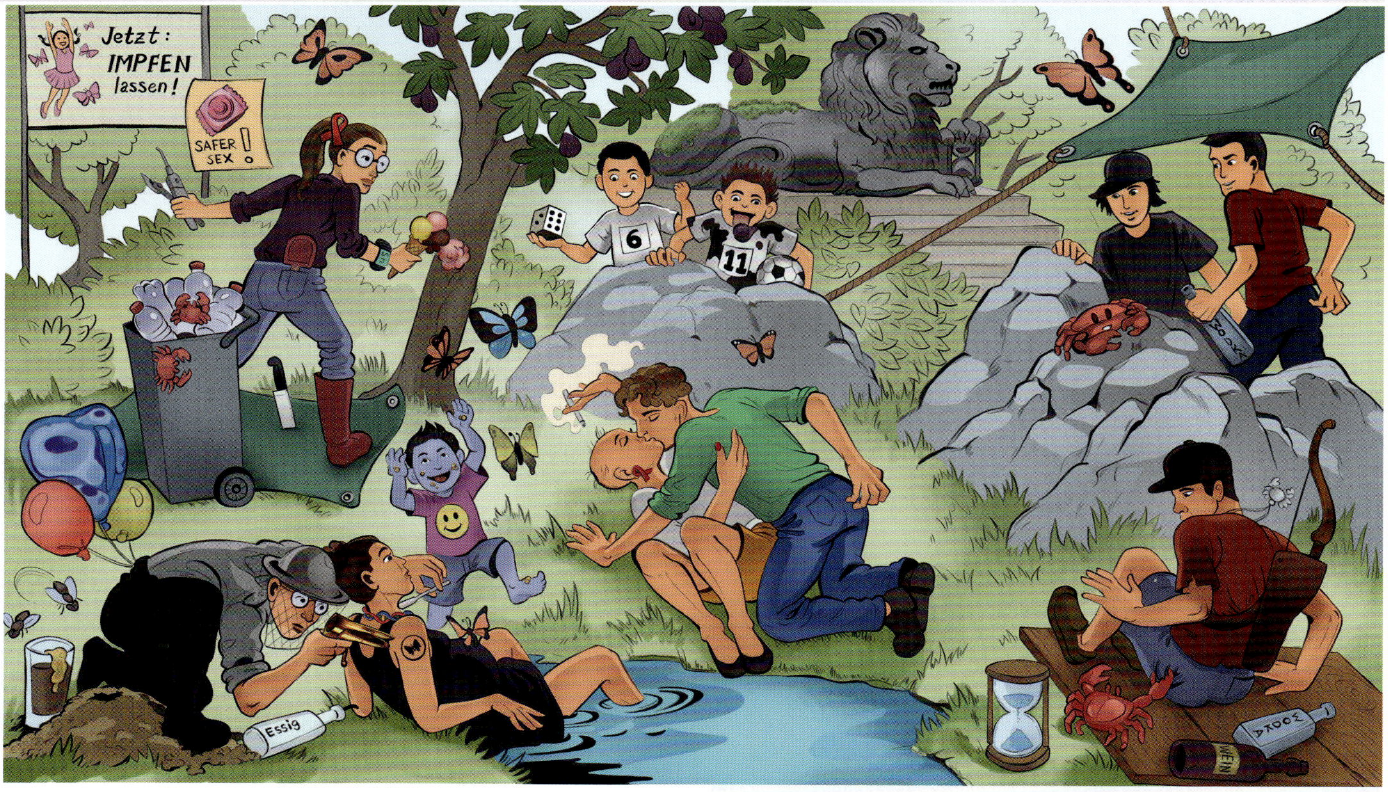

Voll der Ghetto-Park! Hier würde man die eigenen Kinder ungerne spielen lassen. Aufgeräumt müsste mal werden. Und dann noch die abgerissenen Typen und unverschämten Jugendlichen! Aber die Schmetterlinge sind ganz hübsch.

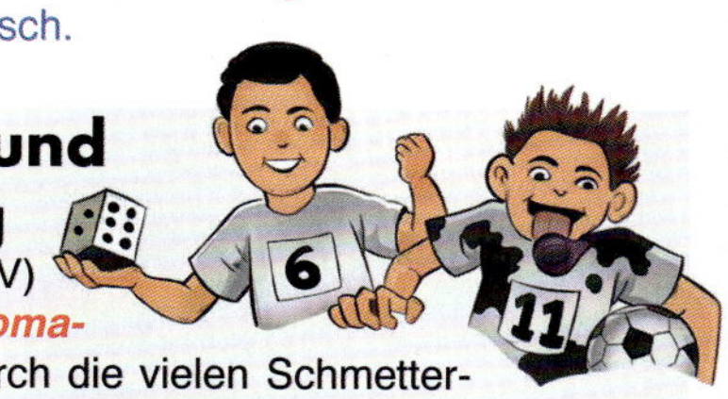

Allgemeines und Übertragung

Humane Papillomaviren (HPV) gehören zur Familie der ***Papillomaviridae***. Sie werden im Bild durch die vielen Schmetterlinge (franz. *papillon*) repräsentiert. Diese Virusfamilie hat über **100 Subtypen**. Klinisch relevant sind die **Low-Risk-Subtypen HPV 6** und **11**, verkörpert durch zwei Kinder in der Mitte. Der eine hat einen Würfel in der Hand (steht im Zahlensystem für die 6), der andere einen Fußball (11 in einer Mannschaft).

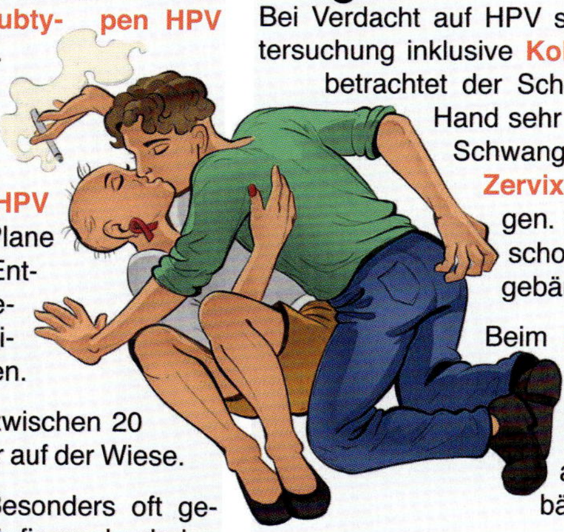

Ebenfalls wichtig sind die **High-Risk-Subtypen HPV 16** und **18**, durch die zwei Jugendlichen unter der Plane darstellen. Sie bergen die Gefahr einer **malignen** Entartung und können zu Zervix-, Vulva-, Vaginal-, Penis- oder Analkarzinomen und zu einem Plattenepithel-Karzinom von Mund, Pharynx und Larynx führen.

Am häufigsten betroffen sind junge Erwachsene zwischen 20 und 25 Jahren, verkörpert durch das Studentenpaar auf der Wiese.

Das HPV wird vor allem **sexuell** übertragen. Besonders oft geschieht dies bei frühem Geschlechtsverkehr und häufig wechselnden Sexualpartnern. Seltener kommt es zu einer Übertragung durch eine **Schmierinfektion** über lokalen Schleimhaut- oder Hautkontakt. Die innige Umarmung des Pärchens und dessen (schmieriger) Kuss erinnern an die Übertragungswege von HPV.

Auch kann es zu einer Übertragung auf das Kind während der Geburt kommen (**perinatal**). Es besteht für das Kind die Gefahr eines Larynxpapilloms. Deshalb sollte bei Befall während der Schwangerschaft unbedingt therapiert werden. Dies sollte sich auch die Schwangere am Tümpel überlegen, denn auf ihrem Bauch ist bereits ein Schmetterling gelandet.

Risikofaktoren

Zu den Risikofaktoren einer HPV-Infektion gehört eine lokale Schwächung der Anogenitalregion z. B. durch genitale Infektionen wie HSV, Traumata oder Mazeration. Zur Erinnerung daran kratzt sich der Mann (Pärchen) am Po. Ein weiterer Risikofaktor ist **Tabakkonsum**. Unvernünftigerweise raucht das Mädchen. Auch **Immunsuppression**, **HIV** oder **Chemotherapie** gehören zu den Risikofaktoren. Daran erinnern die Glatze und die AIDS-Schleife hinter dem Ohr des Mädchens.

Diagnostik

Bei Verdacht auf HPV sollte eine gynäkologisch-urologische Untersuchung inklusive **Kolposkopie** durchgeführt werden. Deshalb betrachtet der Schmetterlingsforscher mit Spekulum in der Hand sehr eingehend das Schmetterlings-Tattoo der Schwangeren. Bei dieser Untersuchung sollte ein **Zervixabstrich** für den Erregernachweis erfolgen. Den Abstrichtupfer hat der Forscher auch schon mitgebracht und hält ihn an den Hals der gebärenden Mutter (Gebärmutterhals).

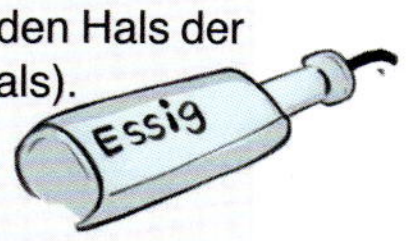

Beim **Essigsäuretest** färben sich die infizierten Stellen weiß. Auch dies versucht der Gute. Mit dem Essig aus einer Flasche färbt er die Stelle am Hals der gebärenden Mutter weiß (Gebärmutterhals).

Bei einer zytologischen Untersuchung lassen sich Koilozyten (**Ballonzellen**) nachweisen **A**. Dies sind anormale Plattenepithelzellen mit ballonartigen Höfen um den Zellkern und teils mehreren Zellkernen. Merken kann man sich dies anhand der Ballons, die der Forscher am Gürtel trägt, von denen einer wie ein Koilozyt geformt ist.

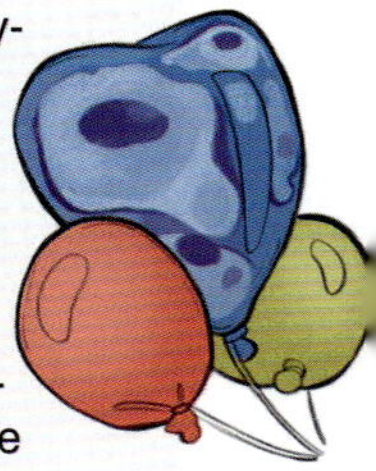

Ebenso sinnvoll ist eine **PCR**, also der Nachweis von HPV-DNA. Zur Erinnerung daran trägt die Schwangere eine DNA-Halskette.

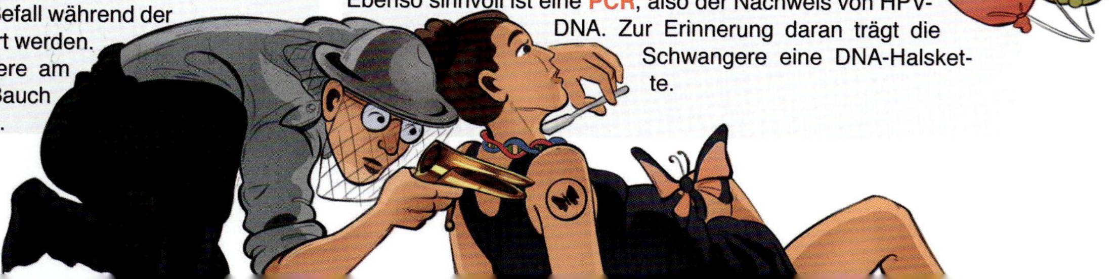

Humane Papillomaviren (HPV) werden vor allem bei frühem Geschlechtsverkehr und häufig wechselnden Sexualpartnern übertragen. HPV 6 und 11 sind Low-Risk-Subtypen, die mehrheitlich die gutartigen Papillome und Feigwarzen (Condyloma acuminata oder Genitalwarzen) verursachen. Infektionen mit den High-Risk-Subtypen HPV 16 und 18 dagegen können maligne entarten, bis hin zum Plattenepithel-CA. Eine perinatale Übertragung ist möglich. Partner und Partnerin sollten immer mitbehandelt werden, um Reinfektionen zu vermeiden. Optionen sind Salben oder die chirurgische Entfernung (u.a. Kryotherapie, Elektrokoagulation). Insgesamt gibt es trotz Behandlung eine hohe Rezidivrate und das Risiko einer malignen Entartung. Als Schutz gibt es eine Impfung, die in Deutschland Mädchen zwischen 9 und 14 Jahren vor dem ersten Sexualkontakt empfohlen wird.

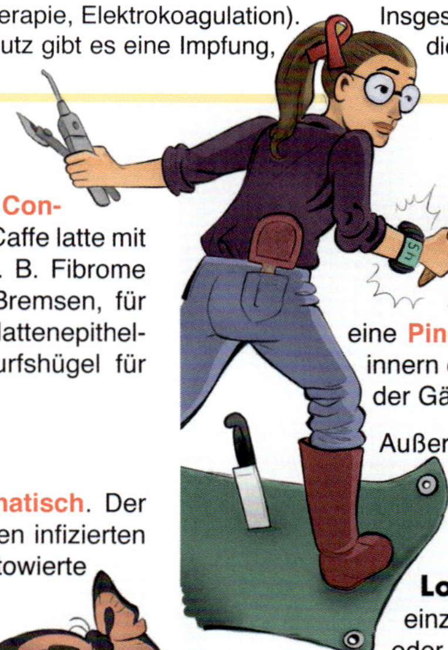

Differentialdiagnostik

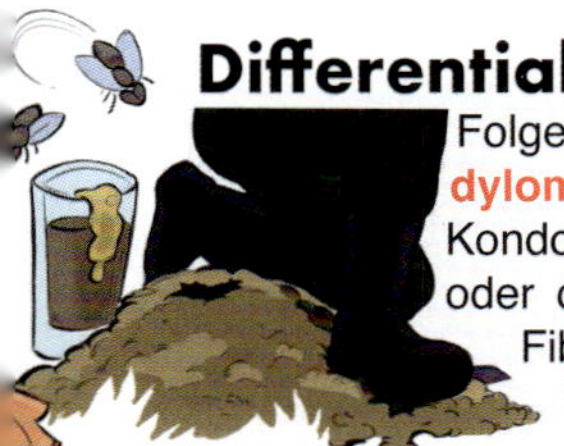

Folgendes muss ausgeschlossen werden: **Condyloma lata** des Stadiums II der Syphilis (Caffe latte mit Kondom darin), **benigne Tumoren** wie z. B. Fibrome oder dermale Nävi (Vieh-Brummer, also Bremsen, für Fibrom) und **maligne Tumoren** v.a. Plattenepithel-Karzinome (platt getretener Maulwurfshügel für Plattenepithel-CA).

Klinische Formen

Die meisten Infektionen mit HPV verlaufen **asymptomatisch**. Der Erreger persistiert jedoch nach der Primärinfektion in den infizierten Basalzellen der Hautschichten. Daran erinnert der tätowierte Schmetterling im Kreis auf dem Arm der Schwangeren.

Papilloma

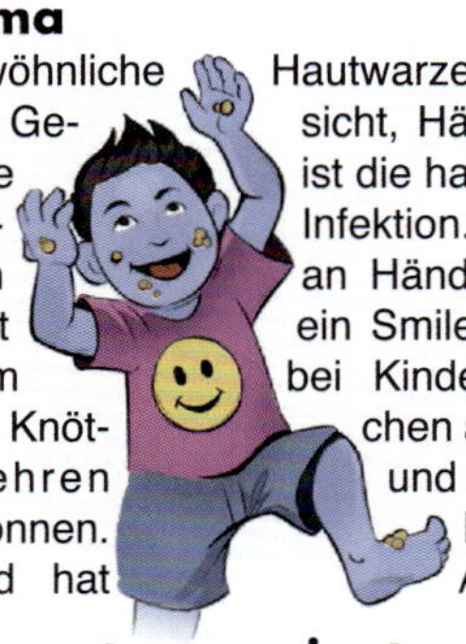

Die gewöhnliche Hautwarze kann die (Schleim-)häute von Gesicht, Händen und Füßen befallen B. Sie ist die harmloseste und häufigste Form einer HPV-Infektion. Deshalb ist das kleine Kind mit Warzen an Händen und Füßen auch so fröhlich und hat ein Smiley auf seinem T-Shirt. Eine Sonderform bei Kindern sind die **Larynxpapillome**. Das sind Knötchen auf den Stimmbändern, die häufig wiederkehren und zu **Atemwegsobstruktionen** führen können. Es schreit, ist bläulich (zyanotisch) und hat Atemwegsprobleme.

Condylomata acuminata

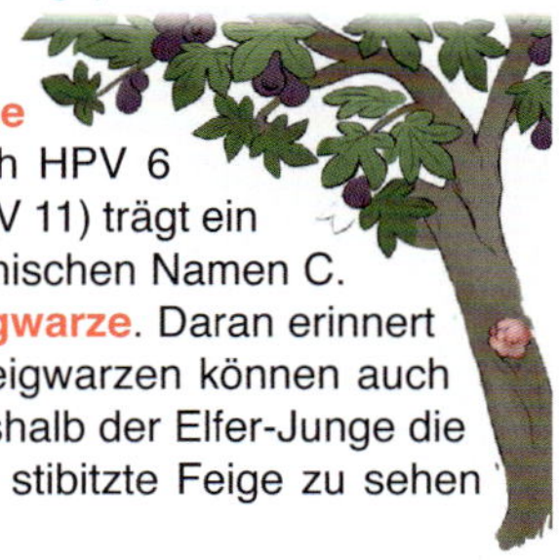

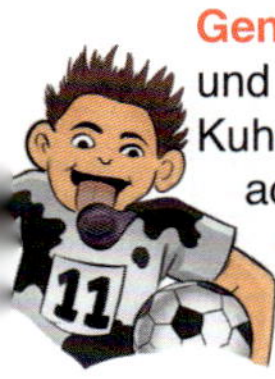

Condylomata acuminata C sind **gutartige Genitalwarzen**, die hauptsächlich durch HPV 6 und 11 entstehen. Der Fußballjunge (HPV 11) trägt ein Kuh-T-Shirt und erinnert so an den lateinischen Namen C. acuminata. Ein weiterer Name ist **Feigwarze**. Daran erinnert der Feigenbaum im Hintergrund. Feigwarzen können auch die Mundschleimhaut befallen, weshalb der Elfer-Junge die Zunge herausstreckt, auf der eine stibitzte Feige zu sehen ist.

Condylomata plana

Condylomata plana werden vor allem durch HPV 16 und 18 verursacht. Deshalb verstecken sich die 16- und 18-jährigen Jugendlichen unter einer Plane (C. plana). Die Papeln (Rettet den Pappelpark!) treten hauptsächlich im **Anogenitalbereich** auf. Der 18-Jährige kratzt sich am Hintern. Bei C. plana besteht ein **hohes Entartungsrisiko**. Deshalb sieht man auf dem Felsen, hinter dem sich die Jugendlichen verstecken, einen Krebs.

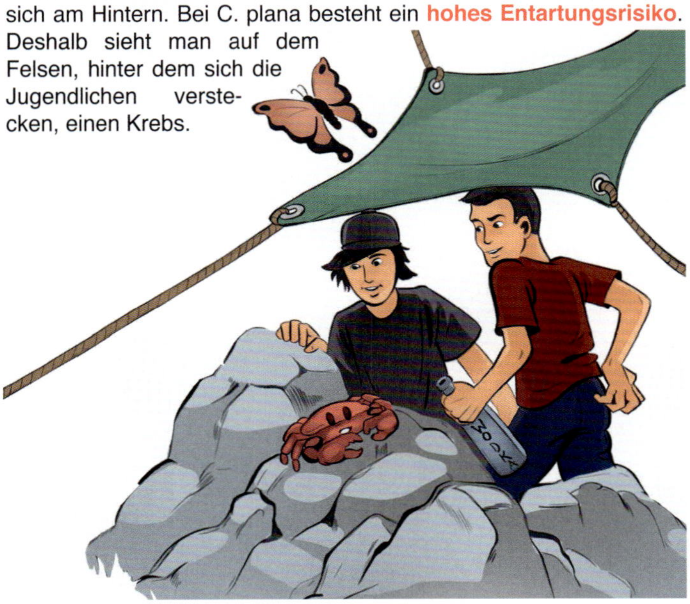

Therapie

Die Therapie wird durch die Gärtnerin links im Bild repräsentiert.

Bei sexueller Übertragung sollten die Sexualpartner mitbehandelt werden, um eine **Ping-Pong-Infektion** zu vermeiden. Daran erinnern die Ping-Pong-Schläger in der Hosentasche der Gärtnerin.

Außerdem sollten die Risikofaktoren wie Immunsuppression und Analläsionen behoben werden. Die Merkhilfe ist die AIDS-Schleife, die die Gärtnerin im Haar trägt.

Lokal wird zytostatisch behandelt. Kleinere, einzelne Kondylomen können mit **5-Fluoruracil** oder **Imiquimod-Salbe** therapiert werden. Die fluoreszierende Uhr der Gärtnerin zeigt 5 (5-Fluoruracil). Einzelne Kondylomen können auch mit **Kryotherapie** (Co2, N20, N2) behandelt werden. Auch die Gärtnerin versucht die Warze am Feigenbaum mit Eis zu therapieren.

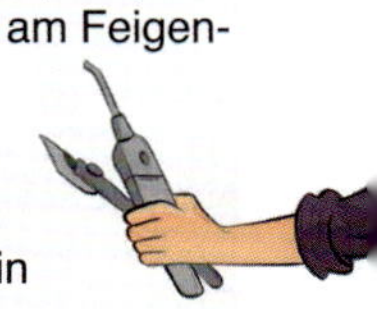

Einem ausgedehnten Kondylombefall kann in einer Operation mit **Kürettage**, **Laser**- oder **Elektrokoagulation** beigekommen werden. Deshalb hat die Gärtnerin in der anderen Hand einen Laser und ein OP-Messer.

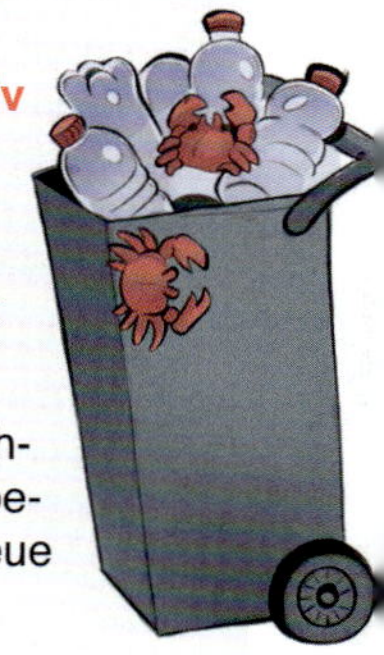

Bei **Condylomata plana** wird **immer operativ** behandelt (Kürettage, Laser). Regelmäßige Folgekontrollen sind dringend notwendig. Die Gärtnerin steht auf einer Plane, in der ein Messer steckt (bei Condylomata plana immer operativ). Zur Kontrolle trägt sie eine Brille.

Insgesamt ist die **Rezidivrate sehr hoch**. Bei den High-Risk-Subtypen ist der Übergang zur Neoplasie zu befürchten. Im Mülleimer der Gärtnerin befinden sich neue Plastikflaschen (Neoplasie) und Krebse.

Prävention

Nach den Empfehlungen der STIKO sollten sich Mädchen zwischen 9 und 14 Jahren, auf jeden Fall vor dem ersten Sexualkontakt, **impfen** lassen. Daran erinnert das Plakat mit der Aufschrift „JETZT IMPFEN LASSEN", auf dem außerdem ein junges Mädchen und Schmetterlinge zu sehen sind.

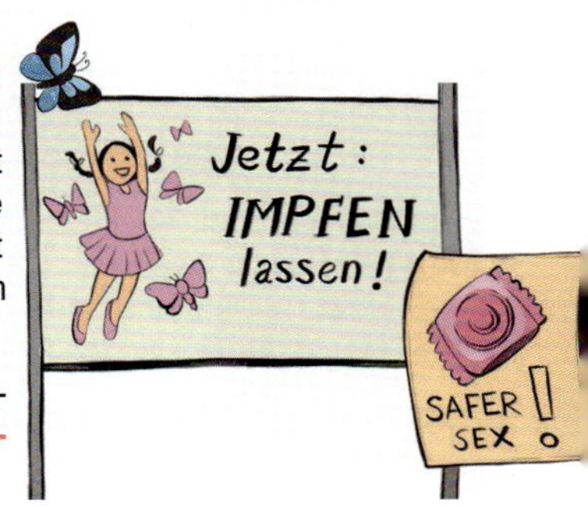

Kondome schützen nicht zu 100 Prozent, sie verringern lediglich das Risiko einer Infektion. Hautkontakt mit infizierten Stellen reicht für eine Infektion aus. Am großen Plakat hängt noch ein kleineres, das zum Safer Sex aufruft.

Außerdem sind ab dem 30. Lebensjahr regelmäßige **Zervix-CA-Screenings** empfohlen.

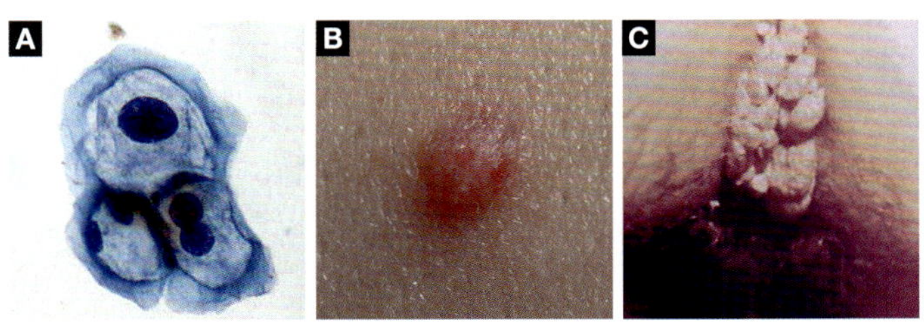

A Koilozyten (Ballonzellen) **B** Papillom **C** Condyloma accuminata

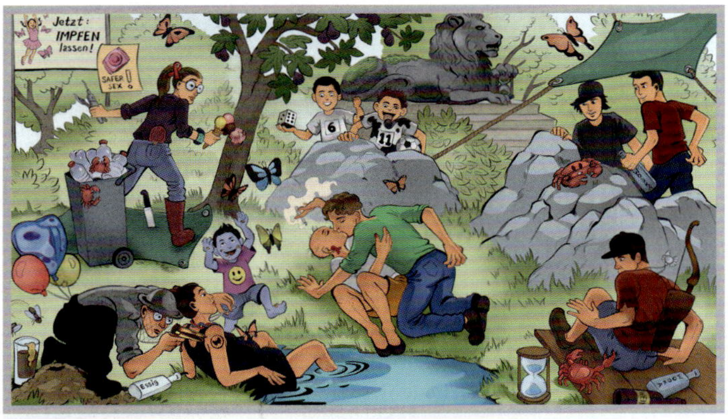

...HPV

Krebsvorläuferläsionen

Die Krebsvorläuferläsionen werden anhand des großen Bruders der Teenager vorne rechts im Bild erklärt. Er hat die gleiche Wodka-Flasche wie sein 18-jähriger Bruder neben sich, denn Krebsvorläuferläsionen werden vor allem durch HPV 16 und 18 verursacht.

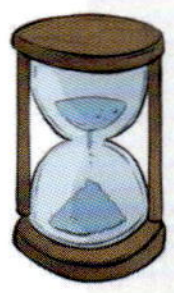

Bei Immungesunden liegen in der Regel 15-20 Jahre zwischen der Erstinfektion und der Entwicklung eines Karzinoms. Die abgetragenen Kleider des großen Bruders und die Sanduhr erinnern an die vergangene Zeit.

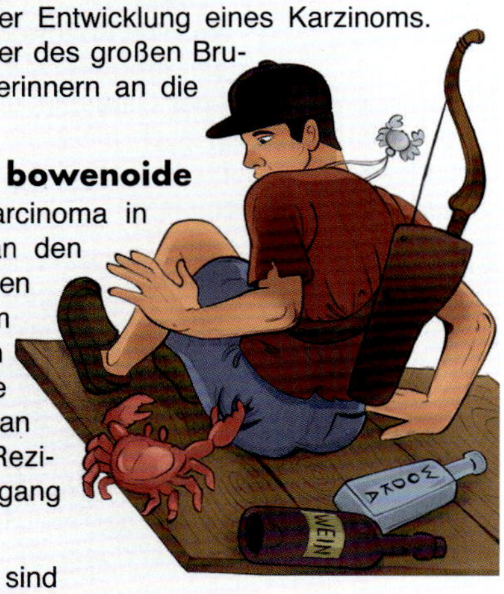

Eine Sonderform ist die **bowenoide Genitalpapulose**, ein Carcinoma in situ (CIS). Zur Erinnerung an den Namen trägt der Bruder einen Bogen (engl. *bow*) auf dem Rücken. Ein Krebs kneift ihn in den Hintern (anogenital). Die Genitalpapulose heilt oft spontan ab, hat allerdings eine hohe Rezidivrate mit potentiellem Übergang zur Malignität.

Eine weitere Sonderform sind **Condylomata gigantea** (Buschke-Löwenstein-Tumor). Sie kommen vor allem bei einer Infektion mit HPV 6 oder 11 vor und ist ein warzenartiges, lokal stark exophytisch wachsendes Plattenepithel-Karzinom ohne Metastasierungstendenz. Die Merkhilfe ist hier der große (*gigantea*) Steinlöwe mit Busch (Buschke-Löwenstein). Der Löwe ruht auf Platten (Plattenepithel) und ist nur stellenweise moosbewachsen (lokal, exophytisch, ohne Metastasen).

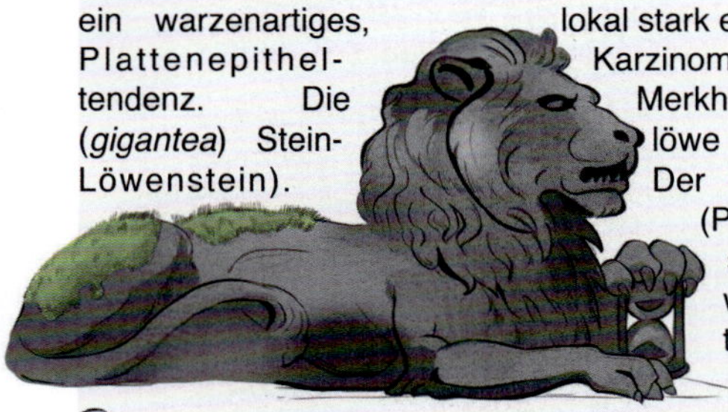

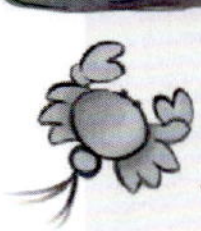

Ebenfalls möglich sind **zervikale intraepitheliale Neoplasien** (CIN) und Zervix-Karzinome. Der Bruder trägt um den Hals (Cervix) eine Kette mit einem zinnernen Krebs daran (CIN).

Weiterhin muss mit vulvären oder **vaginalen intraepithelialen Neoplasien** und auch Vulva-Karzinomen (VIN / VAIN) gerechnet werden. Zur Erinnerung daran liegt neben der Wodka-Flasche noch eine Flasche französischen Rotweines (franz. *vin* für VIN).

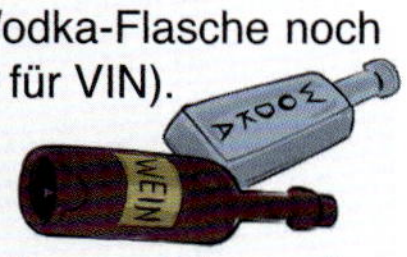

Auch kann ein **Plattenepithel-Karzinom** im Mund, an Pharynx oder Larynx, am Penis oder After auftreten. Merkhilfe sind hier die Holzplatten, auf denen der Bruder sitzt (Plattenepithel-Karzinom).

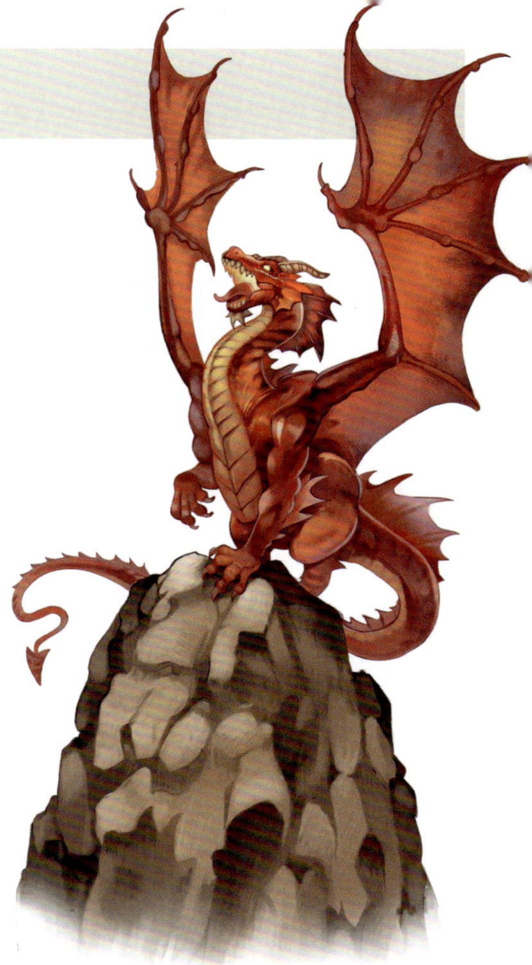

Herausforderung des Lernens

Die wenigsten werden dieses Buch von ganz vorne bis ganz nach hinten durcharbeiten. Falls doch – spätestens an dieser Stelle wäre es Zeit innezuhalten und festzustellen: Wow. So viel zu lernen! Vor dieser Herausforderung standen auch wir, besonders in der Mikrobiologie und Infektiologie. All die lateinischen Erregernamen und -klassifikationen, noch komischere Medikamentennamen und klinische Erscheinungsbilder, die manchmal verwirrend ähnliche erscheinen. Meditricks hat es uns ermöglicht, mehr Klarheit in diese interessante, aber oft auch komplizierte, Welt zu bringen. Merkbilder waren und sind für uns ein cleverer Weg, um sich komplexes und oft abstraktes medizinisches Wissen länger einzuprägen und besser zu verstehen.

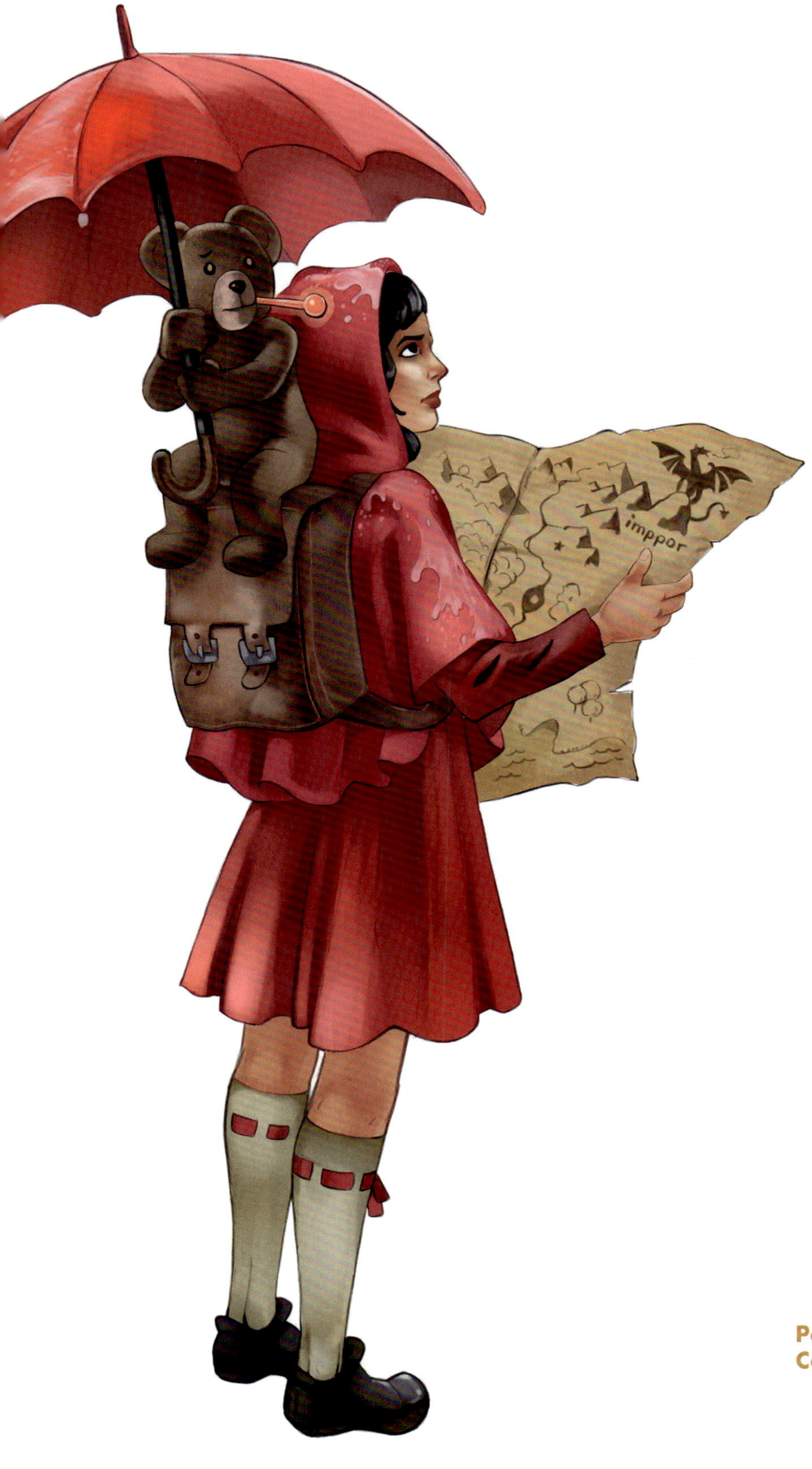

Rotkäppchen

Wir arbeiteten im Sommer 2017 am Meditrick zu FSME (S. 140). Dieser Meditrick ist in vielen Hinsichten für uns ein Durchbruch gewesen: Wir haben mit diesem Meditrick viel über die Bedeutung der Geschichte, der einzelnen Charaktere und der grafischen Aufarbeitung von Meditricks gelernt (wir haben auch spätestens dann gelernt, dass wir vermutlich nie auslernen werden, diese Lernmethode zu verbessern).

Zeitgleich haben wir uns Gedanken gemacht, wie wir unsere Geschichte erzählen können? Die Geschichte über die Herausforderung des Lernens und wie man es meistert. Rotkäppchen haben wir als starken Charakter empfunden, um diese Geschichte zu erzählen. Im Bild hat sie eine spannende Reise in einem dunklen Wald vor, und schaut neugierig und mit erhobenem Haupt von ihrer Karte auf. Auf der anderen Flussseite wartet bedrohlich eine Monsterzecke, der Vektor des FSME-Virus. Ihre Neugierde und ihre Stärke in Anbetracht einer spannenden Reise, die aber auch Gefahren birgt, hat uns an das Medizinstudium denken lassen. Und so bricht sie mit ihrem treuen Begleiter und unserem liebsten Sidekick dem Fieber-Bären auf, um sich dieser Herausforderung zu stellen.

Die Geschichte setzen wir auf **meditricks.de** fort.

Pause?
Caffè!

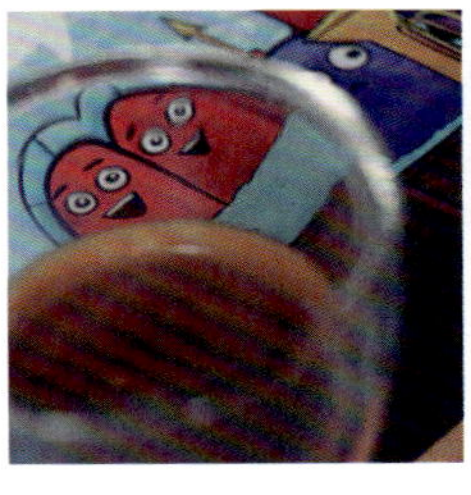

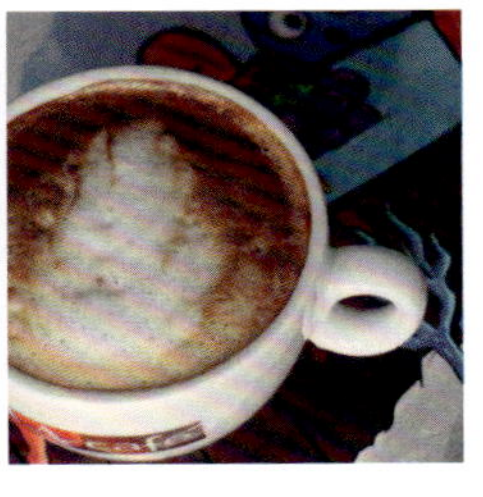

Trichomoniasis

Trichter-Mona in der Badewanne

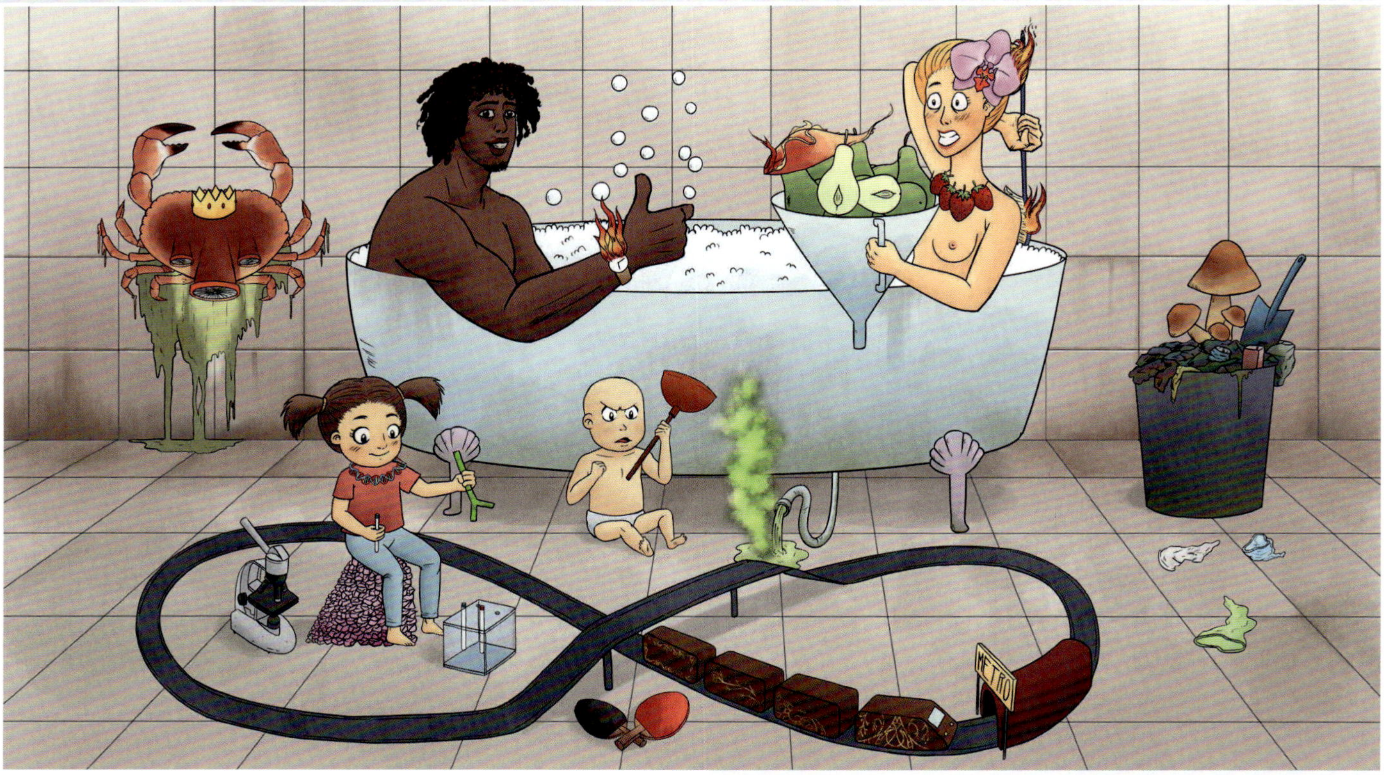

Mona, Mona, schon wieder einen Neuen. Und was soll das mit dem Trichter und den Birnen? Und dann dieser Saustall! Und das alles vor den Kindern! Da nützt auch der tollste Düsenkrebs nichts mehr.

Allgemein

Der Erreger von Trichomoniasis ist ***Trichomonas vaginalis***. Zur Erinnerung daran sitzt Mona mit einem Trichter (*Trichomonas*) in der Badewanne. Sie trägt eine Orchidee als Sinnbild einer Vagina im Haar (*vaginalis*).

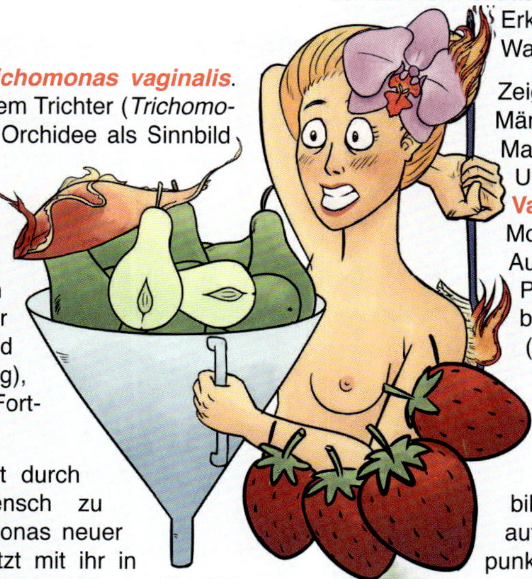

Trichomonas vaginalis ist ein **birnenförmiges**, **anaerobes Protozoon** (tierischer Einzeller). Es besitzt vier kurze und eine lange Geißel und pflanzt sich durch Zweiteilung fort. In Monas Trichter befinden sich ein solches Protozoon und mehrere Birnen (birnenförmig), von denen eine zerteilt ist (Fortpflanzung durch Teilung) **A**.

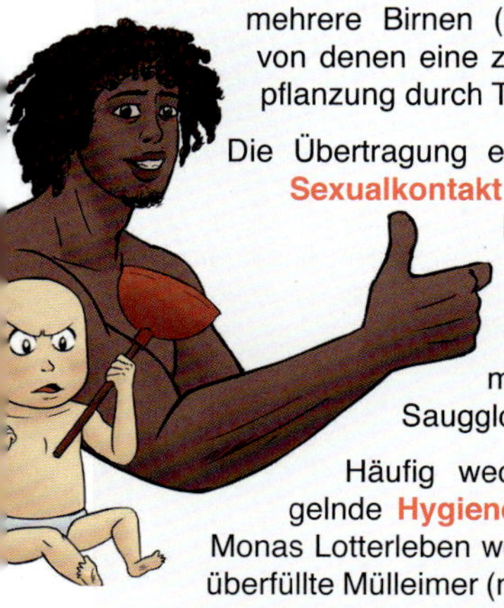

Die Übertragung erfolgt meist durch **Sexualkontakt** von Mensch zu Mensch. Monas neuer Freund sitzt mit ihr in der Badewanne. Eine **perinatale** Übertragung der Erkrankung ist auch möglich. Dafür steht das Baby mit der Saugglocke, das vor der Wanne sitzt.

Häufig wechselnde **Sexualpartner** und mangelnde **Hygiene** zählen zu den Risikofaktoren. Von Monas Lotterleben wollen wir lieber schweigen. Der überfüllte Mülleimer (mangelnde Hygiene) und die vielen benutzten Kondome (wechselnde Sexualpartner) sprechen für sich.

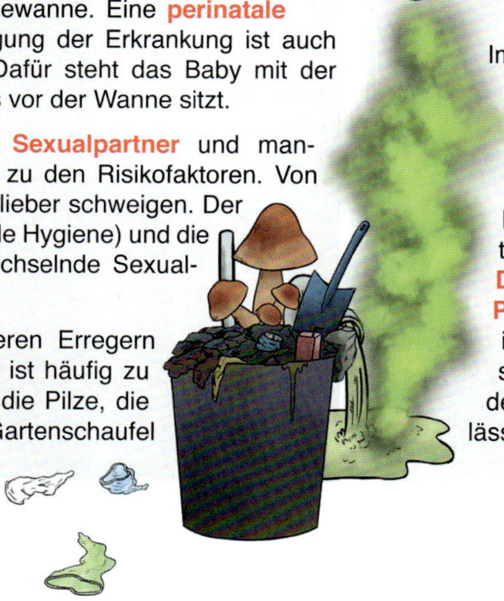

Eine gleichzeitige Infektion mit anderen Erregern wie Pilzen oder *Gardnerella vaginalis* ist häufig zu beobachten. Die Merkhilfen sind hier die Pilze, die auf dem Müll wachsen, und die blaue Gartenschaufel (*Gardnerella vaginalis*).

Klinik

70 bis 85% der Infektionen verlaufen **asymptomatisch**. Vor allem bei Männern ist das so. Diese sind dann nur Überträger der Erkrankung. Deshalb zeigt der Kerl in der Wanne auch „Daumen hoch".

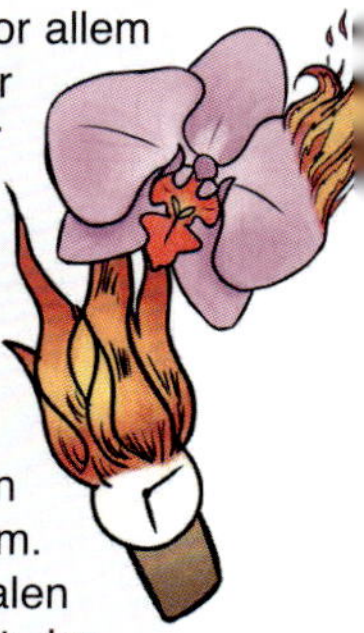

Zeigen sich Symptome, kommt es bei Männern häufig zu einer **Urethritis**. Der Mann trägt eine brennende Uhr (für Urethritis). Frauen leiden unter einer **Vaginitis**. Die brennende Orchidee in Monas Haar erinnert an dieses Symptom. Außerdem kann es zu einem vulvovaginalen Pruritus, Brennen (Mona kratzt sich mit der brennenden Bürste), Dysurie und Dyspareunie (Schmerzen beim Koitus) kommen. Die Beschwerden können zyklusabhängig zunehmen. In der Rechten hat Mona eine brennende Bürste.

Zusätzlich können sich an der Vagina Bläschen bilden, von der Wanne steigen ein paar Bläschen auf. Auch typisch ist die **Kolpitis granularis**, eine punktförmige Rötung der Vaginalschleimhaut (**Erdbeerzervix**). Daran erinnert Monas Erdbeerkette **B**.

Im Zuge der Erkrankung kommt es zu einem **grünlich-gelblichen** Ausfluss. Der Fluor enthält Trichomonaden und Leukozyten. Er riecht **faulig** und bildet **Schaum**. Dieser Fluor fließt unten aus der Wanne: grünlich-gelb, übel riechend, schaumbildend.

Bei chronischen, unbehandelten Infektionen kommt es dreimal häufiger zu **Dysplasien** der Schleimhaut und zu **Präkanzerosen**. Die Eselsbrücke ist hier der Düsenkrebs (Dysplasie) mit Krone (chronisch), der an der Wand eine Schleimspur hinterlässt (Schleimhaut).

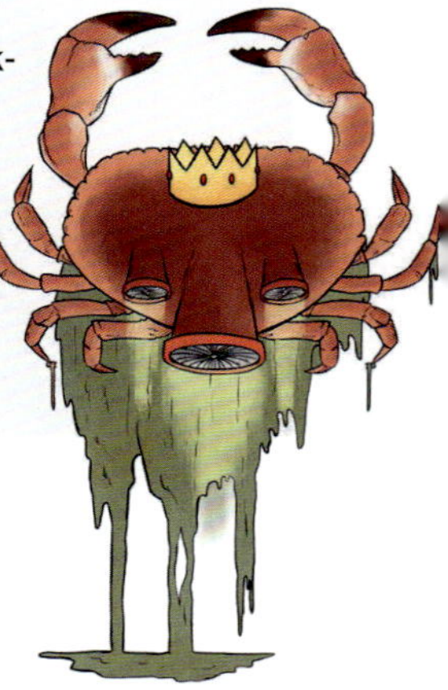

Die **Trichomoniasis** wird durch *Trichomonas vaginalis* ausgelöst. Das Protozoon ist anaerobes und obligat pathogenes. Trichomonaden haben vier kurze und eine lange Geißel. Die Übertragung erfolgt von Mensch zu Mensch, vor allem bei Sexualkontakt. Eine perinatale Übertragung ist ebenfalls möglich. Bei symptomatischen Verläufen ist bei Männern die Urethritis typisch. Frauen klagen über eine Vaginitis mit vulvovaginalem Pruritus, Brennen, Dysurie und Dyspareunie. Außerdem ist eine Kolpitis granularis möglich, die „Erdbeerzervix" mit punktförmigen Rötungen der Vaginalschleimhaut. Der grünlich-gelbe, faulig riechende Ausfluss mit Schaumbildung ist ein wichtiges Symptom. Für die Diagnostik ist der Abstrich mit anschließender Mikroskopie Standard. Im Abstrich sind Trichomonaden und viele Granulozyten zu sehen. Die Therapie besteht in der oralen Antibiotikagabe von Metronidazol. Partner sollten mitbehandelt werden.

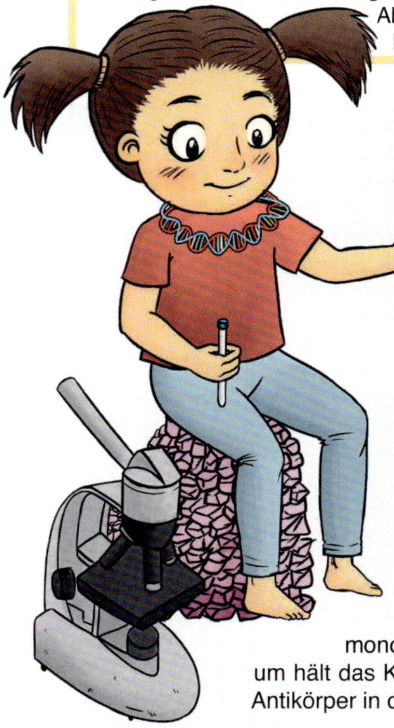

Diagnostik

Zur Diagnose sollte ein **Abstrich** vorgenommen werden. Unter dem Mikroskop erkennt man bewegliche **Flagellaten** mit mehreren Geißeln **C**. Bei einer akuten Infektion sind viele **Granulozyten** zu sehen, bei einem chronischen Verlauf eher weniger. Das Kind, das mit einem Abstrichröhrchen spielt und auf einem Haufen Granula sitzt, verkörpert die Diagnostik. Neben ihm steht ein Mikroskop.

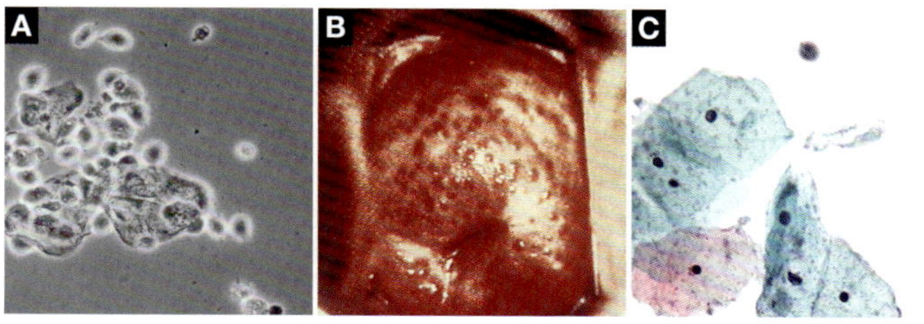

A Trichomonas vaginalis **B** Erdbeerzervix **C** Pap-Test nach Abstrich; vereinzelte Trichomonade rechts oben; leicht veränderten Epithelzellen

Eine weitere diagnostische Möglichkeit ist ein **Immunfluoreszenz-Test** mit monoklonalen Antikörpern. Darum hält das Kind einen fluoreszierenden Antikörper in der anderen Hand.

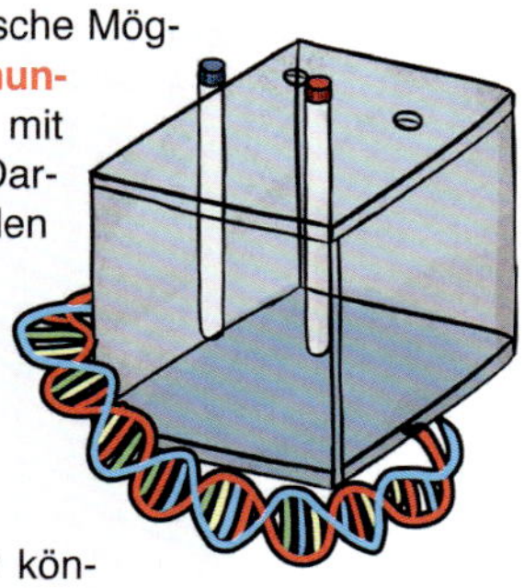

Die DNA-Halskette des Mädchens steht für die **PCR** zum DNA-Nachweis.

Therapie

Zur Therapie wird **Metronidazol** verabreicht. Alternativ können auch andere Imidazolpräparate wie Ornidazol oder Tinidazol gegeben werden. Daran erinnert die Metro (Metronidazol) mit Ornamenten (Ornidazol).

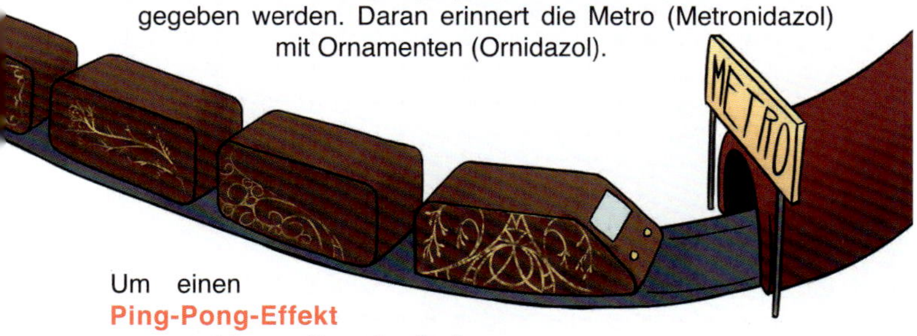

Um einen **Ping-Pong-Effekt** zu vermeiden, sollte unbedingt auch der Sexualpartner mitbehandelt werden. Merkhilfen sind hier natürlich die beiden Tischtennisschläger.

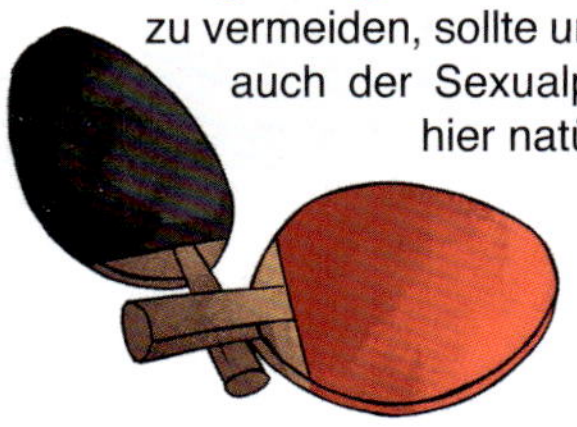

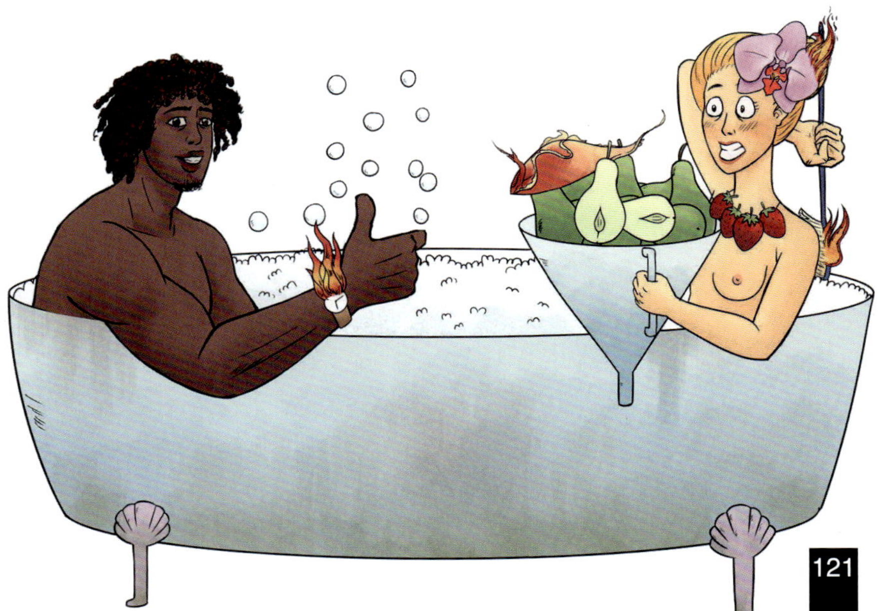

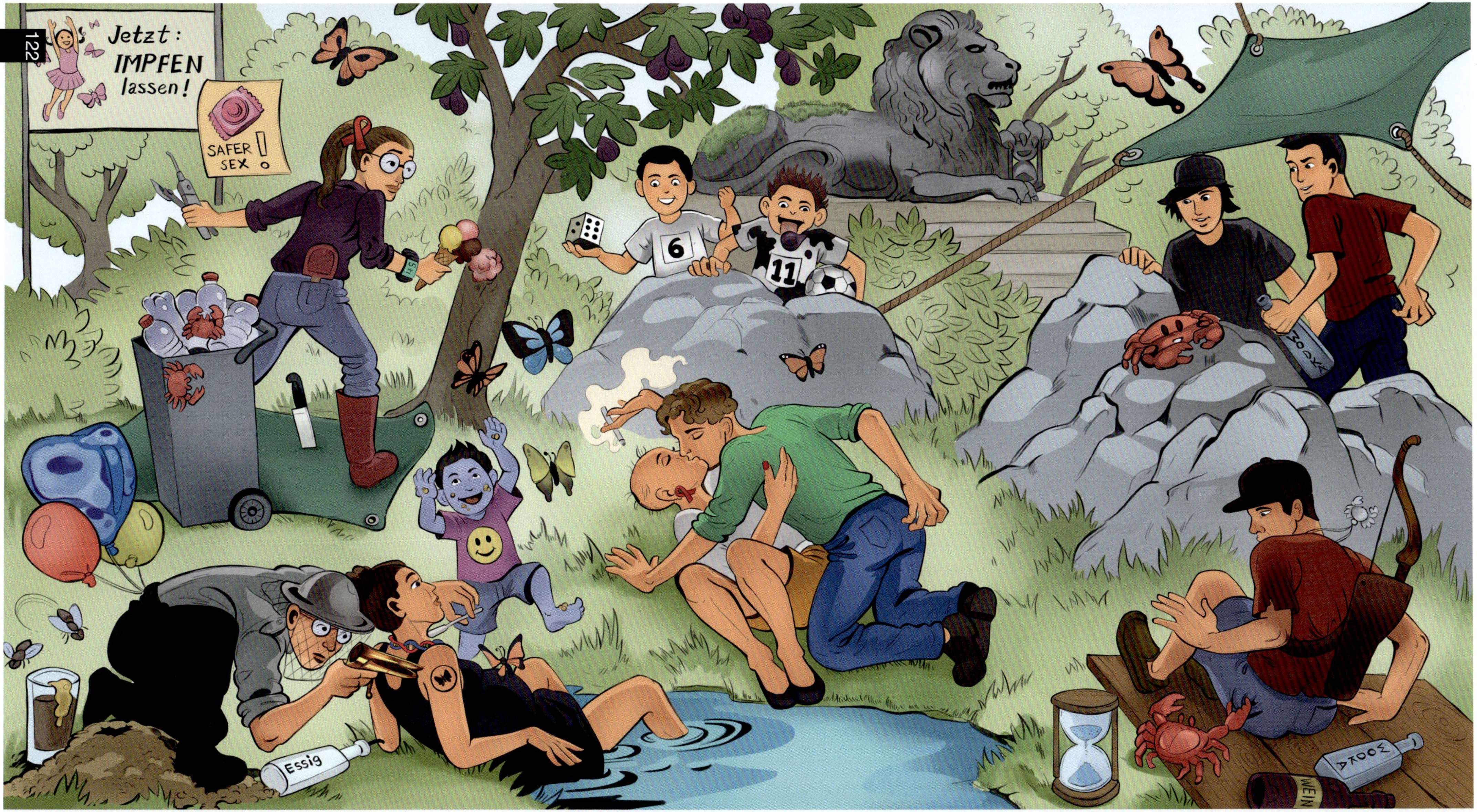

Quiz

1. Welche sind die Hochrisiko-Subtypen des HPV?
2. Wie wird das HPV von Mensch zu Mensch übertragen?
3. Was sind Risikofaktoren für eine HPV-Infektion?
4. Wie kann das HPV nachgewiesen werden?
5. Welche Hauterscheinungen sind typisch für eine HPV-Infektion?
6. Was ist das Problematische einer Infektion mit dem Virus?
7. Wie kann man der Infektion vorbeugen?

Antworten

1. HPV 16 und 18 (Jugendliche).
2. V.a. sexuell, über Schmierinfektion (Kuss) und perinatal (Schwangere).
3. Eine lokal geschwächte Anogenitalregion (Kratzen am Hintern), Tabakkonsum (Zigarette), Immunsuppression, HIV und Chemotherapie (Glatze und AIDS-Schleife).
4. Durch Zervixabstrich (Schmetterlingsfänger mit Abstrichstäbchen), Essigsäuretest (Essigflasche), Koilozytennachweis (Ballons) und PCR (DNA-Kette).
5. Oft bleibt sie asymptomatisch; benigne Formen sind Papillome (Kind mit Warzen), Condylomata accuminata bzw. Feigwarzen (Feigenbaum) und Condylomata plana (Plane).
6. Es besteht ein hohes Entartungsrisiko der Condylomata plana (Krebs bei Plane).
7. Durch eine Impfung (Impfungsplakat).

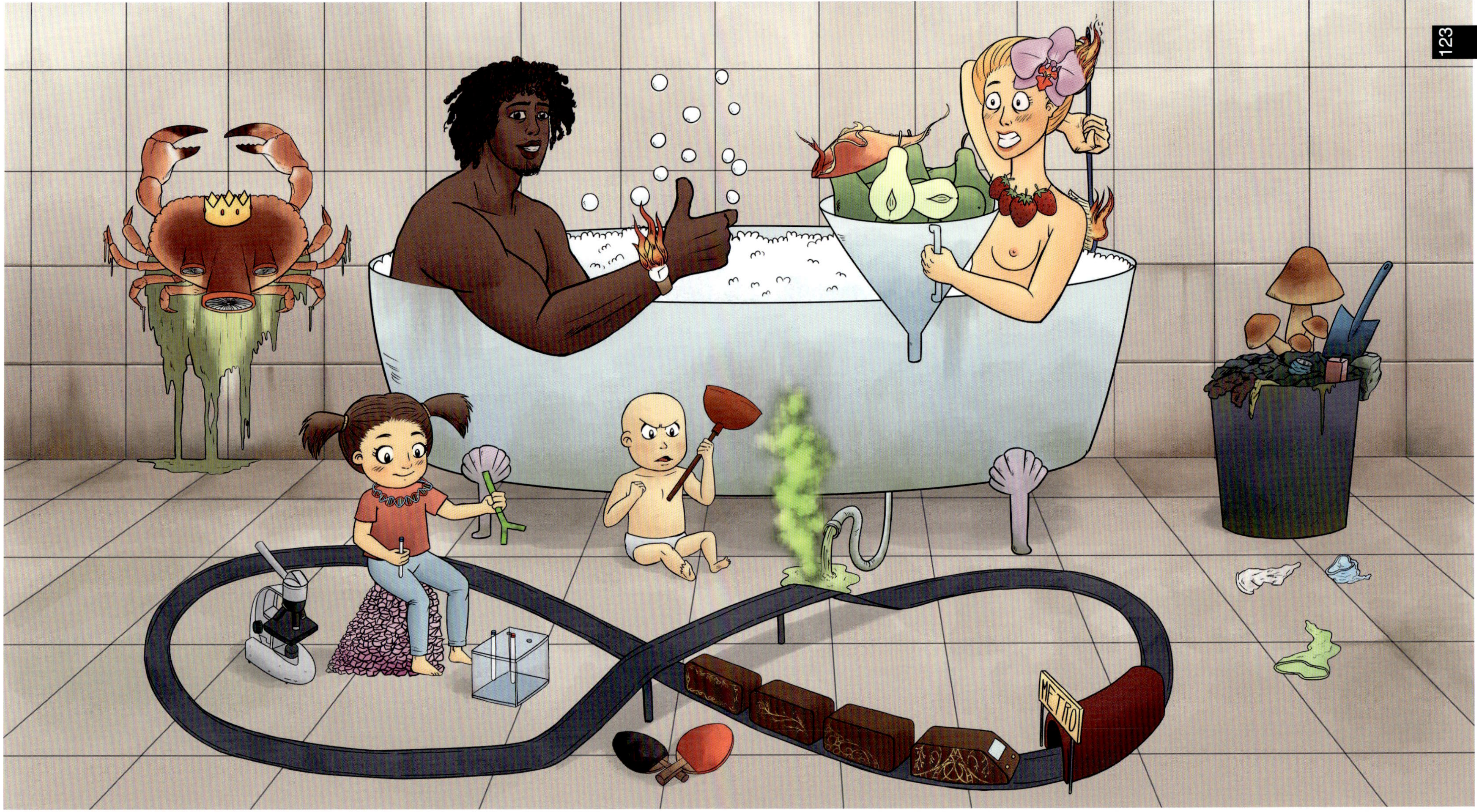

Quiz

1. Warum ist der Trichter mit Birnen gefüllt?
2. Wie werden die Keime von Mensch zu Mensch übertragen?
3. In welchen Organen führt die Infektion bei Männern und welchen bei Frauen zur Entzündung?
4. Welche Symptome haben Frauen bei dieser Infektion häufig?
5. Wie wird die Erkrankung diagnostiziert?
6. Wie wird sie therapiert?
7. Zu welchen Komplikationen kann die chronische Infektion führen?

Antworten

1. Weil die Trichomonaden birnenförmig sind.
2. Meist sexuell (Paar in Wanne), aber auch perinatal (Kind mit Saugglocke).
3. Es kommt zu Genitalinfektionen mit Urethritis (Uhr) und Vaginitis (Orchidee) bis hin zu Kolpitis (Erdbeerkette für Erdbeer-Zervix) bei Frauen.
4. Vulvovaginalen Pruritus, Brennen, Dysurie und Dyspareunie (Kratzen mit brennender Bürste).
5. Durch Abstrich (Abstrichstäbchen) und mikroskopischen Nachweis (Mikroskop) oder Immunfluoreszenz-Test (fluoreszierender Antikörper) bzw. PCR (DNA-Halskette).
6. Mit Metronidazol (Metro) oder Imidazolpräparaten (Ornamente). PartnerInnenmitbehandlung nicht vergessen (Ping-Pong-Set)!
7. Zu Schleimhautdysplasien und Präkanzerosen (Schleimspur vom Krebs).

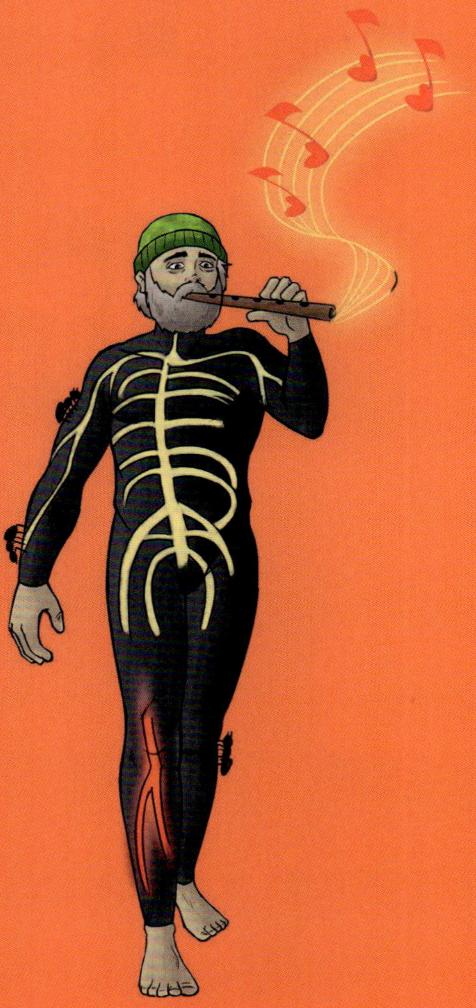

NEUROLOGIE

PÄD S.12
STDs S.82
AUGE S.162

Borreliose Erreger, Klinik, Stadien
Naturbursche wandert zur Burg

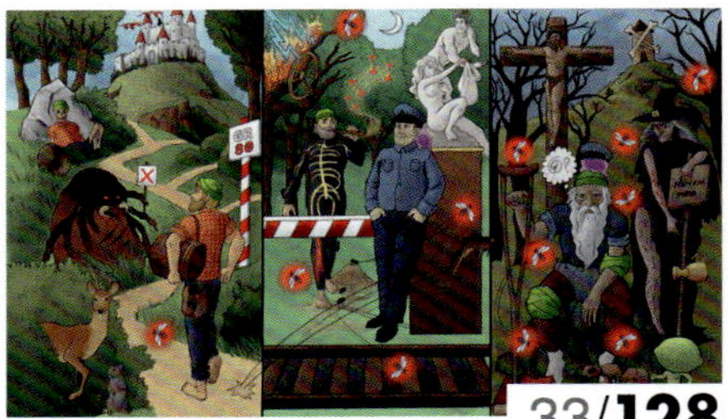

33/**128**

Borrelien sind Spirochäten und werden v.a. in der warmen Jahreszeiten durch Zeckenstiche übertragen. Erstmanifestation ist in 80% das Erythema migrans (Wanderröte). Nach dieser lokalen Phase kann eine zweite, disseminierte akute Lyme-Borreliose folgen. Periphere und kraniale Nervenentzündung führen u.a. zu fazialen Paresen und nächtlichen, radikulären Schmerzen sowie einer Meningitis. Die dritte, disseminierte und noch Jahre später auftretende chronische Borreliose zeigt neben ständiger Erschöpfung, neuropsychologische Veränderungen; ferner eine wandernde Arthritis.

Borreliose Diagnostik, Therapie
Bursche trifft Elisa im See

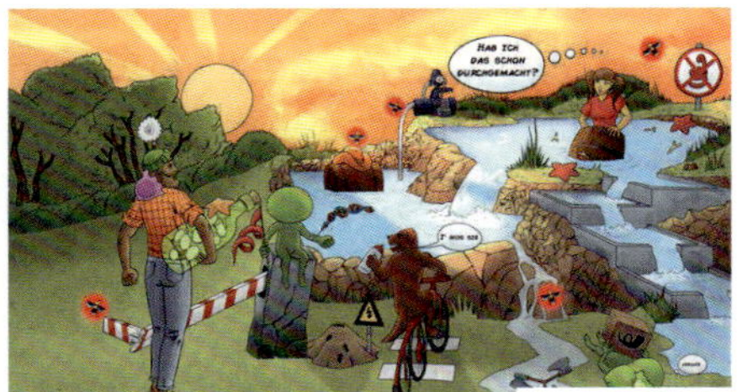

34/**132**

Das Erythema migrans ist eine Blickdiagnose (in 80% d.F., Stadium I). Ab Stadium II ist die Serologie entscheidend, jedoch sind bis zu 50% seronegativ. Die erste Stufe bildet ein ELISA auf IgM- und IgG-Antikörper (Suchtest). Es folgt ein Westernblot (Bestätigungstest). Positive AK sind kein (!) Aktivitätsmarker und nur in Zusammenhang mit der Klinik aussagekräftig. Bei V.a. Neuroborreliose sind im Liquor eine Eiweißerhöhung, eine lymphozytäre Pleozytose sowie intrathekale IgM- und IgG-AK nachweisbar. Die antibiotische Therapie erfolgt stadiengerecht.

Tetanus Wundstarrkrampf
Teuflische Trias im OP

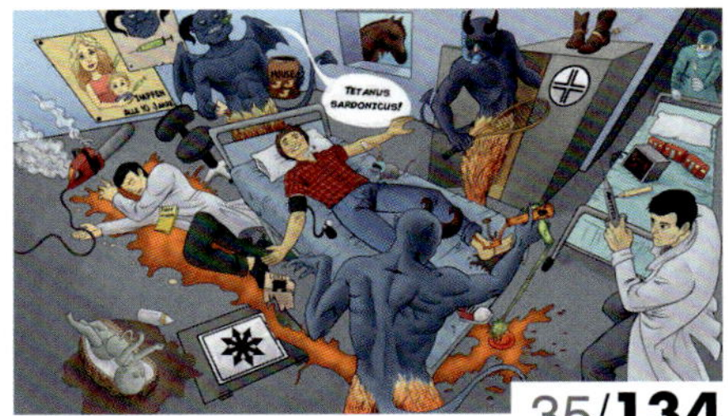

35/**134**

Auslöser ist das sporenbildende Stäbchen *Clostridium tetani*. Clostridien sind ubiquitär vorkommende, tennisschlägerförmige Bakterien. Sie gelangen über Wunden in den Körper. Ihre zwei Toxine wandern retroaxonal bis zu den Vorderhornzellen des Rückenmarks. Typischen Symptome sind Trismus (Kiefermuskelsperre), Risus sardonicus und Ophistotonus (Hyperlordose). Durch Sympathikolyse werden u.a. Pneumonien und Herz-Kreislaufprobleme ausgelöst. Trotz intensivmedizinischer Therapie mit Antibiotika und Antitoxin ist der Ausgang oft letal. Es existiert ein Totimpfstoff.

Botulismus
Bottles: Tennisdoping mit Folgen

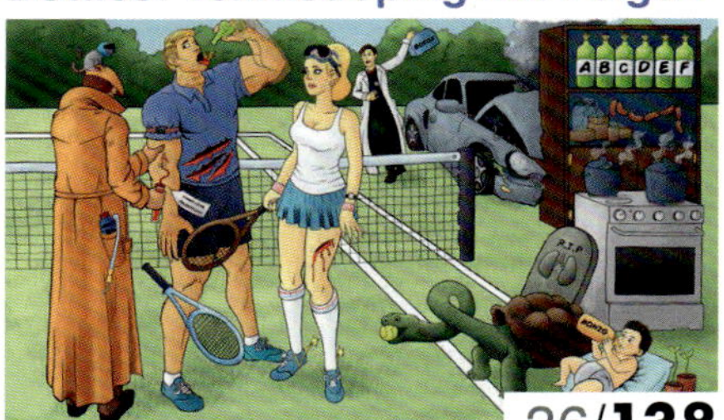

36/**138**

Clostridium botulinum produzierende das Botox-Toxin. Botox ist das stärkste bekannte Toxin. Es hemmt irreversibel die Freisetzung von Acetylcholin an der motorischen Endplatte. Es resultieren Lähmungen. Unbehandelt kommt es bei 50% zur tödlichen Atemlähmung. Neben Lebensmittelbotulismus und Wundbotulismus wird der Säuglingsbotulismus unterschieden. Das Toxin kann in jedem Material nachgewiesen werden und es gibt einen Neutralisationstest im Mausversuch. Die Therapie besteht in der Magenentleerung und der Antitoxingabe.

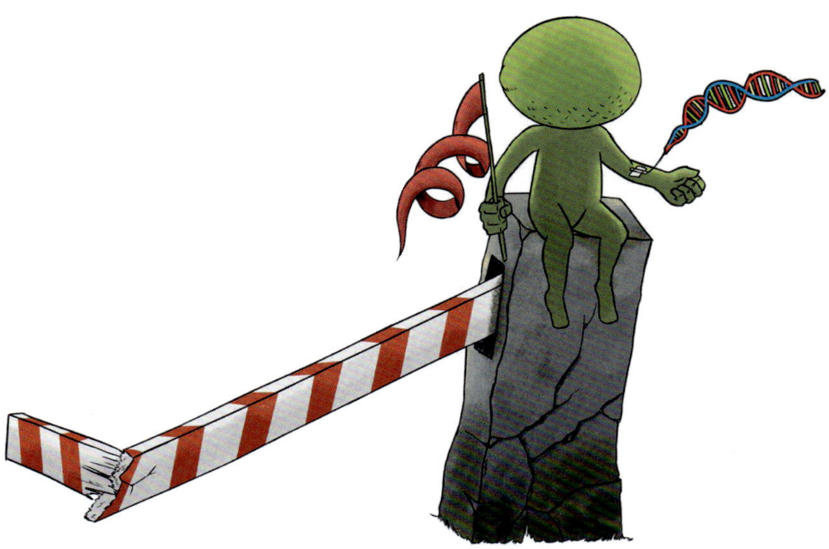

PÄD S.12
STDs S.82
AUGE S.162

Frühsommer-Meningoenz FSME

Rotkäppchen und die Monsterzecke

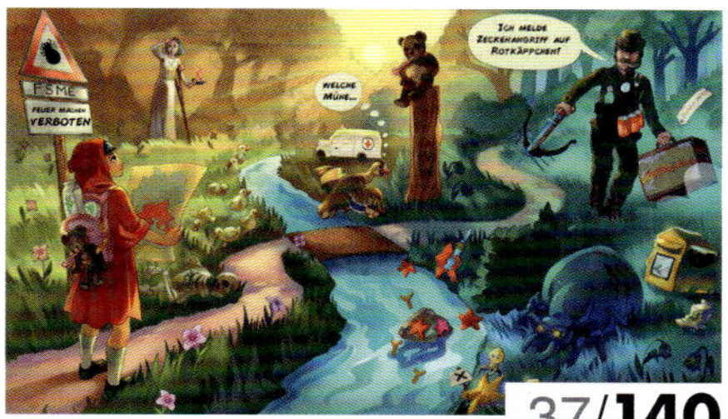

37/**140**

Die Frühsommermeningoenezpahlitis wird von Zecken übertragen. Hochrisikogebiete für das *FSME-Virus* sind der Süden Deutschlands. 10-30% der Infizierten werden symptomatisch und präsentieren sich mit grippeähnlichen Symptomen. Kommt es zum vollen, biphasischen Verlauf, folgt einer Remissionsphase ein erneuter Fieberanstieg mit Meningoenzephalitis. 1% hiervon enden letal. Die Therapie erfolgt symptomatisch. Erwachsene leiden oft unter heftigeren Verläufen und brauchen Monate bis zur Ausheilung. In den Risikogebieten wird daher die Totimpstoffgabe empfohlen.

Herpes simplex HSV1 und 2

Erste gegen zweite Mannschaft

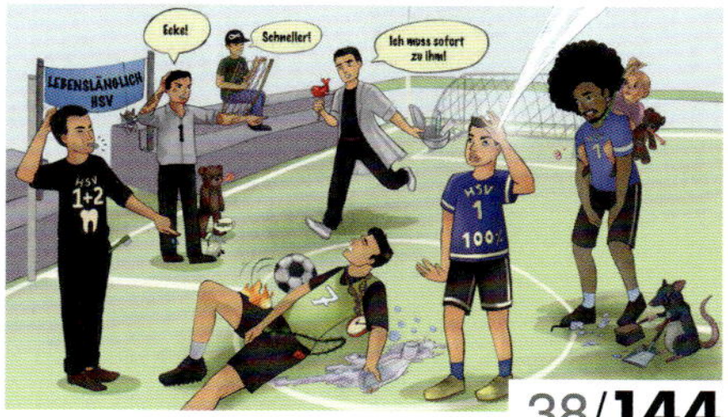

38/**144**

Herpesviren persistieren lebenslang in den Spinalganglien. Sie reaktivieren bei Stresssituationen. Herpes labialis und die Stomatitis aphtosa werden v.a. durch HSV 1 ausgelöst. Herpes genitalis wird dagegen v.a. durch HSV 2 ausgelöst und sexuell verbreitet. Beide Viren verursachen das Eczema herpeticatum und den Herpes digitalis. Typische Manifestation aller Herpes-simplex-Ekrankung sind schmerzhafte, brennende, juckende Bläschen. Die klinische Verdachtsdiagnose kann per PCR bestätigt werden. Die therapeutische Leitsubstanz ist Aciclovir.

HSV-Enzephalitis

Schutzengel mit der Harfe

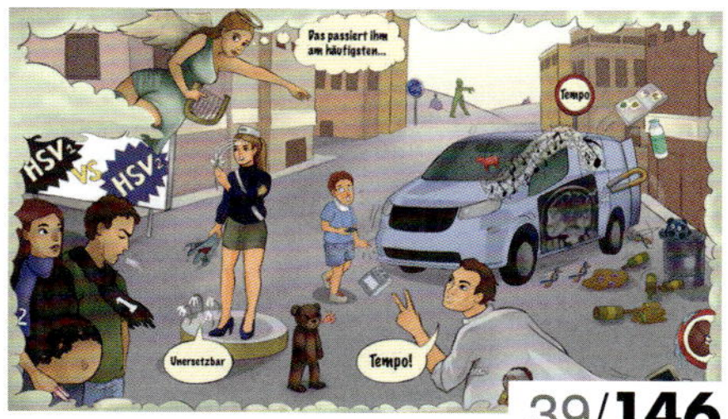

39/**146**

Ursächlich ist eine Infektion durch Haut-/Schleimhautläsionen oder eine Reaktivierung aus dem Ganglion trigeminale. Folge ist eine nekrotisierend-hämorrhagische Gehirnentzündung. Die Erkrankung verläuft in zwei Stadien. Sie beginnt meist grippal., gefolgt von fokalneurologischen Defiziten und Bewusstseinseintrübung. Die Diagnostik erfolgt via MRT und Erregernachweis mittels PCR (Liquorpunktat). Aciclovir sollte bereits bei klinischem Verdacht i.v. gegeben werden. Die Prognose ist schlecht.

Herpes zoster Gürtelrose

Tiger-Vari, der neue Zoo-Star

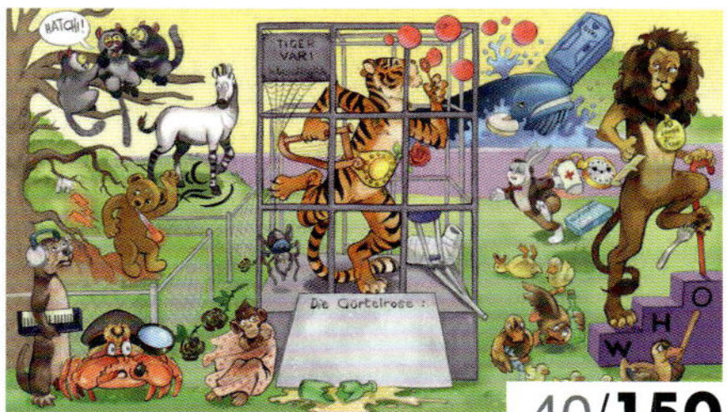

40/**150**

Auslöser ist das *Varizella-Zoster-Virus* (VZV), welches lebenslang in Spinalganglien persistiert. Die Gürtelrose tritt v.a. im Alter bei Stress und Immunschwäche auf, da es zur Reaktivierung des Virus kommt. Typischen sind die einseitigen, gruppierten Bläschen, die auf ein Dermatom begrenzt sind. Sie gehen mit starken Schmerzen einher, ihr Inhalt ist kontagiös. Therapeutisch gibt man Aciclovir, was besonders bei Gesichtsbefall möglichen Spätfolgen wie Sehverlust und Hörschäden vorbeugt. Komplikationen sind gerade bei Älteren die Post-Zoster-Neuralgien.

Rabies Tollwut

Raben und tollwütige Füchse

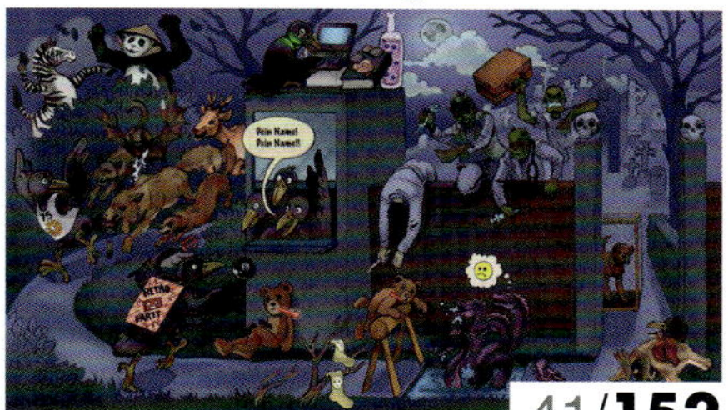

41/**152**

Tollwut wird durch das *Rabies-Virus* verursacht. Das Virus wird meist durch Tierbisse übertragen. Nach Aufnahme wandert das Virus retrograd in das ZNS. Die Klinik lässt sich in 3 Phasen unterteilen: Das Prodromalstadium, die akute neurologische Phase sowie Koma und Tod. Schlaffe Paresen führen durch die akute neurologische Phase hindurch zur Atemlähmung und schließlich in fast 100 % zum Tod. Es gibt keine kausale Therapie, allerdings ist eine prophylaktische und postexpositionelle Impfung möglich.

Meningitis Klinik und Diagnostik

Geirnausstellung im Museum

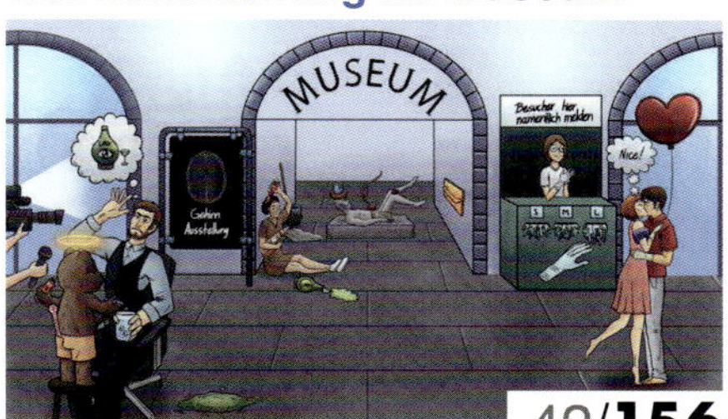

42/**156**

Leitsymptome sind Kopfschmerzen, Fieber und Meningismus. Vor der Therapie sollten wann immer möglich Blutkulturen abgenommen werden. Je nach Bewusstseinszustand und neurologischem Defizit folgt im Anschluss die (empirische) Antibiotikatherapie oder, beim nicht eingetrübten Patienten, zunächst eine Liquorpunktion. Die Erregerbestimmung kann mikroskopisch oder durch einen Latexagglutinationstest erfolgen. Bei V.a. Meningokokkenmeningitis ist die namentliche Meldung Pflicht.

Meningitis Erreger und Therapie

Bilder der Gehirnausstellung

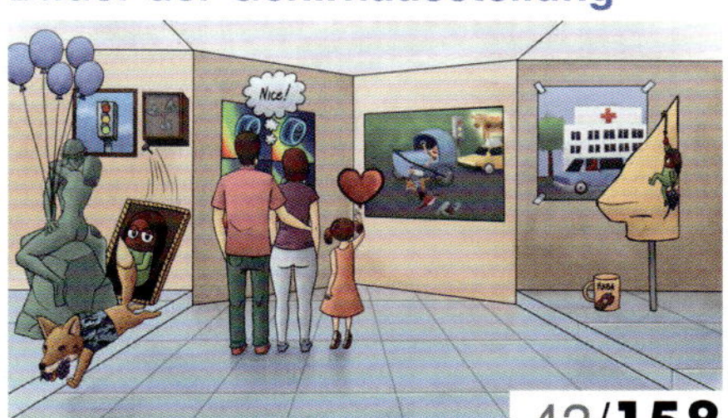

43/**158**

Meningokokken sind insgesamt der häufigste Erreger. Bei Erwachsenen und Kindern stehen Pneumokokken an erster Stelle. Führend bei Neugeborene sind Streptokokken der Gruppe B (u.a. S. agalactiacae). Häufig bei nosokomialer M. sind Enterobakterien wie E.coli und P. aeruginosa. Die empirische Therapie erfolgt entsprechend. So erhalten bspw. Erwachsenen und Kindern Cephalosporine (3te Gen.), Erwachsenen und Neugeobrene erhalten zur Abdeckung der Listerienlücke zsl. Ampicillin.

Borreliose Erreger, Stadien und Klinik

Naturbursche mit Fass wandert zur Burg

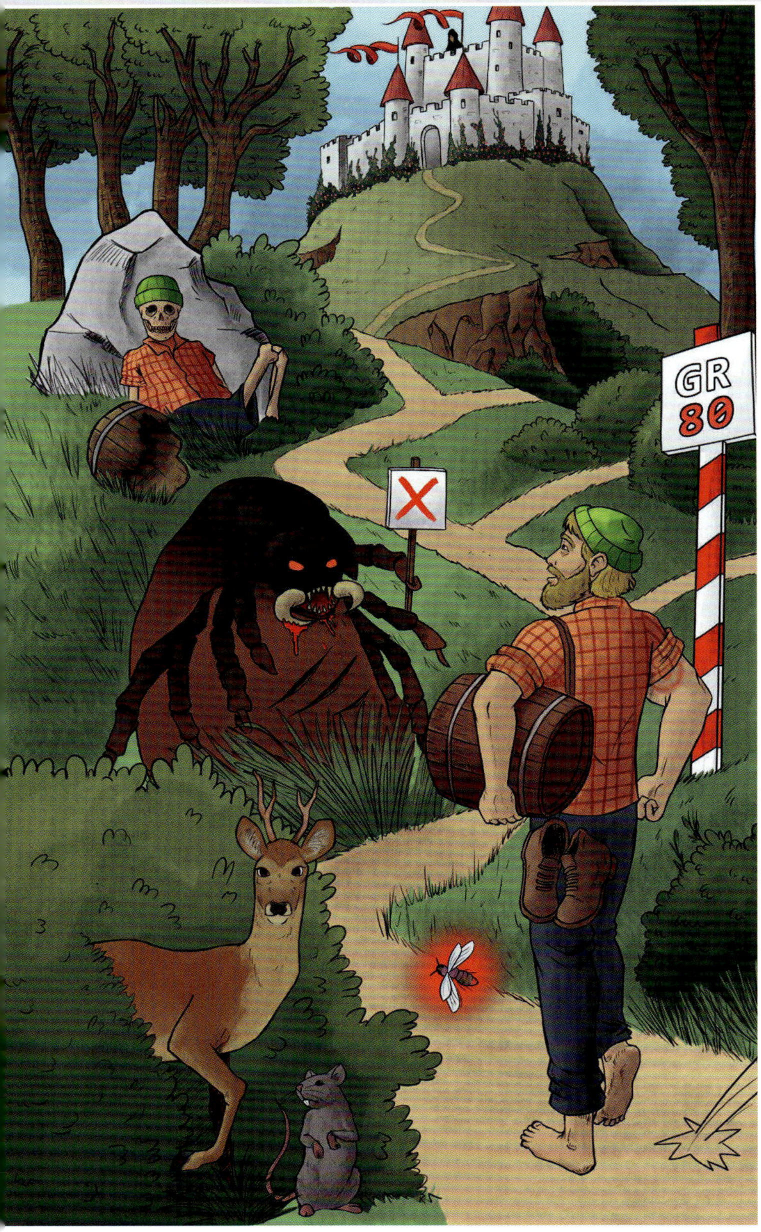

Allgemein

Die Borreliose ist hier als Naturbursche mit Fass, engl. *barrel* für die Borrelien, gezeigt. Sie wird auch **Lyme-Borreliose** genannt, weshalb der Naturbursche eine limettengrüne Mütze trägt (zur Lyme-Arthritis wiederum kommt es erst später).

Erreger

Die Borreliose wird hauptsächlich durch ***Borrelia burgdorferi*** A, selten auch durch andere Borrelienspezies verursacht. Der Naturbursche trägt sein Fass zum Burgdorf, um dort mit seinen Kumpanen zu zechen. Borrelien sind **gramnegative Spirochäten** (also korkenzieherförmig gewundene Bakterien wie auch die Leptospiren oder Treponemen). Vor dem Burgdorf wehen rote, spiralförmige Fahnen im Wind. Borrelien können **jahrelang** im Körper in Kollagenfasern und Phagozyten **persistieren**. Wie es sich für eine gute Märchenburg ziemt, ist auch die Burg im Bild von wildwachsenden Rosenbüschen umgeben – diese stehen für die Kollagenfasern.

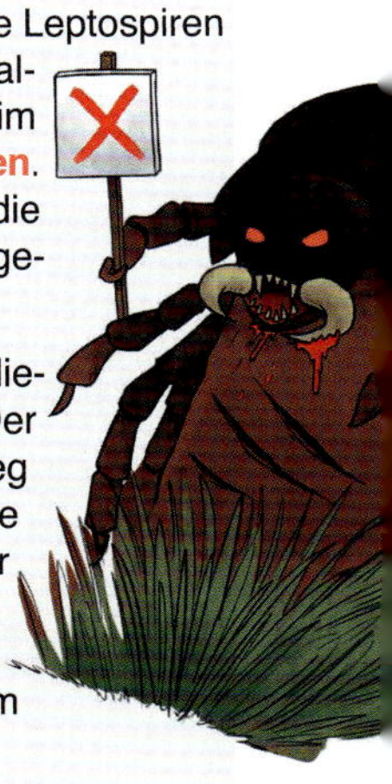

Die Borreliose ist eine Zoonose, das heißt Wildtiere dienen als Wirt. Hier sehen wir sie als Reh und Maus. Der Vektor ist die Zecke **Ixodes ricinus** B-D. Auf dem Weg zum Burgdorf lauert die gefährliche Monsterzecke. Ihre fleischig-blutigen Schnitte (geritzte Haut) stehen für ricinus. *Ixodes ricinus* heißt auch **Schildzecke**, weshalb die Zecke hier ein Schild hochhält, wobei das X auf dem Schild für Ixodes steht. Zecken leben in hohem Gras, Wäldern und Büschen.

Das höchste **Infektionsrisiko** besteht von **März** bis **Oktober**, da Zecken wärmere Temperaturen bevorzugen. Im Bild sehen wir deshalb die Jahreszeiten Frühling bis Herbst. Die Borreliose kommt überall in **Deutschland** und der gesamten **nördlichen Hemisphäre** vor. Hierfür steht der nordisch blonde Naturbursche.

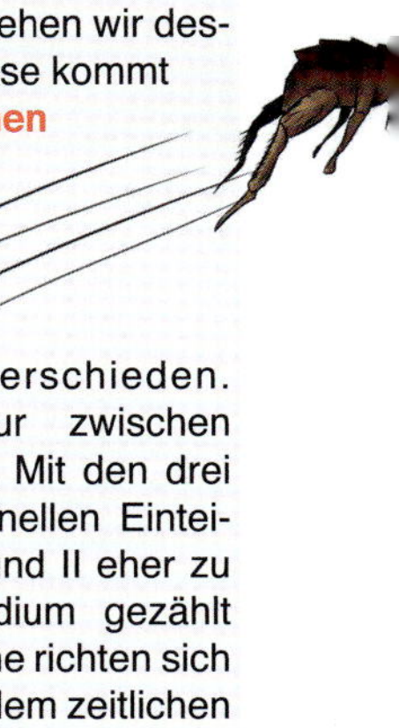

Klinik

Traditionell werden **drei Stadien** unterschieden. In der klinischen Praxis wird meist nur zwischen **Früh-** und **Spätstadium** unterschieden. Mit den drei Jahreszeiten tragen wir hier der traditionellen Einteilung Rechnung, wobei wohl Stadium I und II eher zu dem Früh- und Stadium III zum Spätstadium gezählt wird. Diese Einteilungen bzw. die Symptome richten sich nach der **Dissemination** des Erregers und dem zeitlichen Verlauf. Im Bild tauchen von links nach rechts immer mehr Glühwürmchen auf, was der fortschreitenden Dissemination der Borrelien entspricht. Jedoch ist die Borreliose ein Chamäleon und kann **Stadien überspringen**. Hieran soll uns der Floh erinnern, der vom ersten ins letzte Bild springt und das mittlere Stadium auslässt.

Stadium I

Stadium I ist im linken Drittel gezeigt und als der Frühling dargestellt. Es ist **lokal begrenzt**, daher ist nur ein Glühwürmchen zu sehen (derer es später mehr gibt). Die Symptome treten **Tage** bis **Wochen** nach der Infektion auf. Der Naturbursche läuft barfuß, seine zwei Wanderschuhe stehen für ein bis zwei Wochen. Eine typische Manifestation ist das **Erythema migrans** E, welches oft das einzige Symptom ist. Das typische Erythema migrans ist an der typischen Stelle der Läsion zu sehen, der Oberarminnenseite des Naturburschen. Es wird auch **Wanderröte** genannt, tritt in 80% der Fälle auf und ist dabei nur selten schmerzhaft. Die 80% werden durch den Wegweiser zum GR 80 gezeigt.

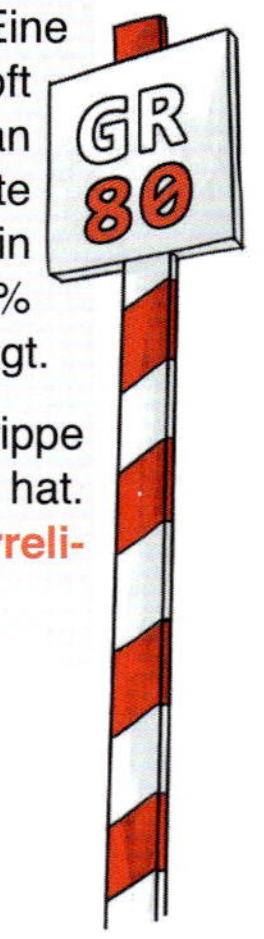

Am Wegrand sehen wir außerdem das Gerippe eines Naturburschen, der es nicht geschafft hat. Das Gerippe erinnert an die **seltene Borreliose-Grippe**.

Es war einmal...

Die Borreliose, auch Lyme-Borreliose genannt, wird durch Zecken übertragen. Betroffen sind klassisch all jene, die sich von Frühling bis Herbst häufig in der Natur aufhalten. Die Borreliose ist hier die dreiteilige Geschichte um einen urigen Naturburschen, der die drei Stadien der Borreliose wie auch die drei relevanten Jahreszeiten durchwandert. In der ersten Szene wandert er mit einem Weinfass zum Burgdorf, wo er mit seinen Kumpanen zechen möchte. Auf dem Weg dorthin lauert ihm die gefährliche Schildzecke auf. In der zweiten Szene wandelt der nun schon gereifte, aber von den Zechexzessen doch mitgenommene Bursche durch den sommerlichen Wald und trifft auf den Bahnwärter, der einige neurologische Defizite aufweist. In der dritten Szene schließlich ist der Wanderer ein alter Greis geworden. Er findet nicht mehr aus dem verwunschenen, nun herbstlichen Wald hinaus und sitzt auf einem Stein, wo ihm eine Hexe sowie die seltsame Wanderlimette erscheinen.

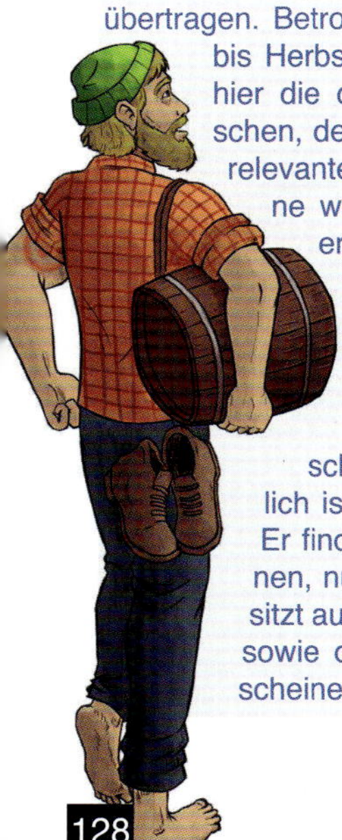

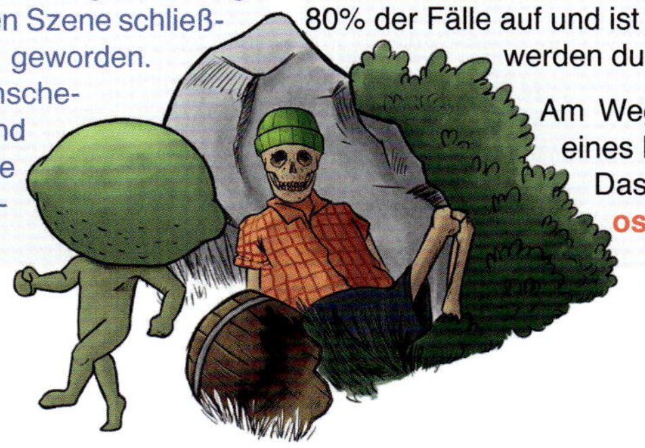

Verursacher der **Borreliose** ist *Borrelia burgdorferi*. Borrelien sind Spirochäten (gramnegativ) und werden v.a. in der warmen Jahreszeiten durch Zeckenstiche übertragen. Erstmanifestation der Borreliose ist in 80% das Erythema migrans, die Wanderröte. Nach dieser lokalen Phase kann eine zweite, disseminiert akute Lyme-Borreliose folgen. Periphere und kraniale Nervenentzündung führen u.a. zu fazialen Paresen und nächtlichen, radikulären, brennenden Schmerzen sowie einer Meningitis. Die dritte, disseminierte und noch Jahre später auftretende chronische Borreliose zeigt neben ständiger Erschöpfung auch neuropsychologische Veränderungen. Außerdem kann eine wandernde Arthritis auftreten.

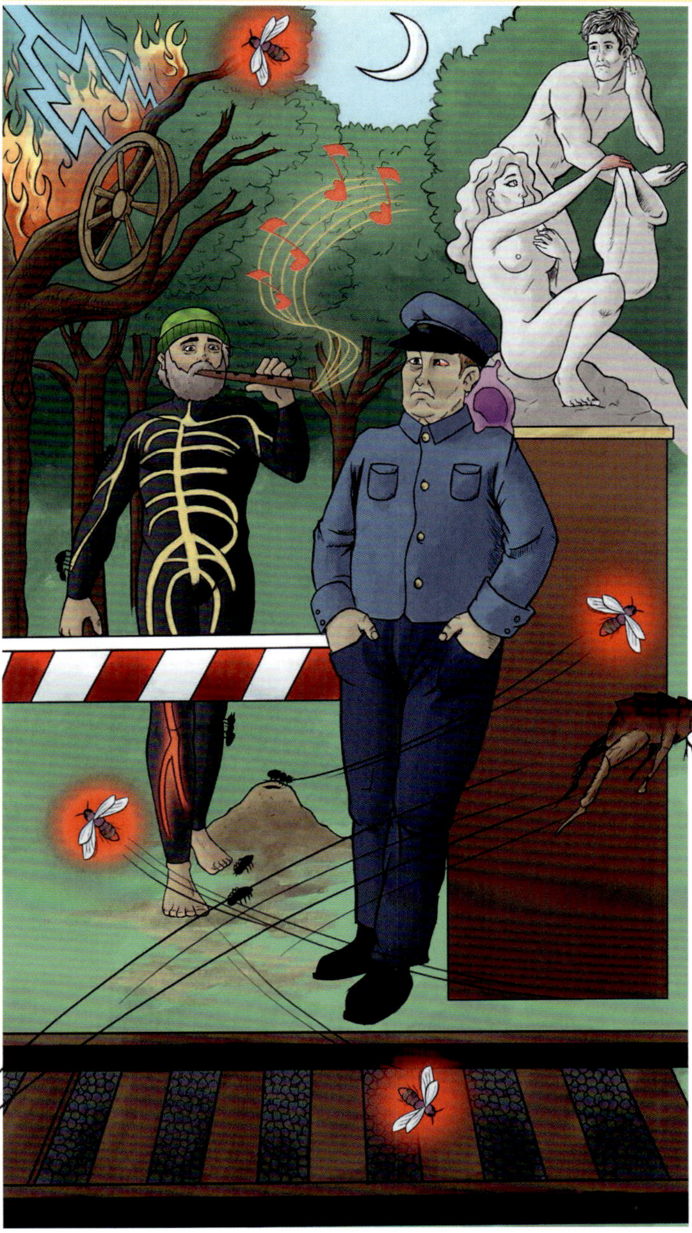

Stadium II

Das zweite Stadium der Borreliose findet sich in der Bildmitte. Nach dem Besäufnis auf dem Burgdorf wandert der gealterte Naturbursche durch den frühsommerlichen Wald.

In diesem Stadium finden sich die Borrelien **disseminiert**, also systemisch, im Körper wieder. Das ist hier dargestellt durch die vielen roten Glühwürmchen. In Stadium II kommt es zur **akuten Lyme-Borreliose** mit früher **Neuroborreliose**, dem Befall peripherer und kranialer Nerven sowie der Nervenwurzeln und des **ZNS**, hier am Nervensystemanzug gezeigt.

Es kommt erstens zur **Meningoradikulitis Bannwarth**, auch **Meningopolyneuritis** genannt: Der Naturbursche begegnet dem seltsamen Bahnwärter an den Bahngleisen. Die Meningoradikulitis Bannwarth geht mit einer peripheren, oft **doppelseitigen Fazialisparese** einher. Dem Bahnwärter hängen beide Mundwinkel herab. Auch **Augenmuskelparesen** treten auf: Seine Augen schauen schief, bzw. er schielt nach innen.

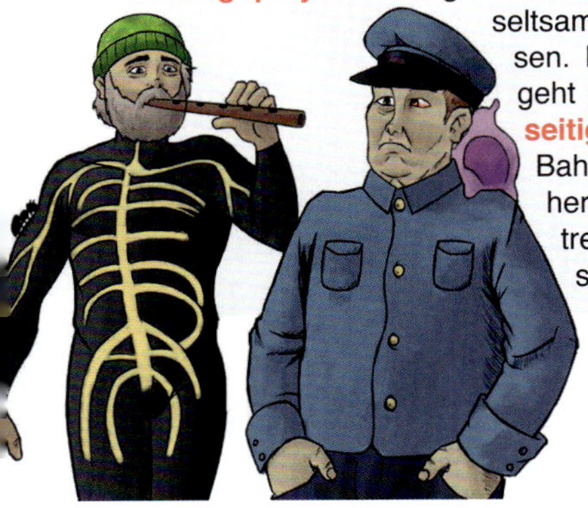

Plötzlich schlägt der Blitz in den Baum über den beiden ein. Das bedeutet, dass es zu **nächtlich betonten Schmerzen** (hierfür steht der Mond) mit **Parästhesien** und **Paresen** (hier das Paar Äste) kommt. Für die radikuläre, also die Nervenwurzeln betreffende, Symptomatik steht das Rad. Dieses brennt, was für die brennenden Schmerzen steht.

Zweitens kommt es zu einer **lymphozytären Meningitis**. Für die Kopfschmerzen und den Meningismus steht der Lymphozyt, der sich die Wärtermütze krallen will.
Es kommt weiterhin zu einer **Polyneuropathie**, und zwar - Achtung – vom **Multiplex-Typ**. Das heißt, es sind **zeitlich versetzt** verschiedene Nerven betroffen und dies **asymmetrisch** (wie schon erwähnt, die Borrelien sind ein Chamäleon). Klassisch bei der Polyneuropathie sind Parästhesien in Form des sogenannten **Ameisenlaufens**. Da das Muster bei Borreliose aber asymmetrisch ist, sind auch hier die Ameisen ungleich am Wanderer verteilt: am Arm und gegenüberliegenden Bein.
Es kann zur **Herzbeteiligung** mit **Myokarditis** und **Herzrhythmusstörungen** kommen, oft auch zum **AV-Block**. Hierfür steht die unregelmäßige Block-Flötenmusik. Im Zuge einer Augenbeteiligung kann es zur Konjunktivitis kommen, dafür sehen wir das rote Schielauge.

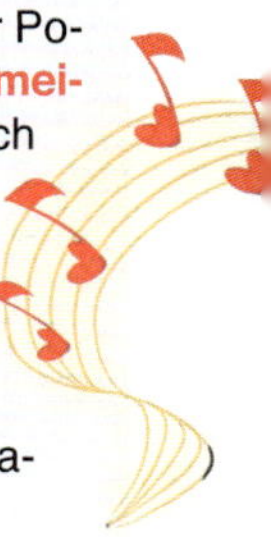

Als drittes noch ein spezieller Terminus: Die **Lymphadenosis cutis benigna** bzw. das **Borrelien-Lymphozytom** ist ein **Infiltrat** aus Lymphozyten und Flüssigkeit, welche als rötlich-bläuliche Knoten an der Haut zu sehen ist. Dargestellt ist sie hier durch die Statue einer Nymphe, die dem Adonis mit guter Haut zu Füßen liegt. Die Statue zeigt zugleich die Hauptmanifestationssorte der Lymphadenosis cutis benigna: Der Sack, den die Nymphe dem Adonis hinhält, steht für das Skrotum. Adonis greift sich an die ebenfalls oft betroffenen **Ohrläppchen**, sie greift sich an die betroffenen Mamillen und zuletzt ist auch das Gesicht betroffen.

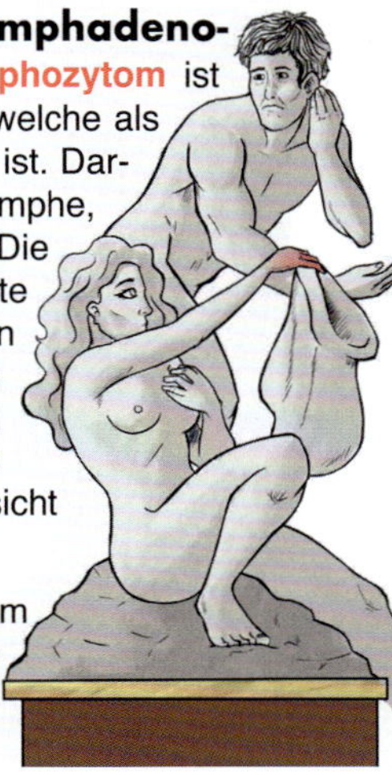

Zusammenfassend gesagt: Typisch im Stadium II ist die Meningoradikulitis Bannwarth, die lymphozytäre Meningitis sowie die Lymphadenosis cutis benigna.

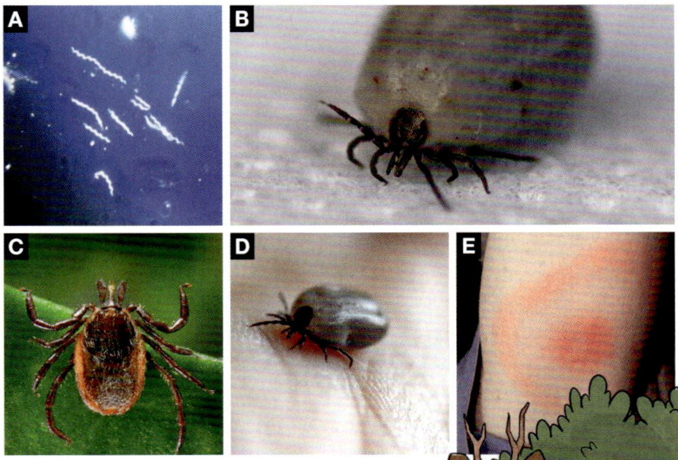

A Borrelia burgdorferi **B-D** Ixodes ricinus lässt sich von Wirten abstreifen; die Zecken durchlaufen drei Entwicklungsstadien **E** Erythema migrans

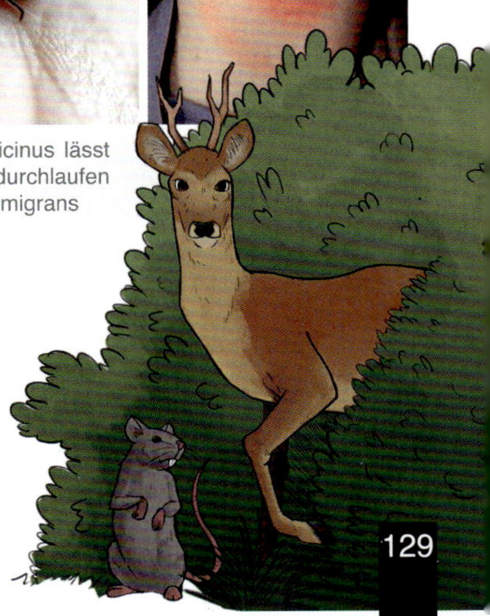

...Borreliose Stadium III

Begegnung mit dem Greis, der Hexe und der Wanderlimette

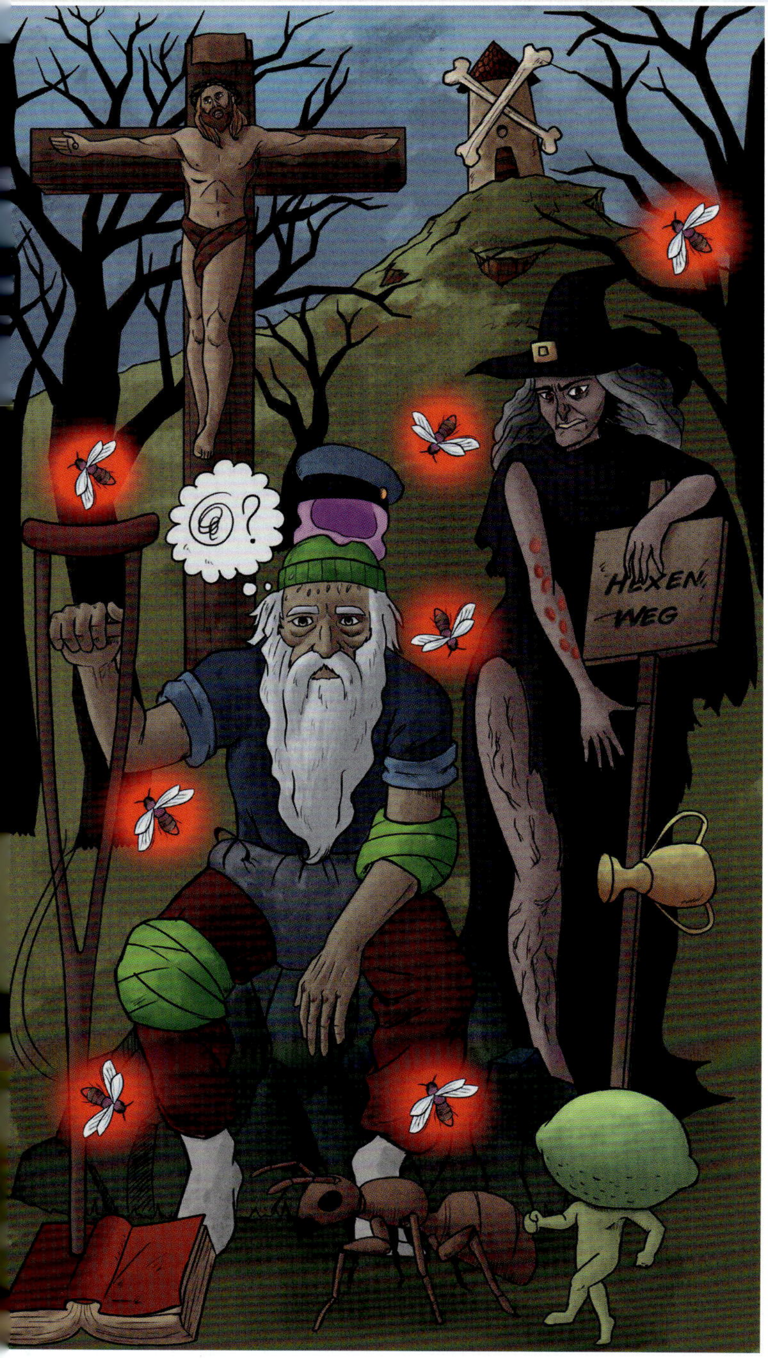

Der Naturbursche sitzt nach Jahren des Umherwanderns nun als alter Greis auf einem Stein am Wegrand und ruht sich aus. Hier begegnen ihm die Hexe sowie die seltsame Wanderlimette, zwei schräge Erscheinungen.

Stadium III

Das dritte Stadium geht mit einer weiteren **Dissemination** der Borrelien einher – hier die vielen roten Glühwürmchen. Es tritt nach **Monaten** bis auch **Jahren** auf, verdeutlicht durch den steinalt gewordene Naturburschen auf dem Stein. Hier ruht er sich aus, die **chronische Erschöpfung** und **Ermüdbarkeit** ist ihm anzusehen. Es kommt zur **chronischen Neuroborreliose**, gezeigt als Dornenkrone (für chronisch) des gekreuzigten Jesus. Es handelt sich um eine **lymphozytäre Meningitis** und so ist auch hier wieder der Lymphozyt zu sehen. Für die **progrediente Enzephalomyelitis** stehen die Schweißtropfen auf der Stirn des Alten, da er große Mühe hatte, so weit zu kommen (Mühe-litis). Seltener kommt es zur **isolierten Myelitis** (also Rückenmarksentzündung) und auch zur **Osteomyelitis** (also Knochenmarkentzündung) – für beide steht im Hintergrund die Mühle mit Knochen statt Segeln. Es kommt zu Störungen der **Kognition**, des **Gangs**, der **Blasenfunktion** und zu **psychopathologischen Veränderungen**. Der Alte hat eine Windel an und ist verwirrt. Die Verhaltensveränderungen gehen mit einer Enthemmung einher – hierfür steht der weggeworfene Knigge.

Die limettengrünen Verbände an seinen dicken Knien stehen für die **Lyme-Arthritis**. Sie betrifft v.a. große Gelenke wie Knie und Ellenbogen – die Beschwerden wechseln die Lokalisation, weshalb man auch von einer wandernden Arthritis spricht. Hierfür steht die wandernde Limette. Weiter besteht eine **Polyneuropathie**, was hier nochmals durch die Riesenameise gezeigt ist.

Speziell: Die **Acrodermatitis chronica atrophicans Herxheimer** ist eine Hautaffektion und hier die Aggrohexe, die eine Trophäe wegwirft (für atrophicans). Die Hexe lehnt an einem Wegweiser, was für den **chronisch fortlaufenden**, also progressiven Charakter der Acrodermatitis chronica atrophicans Herxheimer steht. Sie befällt v.a., wie hier zu sehen, die **Streckseiten** der **Extremitäten**. Am Arm wird der zunächst ödematös-rötlich-livider, stadienhafter Verlauf gezeigt. Es folgt eine Atrophie, Sklerose und derbe Verdickungen – hier an den Beinen zu sehen.

Speziell also für das dritte Stadium, wieder die neurologischen Veränderungen, die Lyme-Arthritis und die Acrodermatiits chronica atrophicans Herxheimer.

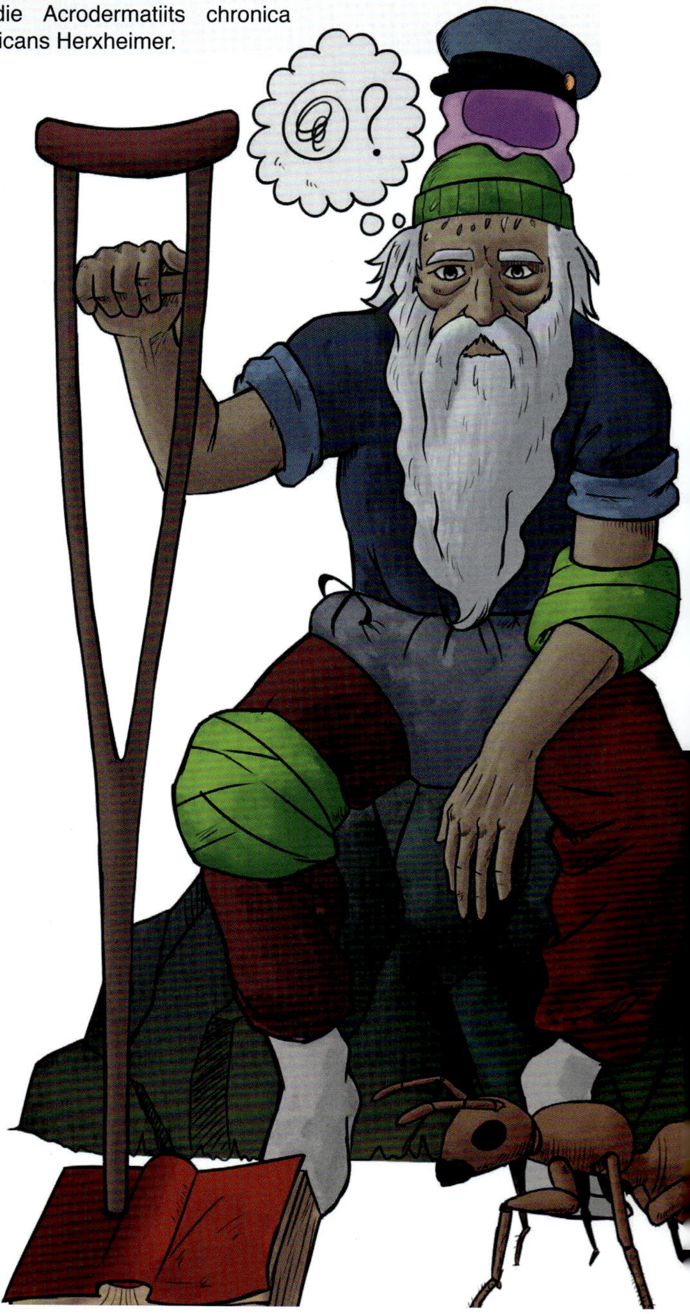

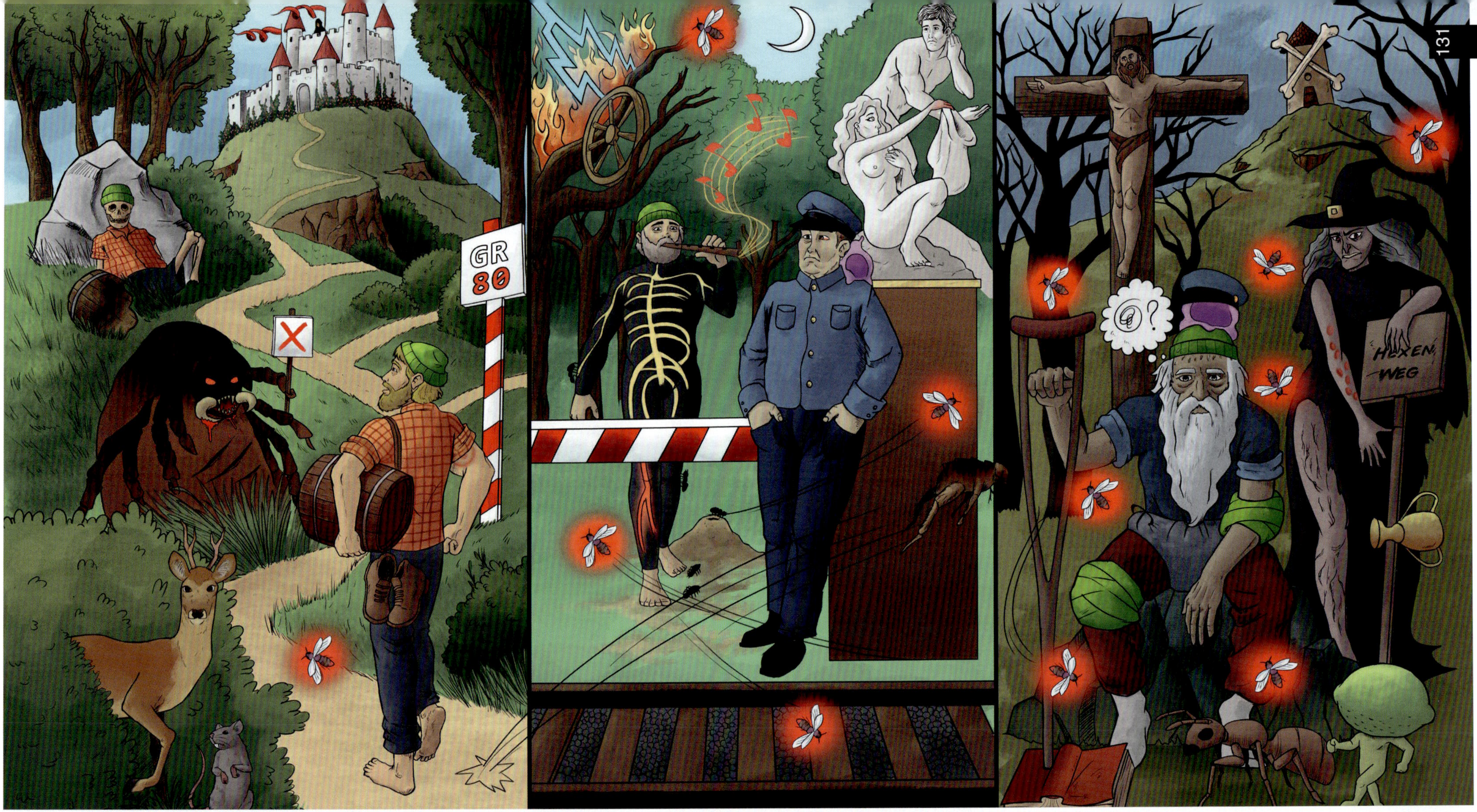

Quiz

1. Wofür stehen die wehenden Fahnen im Wind?
2. Warum ist die Mütze des Burschen grün?
3. In wie vielen Stadien verläuft die Borreliose klassischerweise?
4. Warum sind immer mehr Glühwürmchen in den drei Bildern?
5. Was ist das klassische Erstsymptom?
6. Welche zwei zentralen Organsysteme können im Std. 2 und 3 betroffen sein?
7. Wofür steht der springende Floh?

Antworten

1. Für die Borrelien als korkenzieherförmig gewundene, gramnegative Spirochäten.
2. Für das Synonym Lyme-Borreliose - Lyme wie limettengrün.
3. Drei (Drei-geteiltes Bild).
4. Mehr Glühwürmchen zeigen die fortschreitende Borreliendissemination.
5. Das Erythema migrans, die sogenannte Wanderröte (am Wanderer).
6. Nervensystem (Bahnwärter-Kostüm, Ameisenkostüm, Heiligenschein, Paar Äste) und Herz (Melodie der Block-Flöte).
7. Für das mögliche Überspringen einzelner Stadien im Verlauf der Borreliose (springender Floh).

Borreliose Diagnostik und Therapie

Naturbursche trifft Elisa im See

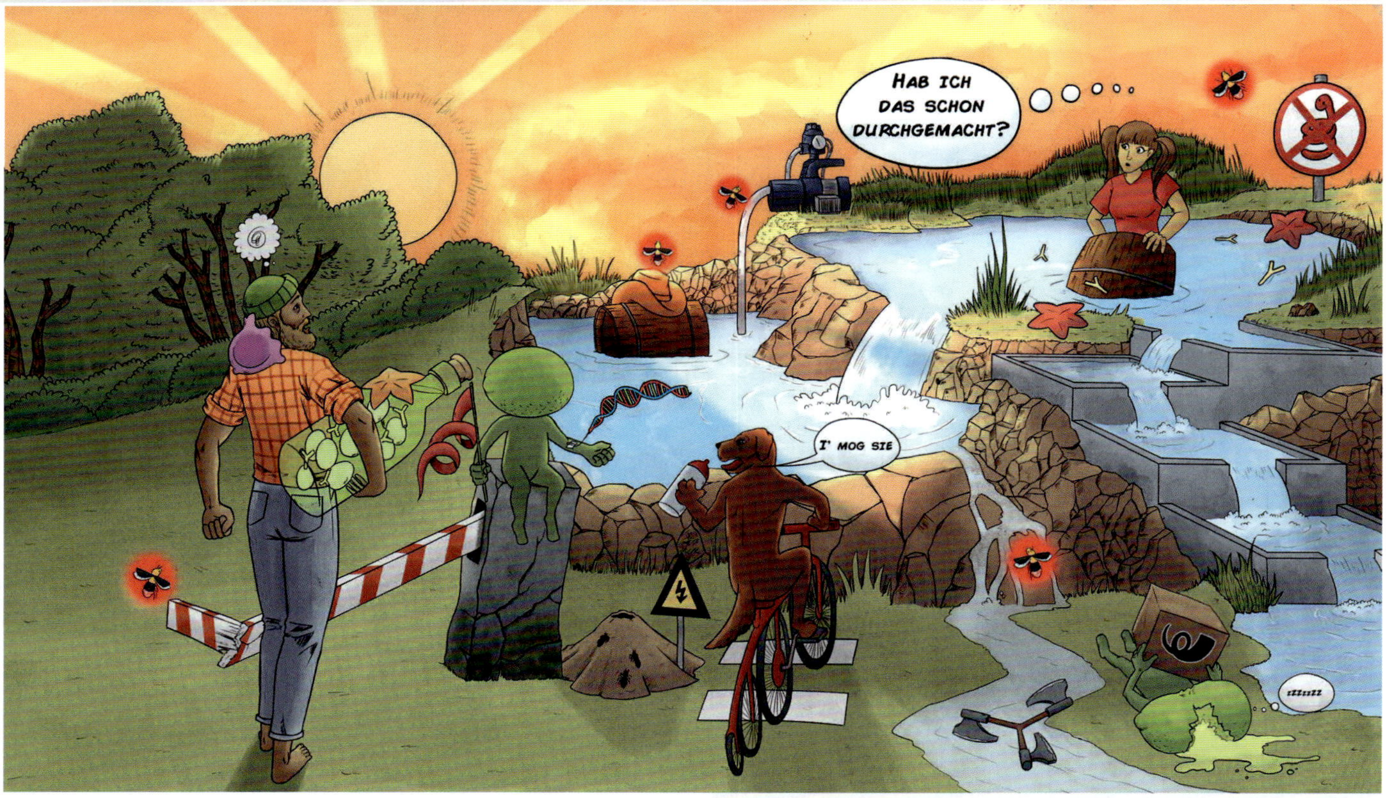

Die Feier in der Burg ist zu Ende. Unser Naturbursche hat einen Brummschädel und geht mit einer letzten Likörflasche an die frische Luft. Aber was sieht er da neben ein paar verrückten Limetten und einem durchgeknallten Hund? Eine wunderschöne Maid im Fass!

Diagnostik in Stadium I

In Stadium I der Borreliose ist die klinische Diagnose besonders wichtig. Typisch ist das **Erythema migrans** an der Stichstelle, die Wanderröte. Der Naturbursche wandert der aufgehenden Sonne entgegen. Es ist also Morgen – Stadium I. Das E. migrans erscheint zwischen der ersten und sechsten Woche, besonders häufig in Woche eins oder zwei. Die Morgensonne hat sechs Strahlen, von denen der erste und zweite (von rechts) besonders dick sind (erste und zweite Woche). Allerdings ist das E. migrans nur in ca. **80%** der Fälle sichtbar. Auch von der Morgensonne sind nur 80% zu sehen.

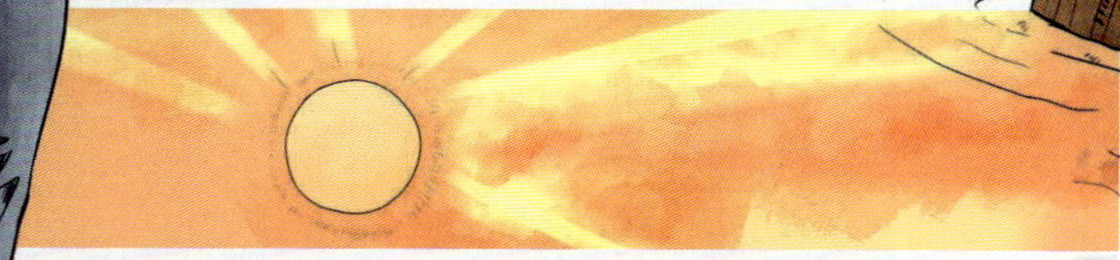

Diagnostik in Stadium II und III

Bei Symptomen einer Dissemination sollte der Serostatus erhoben werden. Hierfür steht der große, zweistufige See und für die Dissemination stehen die Glühwürmchen, die um den See fliegen. Typisch ist eine Erhöhung der **IgM-** und **IgG-Antikörper**. Im See, der für die Serologie steht, schwimmen Seesterne, die an IgM erinnern. Im Wasser schwimmen zusätzliche IgG-Antikörper. Sowohl IgMs als auch IgGs sind erst nach zwei bis vier Wochen positiv. Sie können aber auch komplett fehlen. Daran erinnert der linke, leere Teil des Sees. Die vierstufige Lachstreppe steht für die positive Serologie nach zwei bis vier Wochen.

...Serologie

Der linke, leere Teil des Sees wird von den Sonnenstrahlen erhellt, denn 50% der Patienten mit E. migrans sind **seronegativ**. Deshalb ist eine Serologie auch kein diagnostischer Standard bei E. migrans.

Zur Diagnosesicherung erfolgt eine **Zwei-Stufen-Testung**. Der See im Bild ist auch zweistufig. Zunächst wird ein **Suchtest** (**ELISA**) durchgeführt. Dafür steht die verführerische Elisa in der Tonne. Als Bestätigungstest gilt der **Westernblot**, verbildlicht durch den Westernhut auf dem Fass im unteren Teil des Sees.

Eine **Lues-Infektion** kann zu Kreuzreaktionen führen. Deshalb sollte bei einer positiven Serologie eine Syphilis-Infektion ausgeschlossen werden. Daher ist der Spirochät auf dem Verbotsschild auch durchgestrichen (durchkreuzt).

Noch Jahre nach der Ausheilung einer Borreliose kann die Serologie positiv sein, da sich die Antikörper nur sehr langsam zurückbilden. Dafür steht die Pumpe, die den See sehr langsam trocken legt.

HAB ICH DAS SCHON DURCHGEMACHT?

Im Gegensatz zu einer Lues-Infektion ist es bei einer positiven Serologie bei einer Borreliose nicht klar, ob es sich um eine durchgemachte oder eine aktive Infektion handelt. Es gibt keine Aktivitätsmarker. Deshalb ist die Serologie nur in Zusammenhang mit der Klinik sinnvoll. Elisa fragt sich auch schon: „HAB ICH DAS SCHON DURCHGEMACHT?"

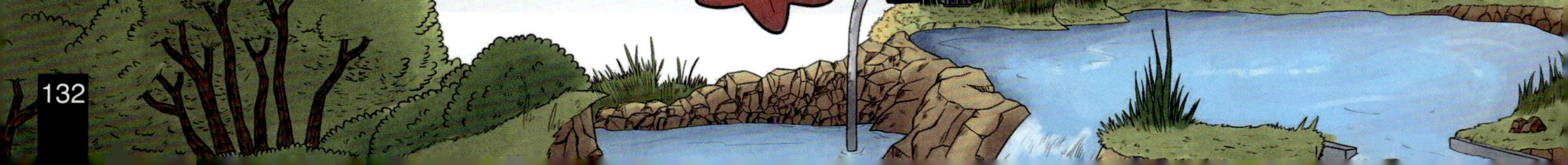

Das Erythema migrans ist eine Blickdiagnose (in 80% d. F., Stadium I). Ab Stadium II ist die Serologie entscheidend, jedoch sind bis zu 50% seronegativ. Die erste Stufe bildet ein ELISA auf IgM- und IgG-Antikörper (Suchtest). Es folgt ein Westernblot (Bestätigungstest). Positive AK sind kein (!) Aktivitätsmarker und nur in Zusammenhang mit der Klinik aussagekräftig. Fallstrick bei positiver Serologie kann die Kreuzreaktion mit Syphilis sein, die ausgeschlossen werden sollte. Bei V.a. Neuroborreliose sind im Liquor eine Eiweißerhöhung, eine lymphozytäre Pleozytose sowie intrathekale IgM- und IgG-AK nachweisbar. Die antibiotische Therapie erfolgt stadiengerecht mit Doxycyclin (Std. I) oder Cephalosporinen der 3. Generation (Std. II/III). Die Prognose ist in der Regel gut. Das Post-Lyme-Syndrom ist eine potentielle Spätfolge.

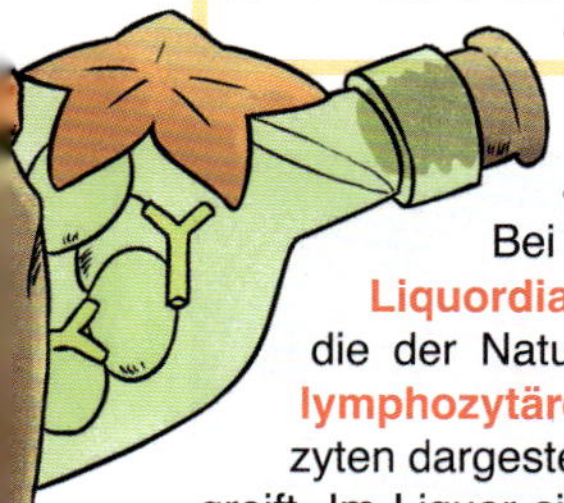

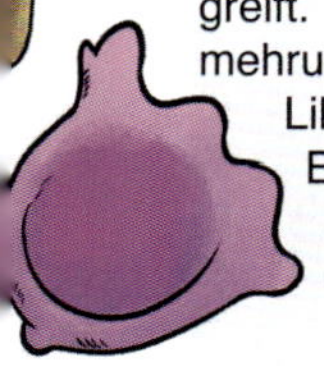

...Diagnostik

Bei **Verdacht auf Neuroborreliose** sollte eine **Liquordiagnostik** erfolgen. Dafür steht die Likör-Flasche, die der Naturbursche dabei hat. Borrelien verursachen eine **lymphozytäre Meningitis**, hier durch den Lymphozyten dargestellt, der dem Naturburschen an den Kopf greift. Im Liquor sind eine **Pleozytose**, also eine Zellvermehrung, sowie eine **Eiweißerhöhung** zu sehen. In der Likörflasche erkennt man daher auch einige Eier, die sowohl die Eiweißerhöhung als auch die Zellvermehrung darstellen.

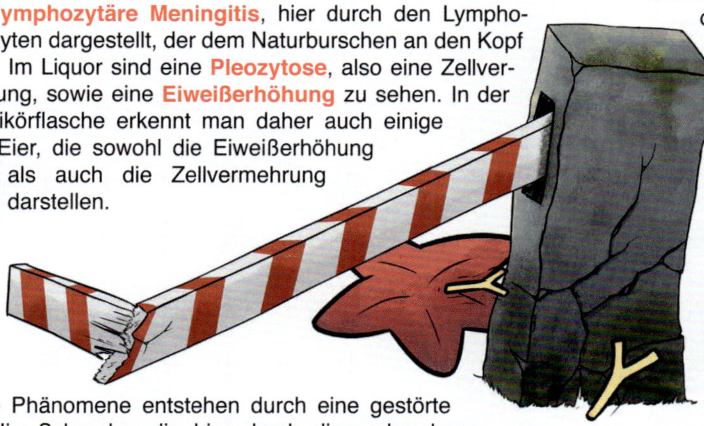

Diese Phänomene entstehen durch eine gestörte Blut-Hirn-Schranke, die hier durch die zerbrochene Bahnschranke verbildlicht wird. Im Liquor können außerdem die intrathekalen, borrelienspezifischen **IgM-** und **IgG-Antikörper** bestimmt werden. Um die intrathekale Produktion einschätzen zu können, wird zusätzlich das Verhältnis von Antikörpern im Liquor zu Antikörpern im Serum ermittelt. Im Bild sehen wir den IgM-förmigen Seestern außerhalb der Likörflasche. In der Flasche schwimmen IgG-förmige Antikörper. Dies stellt das Verhältnis der Antikörper innerhalb und außerhalb des Liquors dar.

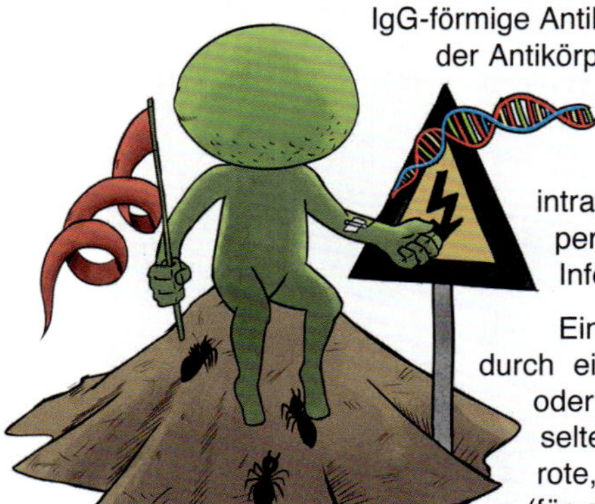

Fehlen Eiweißerhöhung und Pleozytose bei vorhandenen intrathekalen IgM- und IgG-Antikörpern, so liegt eine durchgemachte Infektion vor.

Ein direkter Erregernachweis kann durch ein **Gelenkpunktat** mittels **PCR** oder **Kultur** erfolgen. Dies gelingt nur selten. Die Wander-Limette trägt die rote, spiralförmig verdrehte Fahne (für die Spirochäten) und wird punktiert. Aus der Punktionsnadel tritt eine DNA-Helix aus (PCR).

Bei peripheren neuronalen Auffälligkeiten können die **Elektroneurographie** sowie die **Elektromyographie** Hinweise auf axonale Schäden geben. Im Bild stehen der Ameisenhaufen für das Ameisenkribbeln bei **Polyneuropathie** und das Hochspannungszeichen darin für ENG beziehungsweise EMG.

Therapie

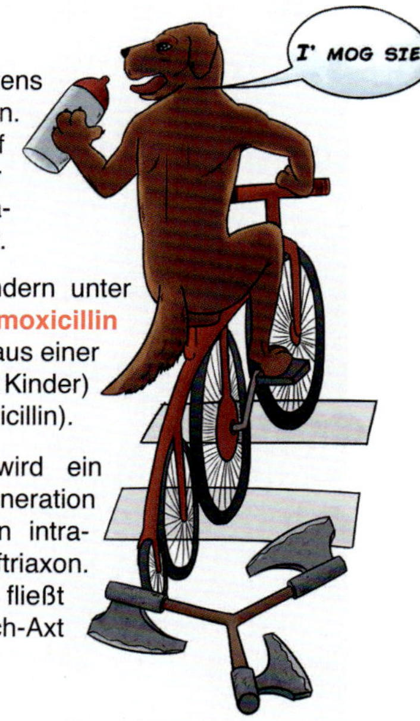

In **Stadium I** wird über mindestens zwei Wochen **Doxycyclin** gegeben. Dafür sieht man im Bild den Hund auf dem Vierrad (Doxycyclin), der über den zwei-streifigen Zebrastreifen (zwei Wochen) fährt.

Bei Schwangeren oder Kindern unter neun Jahren wird alternativ **Amoxicillin** verabreicht. Der Hund trinkt aus einer Babyflasche (Schwangere und Kinder) und sagt: „I MOG SIE" (Amoxicillin).

In **Stadium II** und **III** wird ein **Cephalosporin** der dritten Generation über mindestens zwei Wochen intravenös gegeben, bevorzugt Ceftriaxon. Im Rinnsal, das aus dem See fließt (intravenös), liegt eine Dreifach-Axt (Ceftriaxon).

Post-Borreliose-Syndrom

Nach einer erfolgreichen Antibiose kann es trotzdem zu einer Komplikation kommen, die allerdings umstritten ist: dem Post-Borreliose-Syndrom oder **Post-Lyme-Syndrom**. Verbildlicht wird das Syndrom durch die ausgequetschte Limette mit Post-Paket. Die Limette scheint zu schlafen, denn das Post-Lyme-Syndrom geht mit Leistungsminderung, Konzentrationsstörungen und Müdigkeit einher.

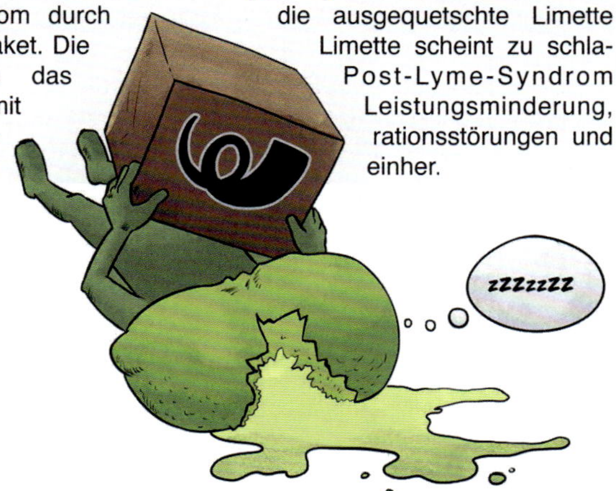

Wenn die Wanderlimette mal frei hat ...

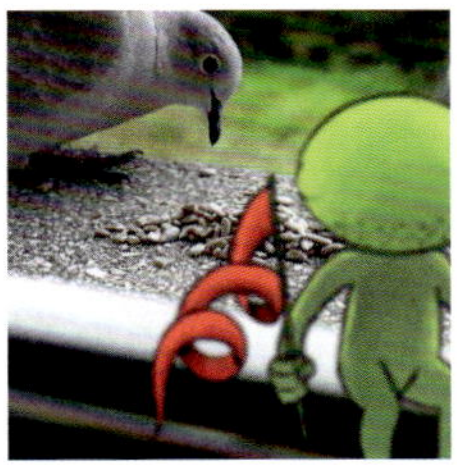

Blick hinter die Kulissen

Die Skizze zu Borreliose Teil 1 – gezeichnet von Giulio.

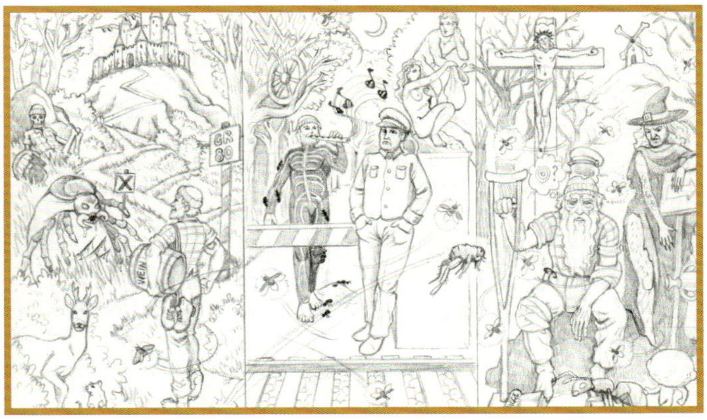

Tetanus Wundstarrkrampf

Teuflische Trias im OP

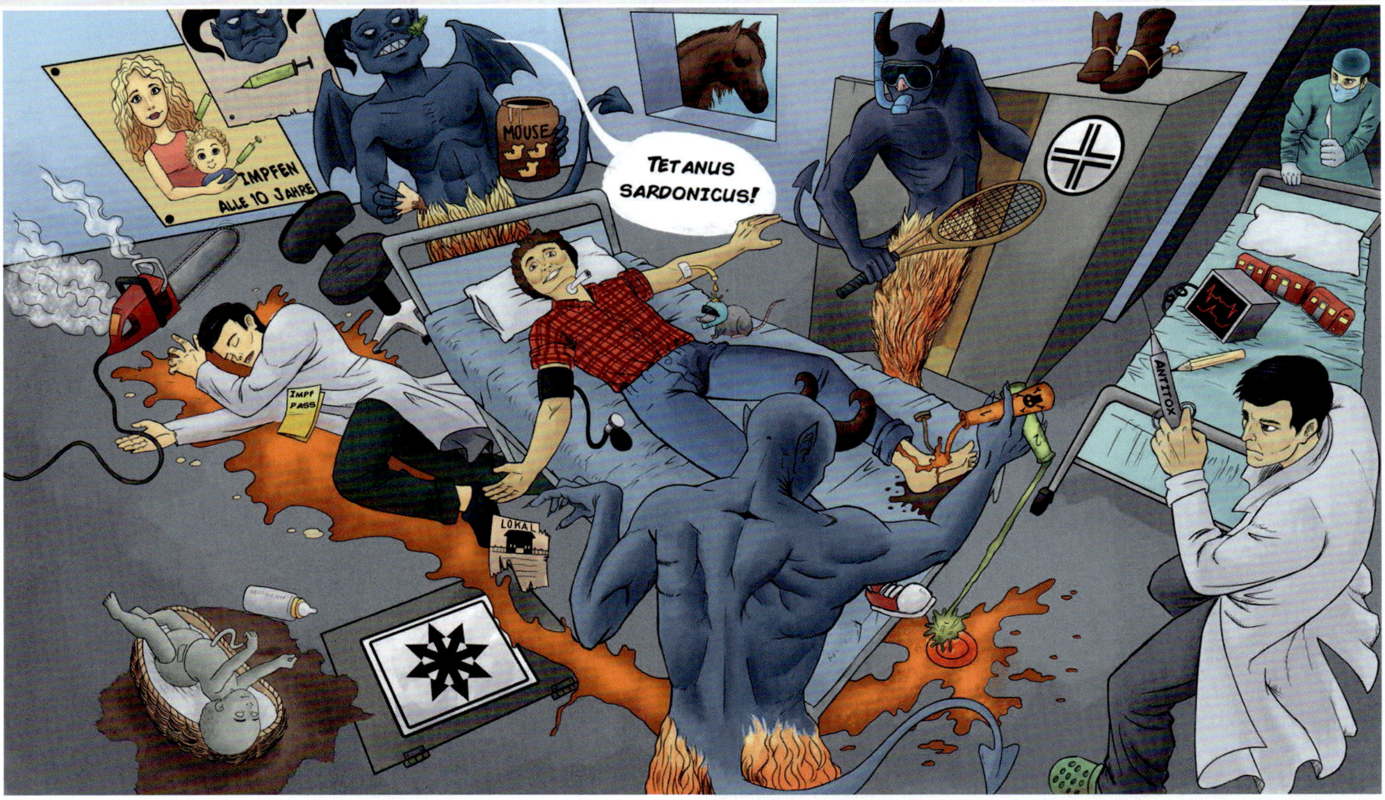

Stürze, Schürfungen, verdreckte Wunden – die Frage nach einem aktuellen Tetanusschutz stellt sich täglich in Praxen und Ambulanzen. Unsere Szene hat die teuflische Trias zum Thema: Drei Teufel treiben ihr Unwesen im septischen OP, in dem gerade ein verletzter Waldarbeiter auf dem OP-Tisch liegt. Seine Kettensäge ist ihm durchgegangen und hat auch noch den herangeeilten Internisten erledigt. Jetzt schlägt die Stunde der Chirurgen!

Allgemein

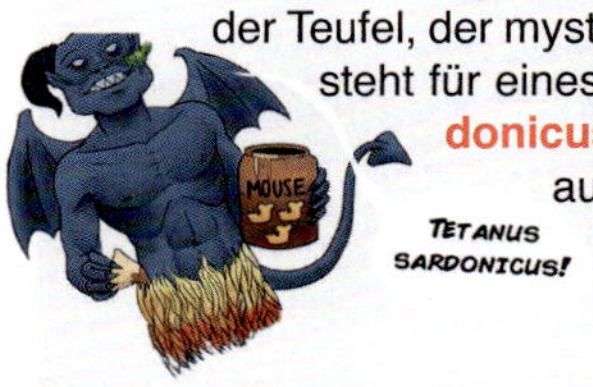

Tetanus kommt vom griech. *tetanos* (Spannung, Starrkrampf), hier der Teufel, der mystisch „TETANUS SARDONICUS" sagt. Dies steht für eines der drei Leitsymptome, den **Risus sardonicus** – das teuflische Grinsen. Tetanus wird auch **Wundstarrkrampf** genannt, auf dem OP-Tisch liegt ein starrer Waldarbeiter mit Motorsägen-Wunde am Fuß.

Erreger

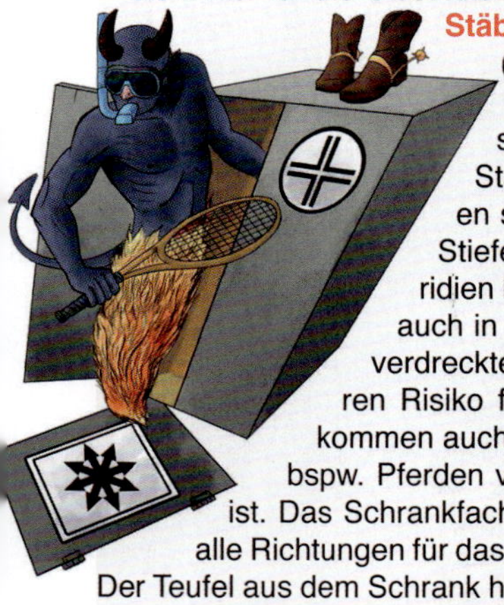

Clostridium tetani ist der Erreger des Tetanus. Aus dem Schrank kommt ein zweiter Teufel, denn *closet* heißt auf Englisch Schrank und steht hier für die Clostridien. Diese sind **anaerobe**, **grampositive Stäbchenbakterien**. Die Teufel sind blau (für grampositiv). Der Schnorchel steht für die Anaerobier. Hinzu kommt ihre schmale, lange Körperform, um an die Stäbchenform zu erinnern **A**. Die Bakterien sind **Sporenbildner**. Daher stehen die Stiefel mit Sporen auf dem Schrank. Clostridien kommen ubiquitär, also überall, vor. So auch in der Natur, bspw. im Erdreich, weshalb verdreckte Wunden mit einem höheren Risiko für Tetanus einhergehen. Sie kommen auch im Darm und in Fäkalien von bspw. Pferden vor, wie im OP-Fenster zu sehen ist. Das Schrankfach im Boden weist mit seinen Pfeilen in alle Richtungen für das ubiquitäre Vorkommen der Clostridien. Der Teufel aus dem Schrank hält einen Tennisschläger, weil Clostridien mikroskopisch **tennisschlägerartig** erscheinen.

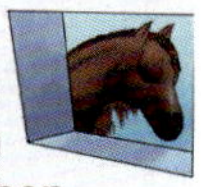

Toxine

Clostridium tetani produziert zwei Toxine – der dritte Teufel hält zwei Toxinflaschen in der Hand. Das **Tetanustoxin**, auch Tetanospasmin genannt, ist verantwortlich für die Hauptsymptomatik, den Wundstarrkrampf. Der Teufel schüttet das orangefarbene Toxin in die Wunde des Waldarbeiters. Die linke Hand des Teufels ist spastisch gelähmt. **Tetanolysin**, das zweite Toxin, wirkt hämolytisch – das grüne Toxin schüttet der Teufel zur Lyse auf den Erythrozyten.

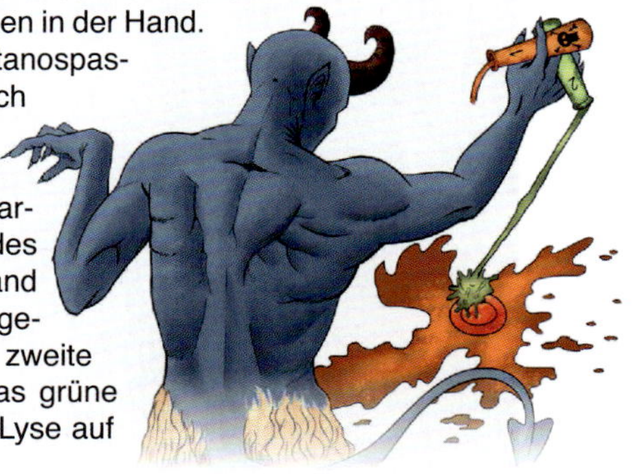

Infektionsweg

Die Sporen oder Erreger treten schon durch kleinste Wunden in den Körper ein und vermehren sich dort – hier die Wunde des Waldarbeiters mit rostigem Nagel darin. Das Tetanustoxin (Tetanospasmin) wandert mit 5 mm/h **retroaxonal** (nach proximal). Im Bild fließt das orangefarbene Tetanustoxin in Richtung des Kopfes.

Das Tetanustoxin gelangt über die betroffenen Motorneurone ins **Vorderhorn** des Rückenmarks: Das Toxin **hemmt die Interneurone** (auch Renshaw-Zellen). Die Motorsäge des Waldarbeiters läuft auf Hochtouren (für die enthemmten Motorneurone). Der primär versorgende Internist (für die hemmenden Interneurone) kann sie nicht ausschalten, er ist durch das Toxin erledigt.

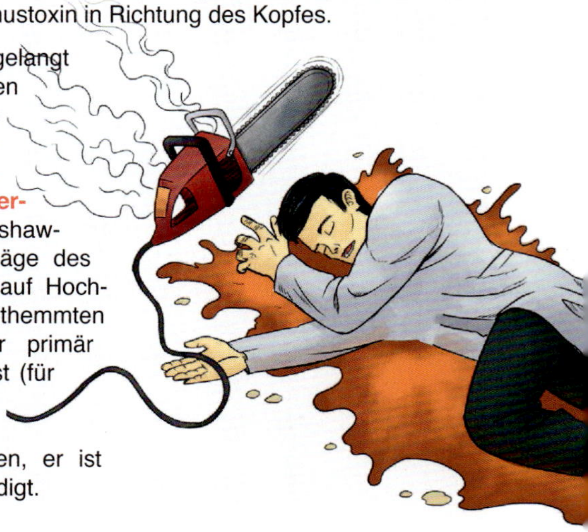

IMPF /17 +B2

Cholera 90	Hepatitis A 16	Influenza 144	Pertussis **20**	Tollwut **152**
Diphtherie **18**	Hepatitis B 100	Masern **46**	Polio **60**	Typhus 88
FSME **140**	HiB **26**	Meningitis **156**	Röteln **38**	Varizellen **62**
Gelbfieber 26	HPV **116**	Mumps **50**	Tetanus **134**	

Tetanus wird auch Wundstarrkrampf genannt. Auslöser ist das sporenbildende Stäbchen *Clostridium tetani*. Clostridien sind ubiquitär vorhandene, tennisschlägerförmige Bakterien. Sie gelangen über Wunden in den Körper. Dort wandern seine zwei Toxine retroaxonal bis zu den Vorderhornzellen im Rückenmark. Durch die Hemmung der Renshawneurone löst es die typischen Symptome wie Trismus (Kiefermuskelsperre), Risus sardonicus und Ophistotonus (Hyperlordose) aus. Durch Sympathikolyse werden u.a. Pneumonien und Herz-Kreislaufprobleme ausgelöst. Trotz intensivmedizinischer Therapie mit Antibiotika und Antitoxin ist der Ausgang oft letal. Es existiert ein Totimpfstoff.

Generalisierte Form

Die typische **Trias** (daher die drei Teufel) ist: **1. Trismus** (eine Verkrampfung der Kiefermuskulatur) mit einer Kiefersperre bei beidseitigem Befall (die Hirnnerven sind kürzer und zuerst betroffen). Der erste Teufel hat eine kleine Kiefer als Zahnstocher zwischen den Zähnen (Kiefersperre). Er dippt außerdem einen Snack ins Tris-Mus mit drei schematischen Unterkiefern darauf. **2. Risus sardonicus** – das teuflische Grinsen, das durch die verkrampfte Gesichtsmuskulatur entsteht **C**. **3. Ophistotonus**: Eine Hyperlordose der Wirbelsäulenmuskulatur durch Kontraktion des M. erector spinae – der Teufel hat eine durchgestreckte Wirbelsäule. Er steht daher von seinem Office-Stuhl auf, für den Opisthotonus. Die Extremitäten sind meist unbeteiligt **B**+**D**.

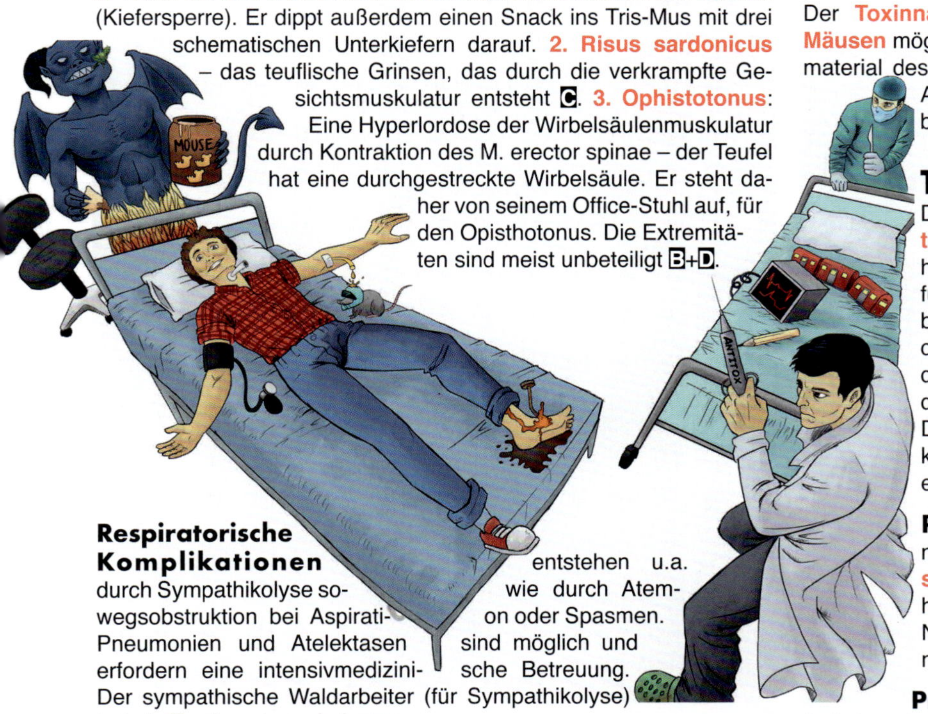

Respiratorische Komplikationen entstehen u.a. durch Sympathikolyse sowie durch Atemwegsobstruktion bei Aspiration oder Spasmen. Pneumonien und Atelektasen sind möglich und erfordern eine intensivmedizinische Betreuung. Der sympathische Waldarbeiter (für Sympathikolyse) hat ein Tracheostoma bekommen.

Kardiovaskuläre Komplikationen sind Blutdruckschwankungen und Durchblutungsstörungen (ebenfalls wegen der Sympathikolyse). Der sympathische Waldarbeiter hat hier die Blutdruckmanschette am Arm.

Diagnostik

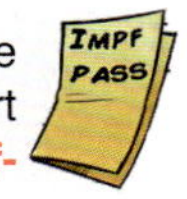

Die Diagnose ergibt sich v.a. aus dem **klinischen Bild** – eine komplette Grundimmunisierung macht die Erkrankung äußert unwahrscheinlich. Es gilt dennoch immer, den **aktuellen Impfstatus** zu erfragen. Im Bild steht dafür der Impfpass.

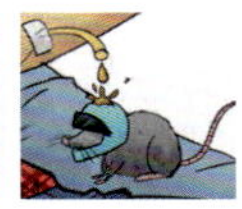

Der **Toxinnachweis** ist im **Neutralisationstest an Mäusen** möglich. Diese werden mit Serum oder Wundmaterial des Infizierten beimpft und eine Maus erhält Antitoxin zur Neutralisation. Die Testmaus bekommt hier einen Tropfen Serum ab.

Therapie

Die Therapie besteht in der Gabe von **humanem Tetanus-Antitoxin** – der heraneilende Intensivmediziner hält eine Spritze mit Antitoxin bereit. Der Chirurg steht für das chirurgische Wunddebridement. Beide Ärzte bringen die notwendige intensivmedizinische Überwachung mit. Der Atemmonitor steht für die Überwachung der Atemwege – das Tracheostoma für die evtl. notwendige künstliche Beatmung.

Die antibiotische Therapie umfasst **Metronidazol** (die kleine Spielzeugmetro) oder Penicillin (der Bleistift, engl. *pencil*).

Prophylaktisch wirkt die Tetanus-Impfung, ein **Totimpfstoff**. An der Wand hängt ein Werbeplakat: Nach Impfung hat der Teufel nichts mehr zu lachen **F**.

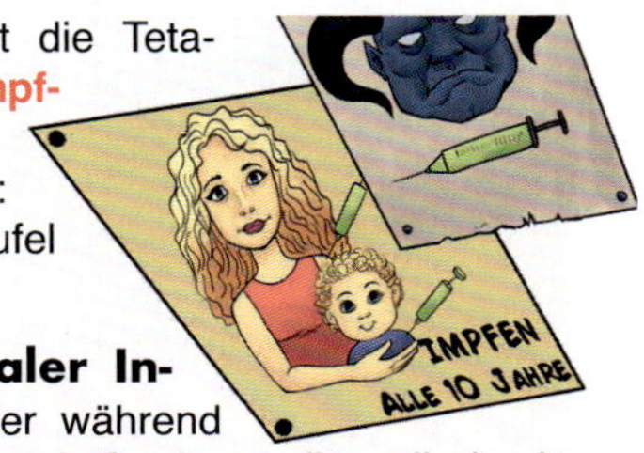

Prophylaxe neonataler Infektionen: Mütter sollten vor oder während der Schwangerschaft geimpft werden. Außerdem sollten die hygienischen Bedingungen während der Geburt beachtet werden, hier die Reklame mit der lächelnden Mutter mit ihrem Kind im Arm. Der Grundimmunisierung folgen **Auffrischungen alle 10 Jahre**.

Neonatale Form

2006 starben 290.000 Menschen an Tetanus, darunter 250.000 Kinder, v.a. in Ländern mit mangelnder medizinischer Versorgung (im Vergleich starben in Deutschland zuletzt jährlich um die 15 Menschen an Tetanus).

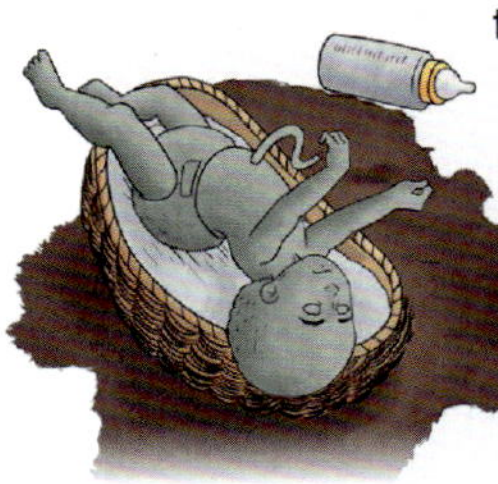

Die neonatale Form wird durch **unzureichend immunisierte Mütter** übertragen – hier das im Korb ausgesetzte Baby, welches ohne Mutter schutzlos ist (nicht immunisiert). Ursächlich ist auch die **unhygienische Behandlung des Nabels** nach der Geburt – die Nabelschnur liegt hier im Dreck. Neugeborene präsentieren sich mit Symptomen der **Rigidität** (also Starre) **E** und **Trinkschwäche**. Der versteinerte Säugling hat seine Trinkflasche vor Schwäche fallen gelassen.

Lokale Form

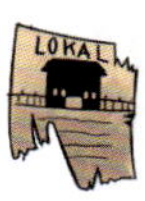

Die lokale Form des Tetanus ist **selten** und kommt **bei Teilimmunität** vor. Sie betrifft Muskeln nahe der Eintrittspforte. Der Waldarbeiter lässt einen Flyer für ein Lokal fallen. Dieser ist teils zerrissen, was für die Teilimmunität steht.

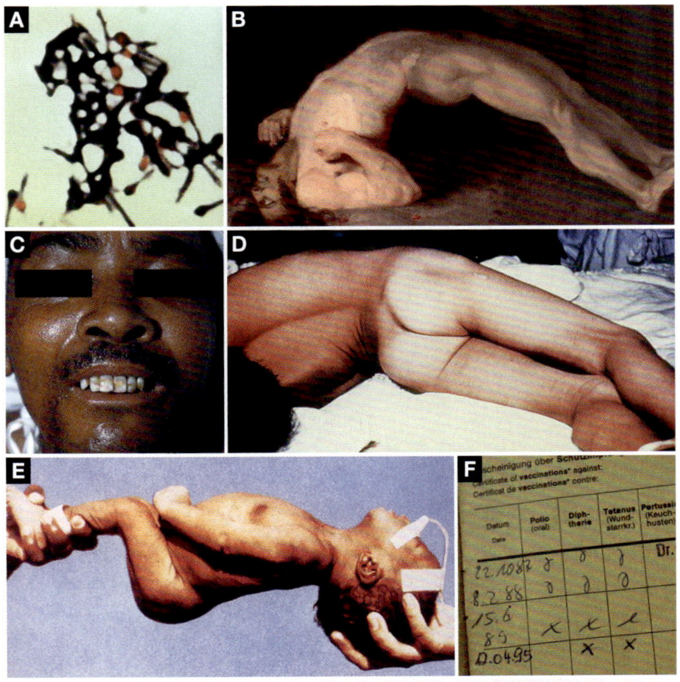

A Clostridium tetani **B** Opisthotonus **C** Risus sardonicus **D** Opisthotonus
E Neonataler Wundstarrkrampf: Rigidität **F** Grundimmunisierung

TOX /B2 — *B. pertussis* **20** *C. botulinum* **138** *C. tetani* **134** *C. difficile* 94 *C. diphtheriae* **18** *E. Coli* 70 *Shigella* 78 *Vibrio cholerae* 90

SPOR /11 — *Bacillus anthracis* 166 *Clostridium botulinum* **138** *Clostridium difficile* 94 *Clostridium tetani* **134**

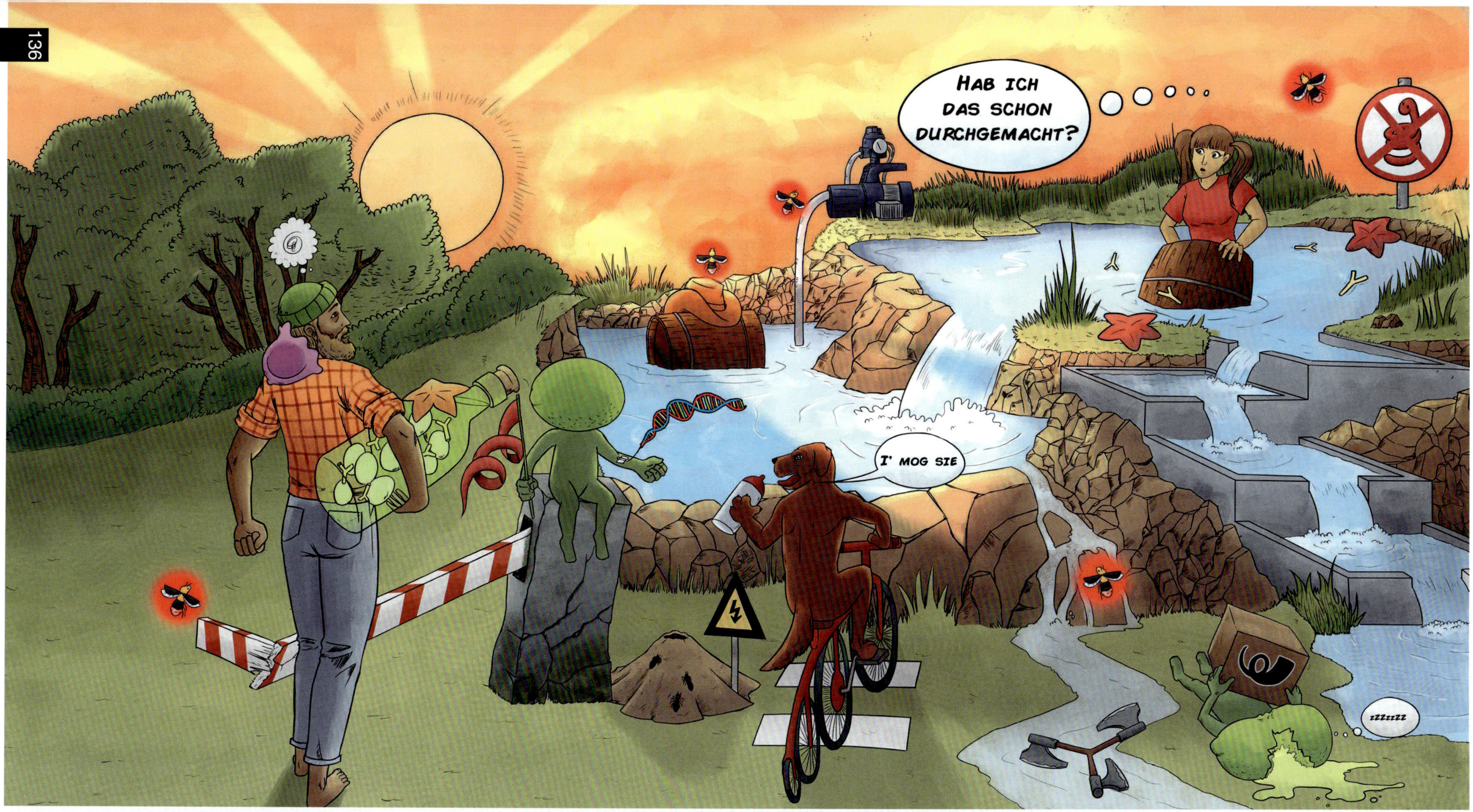

Quiz

1. Wofür steht die gerade aufgehende Sonne?
2. Was zeigt der zweiteilige See?
3. Was ist das problematische an der Diagnostik?
4. Wofür steht die Likörflasche mit Inhalt?
5. Was zeigt die Wanderlimette?
6. Wie wird die Borreliose therapiert?
7. Wofür steht die zweite, zerquetschte Limette?

Antworten

1. Für das erste, beginnende Stadium. Die sechs Strahlen stehen für das zwischen erster und sechster Woche auftretende Erythema migrans.
2. Die nötige Erhebung eines Serostatus bei Disseminationszeichen (Stadium II).
3. 50% der Erythema migrans Betroffenen sind seronegativ (nur die Hälfte des Sees ist beleuchtet). Außerdem sind Kreuzreaktionen mit Syphilis möglich (süffelndes Bakterium-Verbot). Bei der Serologie sind keine Aktivitätsmarker verfügbar, d.h. man kann nicht zwischen aktiver und durchgemachter Infektion unterscheiden.
4. Bei Verdacht auf Neuroborreliose erfolgt eine Liquorpunktion (Likörschflasche).
5. Den direkten Erregernachweis durch Gelenkpunktat und anschließender PCR und Kultur (Ellbogengelenks-Punktion mit DNA-Strang).
6. Im Stadium I mit Doxycyclin für mindestens zwei Wochen (Hund auf Vierrad), alternativ mit Amoxicillin ("I mog sie"). Das Stadium II und III durch intravenöse Cephalosporine der dritten Generation wie Ceftriaxon (Dreifach-Axt) für mindestens zwei Wochen.
7. Für das Post-Lyme-Syndrom mit Leistungsminderung, Konzentrationsstörung und Müdigkeit (platte Limette mit Post-Paket).

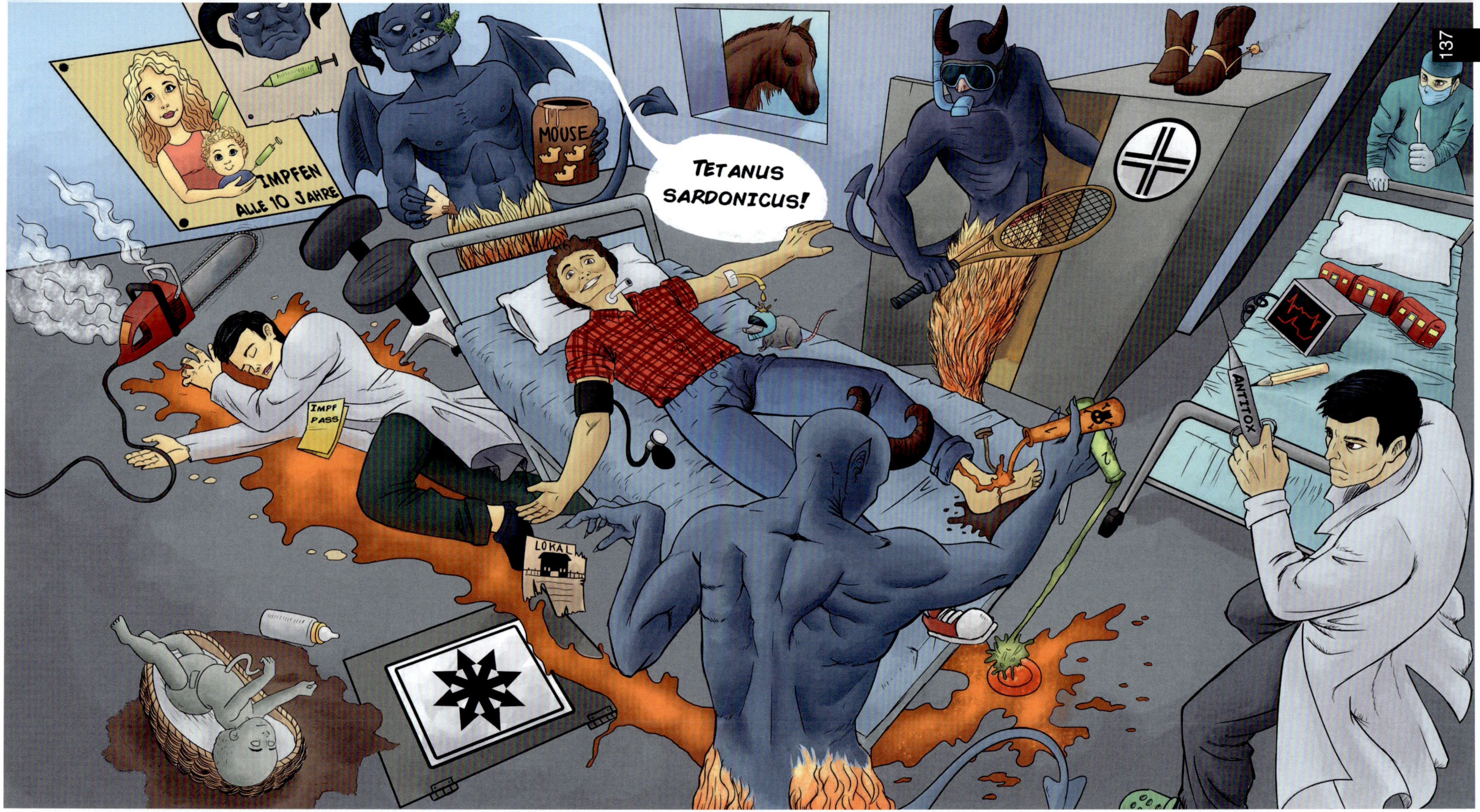
IMPFEN
ALLE 10 JAHRE
MOUSE
TETANUS
SARDONICUS!
IMPF
PASS
LOKAL
ANTITOX

Quiz

1. Wie wird Tetanus noch genannt?
2. Wofür steht der Office-Stuhl?
3. Wie sehen die Keime unter dem Mikroskop aus?
4. Wie heißen die beiden Tetanus-Toxine?
5. Wie kommen die Keime in den Menschen hinein?
6. Was ist die typische Trias der Erkrankung?
7. Wie wird die Erkrankung therapiert?

Antworten

1. Wundstarrkrampf (starrer Waldarbeiter).
2. Für den Opisthotonus (Hyperlordose der Wirbelsäulenmuskulatur) bei der generalisierten Form.
3. Tennisschlägerartig (Tennisschläger).
4. Tetanospasmin, welches zu Krämpfen führt (Toxin auf starren Patienten) und Tetanolysin, welches zur Hämolyse (Toxin auf Erythrozyten) führt.
5. Über kleinste Wunden gelangen sie in den Körper (Nagel in Fußwunde).
6. Trismus bzw. Krampf der Kiefermuskulatur (Kiefer im Zahn), Risus sardonicus (Teufelsgrinsen) und Opisthotonus bzw. muskuläre Hyperlordose (Office-Stuhl).
7. Gabe von humanem Tetanus-Antitoxin (Spritze), chirurgisches Wunddebridement (Chirurg), intensivmedizinische Überwachung (Monitor) und ggf. künstliche Beatmung (untere Monitorkurve = Atemkurve) sowie Metronidazol- (Metro) oder Penicillingabe (Bleistift).

Botulismus

Bottles: Tennisdoping mit Folgen

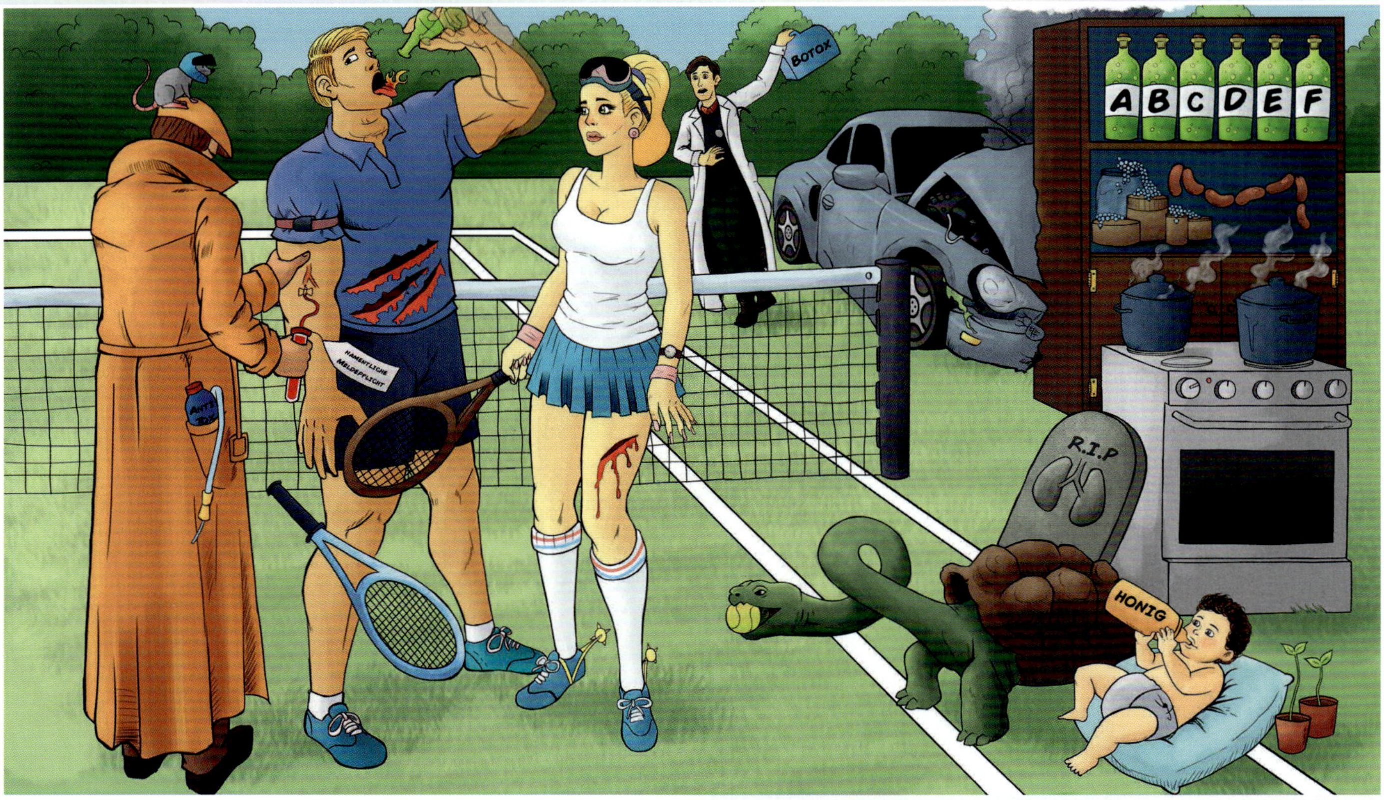

Eine betuchte Tennisspielerin und ihr angeberischer Freund, der Muskelprotz, beim Tennismatch: Um sich ihre schöne, straffe Haut zu erhalten, steht der Schrank mit den sechs Botoxfläschchen immer in ihrer Nähe. Doch diesmal haben es die beiden übertrieben. Der herangerauschte Leibarzt hat unter Zeitdruck seinen Porsche an die Wand gesetzt. Motortotalschaden. Er ist trotzdem zu spät: Der Doping-Kontrolleur ist schon zur Stelle.

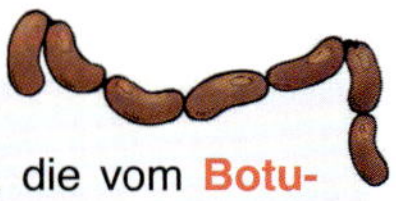

Allgemein

Botulismus ist eine lebensbedrohliche Vergiftung, die vom **Botulinumtoxin** – kurz Botox – verursacht wird. Das Wort kommt vom lateinischen Wort *botulus* (Wurst). Der Botulismus wird auch Wurstvergiftung genannt. Die Vergiftung erfolgt oft über kontaminierte Lebensmittel.

Erreger

Das Bakterium *Clostridium botulinum* bildet das verantwortliche Gift. *Clostridium botulinum* wird durch den Schrank, englisch *closet* für *Clostridium*, sowie durch die Flaschen, englisch *bottle* für *botulinum*, dargestellt. Die blaue Innenseite des Schrankes veranschaulicht, dass der Erreger **grampositiv** ist. Die Bakterien sehen unter dem Mikroskop zudem **tennisschlägerförmig** aus – daher die Szene auf dem Tennisplatz A. Clostridien sind **obligat anaerobe** Keime, dargestellt durch die Taucherbrille der Spielerin. Sie sind **Sporenbildner**, weshalb Sporen an den Tennisschuhen zu finden sind. Diese Sporen überleben in **Konserven** wegen der anaeroben Umgebung, und wachsen hier auf den Lebensmittelkonserven unserer Tennisspielerin B. Das Toxin wird unter Gasentwicklung gebildet, woran die Luftblasen in den grünen Flaschen erinnern.

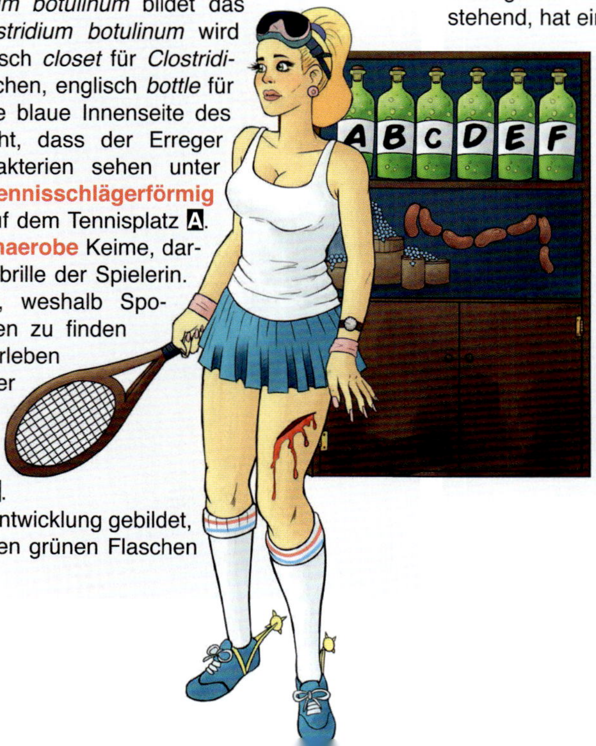

Infektion

Das Botulinumtoxin wird oft mit verdorbenen konservierten Lebensmitteln konsumiert (**Lebensmittelbotulismus**), jedoch kann es auch über Kontamination von Wunden zur Vergiftung kommen, zum sogenannten **Wundbotulismus** (hier die Wunde der Tennisspielerin am Oberschenkel).

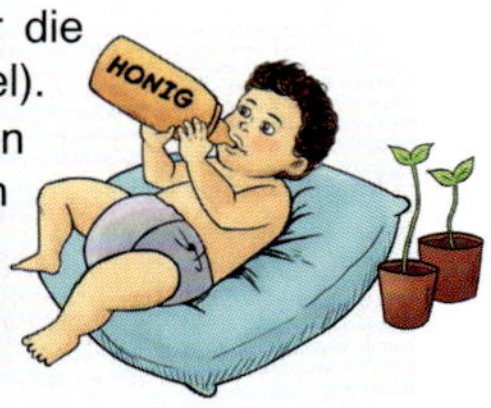

Säuglingsbotulismus: Säuglinge stellen einen Sonderfall dar. Sie nehmen die Sporen oft über Honig auf. Da vor dem ersten Lebensjahr die Darmflora noch nicht voll entwickelt ist, erlaubt es die fehlende Konkurrenz den Sporen aufzukeimen und Toxine zu bilden, hier dargestellt durch die keimenden Pflänzchen neben dem Baby. Nach Aufnahme des Toxins kommt es an der motorischen Endplatte zur **irreversiblen Hemmung** der Acetycholinausschüttung an der Präsynapse. Der Porsche des Schönheitschirurgen ist verunglückt – der Motor, für die motorische Endplatte stehend, hat einen Totalschaden.

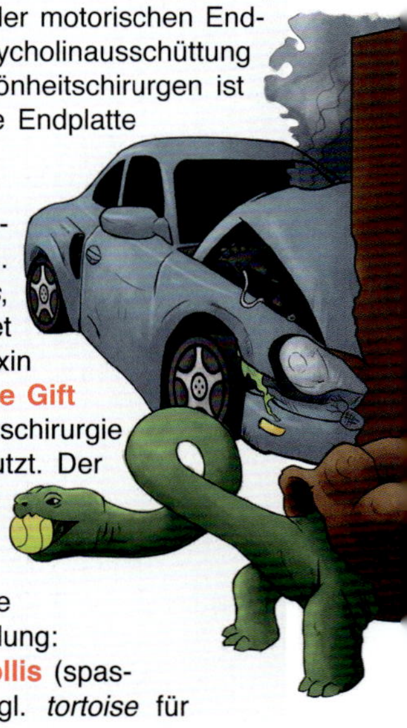

Es werden die Botulinumtoxine **A** bis **F** unterschieden. Die Flaschen, engl. *bottles*, sind entsprechend beschriftet Auch wenn das Botulinumtoxin das wohl **stärkste bekannte Gift** ist, wird es in der Schönheitschirurgie zur Faltenbekämpfung genutzt. Der muskulöse Freund erinnert an die Stärke des Gifts. Die Schildkröte mit dem schiefen Hals verbildlicht eine weitere häufige klinische Anwendung: die Behandlung von **Torticollis** (spastischer Schiefhals; hier engl. *tortoise* für Schildkröte, für Torticollis).

Botulismus ist eine Vergiftung, ausgelöst durch die Neurotoxine von *Clostridium botulinum*; klassischerweise durch Konserven, weshalb Botulismus auch Lebensmittel- oder Wurstvergiftung heißt. Clostridien sind grampositive, tennisschlägerförmige Sporenbildner. Das Botox-Toxin ist das stärkste bekannte Toxin. Es hemmt irreversibel die Freisetzung von Acetylcholin an der motorischen Endplatte. Es resultieren Lähmungen. Unbehandelt kommt es bei 50% zur tödlichen Atemlähmung. Neben Lebensmittelbotulismus und Wundbotulismus wird Säuglingsbotulismus unterschieden, weshalb Honig im ersten Lebensjahr nicht zugefüttert werden sollte. Therapeutisch wird Botox in der Schönheitschirurgie sowie bei Torticollis eingesetzt. Das Toxin kann in jedem Material nachgewiesen werden und es gibt einen Neutralisationstest im Mausversuch. Die Therapie besteht in der Magenentleerung und der Antitoxingabe. Botulismus ist namentlich meldepflichtig. Der Lebensmittelprophylaxe durch adäquates Erhitzen bzw. adäquate Sterilisation kommt die höchste Bedeutung zu.

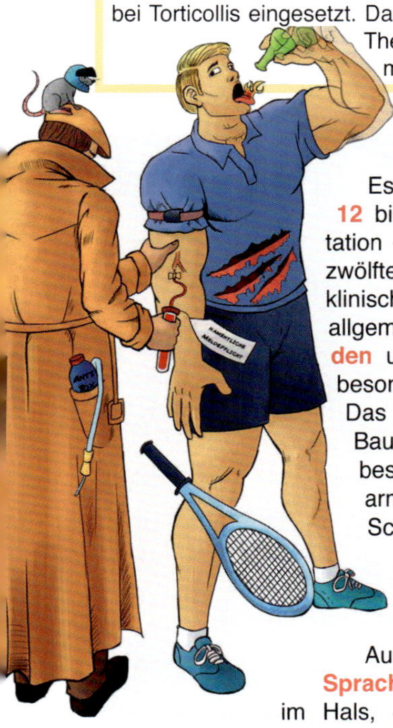

Klinik

Es kommt nach einer Inkubationszeit von **12** bis **36 Stunden** zur klinischen Manifestation – die Uhr der Tennisspielerin zeigt die zwölfte Stunde an. Unser Muskelprotz stellt die klinischen Beschwerden dar. Das Gift führt zu allgemeinen **gastrointestinalen Beschwerden** und **Nervenlähmungen**, die zuerst an besonders beanspruchten Muskeln auftreten. Das Poloshirt unseres Muskelprotzes ist am Bauch zerrissen und zeigt so die Bauchbeschwerden. Sein beanspruchter Tennisarm hängt schlaff herunter, sodass ihm der Schläger aus der Hand fällt.

Hirnnervenlähmungen manifestieren sich früh, was für das Schielen unseres Muskelmannes verantwortlich ist **C+D**. Außerdem kommt es zu **Schluck-** und **Sprachstörungen** – ihm steckt eine Wurst im Hals, die er nicht ganz schlucken konnte. Botulismus führt auch zu Mundtrockenheit. Um seine Freundin zu beeindrucken, ext der Muskelprotz eine Flasche Gift. Dies bringt seine Zunge zum Brennen, bis sie ganz trocken ist.

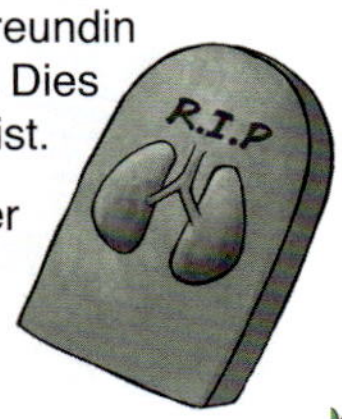

Ohne Behandlung führt die Vergiftung aufgrund einer **Atemlähmung** nach drei bis sechs Tagen zum **Tod** – hierfür der Grabstein mit der Lunge darauf.

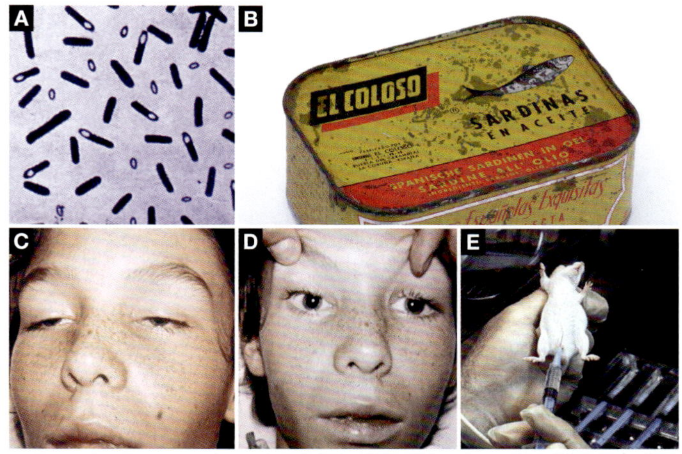

A *Clostridium botulinum* **B** Infektionsquelle: Kontaminierte Konservendosen
C+D Botulismus mit Facialislähmung **E** Serumtest mit Labormaus

Diagnostik

Der Kontrolleur vermutet beim Muskelprotz Doping. Botulinumtoxin kann in **allen Materialien** nachgewiesen werden – der Kontrolleur nimmt dem Tennisspieler Blut zur Dopinganalyse ab. Diese Probe ist mit einem Namensschild versehen, da bei Botulismus die **namentliche Meldepflicht** bereits bei Verdacht besteht. Der Nachweis erfolgt auch anhand von **Labormäusen**, die besonders sensibel auf die Übertragung von (potentiell kontaminiertem) Serum reagieren. Der Kontrolleur hat eine Maus mit einem Helm für den nächsten Crashtest dabei **E**.

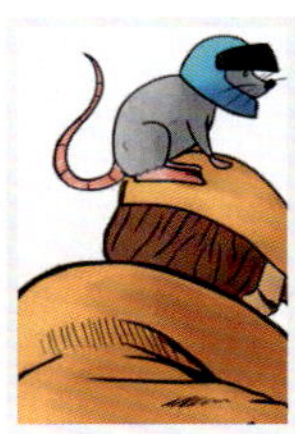

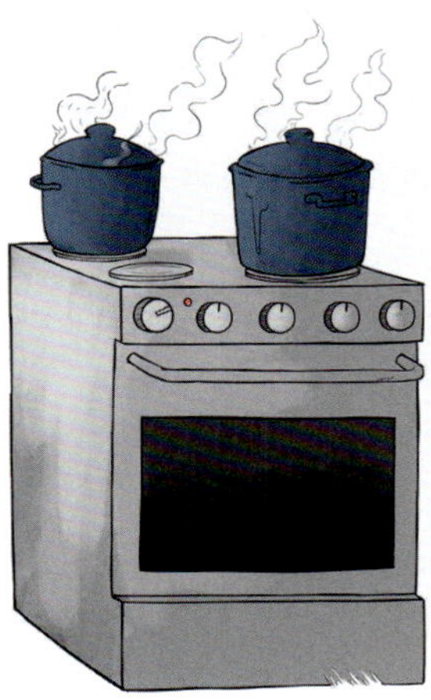

Therapie

Die Therapie gegen Botox ist anhand des Mantels des Kontrolleurs dargestellt. Darin befinden sich eine **Antitoxinflasche** sowie eine **Magensonde**. Die Sonde wird für eine beschleunigte Toxinentfernung verwendet.

Prophylaktisch können Lebensmittel bei Verdacht auf Botox-Kontamination **zweimalig über 100 °C erhitzt** werden, hier durch die zwei Kochtöpfe veranschaulicht. Nach dem ersten Kochen keimen die Sporen auf, und beim zweiten Kochen werden sie abgetötet. Auch **Sterilisation** unter hohen Temperaturen ist wirksam.

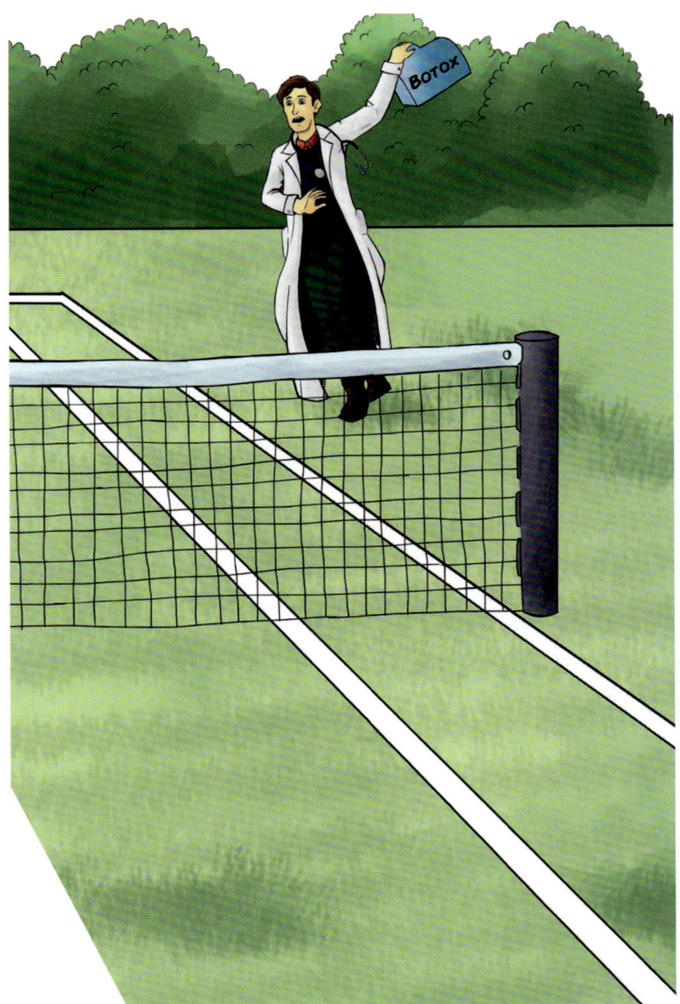

Frühsommer-Meningoenzephalitis FSME

Rotkäppchen und die Monsterzecke

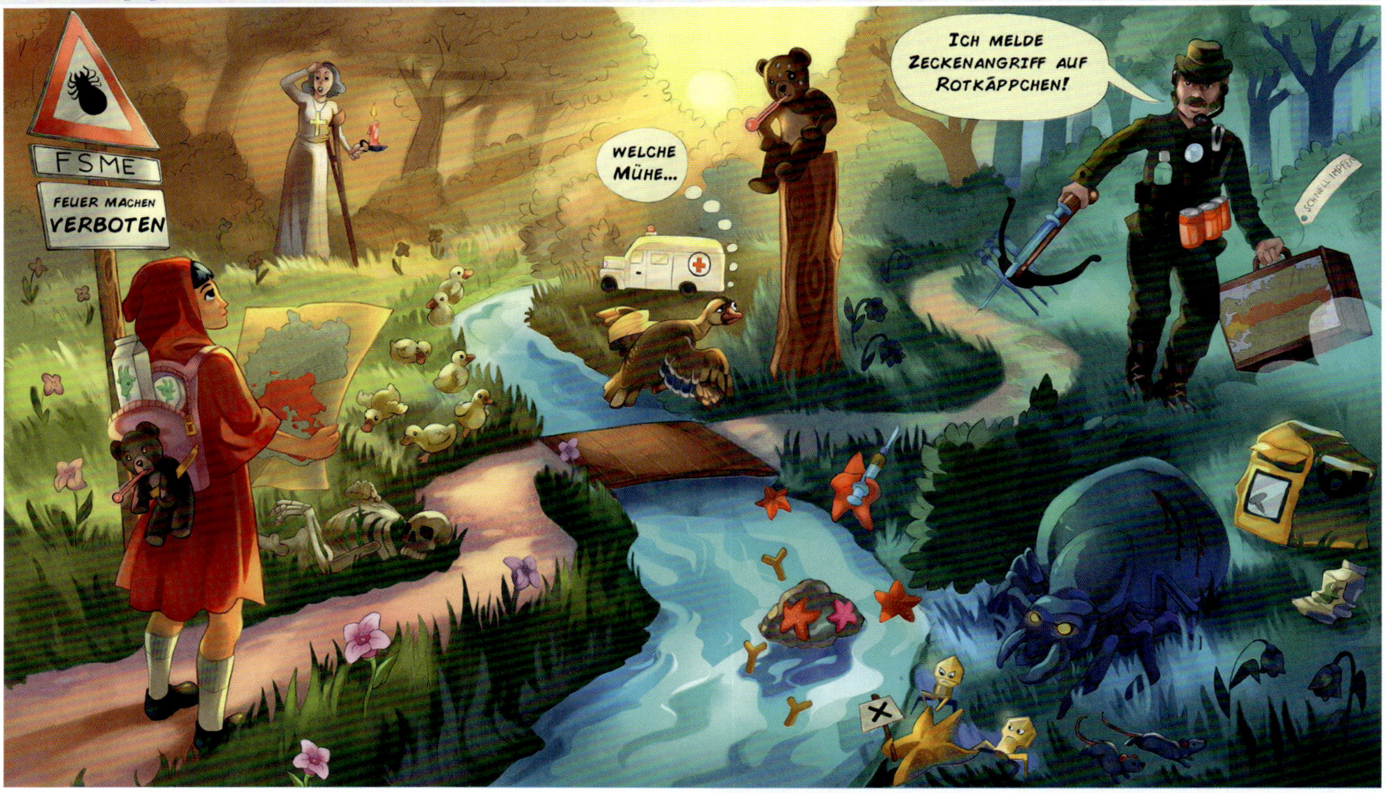
FSME
FEUER MACHEN VERBOTEN
WELCHE MÜHE...
ICH MELDE ZECKENANGRIFF AUF ROTKÄPPCHEN!

Rotkäppchen hat sich im Walde verlaufen. Hinter den Blumenwiesen, auf der anderen, dunklen Seite des Baches lauert die Monster-Zecke. Ihr einziger Schutz ist der gute Förster.

Ätiologie und Epidemiologie

Das ***FSME-Virus*** A wird durch **Zecken**, hauptsächlich durch **Ixodes ricinus** B, übertragen. In unserem Bild versteckt sich eine geritzte Monster-Zecke in einem frühsommerlichen Waldidyll. Zecken halten sich im Wald, hohem Gras und Gebüsch auf. Circa 0,1 bis 5% der Zecken in Risikogebieten sind Überträger des Virus.

Wie das Gelbfieber-, Dengue- und Japanische Enzephalitis-Virus ist das *FSME-Virus* ein ***Flavivirus***. Unsere Zecke hat gelbe (lat. *flavus*) Augen.

Risikoregionen innerhalb Deutschlands sind Baden-Württemberg, Bayern, das südliche Hessen und Thüringen C, wie man auf Rotkäppchens Landkarte erkennen kann. Außerdem sind die Nord-Schweiz und Ost-Österreich betroffen. Das Virus tritt vor allem im Frühjahr und Sommer, wie hier auf unserem Bild zu erkennen, aber auch im Herbst auf.

Übertragung

Das primäre Erregerreservoir sind **Kleinsäuger**, vor allem Mäuse. Diese Nager spielen im Bild vor der Monster-Zecke. Übertragen wird das *FSME-Virus* durch Zeckenstiche. Virusverseucht können auch **Schafs-** oder **Ziegenmilch** sein. Deshalb trägt Rotkäppchen Ziegenmilch und -käse in ihrem Rucksack. Eine Pasteurisierung tötet die Erreger ab.

Symptome und Klinik

Die FSME-Infektion hat einen **biphasischen** Verlauf, hierfür steht die durch den Bach zweigeteilte Wiese. In der **ersten Phase** treten unspezifische, **grippeähnliche Symptome** und ansteigendes, **leichtes Fieber** auf. Die Bildassoziation hierfür ist die linke Seite der Wiese, die Blumen blühen noch. Man sieht das Gerippe, für grippeähnliche Symptome, und den kleinen Fieber-Bären in Rotkäppchens Rucksack. Es folgt ein kurzes, **symptomfreies Intervall** von ca. **einer Woche**, hier durch den Bach dargestellt.

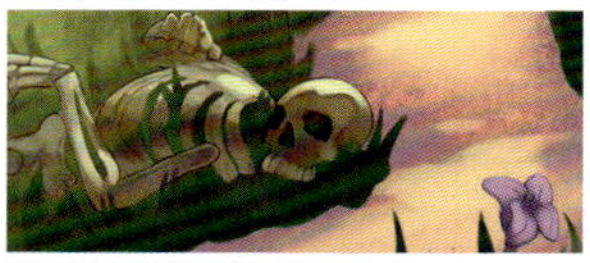

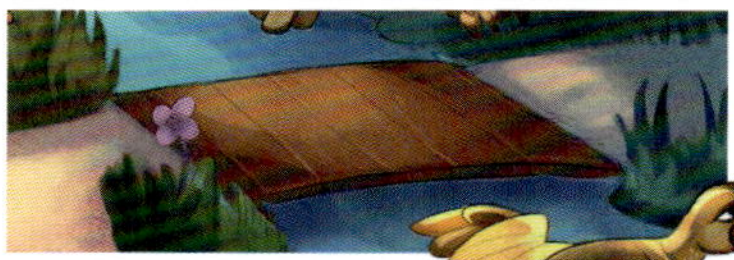

In der **zweiten Phase**, durch die rechte, verdorrte Seite der Wiese verbildlicht, kommt es zu **neurologischen** Manifestationen wie **Meningitis**, **Enzephalitis** und **Myelitis**. Die erschöpfte Ente, die für die Enzephalitis steht, denkt „WELCHE MÜHE..." und soll so an die Myelitis erinnern. Das **Fieber steigt** stark an – der Fieber-Bär ist nach oben auf den Baumstamm geklettert. Oft sind die **Hirnnerven** von den neurologischen Symptomen betroffen. **Motorische Lähmungen** sind eine Folge hiervon, verdeutlicht durch die Gesichtslähmung der Ente. Häufig betroffen sind die **oberen Extremitäten**. Das sieht man an den gebrochenen Flügeln der Ente. In ¾ der Fälle erfordert die zweite, neurologische Phase eine **Hospitalisierung**. Im Bild steht der Krankenwagen schon für die Ente bereit.

70 bis **90%** der Infektionen verlaufen **asymptomatisch**, treten also nicht in die zweite Phase ein. Die sieben fröhlichen Entenküken auf der linken Bildhälfte lassen sich damit assoziieren. Eine Ansteckung von Mensch zu Mensch findet nicht statt. Dies zeigt uns das Feuer-Verbotsschild, Menschen können nichts und niemanden anstecken.

Die **Frühsommermeningoenezpahlitis** (**FSME**) kommt vor allem zwischen Frühjahr und Herbst vor. Zecken übertragen das *FSME-Virus*, welches zu den Flaviviridae gehört. Hochrisikogebiet ist der Süden Deutschlands. 10-30% der Infizierten werden symptomatisch und präsentieren sich zunächst mit grippeähnlichen Symptomen. Kommt es zum vollen, biphasischen Verlauf, folgt einer Remissionsphase ein erneuter Fieberanstieg mit den Zeichen einer Meningoenzephalitis. 1% hiervon enden letal. Die Therapie erfolgt symptomatisch. Gerade Erwachsene leiden oft unter heftigeren Verläufen und brauchen Monate bis zur vollständigen Ausheilung. In den Risikogebieten wird daher die Totimpstoffgabe empfohlen. Die Infektion ist meldepflichtig.

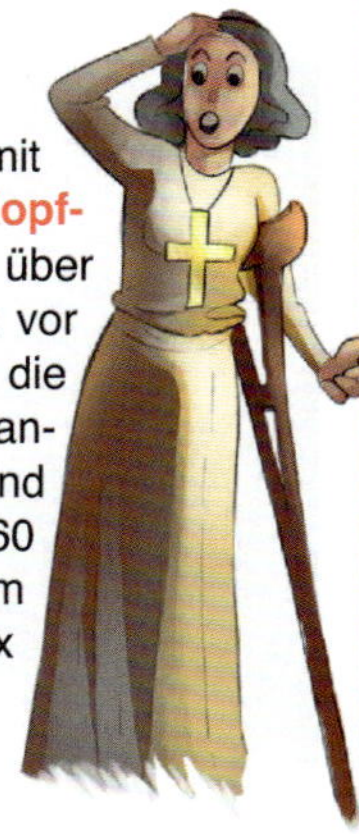

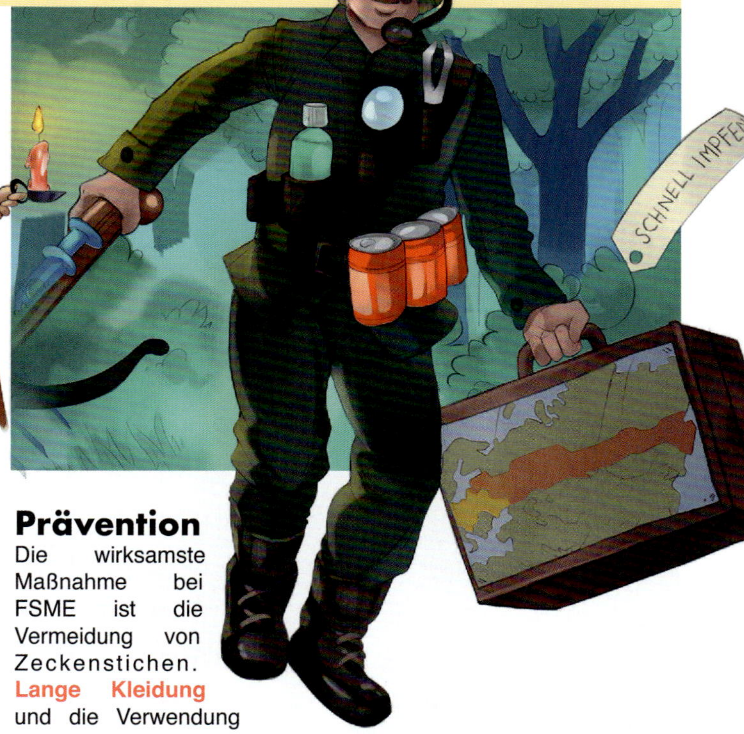

Komplikationen

Es kann bei der FSME zu schweren Verläufen mit **Paresen**, **Anfallsleiden** und lang andauernden **Kopfschmerzen** kommen. Diese Schmerzen können über Monate persistieren. Die besorgte Mutter fasst sich vor Schmerzen an den Kopf und hat eine Krücke (für die Paresen) unter dem Arm. **Letal** enden **1%** der Erkrankungen mit ZNS-Beteiligung. Betroffen davon sind v.a. **Patienten über 60**. Die Mutter, die selbst über 60 ist, trägt eine Kerze in der Hand (die Kerze steht im Zahlensystem für das eine Prozent) und ein Kruzifix um den Hals – für den tödlichen Ausgang.

Diagnostik

Die Diagnose der FSME alleine aufgrund der Klinik ist nicht möglich. Notwendig ist daher ein Nachweis von **FSME-Virus-spezifischen IgM-** und **IgG-Antikörpern** im Serum oder Liquor. Eine negative Serologie bei einer Infektion gibt es sehr selten, deshalb bietet die RT(Reverse-Transkriptase)-PCR, eingesetzt zum direkten Virusnachweis, keinen Vorteil. Im Bild schwimmen Seesterne, deren Form an IgM-Antikörper erinnert, und Y-förmige IgG-Antikörper im Bach, der für das Serum steht.

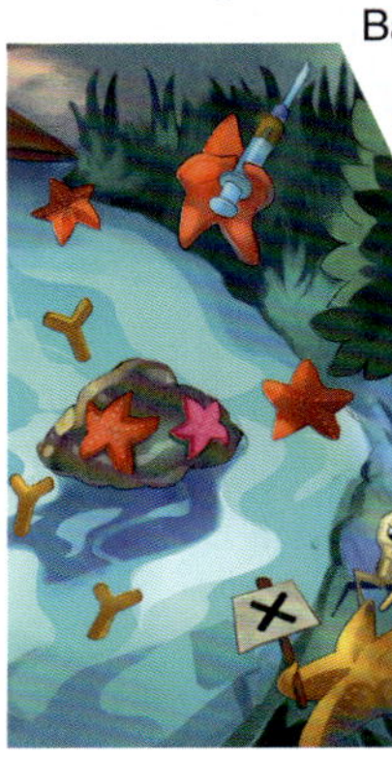

Obacht: Es kann zu starken **Antikörper-Kreuzreaktionen** mit anderen Flaviviren (z. B. Dengue-, Gelbfieber-Viren) und Impfungen gegen Flaviviren kommen. Die Assoziationen im Bild sind hier der gelbe IgM-Seestern (für Gelbfieber) mit dem X-Schild (für Kreuzreaktionen), der von zwei fiesen, gelben Viren (für andere Flaviviren) ans rechte Ufer gezerrt wird. Der orangefarbene Seestern mit Spritze steht für die möglichen Kreuzreaktionen nach Impfungen.

In der Praxis selten durchgeführt, aber sinnvoll, ist die Bestätigung von IgM-Antikörpern durch den Test eines zweiten Herstellers. So können Kreuzreaktionen, beispielsweise mit Epstein-Barr-Virus-Antikörpern, ausgeschlossen werden. Die zwei Seesterne auf dem Stein im Bach versinnbildlichen dies. Der pinkfarbene repräsentiert den IgM-Antikörper-Test des zweiten Herstellers.

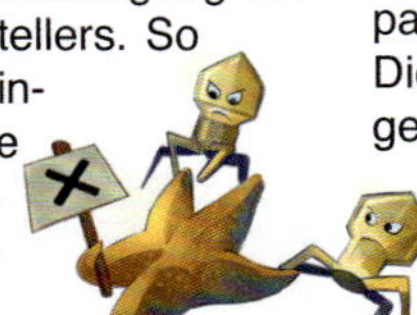

Der **Antikörper-Nachweis** ist aber erst mit Beginn der zweiten Phase der Infektion möglich. Die IgM-Seesterne befinden sich deshalb eher am rechten Ufer des Baches.

Therapie

Die Therapie von FSME erfolgt **symptomatisch**.

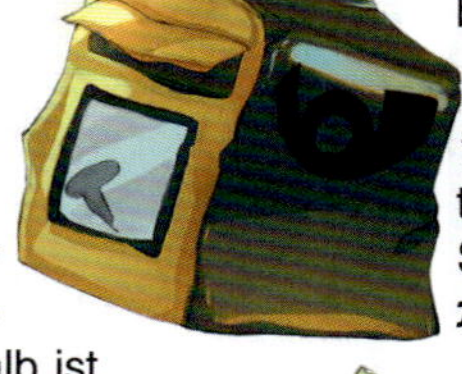

Bei FSME steht keine **Postexpositionsprophylaxe** zur Verfügung. Für Immunglobuline gibt es keine Wirksamkeitsbelege. Deshalb ist der Postkasten (für Postexposition) im Bild kaputt.

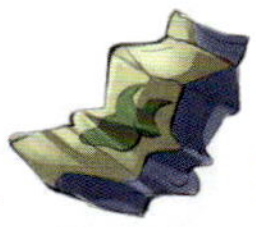

Eine weitere prophylaktische Maßnahme ist die Vermeidung von nicht-pasteurisierter Ziegenmilch in Endemiegebieten. Die zerknüllte Milchtüte neben dem Postkasten ist hier die Assoziation.

Für FSME-Infektionen besteht eine namentliche Meldepflicht. Und so gibt auch der Förster Rotkäppchens Zeckenbedrohung an die entsprechende Behörde weiter: „*ICH MELDE ZECKENANGRIFF AUF ROTKÄPPCHEN!*".

Prävention

Die wirksamste Maßnahme bei FSME ist die Vermeidung von Zeckenstichen. **Lange Kleidung** und die Verwendung von **Repellents** sind empfehlenswert. Nach dem Aufenthalt in Risikogebieten sollte man den Körper nach Zecken absuchen. Wird eine entdeckt, kann man sie mit einer (speziellen) Pinzette oder Zeckenkarte entfernen. Die Einstichstelle sollte man anschließend desinfizieren. Der Förster ist vorbereitet: er trägt eine Pinzette, eine Lupe für die Zeckensuche und ein Desinfektionsspray bei sich.

Eine aktive **Immunisierung** ist für Personen empfehlenswert, die sich oft in Risikogebieten in der Natur aufhalten oder in **risikoreiche Länder** reisen wollen. Unser Förster (Risikoberuf) trägt einen Koffer mit Landkarte darauf, auf der die Risikogebiete markiert sind (u. a. Teile Osteuropas und Russlands).

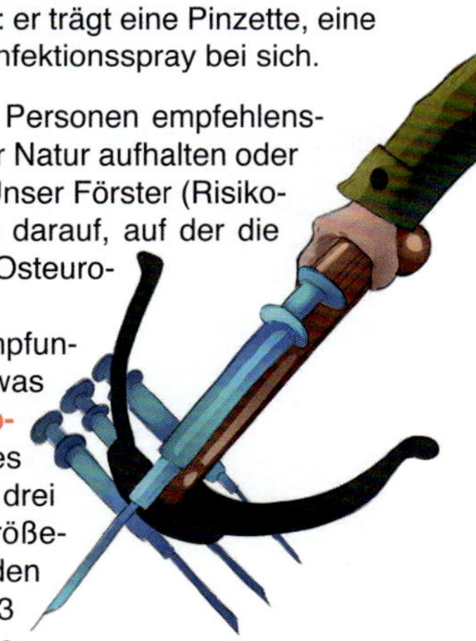

Die Immunisierung besteht aus **vier** Impfungen: Drei **Grundimpfungen** folgt mit etwas zeitlichem Abstand eine **Boosterimpfung**. Hierfür steht die Armbrust des Försters, an der drei Spritzen (für drei Grundimmunisierungen) und eine größere Spritze mit etwas Abstand (für den Booster) befestigt sind. Kinder unter 13 Jahren erhalten die halbe Dosis des nebenwirkungsarmen Impfstoffes.

Alle drei bis fünf Jahre sollte die Impfung aufgefrischt werden. Dafür stehen die drei Erfrischungsgetränke, die der Förster am Gürtel trägt. Für eine Schnellimmunisierung vor Reisen ist ebenfalls ein Schema vorhanden. Am Koffer hängt dafür das Schild „*SCHNELL IMPFEN*".

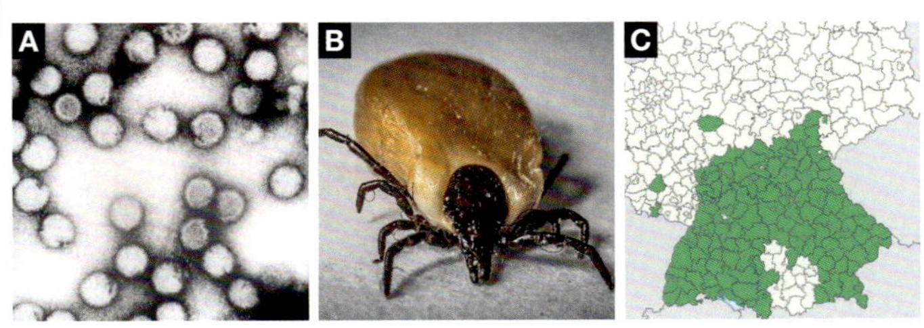

A TEM FSME-Virus **B** Ixodes ricinus **C** FSME-Erkrankungen n=2843, 2002-2011

IMPF /17 +B2

Cholera 90	Hepatitis A 16	Influenza 144	Pertussis **20**	Tollwut **152**
Diphtherie **18**	Hepatitis B 100	Masern **46**	Polio **60**	Typhus 88
FSME **140**	HiB **26**	Meningitis **156**	Röteln **38**	Varizellen **62**
Gelbfieber 26	HPV **116**	Mumps **50**	Tetanus **134**	

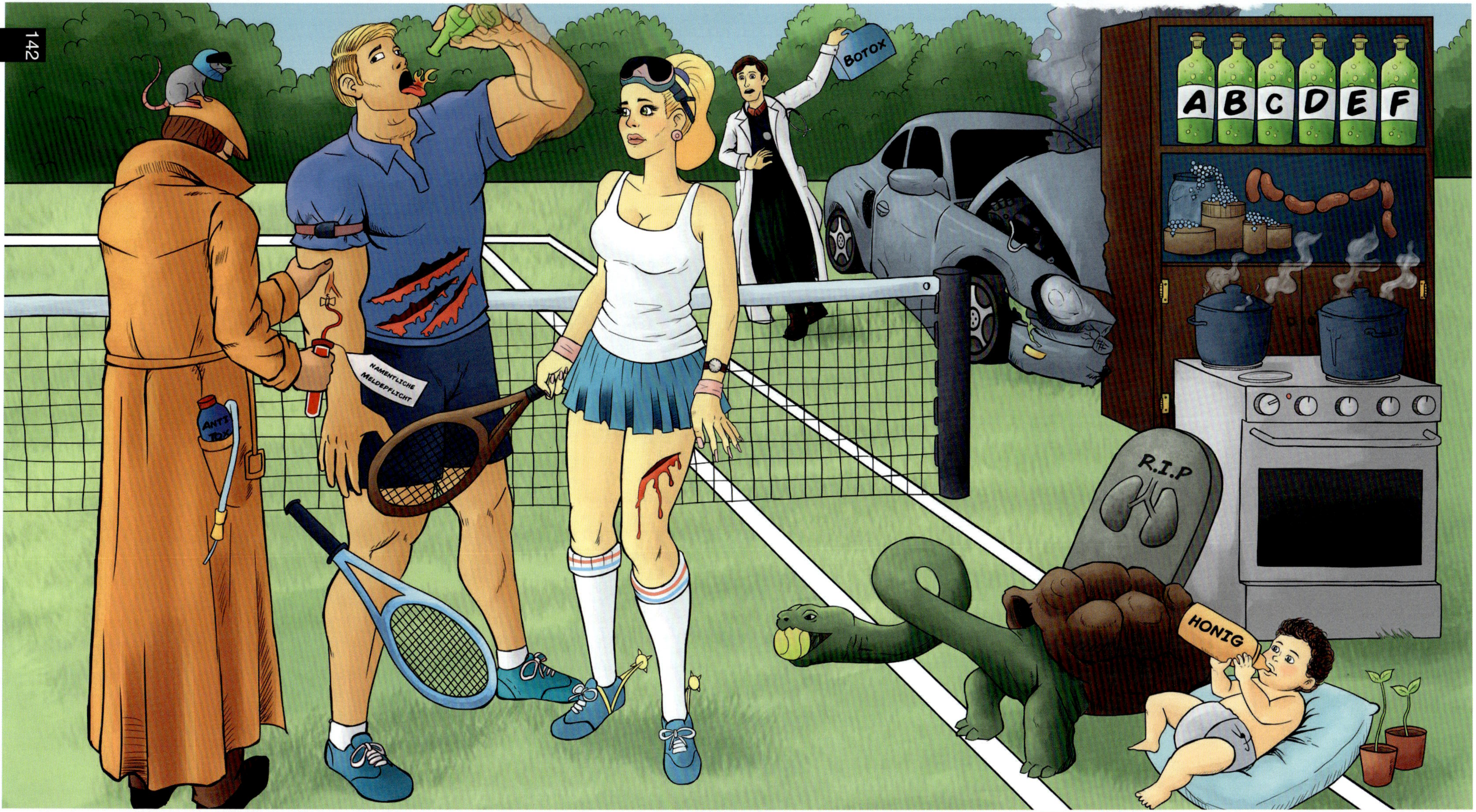

Quiz

1. Wie wird Botulismus noch genannt und was ist der Grund für diesen Namen?
2. Wie nimmt der Mensch Keime auf?
3. Wo wirkt Botox?
4. Bei welchen Erkrankungen kann Botox therapeutisch eingesetzt werden?
5. Was sind frühe Symptome der Intoxikation?
6. Was sind späte Symptome?
7. Wie wird therapiert?

Antworten

1. Wurstvergiftung (Würste), da sie häufig durch kontaminierte Lebensmittel übertragen wird.
2. Durch verdorbene konservierte Lebensmittel (Konserven), Wundkontamination (Wunde), Aufnahme von Sporen (Sporen der Schuhe), bei Säuglingen durch Honig (Säugling).
3. Eine irreversible Hemmung der präsynaptischen Acetylcholinausschüttung an der motorischen Endplatte.
4. Bei der Torticollisbehandlung und als Mittel zur Faltenbekämpfung (was zugegebenermaßen keine Erkrankung darstellt, aber dennoch ein beliebtes Einsatzgebiet von Botox ist).
5. Gastrointestinale Beschwerden (zerrissenes T-Shirt am Bauch / GIT), Hirnnervenlähmungen (Schielen) und Schluck- sowie Sprachstörungen (Wurst im Hals)
6. Lähmung beanspruchter Muskeln (hängender Schlägerarm) und Atemlähmung bis hin zum Tod (Grabstein).
7. Mittels Antitoxingabe sowie ggf. Magenspülung bei Lebensmittelbotulismus (Magensonde und Antitoxinflasche).

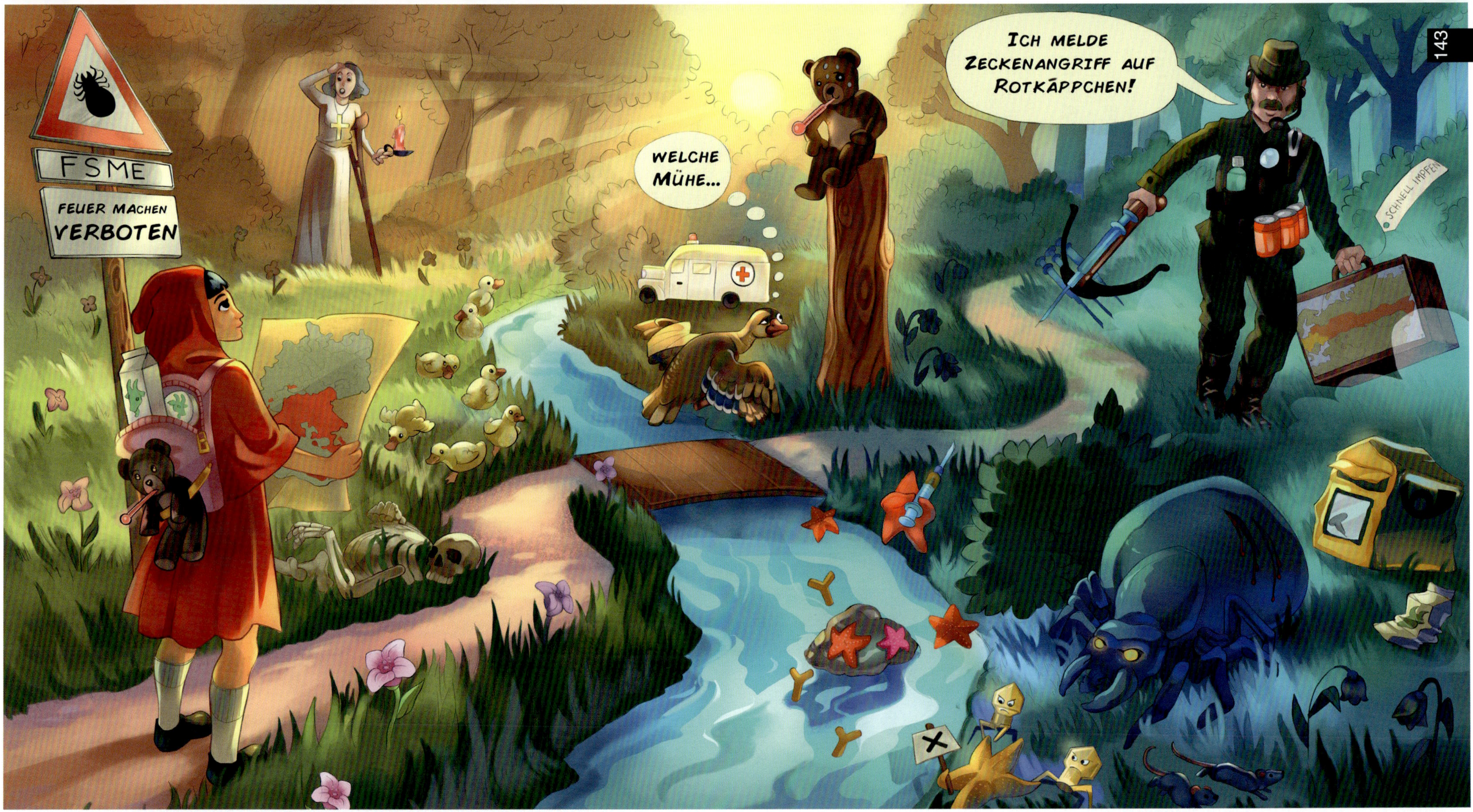
FSME
FEUER MACHEN VERBOTEN
WELCHE MÜHE...
ICH MELDE ZECKENANGRIFF AUF ROTKÄPPCHEN!
SCHNELL IMPFEN

Quiz

1. Wofür steht Rotkäppchens Milchtüte?
2. Wofür stehen die sieben fidelen Entenküken und das Gerippe?
3. Welches Organsystem kann im schlimmsten Fall im zweiten Stadium betroffen sein?
4. Wofür steht die Mutter mit Kerze und warum hält sie sich den Kopf?
5. Was muss man bei der Diagnostik der FSME beachten?
6. Wie ist das Impfschema gegen FSME?
7. Wofür steht der kaputte Postkasten?

Antworten

1. Für die mögliche Übertragung durch unpasteurisierte, verseuchte Ziegen- oder Schafsmilch.
2. Für die in 70 - 90% asymptomatisch verlaufende Infektion (sieben Küken) bzw. für grippale Symptome (Gerippe) in der ersten Phase.
3. Das zentrale Nervensystem.
4. Für die lang andauernden Kopfschmerzen, Paresen und Anfallsleiden bei ZNS-Beteiligung. In 1% enden diese ZNS-Verläufe letal.
5. Der Nachweis virusspezifischer IgM-und IgG-Antikörper aus Serum oder Liquor (Seesterne und IgG-Antikörper im Fluss / "See") sind erst möglich ab der zweiten Phase (rechte Bildhälfte). Kreuzreaktionen mit anderen Flaviviren (gelber Seestern mit Kreuz) können auftreten.
6. Grundimmunisierung durch dreifache Impfung und eine Boosterimpfung alle drei bis fünf Jahre (Armbrust mit Spritzen sowie einer geladenen Booster-Impfung).
7. Für die nicht vorhandene Postexpositionsprophylaxe.

Herpes simplex HSV1 und 2

Erste gegen zweite Mannschaft – fragwürdiger Teamgeist

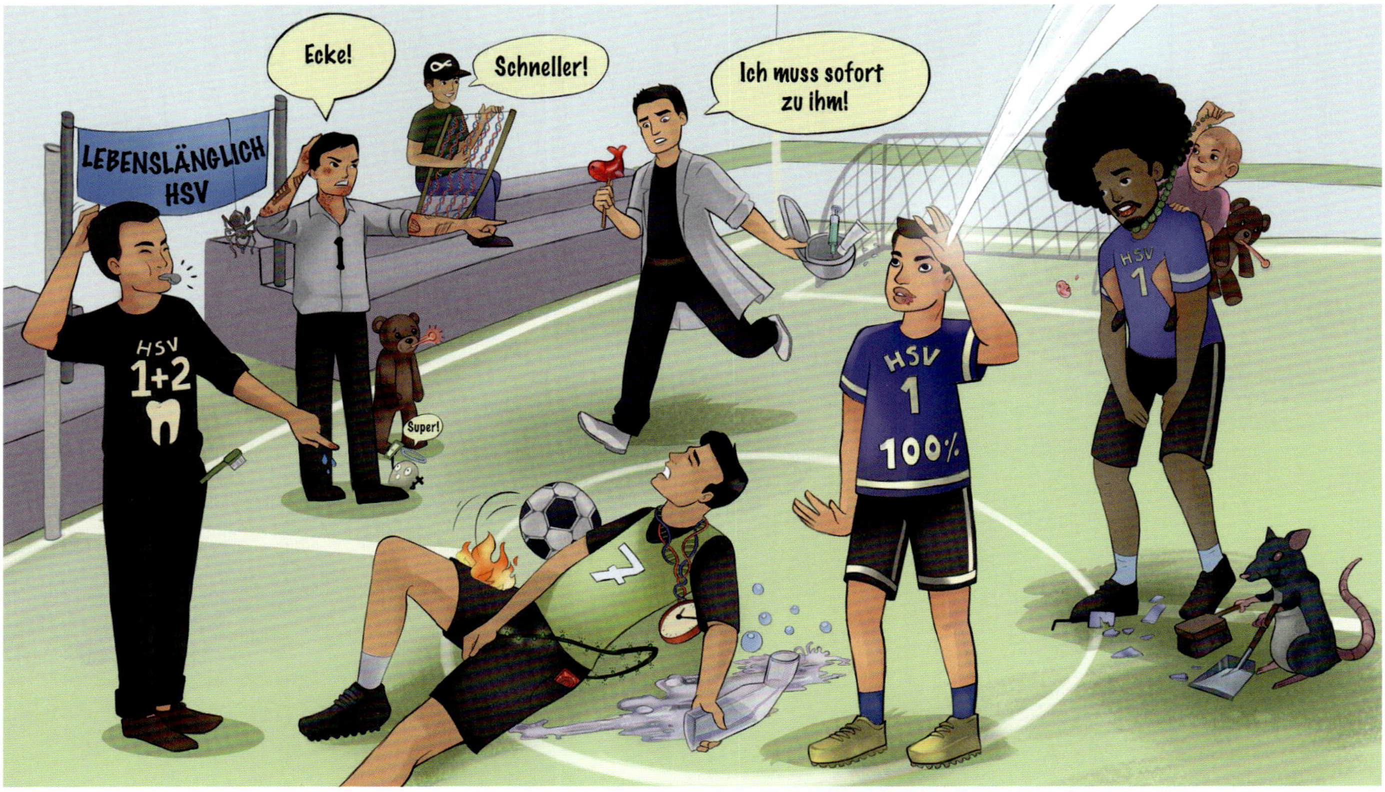

Foul! Foul! Mensch, hat der Schiri denn keine Augen im Kopf? Der Spieler des HSV 1 wurde doch eindeutig gefoult. Da kommt ja sogar schon der Team-Arzt aufs Spielfeld. Und was sagt der Trainer dazu?

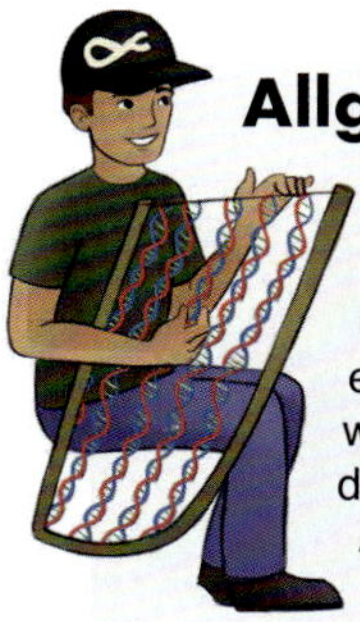

Allgemein

Die Herpes-Simplex-Viren 1 und 2 werden durch die Spieler der ersten und zweiten Mannschaft verkörpert. Der Fan mit Harfe erinnert an Herpes (engl. *harp* für Harfe). Er trägt außerdem eine Baseball-Kappe mit einem Alpha drauf, weil es sich um **Alpha-Herpesviren** handelt. Außerdem spornt er die Spieler mit dem Ausruf „*SCHNELLER!*" an. So lässt er daran denken, dass HSV 1 und 2 **schnell replizierend** sind.

Nach einer Infektion persistieren die Viren lebenslang in den **Spinalganglienzellen**, sie sind also neurotrop. Dafür steht die Fan-Spinne (spinal). Sie lässt sich von dem Banner „*LEBENSLÄNGLICH HSV!*", das über dem Gang (Ganglien) hängt, herab.

HSV 1

HSV 1 wird vor allem **oral** übertragen. Der Afro-Stürmer, der zur ersten Mannschaft gehört, spuckt (oral) sein Kaugummi auf den Boden.

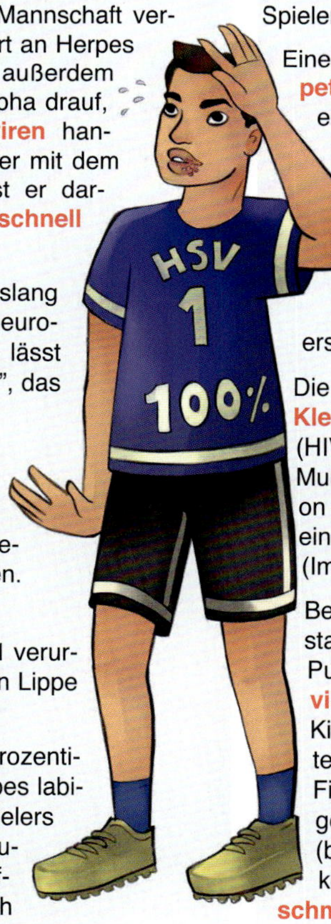

Herpes labialis

Der Lippenherpes A wird vor allem durch HSV 1 verursacht. Deshalb gehört der Spieler mit der dicken Lippe auch der ersten Mannschaft des HSV an.

In der Bevölkerung besteht eine beinahe 100-prozentige asymptomatische **Durchseuchung** mit Herpes labialis, weshalb auf dem Trikot des dicklippigen Spielers „*100%*" zu lesen ist. Die Viren ruhen in den Neuronen, bis sie durch eine passagere Immuninsuffizienz reaktiviert werden. Dies kann auch durch **Stress** oder vermehrte **Sonneneinstrahlung** geschehen. Ein Drittel der Bevölkerung leidet an rezidivierenden oralen HSV-Läsionen.

...Herpes labialis

Auch der dicklippige Spieler ist von der Situation gestresst. Zu allem Überfluss wird er auch noch von einem Sonnenstrahl geblendet.

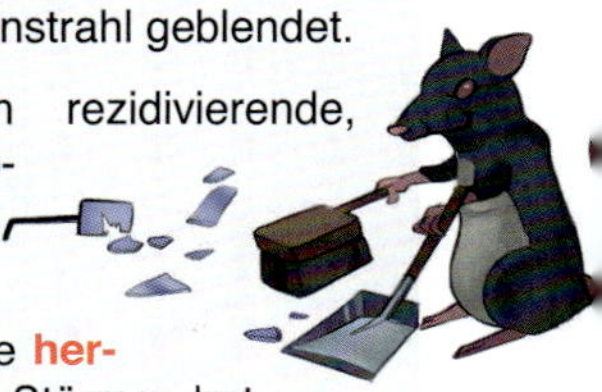

Der Herpes labialis äußert sich durch rezidivierende, schmerzende **Bläschen** an Mund- und Lippenschleimhaut. Hierunter leidet auch der Spieler mit den dicken Lippen.

Eine Komplikation des Herpes labialis ist die **herpetische Keratokonjunktivitis**. Der Afro-Stürmer hat eine Brille kaputt getreten. Eine Ratte mit Kehrblech (Keratokonjunktivitis) fegt die Überbleibsel der Brille auf.

Stomatitis aphtosa

Die Stomatitis aphtosa (Mundfäule), verkörpert durch den Stürmer mit Afro-Look, wird auch durch HSV 1 bedingt. Daher gehört auch der Stürmer zur ersten Mannschaft.

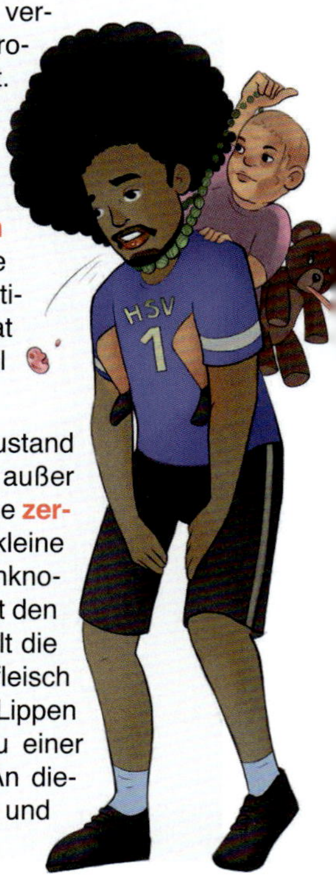

Die Stomatitis aphtosa tritt vor allem bei **Kleinkindern** und **Immunsupprimierten** (HIV- und Agranulozytose-Patienten) auf. Die Mundfäule ist eine schwerwiegende Manifestation einer HSV-1-Infektion. Der Afro-Stürmer hat ein schweres Kleinkind im Krankenhauskittel (Immunsupprimierte) auf dem Rücken.

Bei der Stomatitis aphtosa ist der Allgemeinzustand stark gemindert, weshalb der Afro-Stürmer außer Puste ist. Es treten außerdem **Fieber** und eine **zervikale Lymphknotenschwellung** auf. Das kleine Kind hat ihm eine grüne Lichterkette (Lymphknoten) um den Hals (zervikal) gewickelt. Es hält den Fieber-Bären im Arm. Die Entzündung befällt die gesamte Mundschleimhaut und das Zahnfleisch (betont im vorderen Mundbereich). Die Lippen können auch betroffen sein. Es kommt zu einer **schmerzhaften Rötung** und zu **Erosionen**. An diese Symptome erinnern die knallroten Lippen und Schleimhäute des Afro-Stürmers.

KON /81
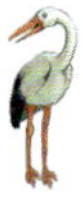
CMV **66**, Gonokokken **92**, Hepatitis B **B2**, HIV **104**, HPV **116**, HSV1/2 **144**, Listeriose **36**, Ringelröteln **42**, Röteln **38**, Syphilis **94**, Toxoplasmose **174**, Varizellen **62**

HHV /11
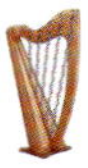
HHV-1/2 = HSV-1/2 **144**, *HHV-3 = VZV* **62**, *HHV-4 = EBV* **68**, *HHV-5 = CMV* **66**, *HHV-6&7* **54**, *HHV-8 = KSHV* **111**

Herpesviren persistieren lebenslang in den Spinalganglien (neurotrop). Es kommt zur Reaktivierung bei Stresssituationen. Herpes labialis und die Stomatitis aphtosa werden v.a. durch HSV 1 ausgelöst und oral verbreitet. Die Bevölkerung ist nahezu 100-prozentig mit Herpes labialis durchseucht. Herpes genitalis wird dagegen v.a. durch HSV 2 ausgelöst sexuell verbreitet. Beide Viren verursachen weitere Erkrankungen wie das Eczema herpeticatum und den Herpes digitalis. Typische Manifestation aller Herpes-simplex-Ekrankung sind schmerzhafte, brennende, juckende Bläschen. Die klinische Verdachtsdiagnose kann per PCR bestätigt werden. Die therapeutische Leitsubstanz ist Aciclovir.

HSV 2

HSV 2 wird hauptsächlich **sexuell** übertragen. Daran erinnern die Kondome, die dem gefoulten Spieler der zweiten Mannschaft (HSV 2) aus der Tasche lugen.

Herpes genitalis

Der Genitalherpes B wird hauptsächlich durch HSV 2 ausgelöst. Der arme Spieler, der den Ball direkt zwischen die Beine bekommen hat, gehört der zweiten Mannschaft (HSV 2) an.

Bei einer Primärinfektion mit Herpes genitalis beträgt die **Inkubationszeit** zwei bis sieben Tage. Deshalb hat der gefoulte Spieler, der diese Erkrankung verkörpert, die Nummer 7 auf seinem Trikot. Symptome von Herpes genitalis sind eine **Rötung** und **Schwellung** der Genitalien, ein **Spannungsgefühl**, **Juckreiz**, **Brennen** und ggf. ein **glasiger Ausfluss**. Der Spieler der zweiten Mannschaft fasst sich mit schmerzverzerrtem Gesicht zwischen die Beine. Seine Hose brennt und neben ihm befindet sich eine klare Pfütze (glasiger Ausfluss). Außerdem kann es zu einer schmerzhaften **Lymphadenopathie** in der Leiste kommen. Merkhilfe ist hier die grüne Lichterkette, die über der Leistengegend des Spielers liegt. Nach einigen Tagen treten disseminierte, erodierende **Bläschen** im Genitalbereich auf, die später schmerzhaft oberflächlich ulzerieren. Kleine Bläschen steigen auch aus der Pfütze neben dem Spieler auf.

Beim Herpes genitalis kann es zu urologischen Komplikationen wie dem **Harnverhalt** kommen. Deshalb liegt neben dem gefoulten Spieler eine Urinflasche.

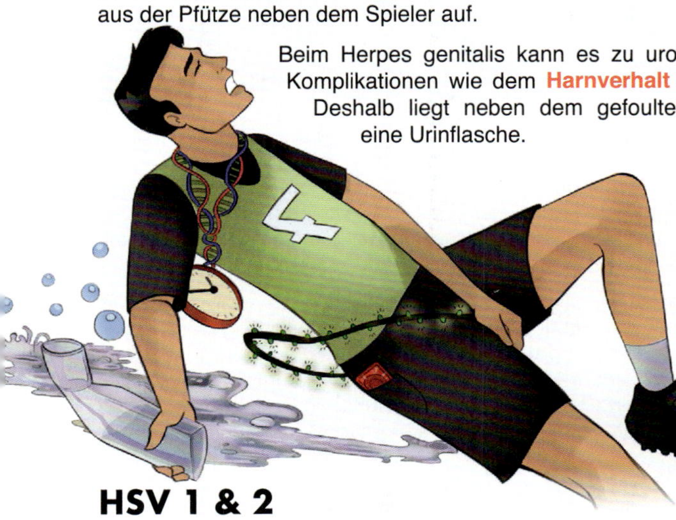

HSV 1 & 2

Eczema herpeticatum

Der mit Harfen tätowierte Coach trainiert sowohl die erste als auch die zweite Mannschaft. Wegen seiner Dominanz in Standardsituationen wird er auch der Ecken-Zähmer genannt. Er steht für das Eczema herpeticatum C (Ecken-Zähmer mit Harfen), das von HSV 1 und 2 ausgelöst werden kann.

Das Eczema herpeticatum äußert sich durch Allgemeinsymptome kombiniert mit **Fieber**. Neben dem Coach steht der Fieber-Bär als Cotrainer. Die Haut ist oft flächenhaft infiziert. Es bilden sich schmerzhafte **Bläschen** auf Gesicht und Hals. Dies geschieht oft auf dem Boden einer atopischen Dermatitis. Es bilden sich multiple, runde, wie ausgestanzt wirkende, zu einem großen Beet konfluierende **Vesiculae** (Effloreszenzen). Der arme, mit Harfen tätowierte Trainer, der dieses Krankheitsbild verkörpert, hat einige Blasen am Hals und Effloreszenzen im Gesicht.

Ein Eczema herpeticatum tritt sehr selten auf, weshalb der Ecken-Zähmer sich nur am Rande des Spielfeldes aufhält. Es ist die Primär- oder Sekundärmanifestation einer HSV-Infektion bei Patienten mit ekzematös **vorgeschädigter Haut** (Assoziation mit Neurodermitis). Auch der Coach hat rote Stellen an Hals und Ellenbogen.

Eine Komplikation des Eczema herpeticatum ist eine massiv ausgeprägte bakterielle **Superinfektion**. Dafür steht das Bakterium zu Füßen des Trainers, das „*SUPER!*" ruft. Seltener kommt es zu systemischen Komplikationen mit **letalem** Ausgang (Herpes-Meningoenzephalitis, Rhabdomyolyse, Bronchopneumonie). Das Bakterium hält in der einen Hand Geldscheine (engl. *(pneu)money* für **Pneumonie**) in der anderen hält es ein Kreuz, das es hinter dem Rücken versteckt (selten letal). Der Heiligenschein erinnert an die Meningoenzephalitis.

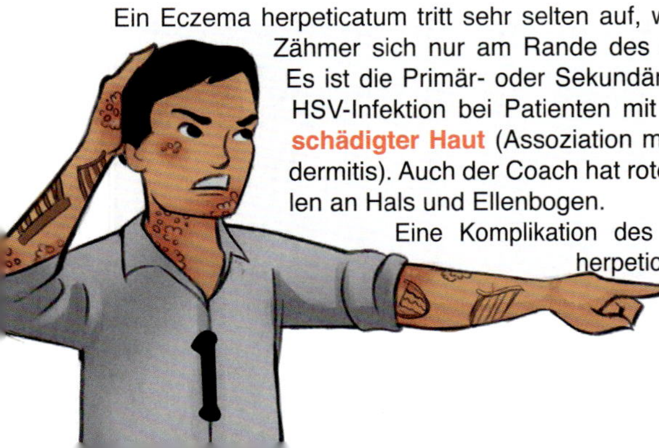

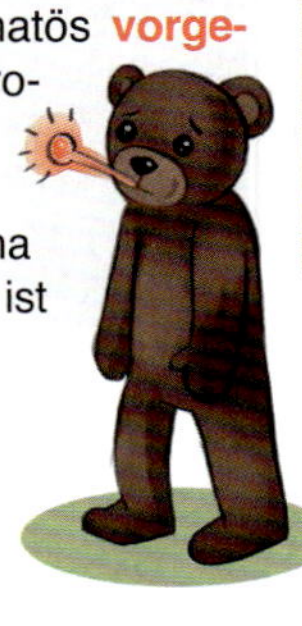

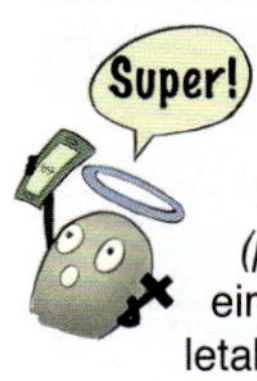

Herpes digitalis

Der Herpes digitalis wiederum wird vom Schiri repräsentiert, der mit dem Finger auf den foulenden Spieler zeigt. Es wird von HSV 1 und 2 ausgelöst, ist also unparteiisch, wie der Schiedsrichter. Er zeigt mit dem Finger (lat. *digitus*) auf den gefoulten Spieler der zweiten Mannschaft.

Herpes digitalis ist eine **Sekundärinfektion** durch direkten Kontakt mit infektiösem Sekret. Risikogruppen sind Kinder und Personen, die im Gesundheitswesen tätig sind und Schleimhautkontakt haben (z.B. Zahnärzte). Deshalb hat der Schiri einen Zahn auf seinem Shirt. Von seinem Finger tropft Sekret.

Beim Herpes digitalis sind ein oder mehrere Finger betroffen. Im Prodromalstadium sind die Effloreszenzen uncharakteristisch. Anzeichen sind ein **Spannungsgefühl**, **Juckreiz** und **Schmerzen**. Der Schiri kratzt sich am Kopf. Wie beim Herpes labialis bilden sich später ebenfalls gruppierte **Bläschen** bei den Betroffenen, was man an seinem Finger auch sieht.

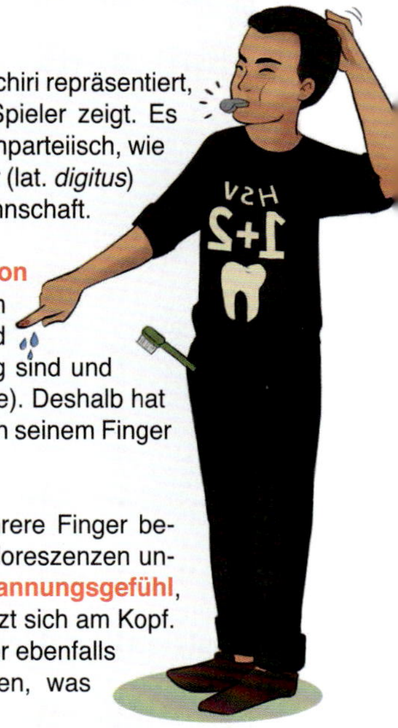

Diagnostik

Die Diagnose erfolgt meist klinisch. Ist das Bild unklar, kann ein Virusnachweis aus dem Blasengrund mit Hilfe von einem **direkten Antigentest** mit effloreszierenden Antikörpern durchgeführt werden. Alternativ können auch eine **Kultur** angelegt oder eine **PCR** veranlasst werden. Dafür steht die Kult-Uhr (Kultur) an der DNA-Kette (PCR) des gefoulten Spielers.

Therapie

Bei der Behandlung von Herpes-Erkrankungen ist **Aciclovir** die Leitsubstanz. Es wird oral und intravenös gegeben. Der Team-Arzt, der hier für die Therapie steht, trägt eine Kloschüssel (Aciclovir). In der Schüssel sieht man eine Spritze (i.v.) und eine Creme-Tube (lokal).
Oral kann **Valacilovir** gegeben werden. Dafür steht der walförmige Lutscher (oral) in der Hand des Arztes.
Ein möglichst **früher Beginn** der Therapie ist entscheidend, weil die Viren nur in ihrer Replikationsphase gehemmt werden können. Das Antimetabolit hemmt die viralen DNA-Polymerase. Der Team-Arzt ruft deshalb auch „*ICH MUSS SOFORT ZU IHM!*".

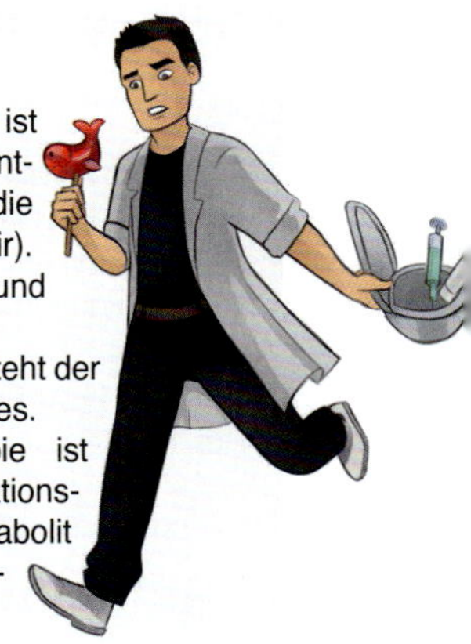

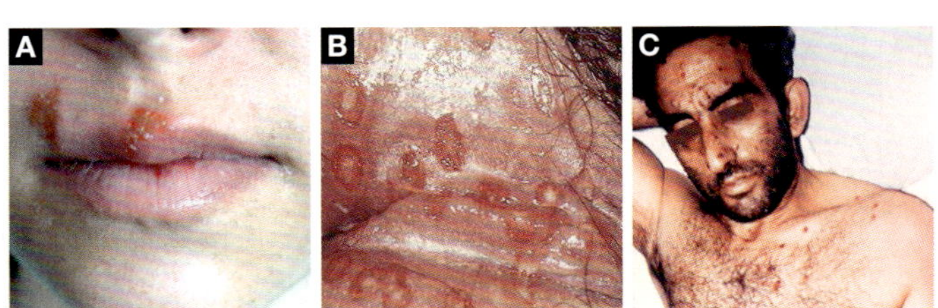

A Lippenherpes **B** Genitalherpes **C** Eczema herpetikum

Herpes-simplex-Enzephalitis

Schutzengel mit der Harfe

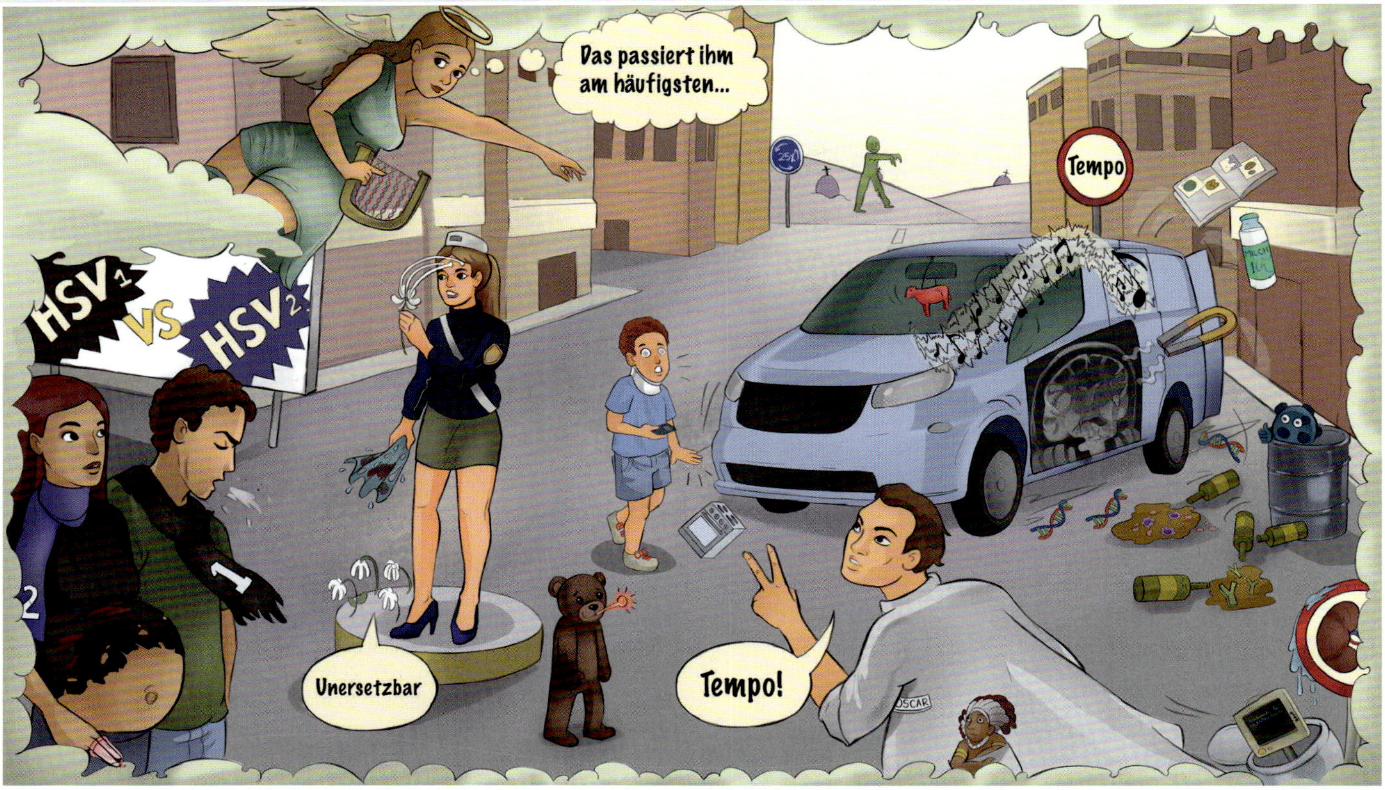

Der kleine Fußballfan hat es eilig – keinesfalls darf er das Spiel seines Lieblingsvereins HSV verpassen. Der Straßenverkehr wird da schnell zur Nebensache, aber zum Glück gibt es den Schutzengel!

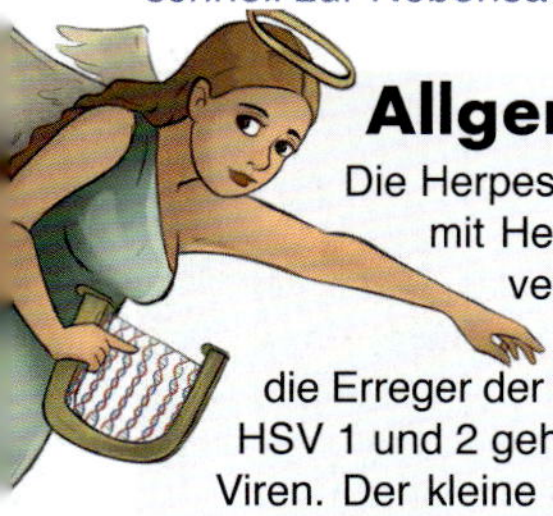

Allgemein

Die Herpes-simplex-Enzephalitis wird durch den Schutzengel mit Heiligenschein und Harfe verkörpert. Sie hat gerade verhindert, dass der Junge von dem Lieferwagen angefahren wird. Die Harfe (engl. *harp*) erinnert an die Erreger der Erkrankung, die **Herpes-simplex-Viren 1 und 2**. HSV 1 und 2 gehören zur Familie der *Herpesviridae*. Es sind DNA-Viren. Der kleine Junge im Bild ist ein großer HSV-Fan. Er eilt gedankenverloren zum Spiel des HSV 1 gegen den HSV 2, wie es das Straßenplakat groß ankündigt.

Ätiologie und Epidemiologie

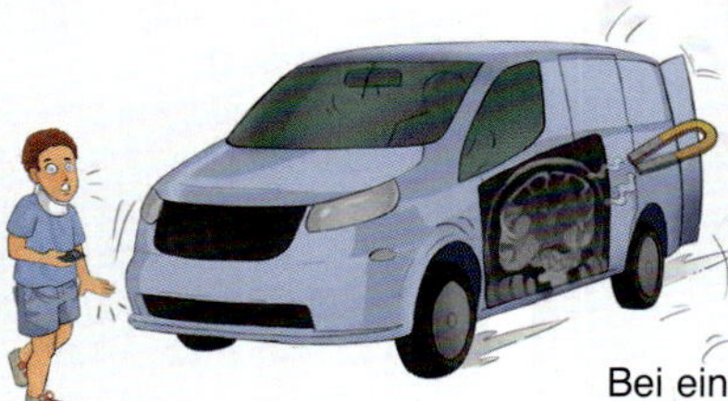

Es besteht eine hohe Durchseuchung der erwachsenen Bevölkerung mit den Erregern. Die Übertragung erfolgt meist durch asymptomatische Virusträger.

Die Inzidenz der HSV-Enzephalitis beträgt fünf pro 1 Mio. Einwohnern pro Jahr in Westeuropa. Das macht die Erkrankung zur **häufigsten sporadischen Enzephalitis** in Mittel- und Westeuropa. Deshalb denkt der Schutzengel auch: „DAS PASSIERT IHM AM HÄUFIGSTEN..."

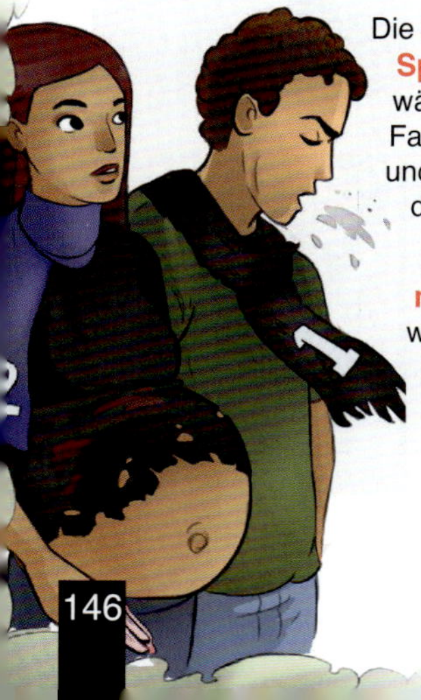

Die Übertragung von HSV 1 erfolgt vor allem durch **Speichel**, seltener durch Genitalsekrete oder während der Geburt. Der Mann links im Bild, ein Fan des HSV 1, spuckt gerade auf den Boden und erinnert so an die Übertragung von HSV 1 durch Speichel.

HSV 1 ist der Auslöser nahezu aller akuten **nekrotisierenden** HSV-Enzephalitiden im Erwachsenen- und Kindesalter. Deshalb trägt der Mann einen schwarzen, zerfransten (nekrotischen) HSV-1-Fan-Schal.

...Ätiologie und Epidemiologie

HSV 2 wird vor allem über **Genitalsekret** und **perinatal** übertragen. Daran erinnert die schwangere Frau (perinatal), die ein großer HSV-2-Fan ist, und die über zwei Finger ein Kondom gestülpt hat (Genitalsekret).

Bei Erwachsenen nimmt eine HSV-2-Infektion als virale Meningitis meist einen gutartigen Verlauf. Bei Säuglingen allerdings kann es zu einer **hämorrhagisch-nekrotisierenden Enzephalitis** kommen. Die Schwangere trägt einen blauen (gutartigen) HSV-2-Schal. Ihr schwarzes Shirt allerdings ist blutig und über dem Babybauch zerfetzt (hämorrhagisch-nekrotisierend bei Säuglingen).

Pathophysiologie

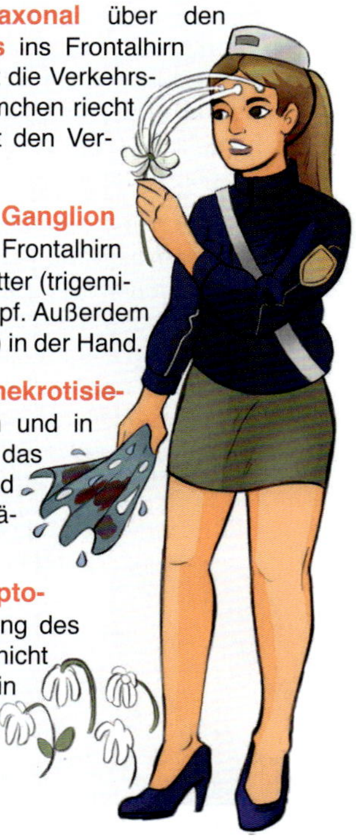

Bei einer Erstinfektion tritt das Virus über die Schleimhaut oder Hautläsionen **transaxonal** über den **Nervus** und **Bulbus olfactorius** ins Frontalhirn ein. Diesen Eintrittsweg verbildlicht die Verkehrspolizistin, die lieber an einem Blümchen riecht (für N. olfactorius/Bulbus), anstatt den Verkehr zu regeln.

Bei einer Reaktivierung breitet sich die im **Ganglion trigeminale** persistierte Virus-DNA axonal ins Frontalhirn und den **Temporallappen** aus. Drei lange Blätter (trigeminal) bohren sich der armen Polizistin in den Kopf. Außerdem hält sie einen Tempo-Lappen (Temporallappen) in der Hand.

Die Infektion führt zu einer **hämorrhagisch-nekrotisierenden** Entzündung in den Temporallappen und in angrenzenden ZNS-Strukturen. Deshalb ist das Tempotaschentuch der Polizistin schwarz und zerrissen (nekrotisch) und hat rote Flecken (hämorrhagisch).

Spezifische Immunreaktionen führen zur **Apoptose** infizierter Zellen und tragen zur Schädigung des Hirngewebes bei. Apoptotische Zellen werden nicht durch Zellteilung ersetzt. Zu Füßen der Polizistin sieht man lauter tote Blumen (Apoptose). Der letzte Gedanke einer dieser Blumen: „UNERSETZBAR".

Die **Herpes-simplex-Enzephalitis** durch HSV 1 betrifft meist Erwachsene. Eine Primärinfektion geschieht durch Haut-/Schleimhautläsionen (axonale Ausbreitung des Virus in das Frontalhirn) oder eine Reaktivierung aus dem Ganglion trigeminale (transaxonaler Eintrit in das Frontal-/ Temporalhirn). Die Folge ist eine nekrotisierend-hämorrhagische Gehirnentzündung. Die Erkrankung verläuft in zwei Stadien. Sie beginnt meist grippal., gefolgt von fokalneurologischen Defiziten und Bewusstseinseintrübung. Komplikationen sind epileptische Anfälle und eine Hirndrucksteigerung. Diagnostisch nutzt man die MRT und den Erregernachweis mittels PCR (Liquorpunktat). Aciclovir sollte bereits bei klinischem Verdacht i.v. gegeben werden. Die Herpes-simplex-Enzephalitis hat eine schlechte Prognose mit hoher Letalität und oft bleibenden Schäden.

Symptome und Klinik

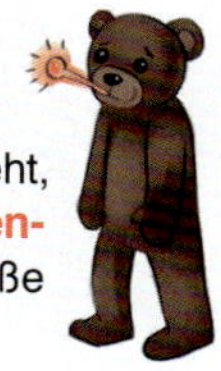

Die Erkrankung verläuft **zweiphasig**, gezeigt am schlappen Fieber-Bären und dem Jungen. Die Symptome des Prodromalstadiums, das sich nur über wenige Tage hinzieht, sind hohes **Fieber**, **Kopfschmerzen** und **Abgeschlagenheit**. Der erschöpfte Fieber-Bär kann nur noch über die Straße schlurfen.

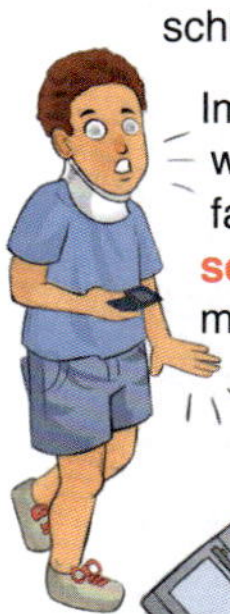

Im zweiten Stadium kommt es dann zu einer **Herdsymptomatik**, weshalb der Junge, der für das zweite Stadium steht, einen Herd fallenlässt. Dabei kann es zu **Bewusstseinsstörungen, Wesensveränderungen** und sogar zu psychotischem Erleben kommen. Der Junge ist wie hypnotisiert. Er starrt abwesend seine Tickets an und hat den scharf bremsenden Lieferwagen noch nicht einmal bemerkt. Epileptische Anfälle, **fokale Defizite** (Paresen und Wernicke-Aphasien) und ein **Meningismus** sind ebenfalls möglich. Der Junge brabbelt vor sich hin (Wernicke-Aphasie), sein Arm hängt schlaff herab (Parese) und er trägt einen Stiffneck (Nackensteife, Meningismus).

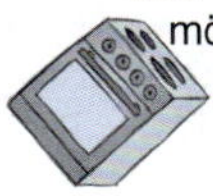

Diagnostik

Die Bildgebung des Kopfes zeigt **bilaterale**, **asymmetrische Befunde der Temporallappen**. Teils sind auch das limbische System (Gyrus cinguli und Hippocampus) sowie die Inselregion und frontobasale Gebiete miteinbezogen. Das typische MRT-Bild ist auf der Seite des Lieferwagens zu erkennen. Das Tempo-Verkehrsschild ist ein Verweis auf den Temporallappen.

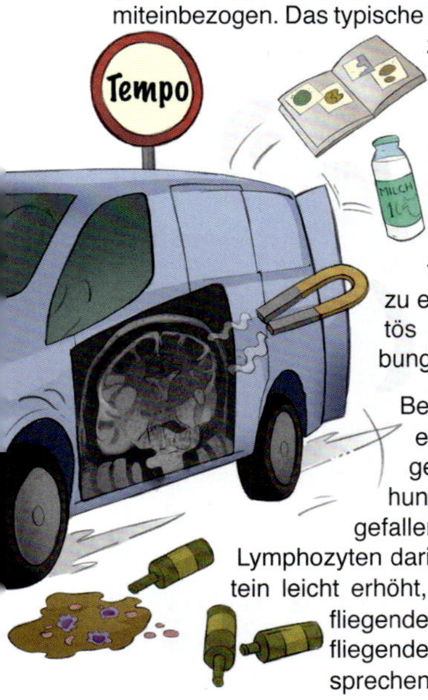

Der goldene Magnet neben dem **MRT** erinnert daran, dass die Magnetresonanztomographie der diagnostische Goldstandard ist **A**. Unter der Verwendung der T2-Gewichtung und der FLAIR-Sequenz sind frühzeitig frontotemporale, hyperintense Läsionen zu erkennen. Außerdem sieht man das ödematös geschwollene Parenchym und die Aufhebung der Mark-Rinden-Differenzierung.

Bei der Untersuchung des **Liquors** lässt sich eine **lymphozytäre Pleozytose** **B** (initial gemischtzellig) mit mäßiger Zellzahlerhöhung feststellen. Aus einer der aus dem Wagen gefallenen Likörflasche fließt eine Flüssigkeit mit Lymphozyten darin. Weitere Befunde im Liquor: Gesamtprotein leicht erhöht, **Liquor-Albuminquotient erhöht** (hoch fliegendes Fotoalbum), **Laktat** leicht erhöht (hoch fliegende Milchpackung), Glukose der Norm entsprechend. Gegebenenfalls ist der **Liquor xanthochrom** (im Bild gelblich) oder es können Erythrozyten oder Siderophagen nachgewiesen werden (im auslaufenden Likör zu erkennen).

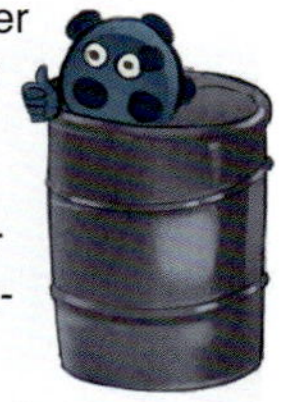

Im Blutbild erkennt man einen normalen Procalcitoninspiegel. Bei einer bakteriellen Enzephalitis wäre er erhöht. Der Daumen-hoch-Virus in der Tonne erinnert an diese differenzialdiagnostische Überlegung.

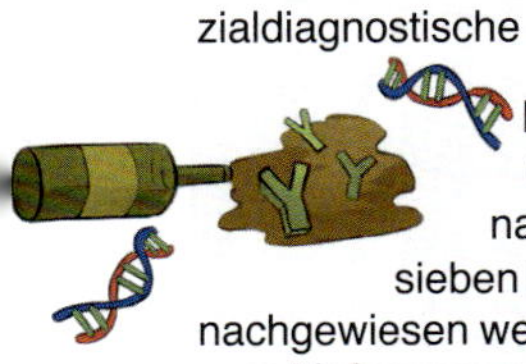

Die auf der Straße verstreuten DNA-Stränge sind die Merkhilfe für den Erregernachweis mittels **PCR**, der natürlich auch möglich ist. Außerdem können im Liquor sieben bis zehn Tage nach Symptombeginn **HSV-Antikörper** nachgewiesen werden. Daran erinnert die Likörflasche, die am weitesten vom Lieferwagen entfernt liegt. Aus ihr laufen Antikörper aus.

Im **EEG** erkennt man eine generalisierte **Rhythmusverlangsamung**. Zu sehen ist das typische Bild einer periodisch paroxysmalen, fokalen Dysrhythmie (PLEDs). Merkhilfe hier für sind die Notenlinien, die aus dem Autoradio kommen. Sie sind zunächst kleinwellig, werden dann aber größer (für Rhythmusverlangsamung).

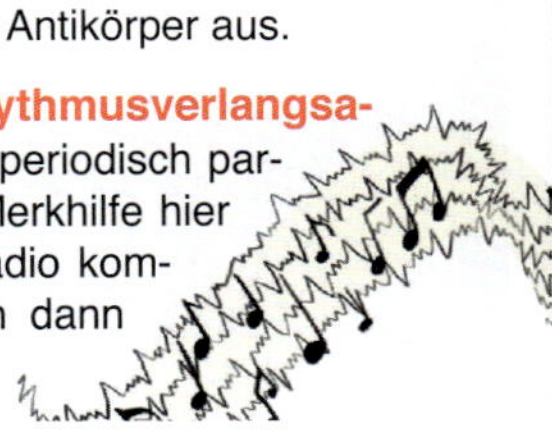

...Diagnostik

Typisch für eine Herpesenzephalitis sind nekrotisierend-hämorrhagische Entzündungen **C**. Teilweise sind **eosinophile Kerneinschlusskörperchen** in den Neuronen (sogenannte Cowdry-Bodies) zu finden. Makroskopisch ist ein typisches bilaterales Verteilungsmuster der Entzündung mit Nekrosen im Temporallappen zu sehen. Im Führerhäuschen des Lieferwagens (eingeschlossen) erkennt man einen roten Lufterfrischer in Kuhform – engl. *cow* für die **Cowdry-Bodies**, ihre rote Farbe steht für die Eosinophilie.

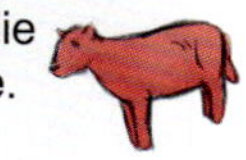

Therapie

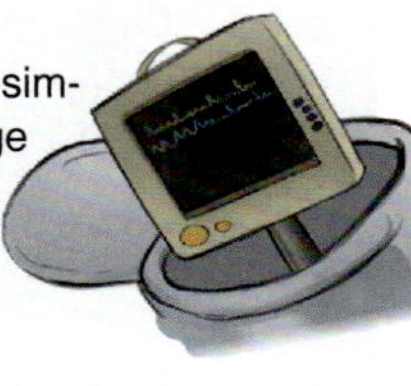

Das Mittel der Wahl zur Behandlung der Herpes-simplex-Enzephalitis ist **Aciclovir**. Es wird über 14 Tage intravenös gegeben. Eselsbrücke ist hier der Arzt, der ein Klo hinter sich herzieht (Arzt-zieht-Klo für A-ci-clo-vir). Der Arzt zeigt zwei Finger für zwei Wochen Therapie.

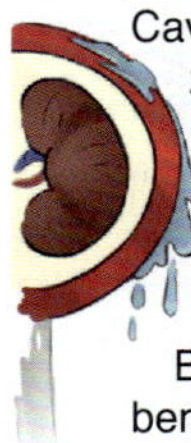

Cave: Aciclovir ist **nephrotoxisch** und kann in seltenen Fällen zu akutem Nierenversagen führen. Deshalb sind eine ausreichende Flüssigkeitszufuhr und eine regelmäßige Kontrolle der Nierenretentionsparameter wichtig. Daran erinnert das Nieren-Warnschild rechts im Bild, von dem es runter tropft (Flüssigkeitszufuhr).

Bei Resistenz wird **Foscarnet** intravenös über 21 Tage gegeben. Der Arzt trägt ein Namensschild. Er heißt Oscar. Und Oscar ist nett – also Foscarnet.

Eine Therapie sollte **schnell**, also unbedingt bereits bei Verdacht, auch ohne vorliegende Befunde und abschließende Diagnose, begonnen werden. Deshalb ruft der nette Oscar auch schon im Laufen „*TEMPO!*".

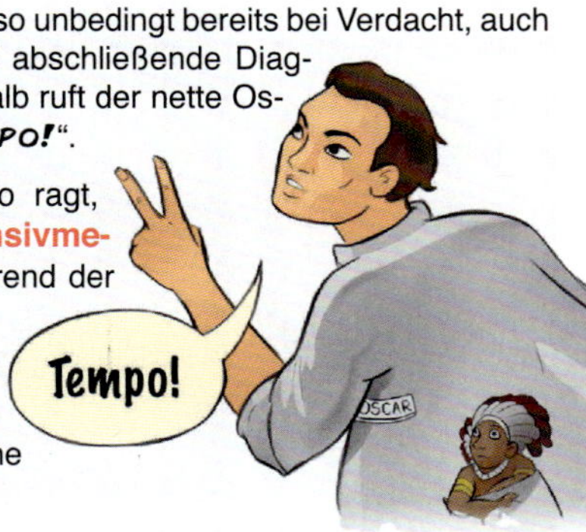

Der Monitor, der aus dem Klo ragt, steht für die angebrachte **intensivmedizinische** Überwachung während der Therapie.

Mit **Mannitol** kann eine Hirndrucktherapie versucht werden. Dies symbolisiert der kleine Manitou hinter dem Arzt.

Prognose

Die **Letalität** der Herpes-simplex-Enzephalitis ist hoch. Mit Therapie liegt sie bei 10 bis 20 Prozent, ohne sogar zwischen 70 und 80 Prozent. Deshalb sieht man im Hintergrund einen Friedhof. **Residuen** bestehen bei etwa der Hälfte der Überlebenden. Insbesondere kognitive Defizite und Verhaltensauffälligkeiten sind hier zu nennen. Merkhilfe dafür ist der Zombie auf dem Friedhof.

Bei bis zu 25% der Patienten wird ein **rekurrierender** Verlauf beobachtet, der durch Virusreaktivierung, aber auch durch Immunmechanismen bedingt sein kann. Daran erinnert das Verkehrsschild, das 25% zeigt.

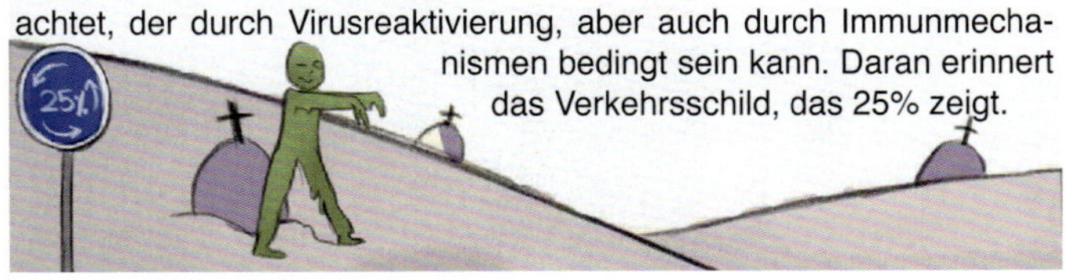

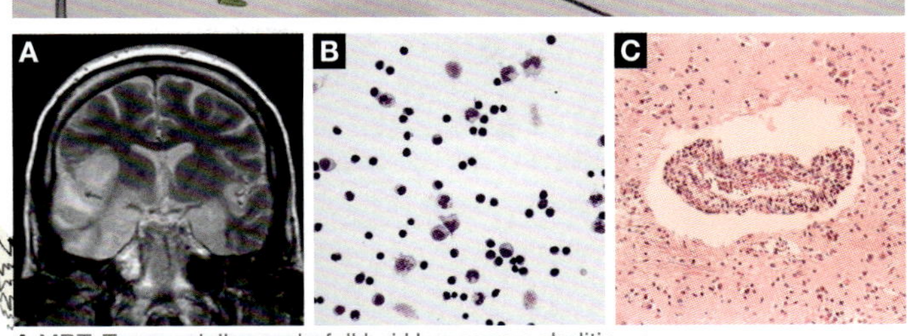

A MRT: Temperolallappenbefall bei Herpesenzephalitis
B Liquorbefund: Pleozytose **C** Histopathologie: Nekrosen

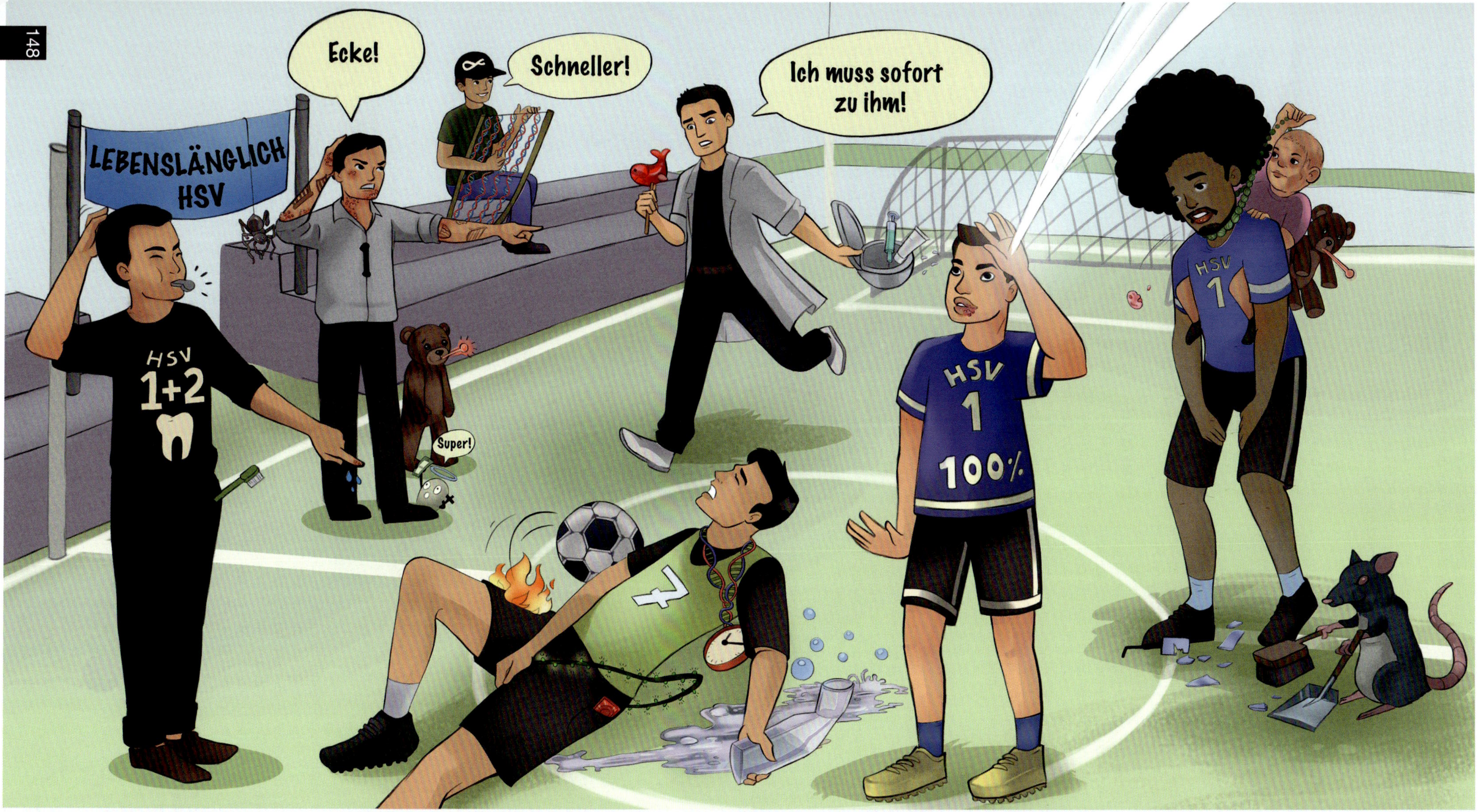
LEBENSLÄNGLICH HSV
Ecke!
Schneller!
Ich muss sofort zu ihm!
Super!
HSV 1+2
HSV 1 100%
HSV 1
7

Quiz

1. Was bedeutet die Spinne?
2. Warum spuckt der Stürmer der ersten Mannschaft seinen Kaugummi aufs Spielfeld?
3. Wie manifestiert sich HSV 1 typischerweise?
4. Was symbolisiert das Trikot mit der Aufschrift " 100%"?
5. Wieso hat der gefoulte Spieler der 2. Mannschaft Kondome in der Tasche?
6. Warum steht der tätowierte Trainer nur am Rand des Spielfelds?
7. Was hat es mit dem eilig herbei rennenden Teamarzt und seiner Kloschüssel auf sich?

Antworten

1. Sie steht für die lebenslange Persistenz der Viren in den Spinalganglienzellen.
2. Weil HSV 1 vor allem oral übertragen wird.
3. Als Herpes labialis, Keratokonjunktivitis und Stomatitis aphtosa.
4. Die Durchseuchung mit HSV 1 beträgt fast 100 %, wobei ca. 1/3 unter rezidivierenden oralen Läsionen leiden.
5. HSV 2 wird hauptsächlich sexuell übertragen, da es sich sich meist genital manifestiert .
6. Als Ecken-Zähmer steht er für das selten und nur bei vorgeschädigter Haut auftretende Eczema herpeticatum.
7. Er steht für die möglichst früh einzuleitende Therapie mit Aciclovir.

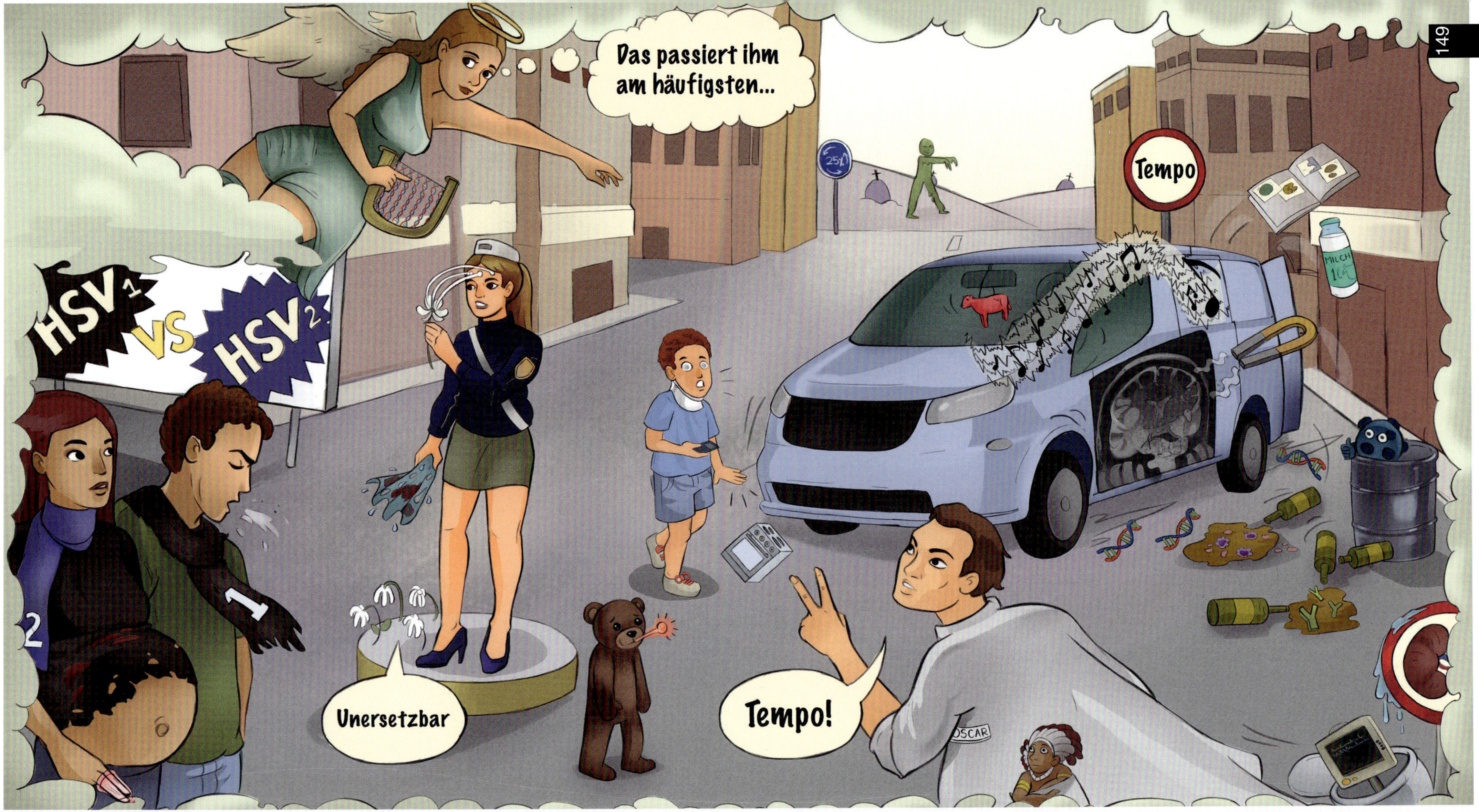

Quiz

1. Wofür steht der Harfe spielende Schutzengel?
2. Warum spuckt der HSV 1 Fan auf den Boden?
3. Wieso ist das T-Shirt der Schwangeren HSV 2-Anhängerin blutig und zerfetzt?
4. Was sagt die riechende Polizistin über die Pathophysiologie aus?
5. Wieso ist der kleine HSV-Fan so abgelenkt, dass er sogar einen Herd fallen lässt?
6. Wie wird die HSV-Enzephalitis diagnostiziert?
7. Was symbolisiert der am über den Friedhof wandelnde Zombie?

Antworten

1. Für die Herpes-Enzephalitis.
2. Weil HSV 1 v.a. über Speichel, seltener über Genitalsekrete oder bei Geburt übertragen wird.
3. HSV 2 kann bei Säuglingen zur hämorrhagisch-nekrotisierenden Enzephalitis führen.
4. Der Viruseintritt erfolgt transaxonal über den N.olfactorius mit Persistenz im Ganglion trigeminale.
5. Weil die Phase zwei der Enzephalitis durch Herdsymptomatik u.a. zu Bewusstseinsveränderungen und fokalen Defiziten führt.
6. Diagnostischer Goldstandard ist ein MRT; bilaterale, asymmetrische Temporallappenveränderungen (Bild an der Seite des Vans) sind hier zu sehen.
7. Die hohe Letalität und oftmals bleibende neurologische Schäden.

Herpes Zoster Gürtelrose

Tiger Vari, der neue Zoo-Star

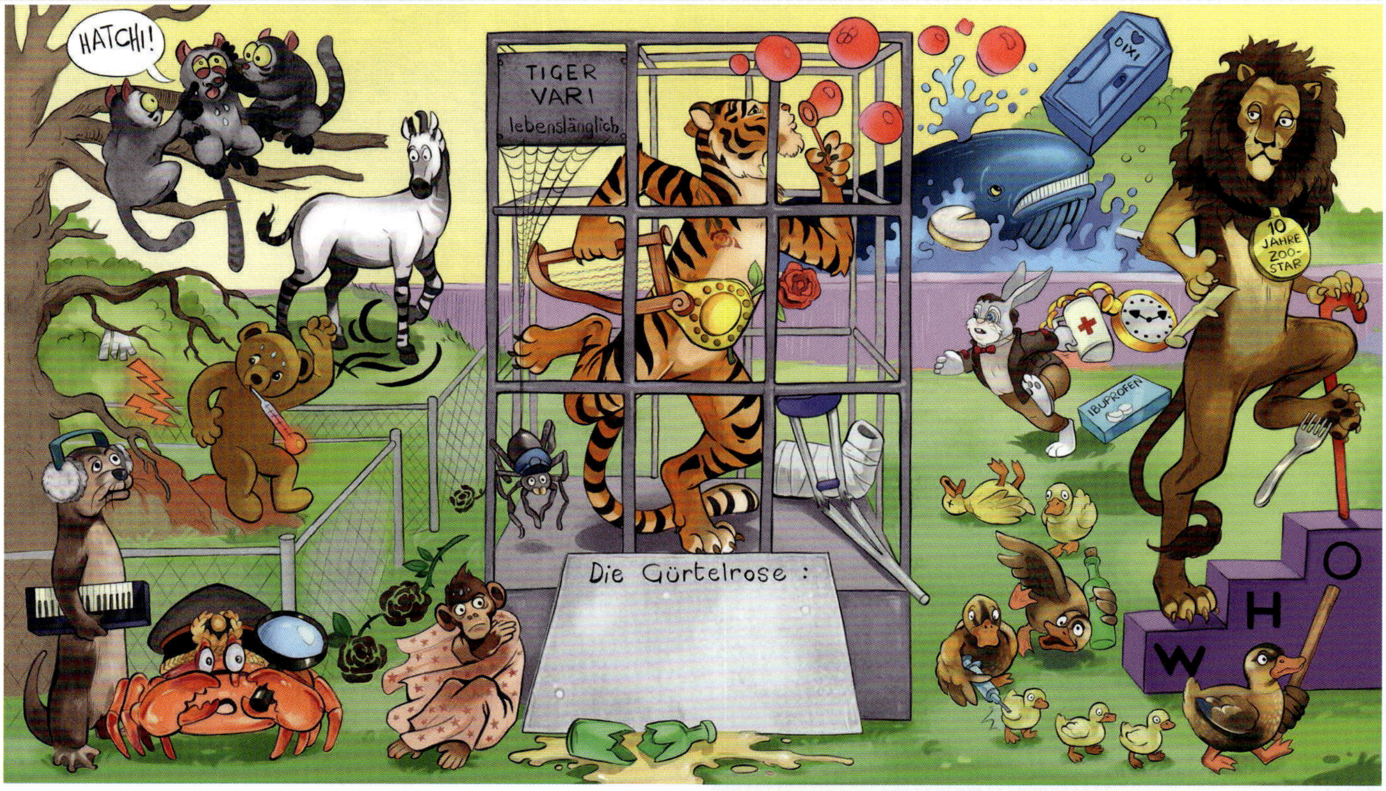

Vari, der Zoo-Star, kann nach langer Krankheit endlich wieder auftreten. Die anderen Zootiere werfen ihm vor Begeisterung Rosen zu. Viele von ihnen sind aber selbst schon krank.

Ätiologie

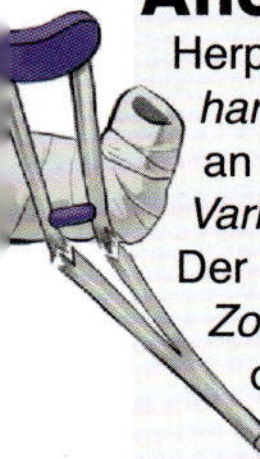

Herpes Zoster wird auch **Gürtelrose** genannt. Der Harfe (engl. *harp*) spielende Zoo-Star Vari mit den Rosen im Gürtel erinnert an beide Namen. Die Gürtelrose ist eine **Reaktivierung** des *Varizella-Zoster-Virus* bei **Immunschwäche** oder **Stress**. Der arme, gestresste Tiger Vari in seiner Zelle (*Varizella-Zoster-Virus*) war lange krank, wie man an dem Gips in der Ecke sieht. Er soll nun wieder Zoo-Star werden.

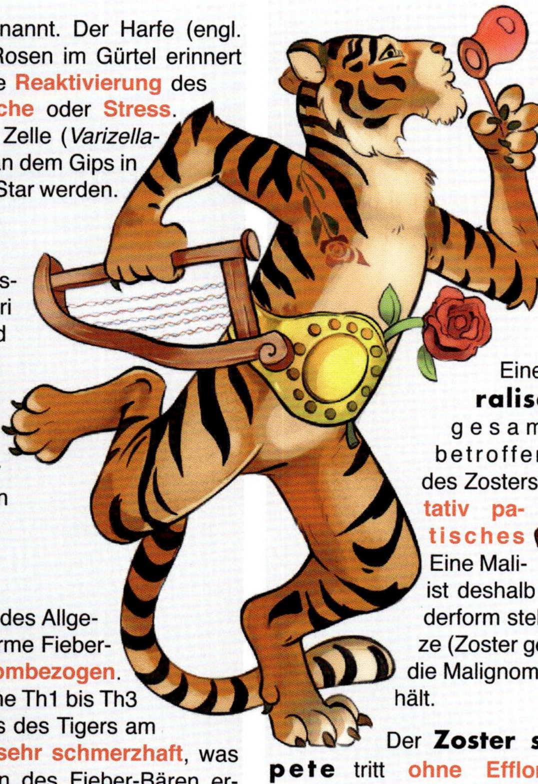

Pathophysiologie

Varizella-Zoster-Viren **persistieren** lebenslang in den **Spinalganglien**. Genau wie Vari lebenslang in seiner Zelle bleiben muss und von einer Spinne (Spinalganglien) bewacht wird. Die **Primärinfektion** verursacht die **Windpocken**, die sich in typischen „Sternenhimmel"-Effloreszenzen, also roten Pusteln, zeigen. Hierfür steht das kranke Äffchen (v.a. Kinder) in wehendem Sternentuch.

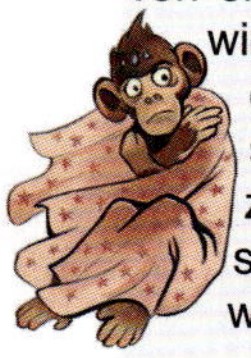

Symptome und Klinik

Die Gürtelrose geht mit einer Verminderung des Allgemeinzustandes und mit Fieber einher. Der arme Fieber-Bär! Das Exanthem ist meist **streng dermatombezogen**. Am häufigsten sind die thorakalen Dermatome Th1 bis Th3 betroffen. Hieran erinnern die Rosen-Tattoos des Tigers am Brustkorb. Die Exantheme sind **sehr schmerzhaft**, was man an den Schmerzen des Fieber-Bären erkennt. **Parästhesien** (Missempfindungen) und **Allodynien** (gesteigertes Schmerzempfinden) sind möglich. Ein paar Äste (für Parästhesien) piksen den Bären. Und am Baum hängen noch einige dünne Alu-Streifen für die Allodynien.

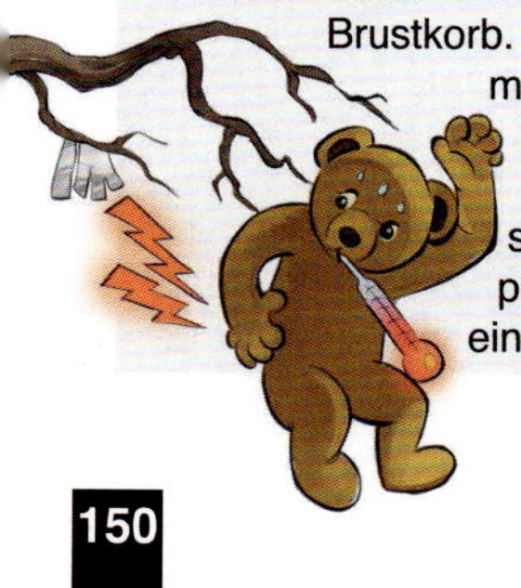

Die **Effloreszenzen** sind **gruppierte Vesikel** und **Papeln**, die ca. vier Tage nach Krankheitsbeginn auftreten A+B. Lediglich die in den Bläschen enthaltene **virushaltige Flüssigkeit** ist **infektiös** – hier durch die zerbrochene Flasche mit ausgelaufener Flüssigkeit dargestellt. Weit weniger infektiös ist der bloße Hautkontakt.

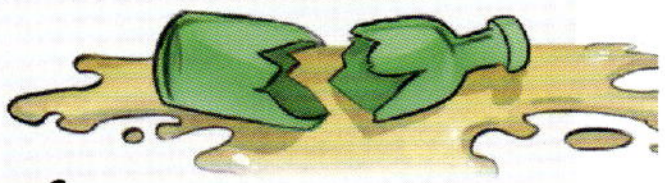

Sonderformen

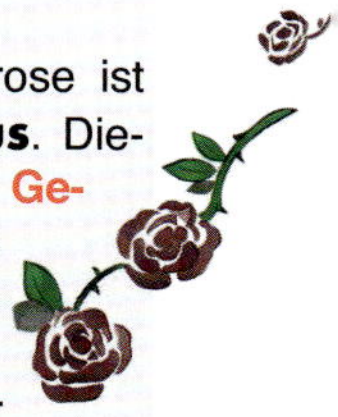

Eine Verlaufsform der Gürtelrose ist der **Zoster gangraenosus**. Dieser geht mit Gangrän, also **Gewebsnekrosen**, einher. Die schwarzen Rosen auf dem Gang zwischen den Gehegen können damit assoziiert werden. Narbenbildung ist hier stark ausgeprägt.

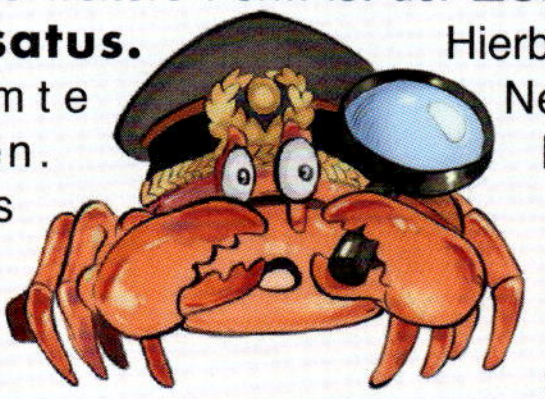

Eine weitere Form ist der **Zoster generalisatus.** Hierbei ist das gesamte Nervensystem betroffen. Diese Form des Zosters ist ein **fakultativ paraneoplastisches Syndrom**. Eine Malignomsuche ist deshalb dringend erforderlich. Für diese Sonderform steht im Bild der Krebs mit Generalsmütze (Zoster generalisatus), der eine Lupe für die Malignomsuche in der Schere hält.

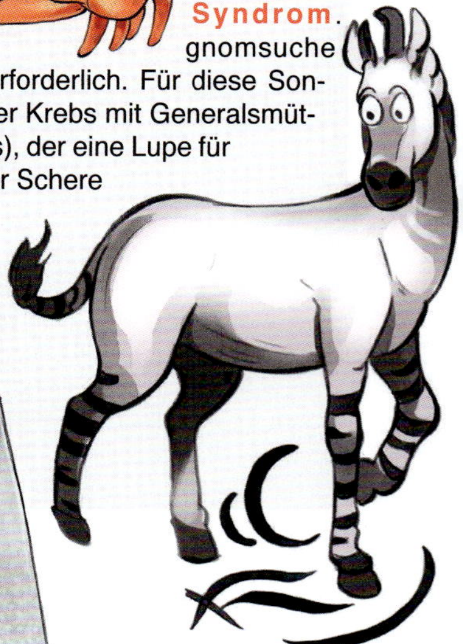

Der **Zoster sine herpete** tritt **ohne Effloreszenzen** auf. Und das Zebra im Bild tritt ohne Streifen auf.

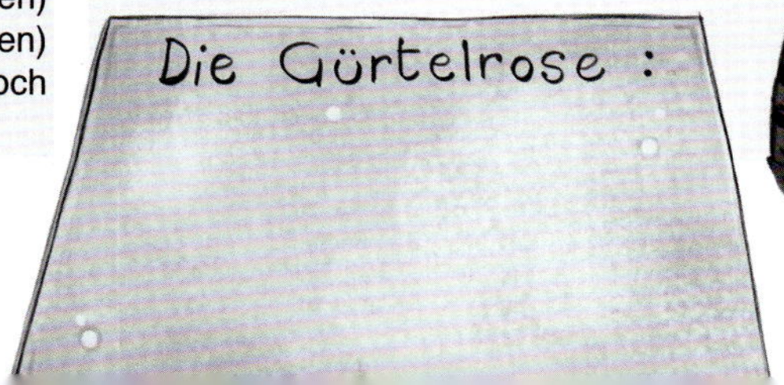

Herpes zoster wird auch Gürtelrose genannt. Auslöser ist das *Varizella-Zoster-Virus*, welches lebenslang in Spinalganglien persistiert. Die Gürtelrose tritt v.a. im höheren Alter und dann bei Stress und Immunschwäche auf, da es zur Reaktivierung des Virus kommt. Typischen sind die einseitigen, gruppierten Bläschen, die auf ein Dermatom begrenzt sind. Sie gehen mit starken Schmerzen einher, ihr Inhalt ist kontagiös. Therapeutisch gibt man Aciclovir. Besonders wichtig ist dies bei Gesichtsbefall, um mögliche Spätfolgen wie Sehverlust und Hörschäden vorzubeugen. Komplikationen sind gerade bei Älteren die Post-Zoster-Neuralgien, die nur schwer behandelbar sind. Sonderformen sind der Zoster oticus, Zoster ophthalmicus und Zoster sine herpete.

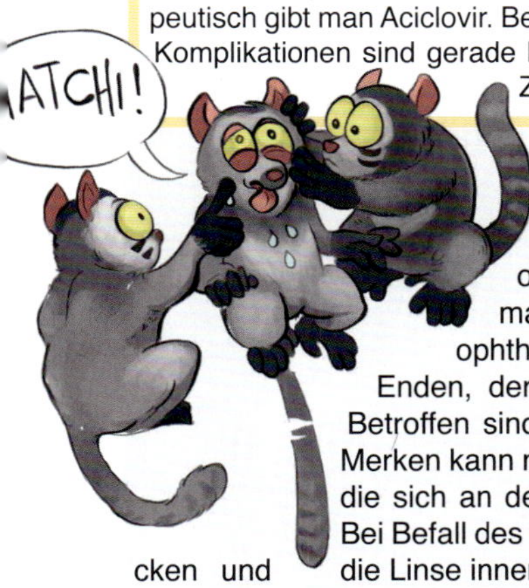

Beim **Zoster ophthalmicus** ist der erste Trigeminusast, der Nervus ophthalmicus, befallen **C**. Drei Koboldmakis mit großen Augen, für den Nervus ophthalmicus, sitzen auf einem Ast mit drei Enden, der an die drei Trigeminusäste erinnert. Betroffen sind also Stirn, Nasenrücken und -spitze. Merken kann man sich dies anhand der Koboldmakis, die sich an den entsprechenden Stellen schminken. Bei Befall des **Nervus nasociliaris**, der den Nasenrücken und die Linse innerviert, ist auch eine **Keratokonjunktivitis** möglich. Eine augenärztliche Kontrolle ist dringend geraten. Das Äffchen, das die Augen des anderen untersucht, hält sich an diese Empfehlung. Als Hutchinson-Zeichen wird der Befall der Augen und der Nasenspitze bezeichnet. Und „*HATSCHI*" niest auch das Äffchen, dessen Nasenspitze und Augen geschminkt werden.

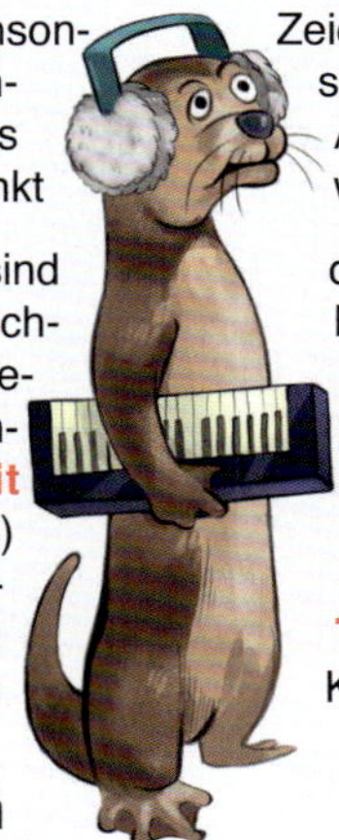

Beim **Zoster oticus** sind der Nervus facialis und der Nervus vestibulocochlearis betroffen. Im Gehörgang bilden sich Vesikel, und es kann zu **Fazialisparesen**, Schwindel und **Schallempfindungsschwerhörigkeit** führen. Deshalb trägt der Otter (für Zoster oticus) im Bild, dessen Gesicht gelähmt ist, auch Ohrenschützer. Ein diagnostisches Mittel ist hier die **Tonschwellenaudiometrie**. Dafür steht das Keyboard des Otters.

Komplikationen

Die **Post-Zoster-Neuralgie** tritt vor allem bei älteren Patienten auf. Der alte Löwe im Bild, der früher der Zoo-Star war, leidet darunter. Die Neuralgie geht mit bohrenden, kurzen **Schmerzattacken** einher. Das Messer in der Flanke des Löwen ist ein gutes Bild hierfür. Die Schmerztherapie erfolgt nach dem WHO-Stufenschema. Das Siegertreppchen WHO, auf dem der Löwe steht, verbildlicht das. **Co-Analgetika** wie **Gabapentin** werden zusätzlich gegen die neuropathischen Schmerzen verabreicht. Den Namen Gabapentin kann man sich anhand der fünfzinkigen Gabel (griech. fünf = *penta*) im Fuß des Löwen merken.

Eine weitere Komplikation ist die **Zoster-Enzephalitis**, leicht zu merken mithilfe der Ente mit Pfahl (also Ente-Pfahl-itis).

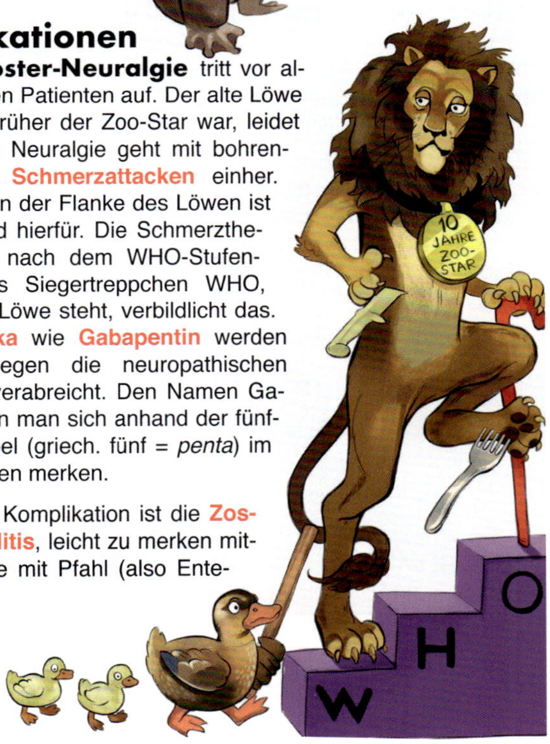

Diagnostik

Die Gürtelrose ist eine klinische **Blickdiagnose**. Zu beachten ist aber, dass Beschwerden den Effloreszenzen vier Tage vorausgehen können.

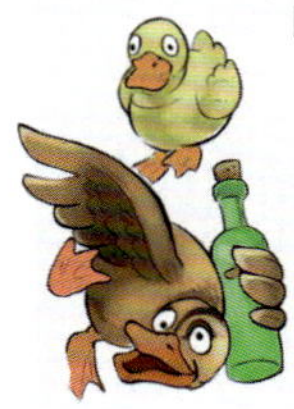

Bei Verdacht auf eine Zoster-Enzephalitis kann eine **Liquorpunktion** vorgenommen werden. Hierfür steht die Ente mit Likörflasche.

Bei rezidivierendem Zoster ohne erkennbarer Ursache oder Zoster generalisatus ist eine **Malignomsuche** dringend anzuraten – hier wieder der Krebs mit Lupe als Eselsbrücke.

Therapie

Therapiert wird die Gürtelrose mit **Aciclovir**. Das Dixi-Klo im Becken soll hier als Merkhilfe dienen. Alternativ können auch **Brivudin** oder **Valaciclovir** verabreicht werden. Der Brie-Käse am Rande des Beckens für Brivudin und der mit dem Klo spielende Wal für Valaciclovir sind die passenden Eselsbrücken.

Bei Bedarf können **Analgetika** verabreicht werden. Der schnelle Hase mit der Taschenuhr, der für die empfohlene möglichst rasche Behandlung des Herpes Zoster steht, hält eine Ibu-Packung bereit.

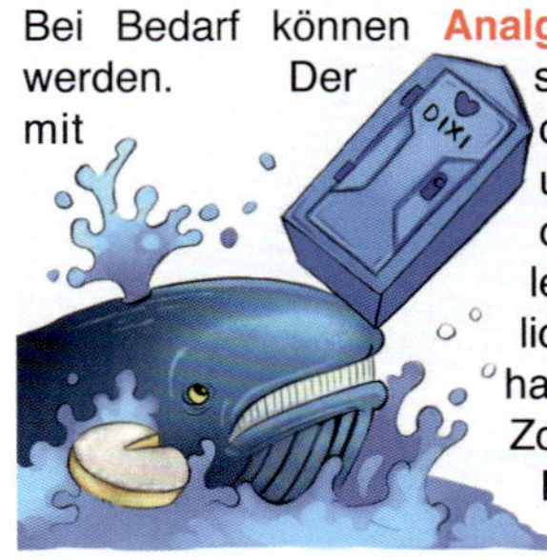

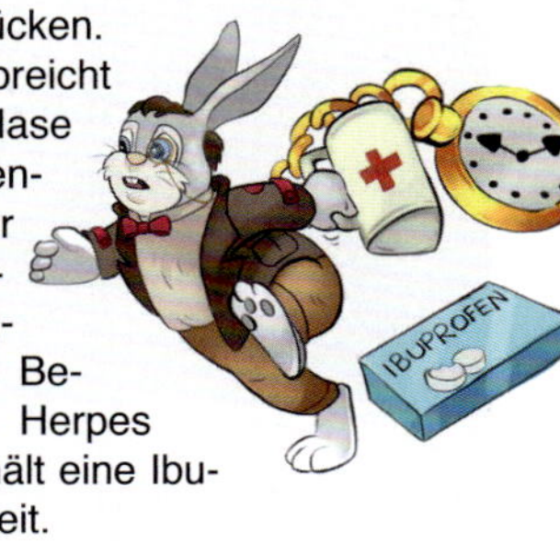

Prognose

In den meisten Fällen heilt die Gürtelrose problemlos aus. In etwa **10%** der Fälle entwickelt sich eine **Post-Zoster-Neuralgie**. Hierfür steht die 10-Jahres-Medaille des alten Zoo-Stars. Die Zoster-Enzephalitis hat eine sehr schlechte Prognose, wie man an der leblosen Ente (für Enzephalitis) erkennt.

Prävention

Während der U6 und U7 werden Kinder mit dem **Varizella-Lebendimpfstoff** geimpft. Deshalb bekommt auch die kleine Ente im Bild eine Spritze. Herpes Zoster kann später in seltenen Fällen trotz einer Impfung auftreten, verläuft dann aber weitaus milder.

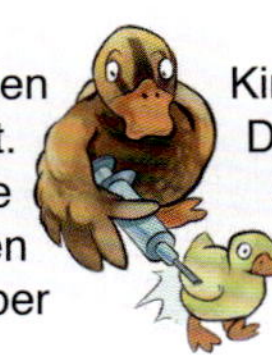

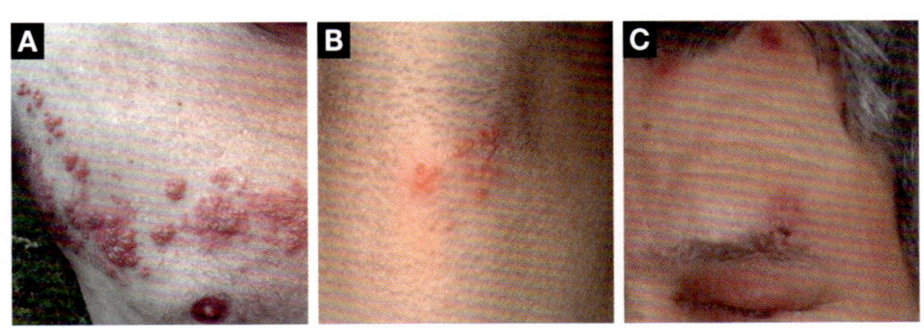

A+B Gürtelrose **C** Zoster ophthalmicus

Blick hinter die Kulissen

Tiger Vari gehört neben dem Fieber-Bären zu einer unserer Lieblingsfiguren und wurde mittlerweile auch in diversen Printmedien gesichtet:

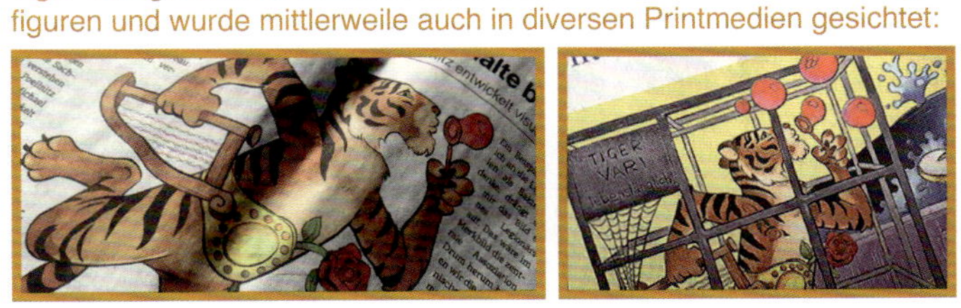

Rabies Tollwut

Raben und tollwütige Füchse

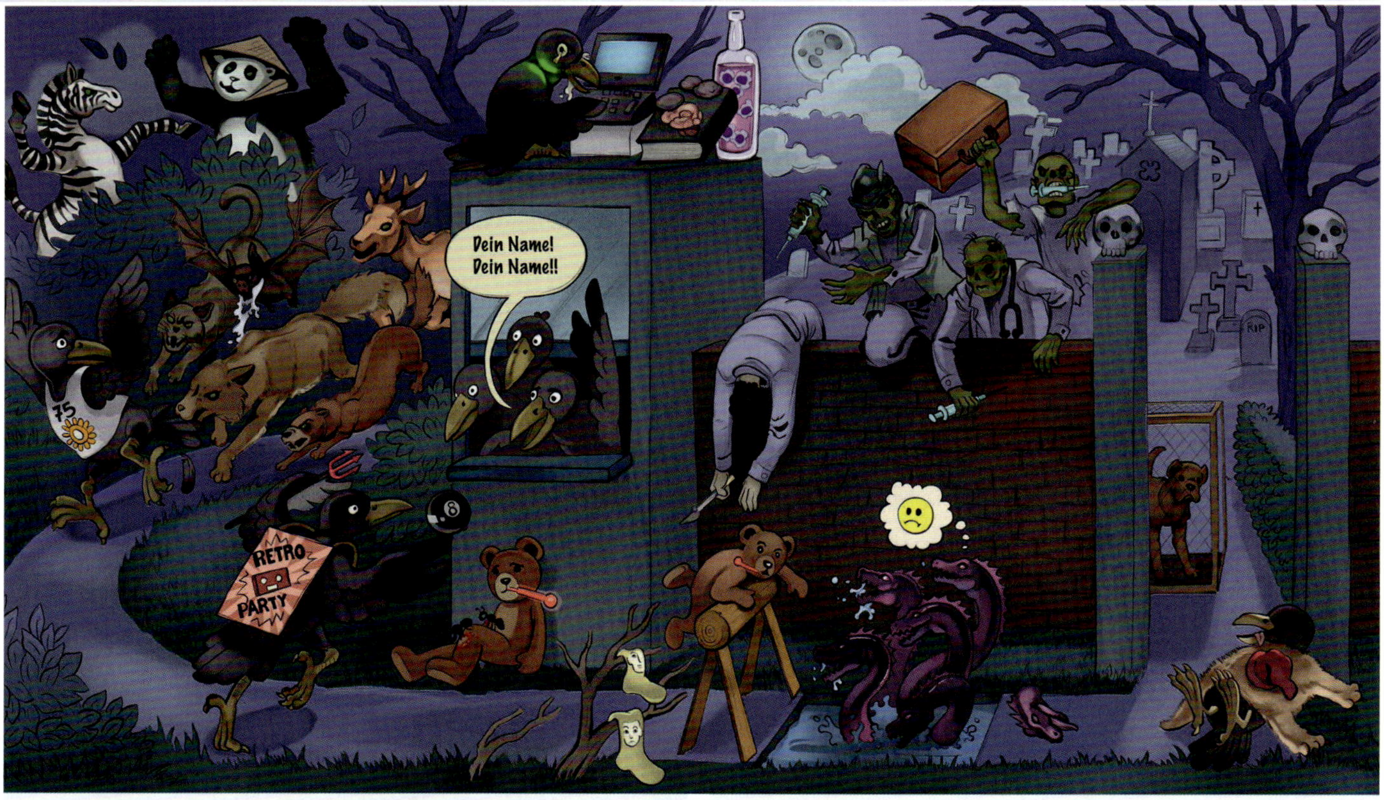

Der kleine Rabe hätte sich für seinen Spaziergang besser einen anderen Weg ausgesucht! Erst wird er von einem zähnefletschenden Fuchs gebissen. Und dann auch noch diese gefährlich aussehenden Zombie-Raben. Der tote Arzt, der über der Friedhofsmauer hängt, ist auch nicht gerade vertrauenserweckend!

Allgemein

Der Erreger der Tollwut ist das ***Rabiesvirus,*** verkörpert durch den kleinen Raben links im Bild, der gerade vom tollwütigen Fuchs gebissen wird. Das Virus gehört zur Gattung der ***Lyssaviridae*** und zur Familie der ***Rhabdoviridae***. Der verfolgte Rabe ist ein Läufer (engl. *runner*), denn das *Rabiesvirus* ist ein RNA-Virus.

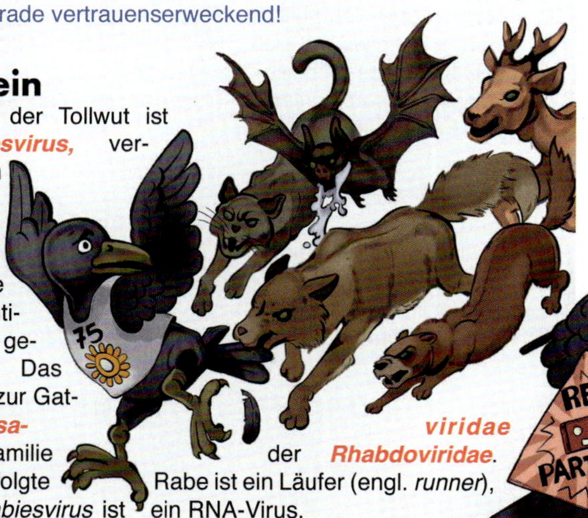

Übertragen wird die Tollwut durch **Tiere** **A**: Füchse, Marder, Rehe, Hunde, Katzen und andere Haustiere. Auch Fledermäuse können Überträger sein. Dann ist es allerdings die Fledermaustollwut, die aber mit der klassischen Tollwut eng verwandt ist. All diese Tiere sieht man neben dem zähnefletschenden Fuchs herlaufen bzw. -fliegen.

Deutschland gilt als **tollwutfrei**. Allerdings ist die Krankheit in Schwellen- und Entwicklungsländern noch recht verbreitet, besonders in **Asien** und **Afrika**. Links im Hintergrund sieht man ein Zebra (Afrika) und einen Pandabären (Asien), die sich gerade prügeln.

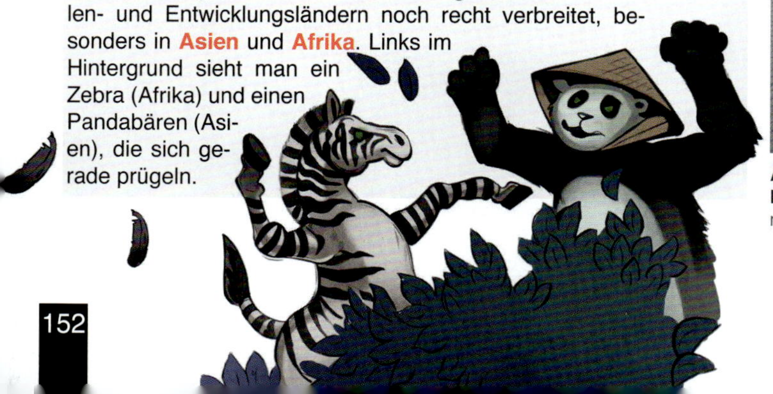

Infektionswege

Übertragen wird die Tollwut meist durch **Bisse**. Die Erreger können aber auch über Verletzungen oder direkten Schleimhautkontakt in den Körper gelangen. Der Fuchs beißt den kleinen Raben gerade in den Schwanz, die Fledermaus sabbert (Schleimhautkontakt).

Es findet ein **retrograder** Transport der Viren ins **ZNS** statt. Dafür steht der Rabe, der mit einem Retro-Plakat zum Pförtnerhäuschen (ZNS) läuft. Besonders in der **grauen Substanz** vermehrt sich dann das Virus. Aus dem grauen Häuschen schauen mehrere Rabenköpfe heraus.

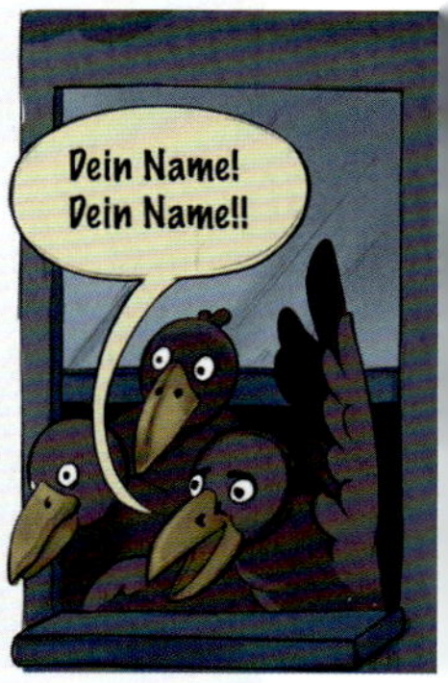

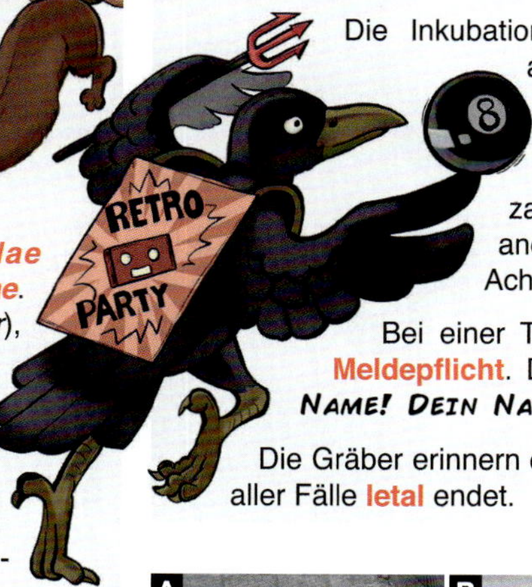

Die Inkubationszeit beträgt drei bis acht Wochen, kann aber auch Jahre dauern. Der Retrorabe trägt in der einen Hand einen Dreizack (drei Wochen). In der anderen hat er eine Billard-Acht (acht Wochen).

Bei einer Tollwut-Infektion besteht **namentliche Meldepflicht**. Deshalb ruft einer der Raben: „*DEIN NAME! DEIN NAME!*"

Die Gräber erinnern daran, dass Tollwut in nahezu **100%** aller Fälle **letal** endet.

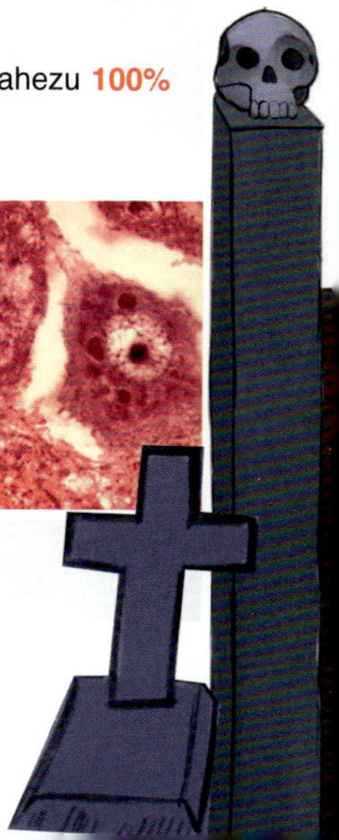

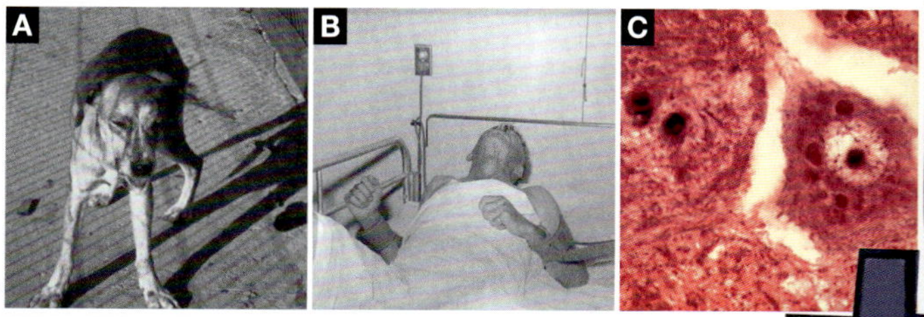

A Tollwütiger Hund mit Lähmungen und Speichelfluss
B Tollwutpatient **C** Negri-Körperchen: Zelluläre Einschlüsse mit Viruspartikeln in einer Pyramidenzelle (HE-Färbung)

Tollwut wird durch das *Rabiesvirus* verursacht. Das Virus wird meist durch Tierbisse übertragen. Nach Aufnahme, wandert das Virus retrograd in das ZNS. Die Klinik lässt sich in drei Phasen unterteilen: Das Prodromalstadium, die akute neurologische Phase sowie Koma und Tod. Schlaffe Paresen führen durch die akute neurologische Phase hindurch zur Atemlähmung und schließlich in fast 100% zum Tod. Es kommt außerdem zur Bewusstseinsstörung und Koma. Es gibt keine kausale Therapie. Wunden werden gereinigt und ggf. chirurgisch exzidiert. Eine prophylaktische und postexpositionelle Impfung sind möglich.

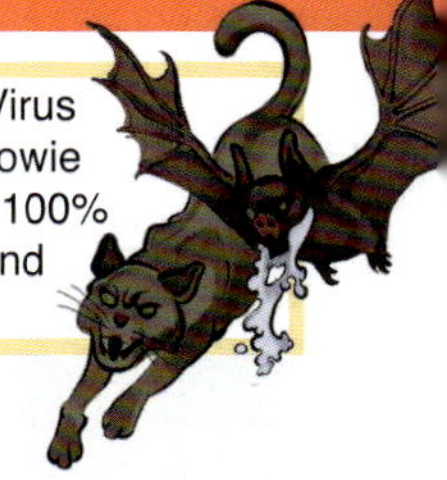

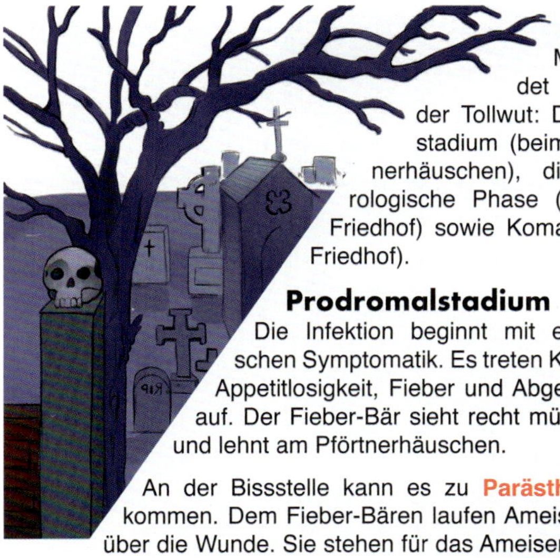

Klinik

Man unterscheidet **drei Phasen** der Tollwut: Das Prodromalstadium (beim grauen Pförtnerhäuschen), die akute neurologische Phase (der Weg zum Friedhof) sowie Koma und Tod (der Friedhof).

Prodromalstadium

Die Infektion beginnt mit einer unspezifischen Symptomatik. Es treten Kopfschmerzen, Appetitlosigkeit, Fieber und Abgeschlagenheit auf. Der Fieber-Bär sieht recht müde aus und lehnt am Pförtnerhäuschen.

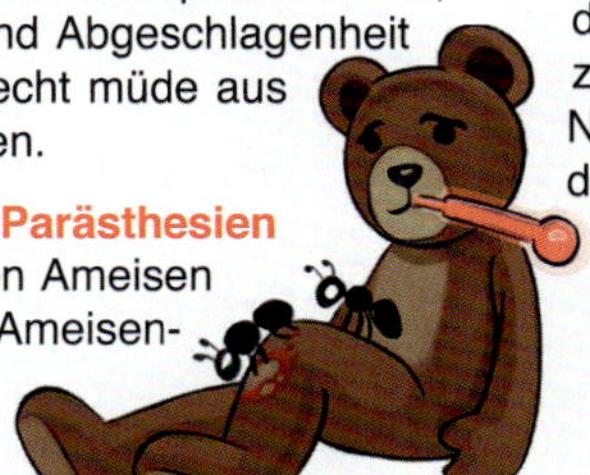

An der Bissstelle kann es zu **Parästhesien** kommen. Dem Fieber-Bären laufen Ameisen über die Wunde. Sie stehen für das Ameisenlaufen bei Polyneuropathien.

Akute neurologische Phase

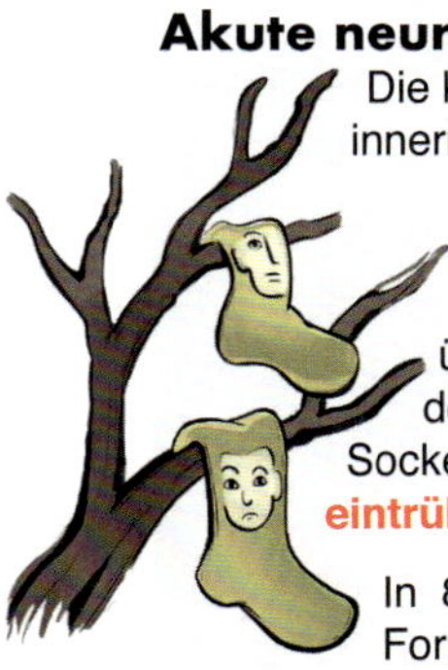

Die kahlen Äste am Wegesrand erinnern ein wenig an Nerven. Sie stehen für die akute neurologische Phase. In 20% der Fälle kommt es zu einer **paralytischen** Form (schlaffe Paresen der Extremitäten). Daran erinnern die schlaffen Socken, die über dem Ast hängen. Des Weiteren können Paresen der Gesichts- und Schlundmuskulatur auftreten. Auf den Socken sieht man ein Gesicht. Zunehmende **Bewusstseinseintrübungen** sind die Regel.

In 80% der Fälle kommt es zur **enzephalitischen** Form. Ein erstes Symptom hierfür ist die **Hydrophobie**. Dafür steht die Hydra im Wasserbecken, das der Fieber-Bär irgendwie überqueren muss. Bald kommt es zu **Schlundkrämpfen** und **Spasmen** anderer Muskeln B. Der Speichel fließt aus dem Mund. Zu sehen ist dies an der Hydra: Ihr Kiefer zittert und sie sabbert.

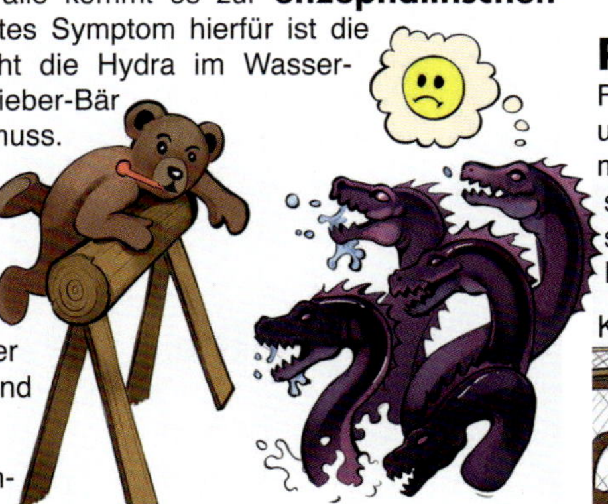

Es kommt zu einem Wechsel zwischen aggressiven und depressiven Phasen. Die Hydra ist auch eher schlecht gelaunt. Hohes Fieber tritt auf. Auch der Fieber-Bär muss hochklettern, um das Hindernis zu überwinden.

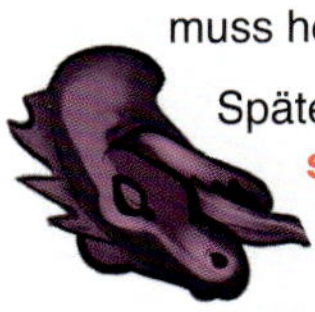

Später kommt es dann zu **Bewusstseinseintrübungen** und **schlaffen Paresen**. Daran erinnert der schlaffe Hydra-Kopf auf der anderen Seite des Wasserbeckens.

Koma und Tod

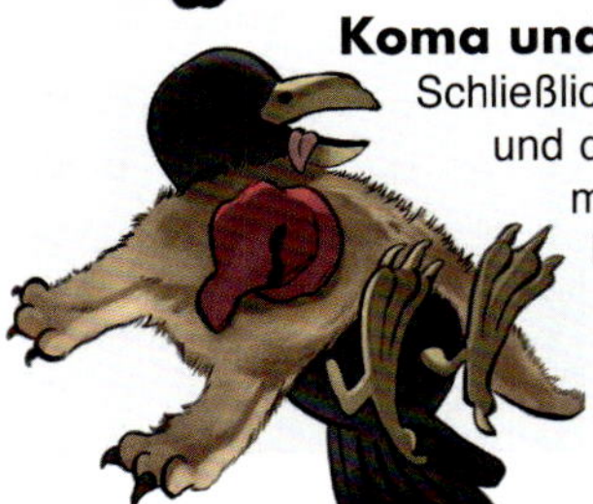

Schließlich treten Koma, **Atemmuskellähmung** und der Tod ein. Am Friedhofseingang sieht man den toten Raben. Er ist mit einem Fell zugedeckt, auf dem eine Zwergenmütze liegt. Dies ist die Eselsbrücke für das Zwerchfell – die Atemmuskellähmung.

Diagnostik

Mittels einer **Reverse-Transkriptase-PCR** lässt sich Virus-RNA in Speichel, Liquor oder der Cornea nachweisen. Die Merkhilfe ist hier der Zombie-Rabe auf dem Dach des Pförtnerhäuschens. Er sitzt am PC (PCR), sabbert (Speichel), hat ein Korn im Auge (Cornea) und trinkt Likör (Liquor).

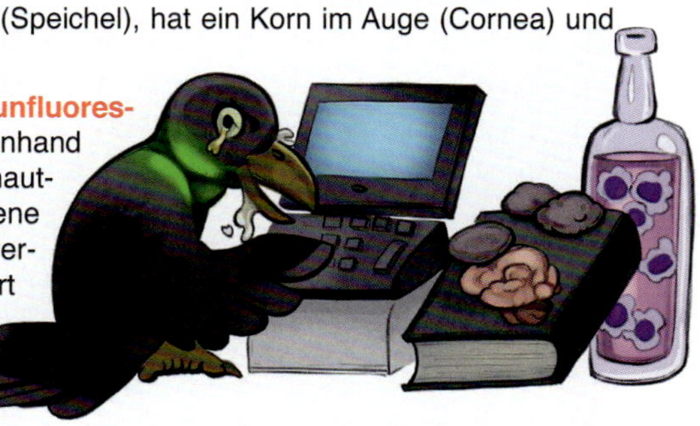

Mittels einer **Immunfluoreszenz** können anhand einer Nackenhautbiopsie Virus-Antigene nachgewiesen werden. Daran erinnert der fluoreszierende Nacken des Raben.

Liquordiagnostik und Pathohistologie

Bei einer Untersuchung des Liquors lässt sich eine unspezifische **lymphozytäre Pleozytose** feststellen. Darum sieht man viele Lymphozyten in der Likör-Flasche.

Post mortem können bei einer histopathologischen Untersuchung im Gehirn **Negri-Körperchen** entdeckt werden C. Außerdem ist ein Antigennachweis mittels Immunfluoreszenz im Gehirn möglich. Schwarze Körperchen (von lat. *niger* für schwarz) in Plätzchenform liegen auf einem Geschichtsbuch (Histo) mit Gehirnabbildung darauf.

Therapie

Bei einer Tollwut-Infektion ist keine Therapie möglich. Daran erinnert der tote Arzt, der über der Friedhofsmauer hängt.

Prophylaxe

Für **gefährdete Personen** wie Förster, Tierärzte, Laborpersonal und Reisende in Endemiegebiete steht **präexpositionell** eine dreimalige Aktivimpfung mit **Totimpfstoff** zur Verfügung. Merkhilfen sind hier die drei Zombies (dreifach), welche die gefährdeten Personengruppen repräsentieren. Sie haben alle eine Spritze in der Hand.

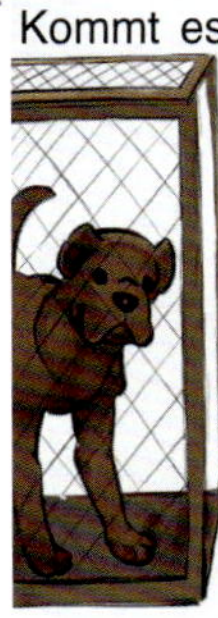

Kommt es zu einem Biss, so sollte die Wunde schnell mit Seife und einer antiseptischen Waschlösung ausgewaschen werden. Außerdem ist eine **Exzision der Wundränder** empfehlenswert. Dafür steht das Skalpell des toten Arztes.

Das Tier, bei dem Tollwutverdacht besteht, muss in **Quarantäne**. Sind nach zehn Tagen immer noch keine Symptome aufgetreten, so kann eine Infektion ausgeschlossen werden. Hier der Hund im Käfig.

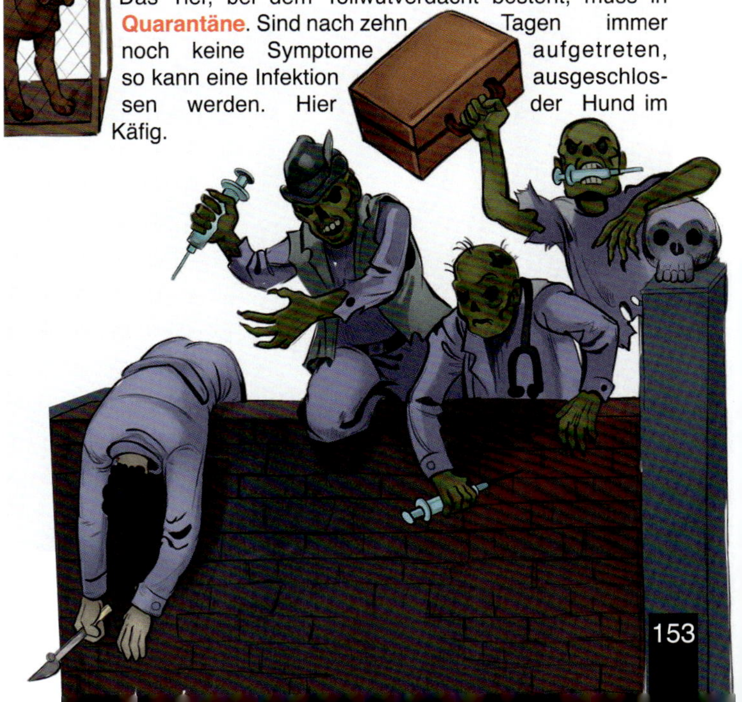

IMPF /17 +B2
Cholera 90, Diphtherie **18**, FSME **140**, Gelbfieber 26, Hepatitis A 16, Hepatitis B 100, HiB **26**, HPV **116**, Influenza 144, Masern **46**, Meningitis **156**, Mumps **50**, Pertussis **20**, Polio **60**, Röteln **38**, Tetanus **134**, Tollwut **152**, Typhus 88, Varizellen **62**

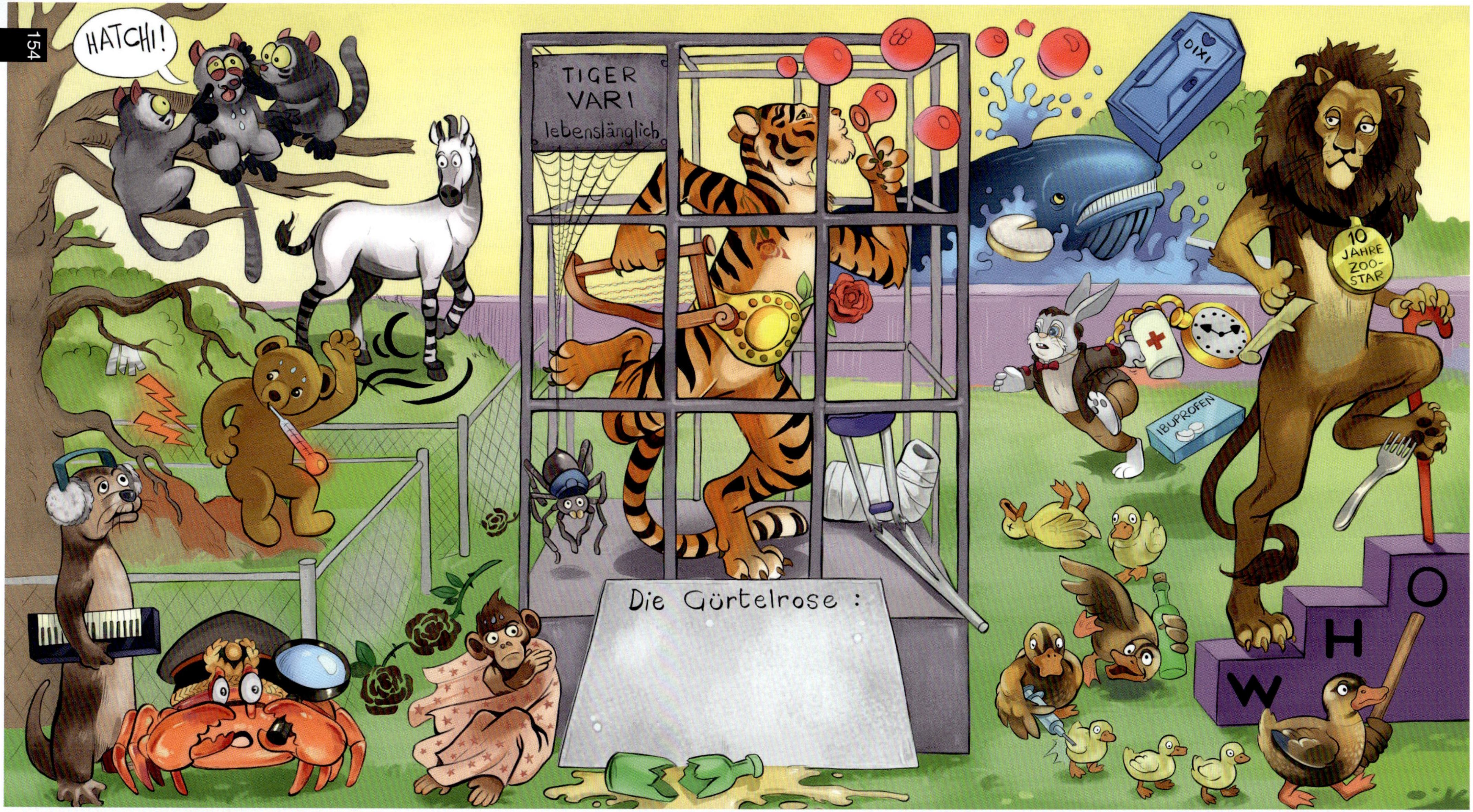

Quiz

1. Was bedeutet der Käfig des Tigers?
2. Wofür stehen die Aluminiumstreifen und das Paar Äste?
3. Was bedeutet der Krebs mit Mütze und Lupe?
4. Wofür steht das Zebra?
5. Was hat es mit den Koboldmakis auf sich?
6. Wie kann man sich vor Herpes zoster schützen?
7. Wie wird der Herpes zoster therapiert?

Antworten

1. Als Zelle steht er für das Varizella-Zoster-Virus, das lebenslang in den Spinalganglien persistiert.
2. Für die Allodynie (gesteigertes Schmerzempfinden) und den möglichen Trigeminusbefall.
3. Er symbolisiert den fakultativ paraneoplastischen Zoster generalisatus.
4. Für den Zoster sine herpete, also den Zoster ohne Effloreszenzen.
5. Sie verbildlichen die drei Äste des Trigeminus und den Befall von Stirn, Nasenrücken und -spitze beim Zoster ophthalmicus.
6. Durch die Impfung gegen Varizellen.
7. Durch Gabe von Aciclovir (Klo) bzw. Brivudin (Brie-Käse) oder Valaciclovir (Wal). Bedarfsweise möglich sind Analgetika (Ibu-Packung).

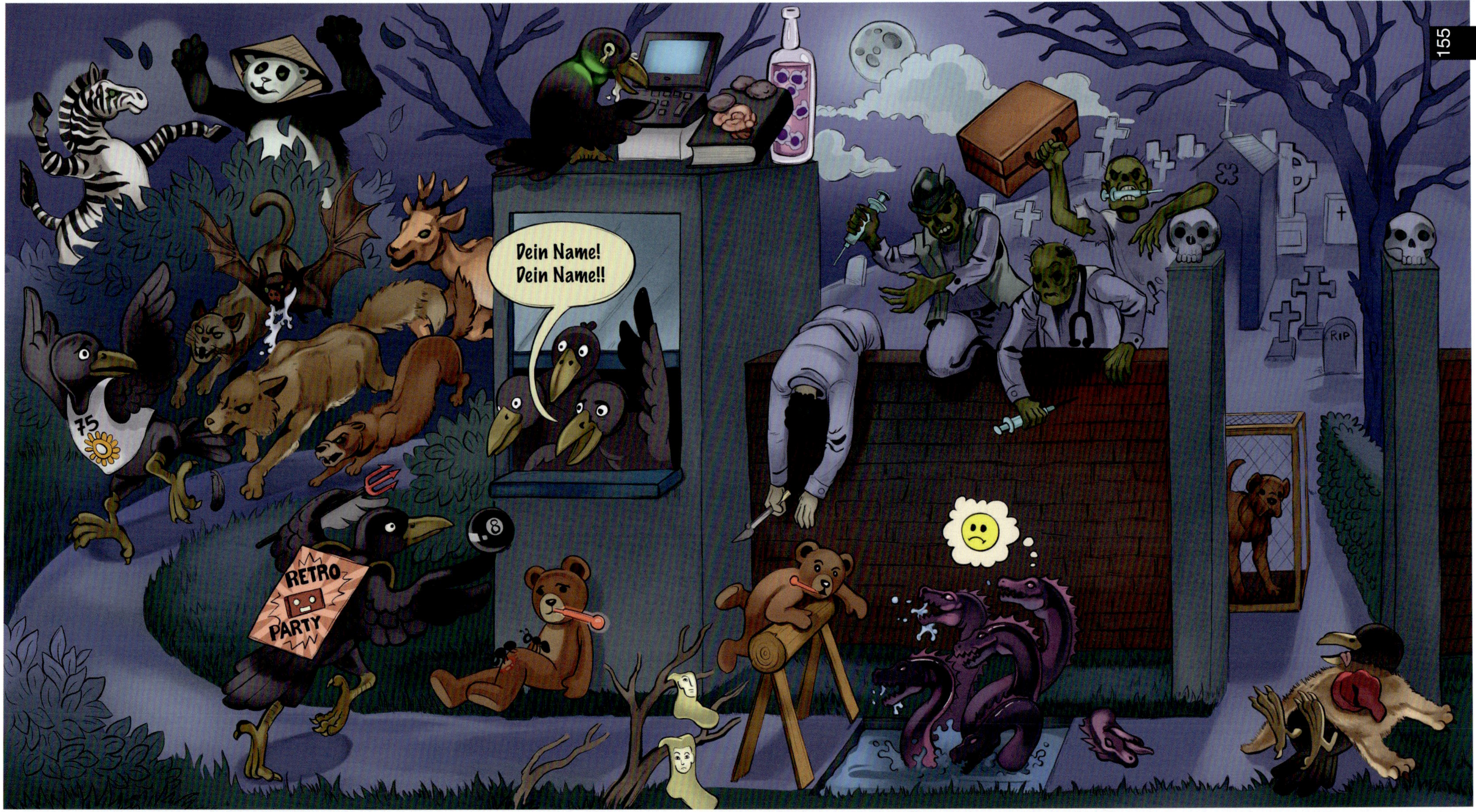

Quiz

1. Wie heißt der Erreger der Tollwut?
2. Durch wen wird das Virus übertragen?
3. Wie gelangt es in den menschlichen Körper?
4. Welches sind die drei Phasen der Erkrankung?
5. Welche Therapieoptionen gibt es?
6. Wie oft muss man impfen, um einen Schutz vor Tollwut zu haben?
7. Warum rennt Rabe Roy anstatt zu fliegen?

Antworten

1. Rabiesvirus (Raaben).
2. Durch Füchse, Marder, Rehe, Hunde, Katzen und andere Haustiere (Tiere).
3. Über Tierbisse (Fuchsbiss), Verletzungen und direkten Schleimhautkontakt.
4. Prodromalstadium (Pförtnerhäuschen), akute neurologische Phase (Weg zum Friedhof) und anschließend Koma und Tod (Friedhof).
5. Es ist keine Therapie möglich, die Erkrankung verläuft daher fast immer letal (Friedhofsszene).
6. Dreimalig, es ist eine Aktivimpfung mit Totimpfstoff (drei Zombies mit Spritzen).
7. Der Rabe Roy steht mit seinen Runner-Shorts für das Rabies RNA-Virus.

Meningitis Klinik und Diagnostik

Gehirnausstellung im Museum

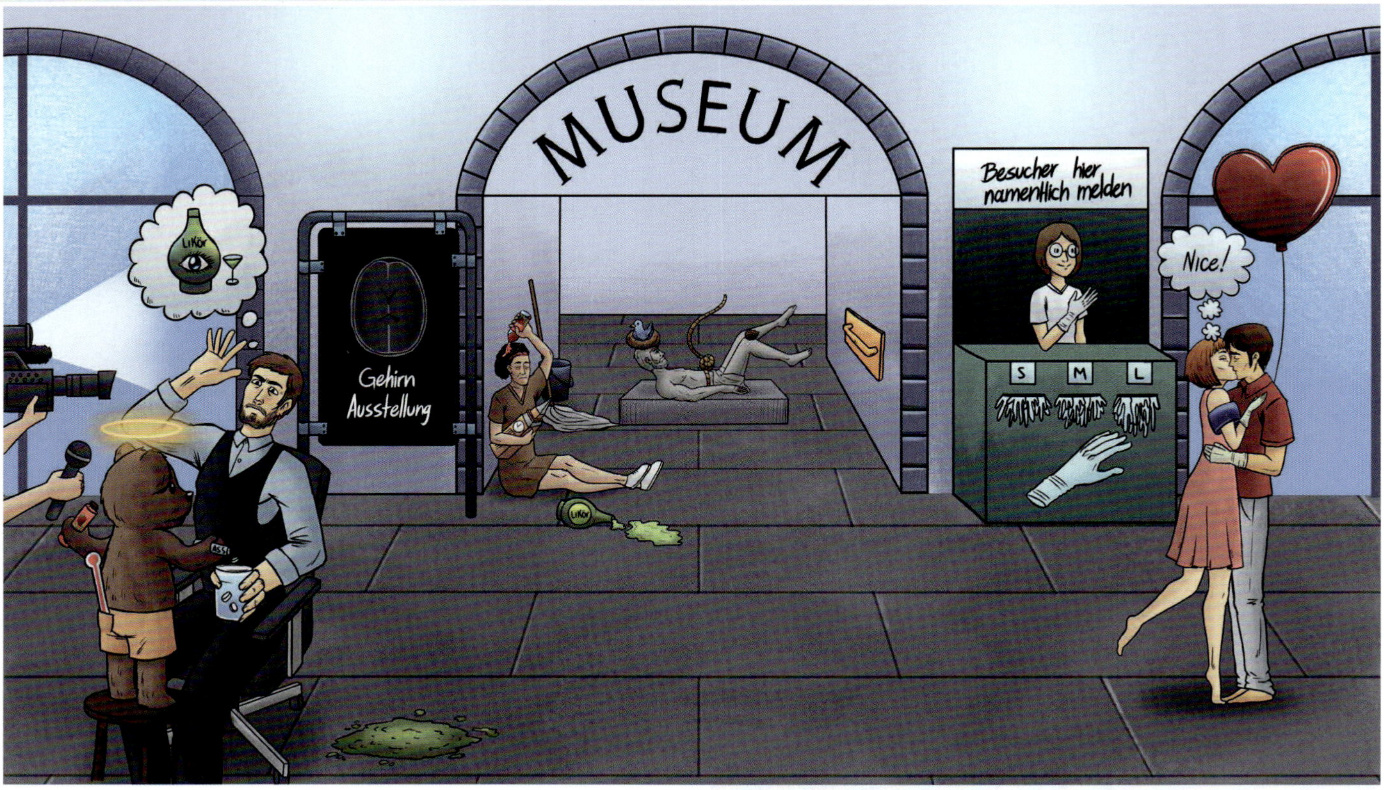

Eine Gehirnausstellung? Das klingt interessant! Allerdings macht der Direktor, der gerade interviewt wird, einen etwas merkwürdigen Eindruck. Auch die Putzfrau im Eingangsbereich sieht mitgenommen aus. Und wofür braucht man die Latex-Handschuhe?

Allgemeine Symptome

Die Meningitis wird in unserem Bild durch die Gehirnausstellung dargestellt. An der Figur des Museumsleiters, der gerade interviewt wird, erläutern wir die **Leitsymptome**. Diese sind **Kopfschmerzen, Fieber** und **Meningismus** A. Der Fieber-Bär mit Heiligenschein will dem armen Direktor gerade ein Aspirin reichen, da dieser unter fürchterlichen Kopfschmerzen leidet.

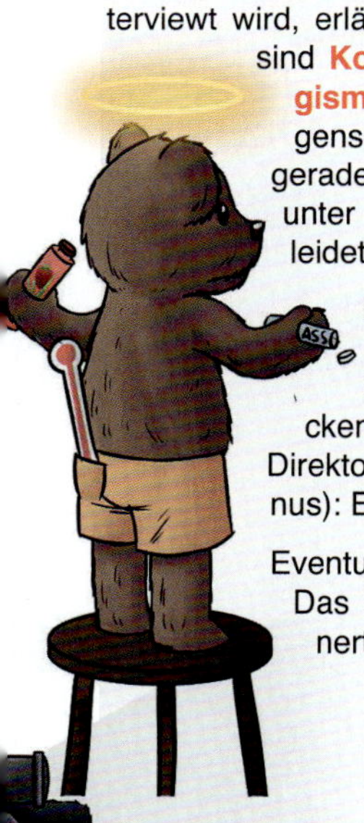

Ein typisches Symptom der Meningitis ist der **Opisthotonus**, ein schwerer Krampf der Streckmuskulatur des Halses und Rückens. Zu sehen ist dies an der Haltung des Direktors auf seinem Office-Stuhl (Ophistotonus): Er überstreckt den ganzen Körper.

Eventuell kann es zu **Übelkeit** kommen. Das Erbrochene auf dem Boden erinnert daran.

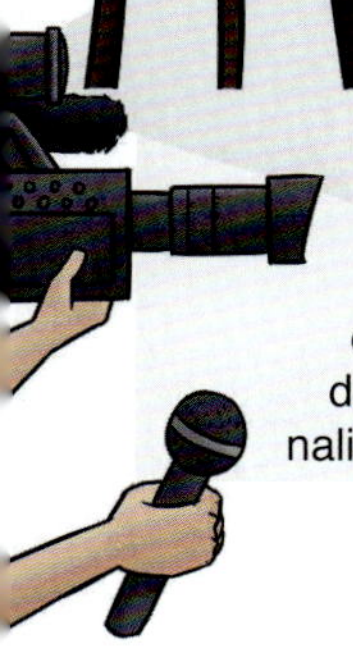

Typisch ist auch eine **Photophobie**. Der arme Direktor leidet ebenfalls unter Photophobie, deshalb schützt er sich mit einer gehobenen Hand vor den Blitzlichtern der neugierigen Journalisten.

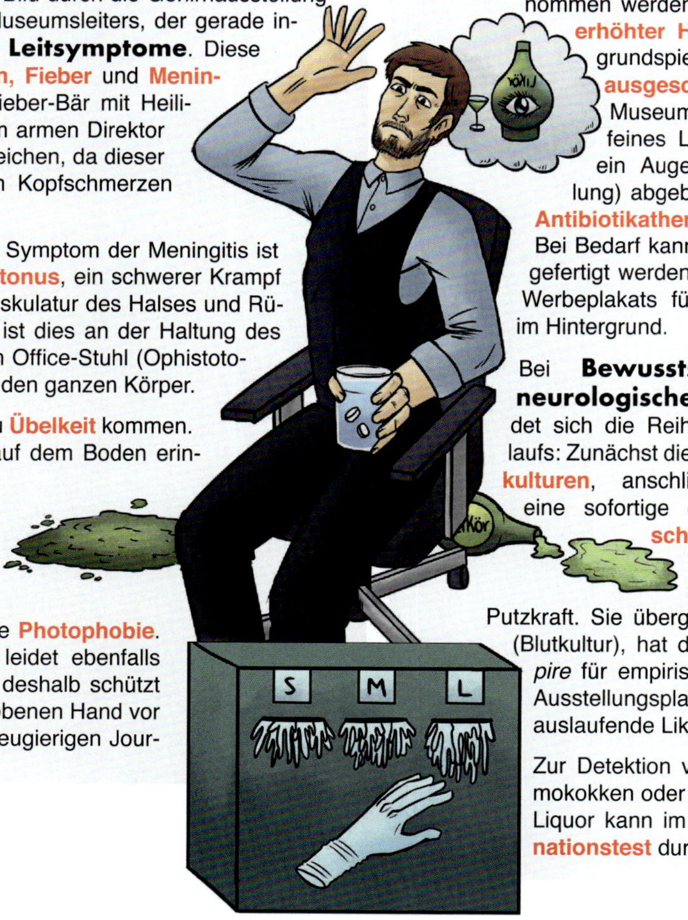

Diagnostik

Bei **Patienten ohne Bewusstseinstrübung** sollten noch vor dem Therapiebeginn **Blutkulturen** angelegt werden. Der Fieber-Bär hat das Blutkulturfläschchen auch schon dabei. Es sieht aus wie ein Erdbeer-Smoothie.

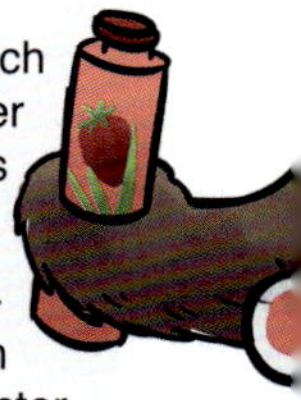

Anschließend kann eine **Lumbalpunktion** vorgenommen werden C. Allerdings sollte vorher ein **erhöhter Hirndruck** durch eine Augenhintergrundspiegelung oder gegebenenfalls ein CT **ausgeschlossen** werden. Der gestresste Museumsdirektor denkt auch schon an sein feines Likörchen (Liquor), auf dem ein Auge (Augenhintergrundspiegelung) abgebildet ist. Nun sollte mit der **Antibiotikatherapie** begonnen werden. Bei Bedarf kann abschließend ein **CT** angefertigt werden, zu merken anhand des Werbeplakats für die Gehirnausstellung im Hintergrund.

Bei **Bewusstseinstrübung** oder **neurologischen Defiziten** unterscheidet sich die Reihenfolge dieses Ablaufs: Zunächst die **Blutkulturen**, anschließend eine sofortige **empirische Therapie**, gefolgt von **CT** und **Lumbalpunktion**. Daran erinnert die eingedöste (eingetrübte) Putzkraft. Sie übergießt sich mit Erdbeer-Smoothie (Blutkultur), hat den *Big Ben* unterm Arm (*Empire* für empirische Therapie), lehnt am CT-Ausstellungsplakat und neben ihr liegt eine auslaufende Likörflasche (Lumbalpunktion).

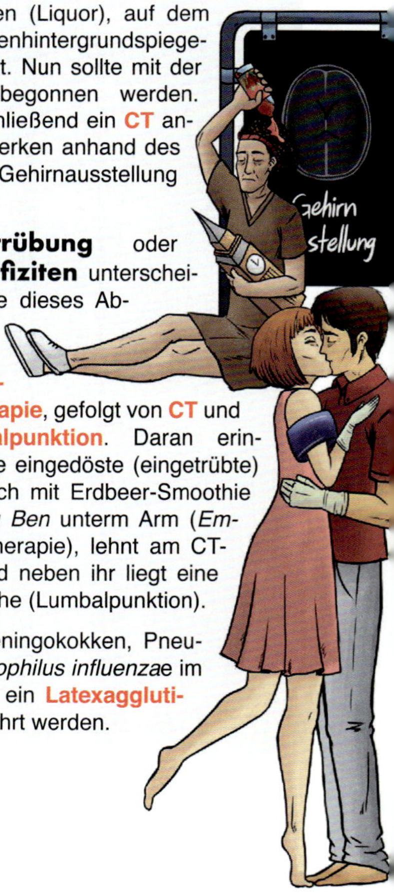

Zur Detektion von Meningokokken, Pneumokokken oder *Haemophilus influenzae* im Liquor kann im Labor ein **Latexagglutinationstest** durchgeführt werden.

Leitsymptome einer **Meningitis** sind Kopfschmerzen, Fieber und Meningismus. Es kommt zum Opisthotonus, dem Krampf der Streckmuskulatur, vor allem im Rücken. Eine Photophobie, also eine Lichtscheu, ist ebenfalls typisch. Vor Therapiebeginn sollten wann immer möglich unbedingt Blutkulturen abgenommen werden. Je nach Bewusstseinszustand und neurologischem Defizit folgt im Anschluss gleich die Antibiotikatherapie oder, bei nicht eingetrübten Patienten, eine Liquorpunktion. Vor einer Lumbalpunktion sollte durch Augenhintergrundspiegelung oder CT ein erhöhter Hirndruck ausgeschlossen werden. Spätestens danach muss die zunächst empirische Antibiotikatherapie erfolgen.
Zeichen einer Meningitis bei der körperlichen Untersuchung ist unter anderem das Brudzinski Zeichen, das eine Nackensteife aufzeigt.
Die Erregerbestimmung kann mikroskopisch oder durch einen Latexagglutinationstest erfolgen. Wichtig ist dies für eine gezielte Antibiotikatherapie. Bei einem Verdacht oder einer Bestätigung einer Meningokokkenmeningitis ist die namentliche Meldung Pflicht.

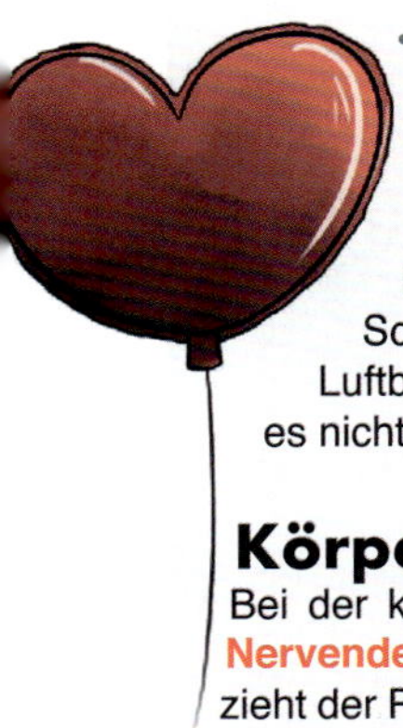

...Latexagglutinationstest

Dieser Test zur Erregerbestimmung ist auch bei laufender oder erfolgter Antibiotikatherapie nach Liquorpunktion möglich. An der Kasse gibt es die Latex-Handschuhe (Latexagglutinationstest) zu erwerben. Das knutschende Pärchen (Meningokokken) mit blauen Schwimmflügeln (Pneumokokken) und dem Herzchen-Luftballon (Haemophilus) steht für mögliche Erreger. Es hat es nicht so eilig, die Latex-Handschuhe zu kaufen.

Körperliche Untersuchung

Bei der körperlichen Untersuchung wird auf **Meningismus** und **Nervendehnungsschmerz** geprüft. Beim **Brudzinski-Zeichen** zieht der Patient reflektorisch die Beine an, wenn sein Nacken passiv gebeugt wird. Diese Körperhaltung hat auch die Statue inne, die man im Museum sieht. Die brütenden Vögel auf ihrem Kopf erinnern an den Namen Brudzinski-Zeichen.

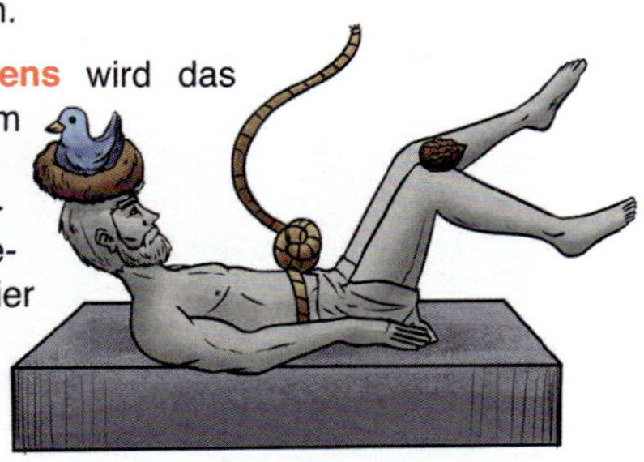

Beim Testen des **Kernig-Zeichens** wird das gestreckte Bein des Patienten im Hüftgelenk gebeugt. Das Kernig-Zeichen ist positiv, wenn der Patient schmerzreflektorisch das Kniegelenk beugt. Eselsbrücke ist hier der Kern (für Kernig-Zeichen) auf dem Kniegelenk der Statue.

Das **Lasègue-Zeichen** wird als positiv bezeichnet, wenn der Patient bei der Hebung seines gestreckten Beins durch den Untersuchenden Schmerzen im Bein, Rücken oder Gesäß hat. Daran erinnert das Lasso (Lasegue), das um den unteren Rücken der Statue geschlungen ist.

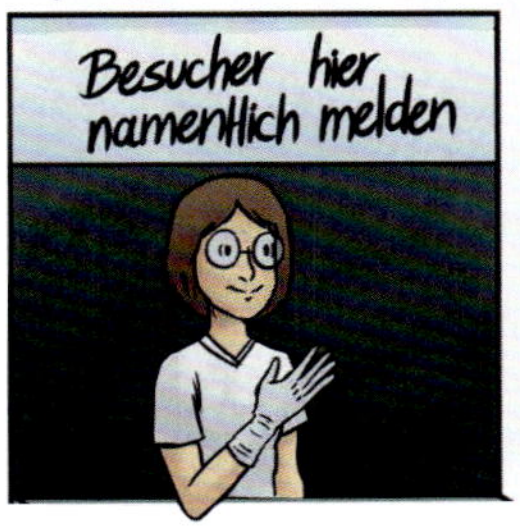

Bei Meningitis besteht **namentliche Meldepflicht**. Merkhilfe ist hier das Schild über der Kasse: „BESUCHER HIER NAMENTLICH MELDEN"

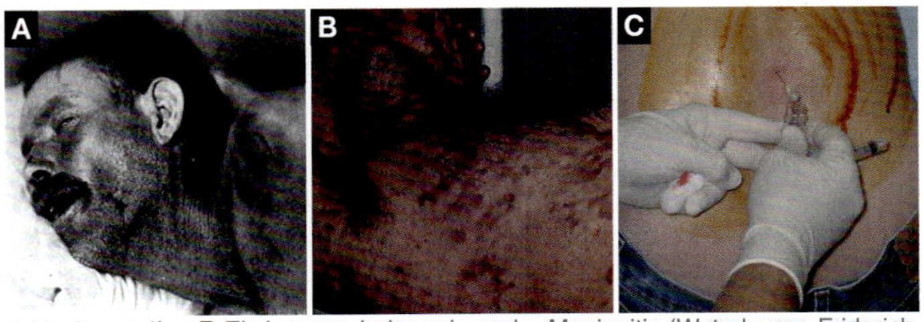

A Nackensteife **B** Ekchymose bei gravierender Meningitis (Waterhouse-Friderichsen-Syndrom) **C** Diagnostische Lumbalpunktion

Blick hinter die Kulissen

Von Knuddelbakterien hin zu Menschen: Bei den Antibiotika haben wir vielfach auf kleine süße Bakterien gesetzt. Die Neisserien waren einfach die Bakterien, die „NICE" sagen. In unseren infektiologischen Meditricks lässt sich die weitere Entwicklung schön verfolgen. Dabei entspricht die Reihenfolge hier im Buch aber nicht unbedingt der Reihenfolge der Produktion der einzelnen Werke.
Bei der Syphilis (S. 94) kommen immer noch kleine, süffelnde Bakterien vor. Danach haben wir immer mehr auf menschliche Charaktere gesetzt, die nur noch bedingt an ihre Vorgänger erinnern. So denkt die küssende Dame hier immer noch „NICE" für die Neisserien. Die Diplokokken sind im Meditrick Tripper die Diplomaten (S. 92). Nur die Staphylokokken haben es nie wirklich über die Weintrauben hinausgeschafft (Impetigo, S. 30). Und dann kam die Einsicht, dass uns die Knuddelbakterien fehlen, so dass sie beispielseweise im Meditrick Gardnerella (S. 86) ihr Revival feiern.

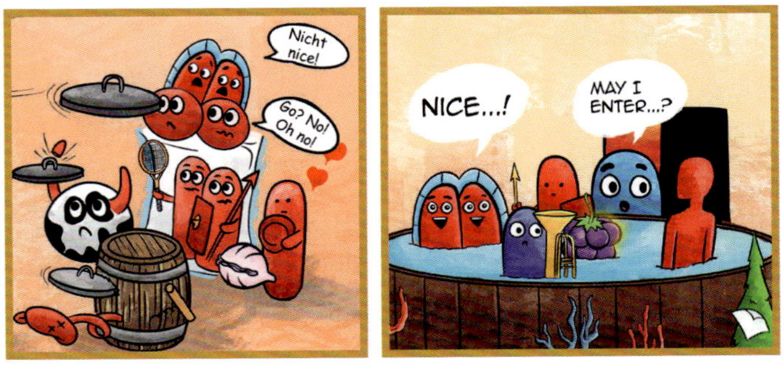

IMPF /17 +B2
Cholera 90 Diphtherie 18 FSME 140 Gelbfieber 26
Hepatitis A 16 Hepatitis B 100 HiB 26 HPV 116
Influenza 144 Masern 46 Meningitis 156 Mumps 50
Pertussis 20 Polio 60 Röteln 38 Tetanus 134
Tollwut 152 Typhus 88 Varizellen 62

Meningitis Erreger und Therapie

Bilder der Gehirnausstellung

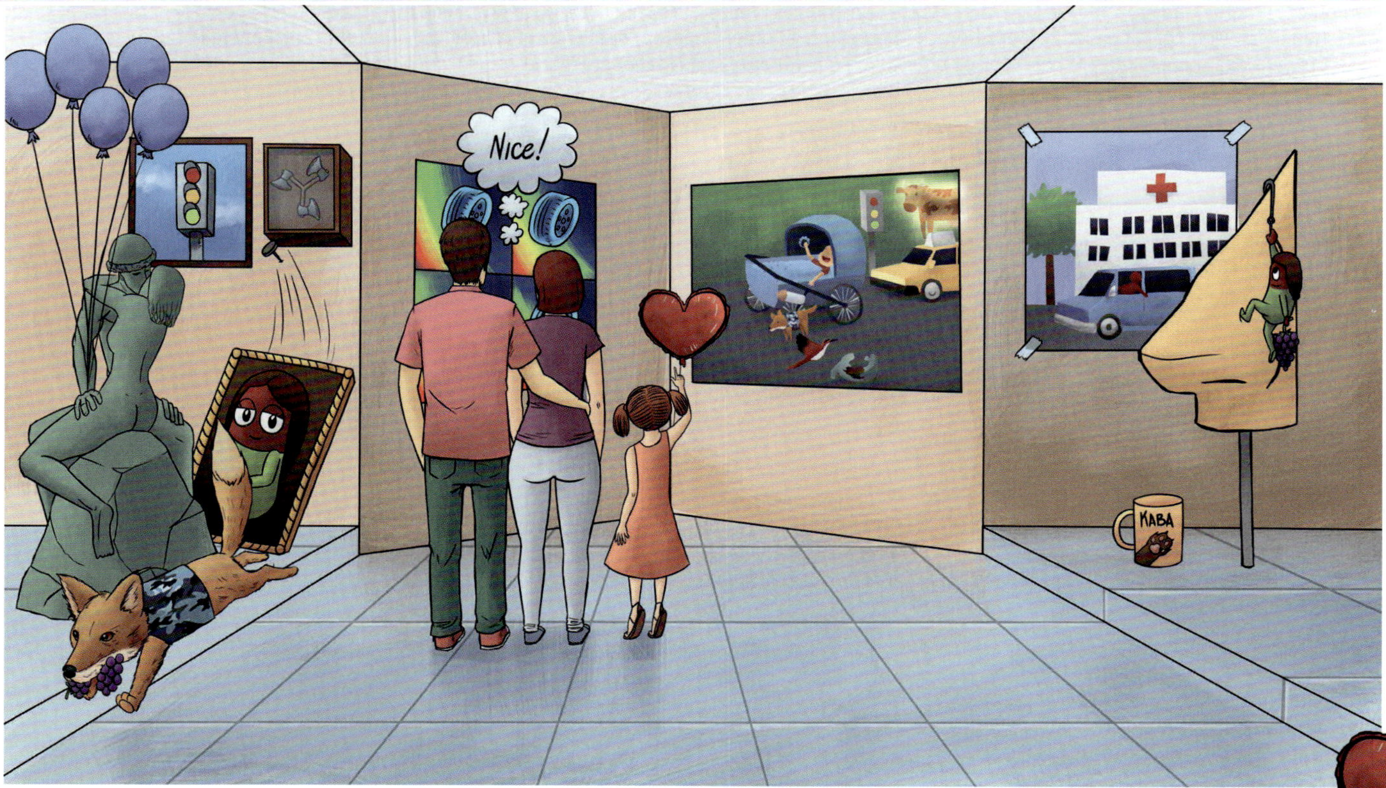

Aber wo sind denn jetzt die Hirnexponate? Das ist ja alles ganz schön hier, besonders das erotische Pärchen und die Warhol-Reifen, aber wo bleiben die Gehirne? Vielleicht im nächsten Raum.

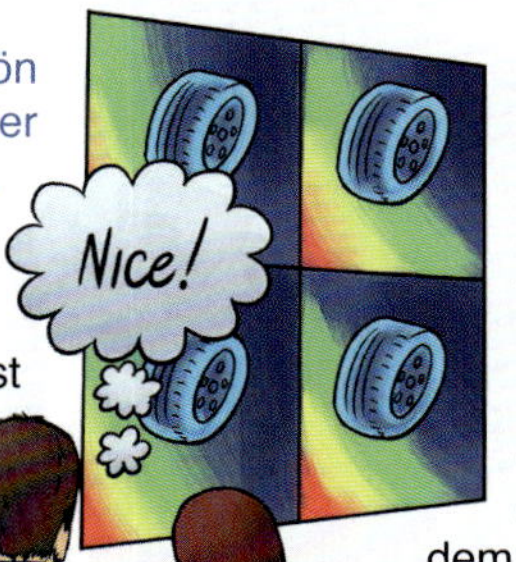

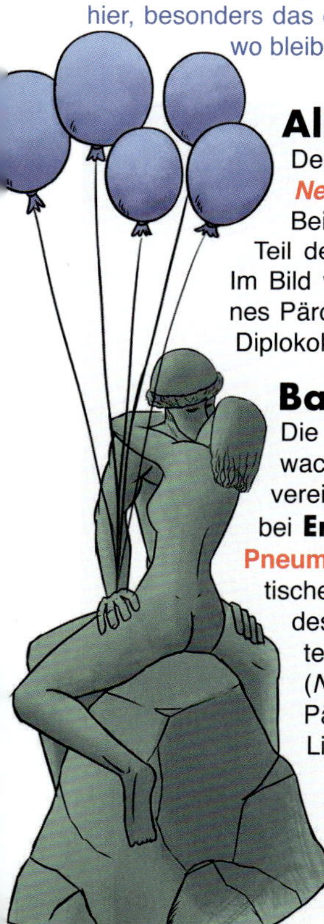

Allgemein

Der insgesamt häufigste Erreger der Meningitis ist ***Neisseria meningitidis***, die Meningokokken. Bei 10% der Bevölkerung sind diese Bakterien Teil der Normalflora des Nasen-Rachen-Raums. Im Bild werden die Meningokokken als steinernes Pärchen dargestellt, da die gramnegativen Diplokokken immer im Doppelpack auftreten.

Bakterielle Meningitis

Die nicht jugendfreie (also nur für Erwachsene gedachte) Statue ganz links vereinigt die häufigsten Meningitis-Erreger bei **Erwachsenen**. An erster Stelle sind die **Pneumokokken** zu nennen A+B. Die pneumatischen Luftballons (für Pneumokokken) sind deshalb ganz oben. Am zweithäufigsten treten bei Erwachsenen die **Meningokokken** (*Neisseria meningitidis*) auf. Die Diplo-, also Pärchenkokken werden durch das steinerne Liebespärchen verkörpert.

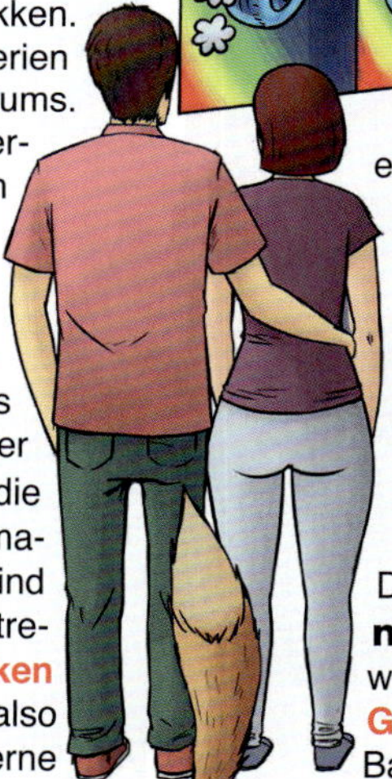

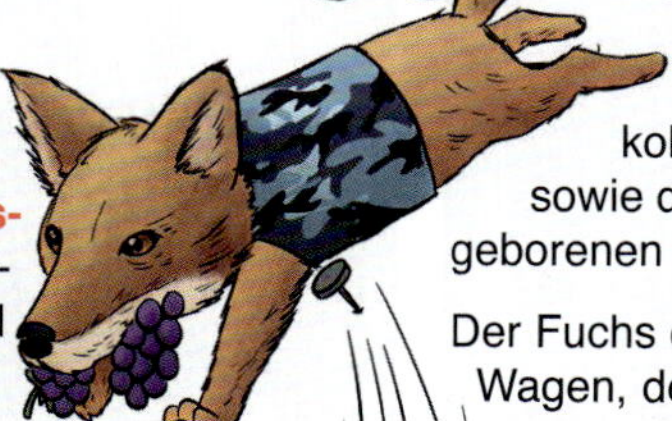

Der listige Fuchs, der um den Sockel der Statue schleicht, steht für die **Listerien**. Diese grampositiven Stäbchenbakterien sind der dritthäufigste Erreger einer bakteriellen Meningitis bei Erwachsenen. Danach folgen die **Staphylokokken** (Traubenkokken). Der listige Fuchs trägt Trauben in seinem Maul. ***Pseudomonas aeruginosa***, der seltenste Erreger bei Erwachsenen, wird durch die Pseudo-Mona-Lisa verbildlicht. Dieses Bild hat der Fuchs leider gerade von der Wand gefegt. Es wird ganz unten auf dem Boden landen.

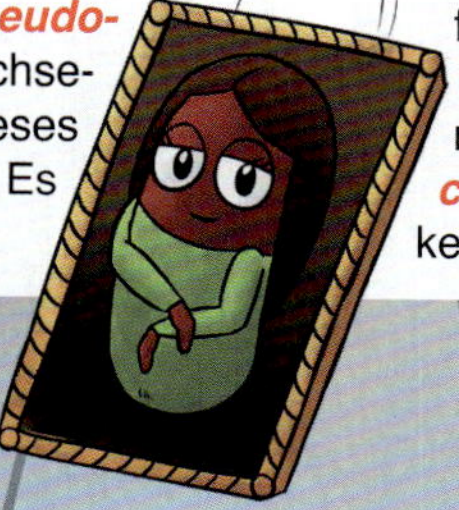

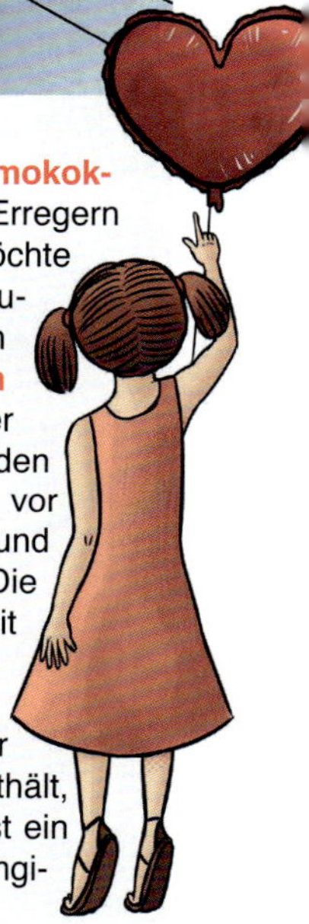

Bei **Kindern** gehören die **Pneumokokken** zu den beiden häufigsten Erregern einer Meningitis. Das Kind möchte auch die blauen, pneumatischen Autoreifen (Pneumokokken) auf dem Bild sehen. Die **Meningokokken** (Diplokokken) sind ebenfalls unter den Top 2 der Erreger. Sie werden durch das sich umarmende Paar vor dem Bild dargestellt. Er denkt „NICE!" und erinnert so an ***Neisseria meningitidis***. Die Häufigkeit dieser beiden Erreger variiert mit dem Alter und ist dank Impfungen gegen Meningokokken und Pneumokokken in beiden Fällen im Rückgang begriffen. Der herzförmige Luftballon, den das Kind festhält, steht für ***Haemophilus influenzae***. Das ist ein Erreger, der speziell bei Kindern eine Meningitis auslösen kann.

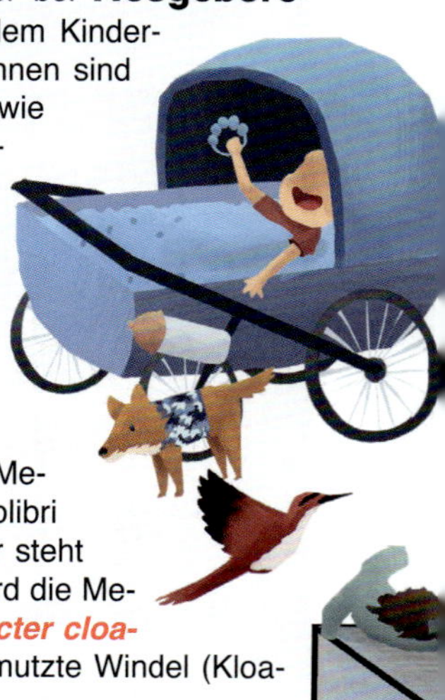

Die häufigsten Meningitis-Erreger bei **Neugeborenen** werden auf dem Bild mit dem Kinderwagen gezeigt. Als erstes zu nennen sind **Gruppe B-Streptokokken** (B wie Baby; u.a. *Streptococcus agalactiae*). Verbildlicht werden die Kettenkokken durch die Kettenkokken-Rassel am Kinderwagen, sowie durch die Milchflasche des Neugeborenen (für *agalactiae*).

Der Fuchs des Babys fällt gerade aus dem Wagen, denn das Bakterium ***Listeria monocytogenes*** ist nur der zweithäufigste Meningitis-Erreger bei Neugeborenen. Der Kolibri fliegt unter dem Fuchs (dritte Stelle). Er steht für ***Escherichia coli***. Am seltensten wird die Meningitis bei Säuglingen durch ***Enterobacter cloacae*** ausgelöst. Deshalb liegt die verschmutzte Windel (Kloake) ganz unten.

Die Meningokokken sind insgesamt der häufigste Erreger einer **bakteriellen Meningitis**. Bei Erwachsenen stehen Pneumokokken noch vor *Neisseria meningitidis* an erster Stelle. Auch bei Kindern sind Pneumokokken die Haupterreger. Die Ausnahme bilden Neugeborene, hier sind Streptokokken der Gruppe B wie *Streptococcus agalactiacae* die häufigste Ursache. Kommt es zur nosokomialen Meningitis, sind Enterobakterien wie *E.coli* häufig, ebenso *Pseudomonas aeruginosa*. Bei Erwachsenen und Kindern gibt man ein Cephalosporin der dritten Generation wie Ceftriaxon. Bei Erwachsenen gibt man zur Abdeckung der Listerienlücke noch Ampicillin dazu. Ampicillin gehört auch bei Neugeborenen zur Kombinationstherapie, hier ist Ampicillin mit Cefotaxim und gegebenenfalls einem Aminoglykosid indiziert. Bei nosokomialen Infektionen wird die Kombination aus Vancomycin mit Meropenem oder Ceftazidim eingesetzt.

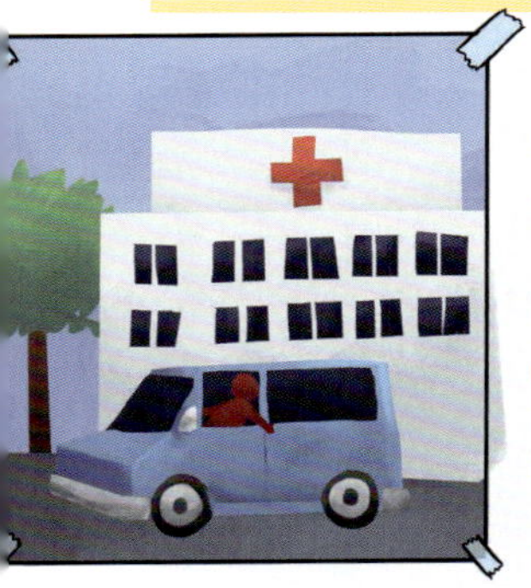

Die häufigsten **nosokomialen** (also im Krankenhaus erworbenen) **Erreger** sind ganz rechts, vor dem Bild mit Krankenhaus dargestellt. Die großen Nasenplastik (engl. *nose*) erinnert an das Wort nosokomial. Die häufigsten Erreger sind hier ***Enterobacteriaceae*** wie z.B. ***E. coli***. Ganz oben an der Nase sehen wir einen Enterhaken für Enterobacteriaceae. Am Enterhaken hängt die Pseudo-Mona-Lisa und erklimmt die Nase. Sie steht für ***Pseudomonas aeruginosa***, den zweithäufigsten Erreger einer Meningitis, den man sich im Krankenhaus einfängt. Die Trauben in Mona Lisas Hand erinnern an die **Staphylokokken**, die als drittes zu nennen sind.

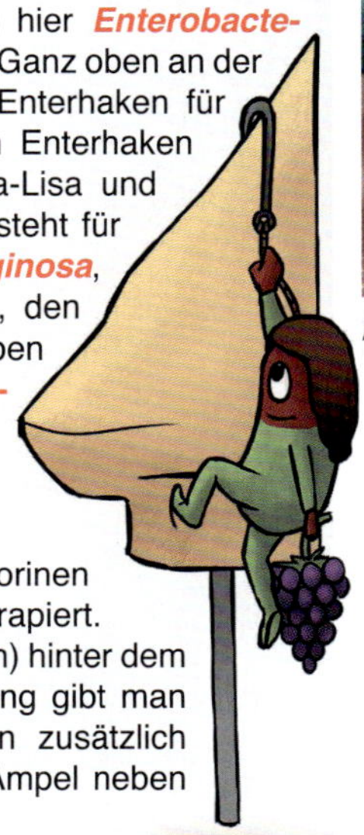

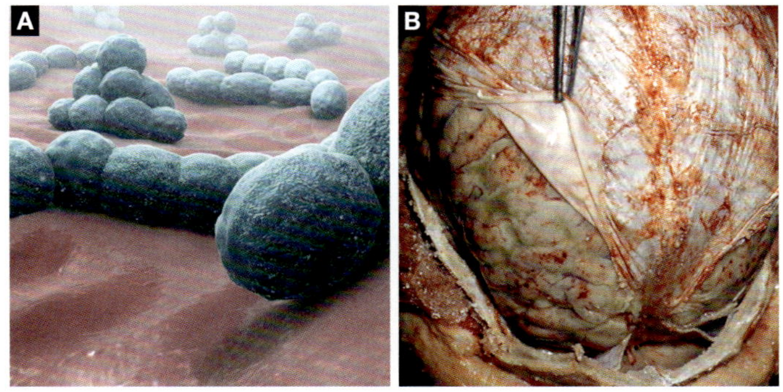

A Streptococcus pneumoniae **B** Eitrige Haubenmeningitis durch *S. pneumoniae*

Therapie

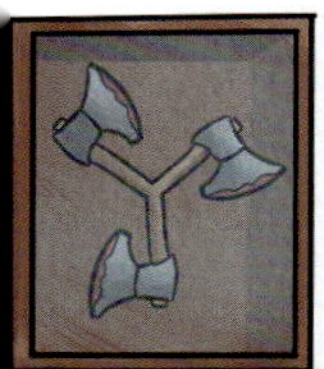

Eine **Meningitis** wird mit Cephalosporinen der 3. Generation wie **Ceftriaxon** therapiert. Dafür steht die Dreifach-Axt (Ceftriaxon) hinter dem Sicherheitsglas. Zur Listerienabdeckung gibt man bei Neugeborenen und Erwachsenen zusätzlich noch **Ampicillin**. Daran erinnert die Ampel neben der Axt.

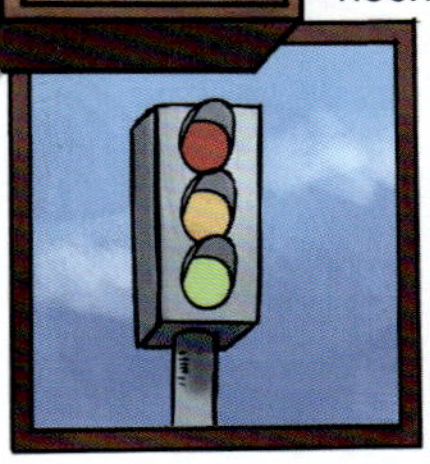

Die **Neugeborenen-Meningitis** erfordert eine spezielle Therapie. Sie besteht aus **Cefotaxim**, **Ampicillin** und ggf. **Aminoglykosid**. Dafür sehen wir im Neugeborenenbild ein Taxi (Cefotaxim), eine Ampel (Ampicillin) und eine glühende Kuh (Aminoglykosid).

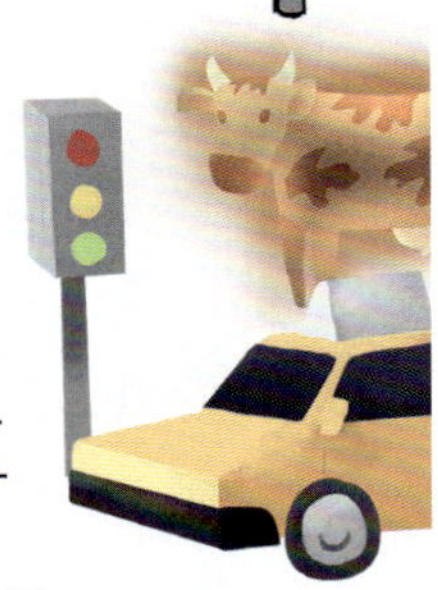

Bei **nosokomialen Infektionen** gibt man **Vancomycin** und **Meropenem** (ein Carbapenem) oder **Ceftazidim**. Merkhilfen sind hier der Van, der vor dem Krankenhaus parkt (Vancomycin) und die Kaba-Tasse (Carbapenem) mit der Tatze (Ceftazidim) darauf.

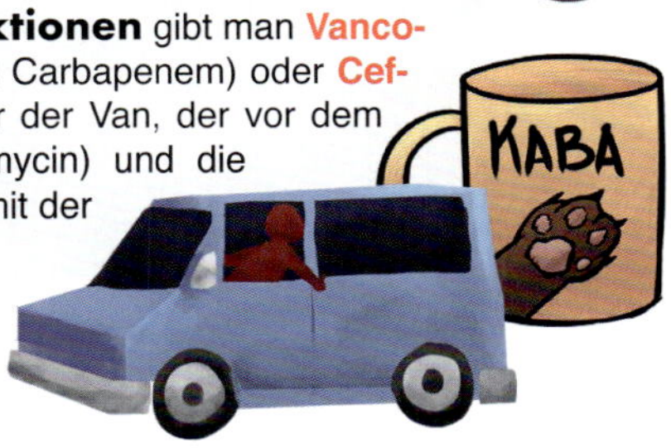

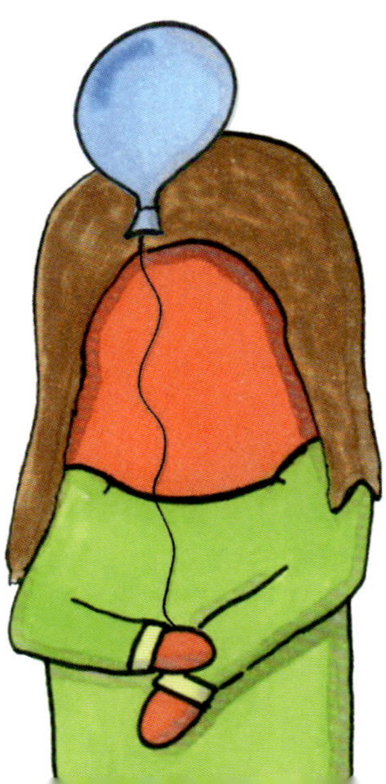

Blick hinter die Kulissen

Hier trifft man alte Bekannte aus dem Antibiotika-Buch: Pseudo-Mona-Lisa, den Vancomycin-Van und die Carbapeneme-Kaba-Tasse. Der Van hat es mittlerweile ja fast ins Deutsche geschafft. Für uns ist er dennoch ein nettes Beispiel, wie wir neuerdings versuchen, unserem Hang zu englischen Termini nicht immer zu folgen. Wer sich an Rifampicin als Korallen-Riff am *piscine*, franz. Pool, erinnert, wird merken, das wir überhaupt den Fremdsprachen zugeneigt sind. Für unsere frischen Meditricks versuchen wir diese Auswüchse jedoch zu zügeln, da wir eine für die Mehrheit zugängliche Phonetik anstreben.

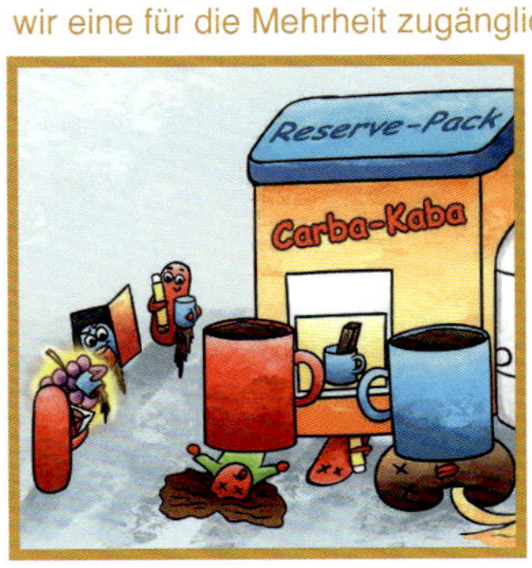

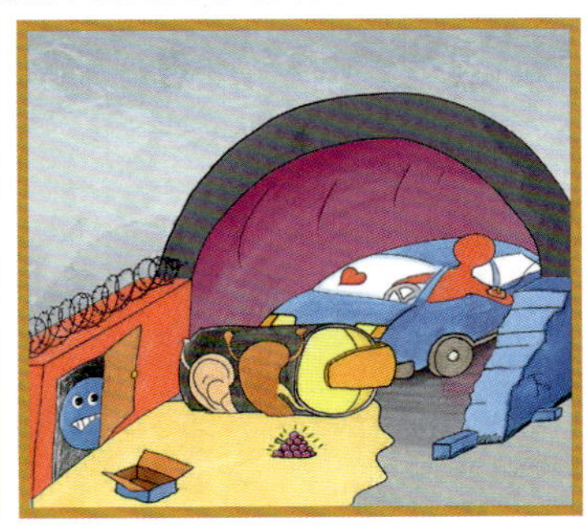

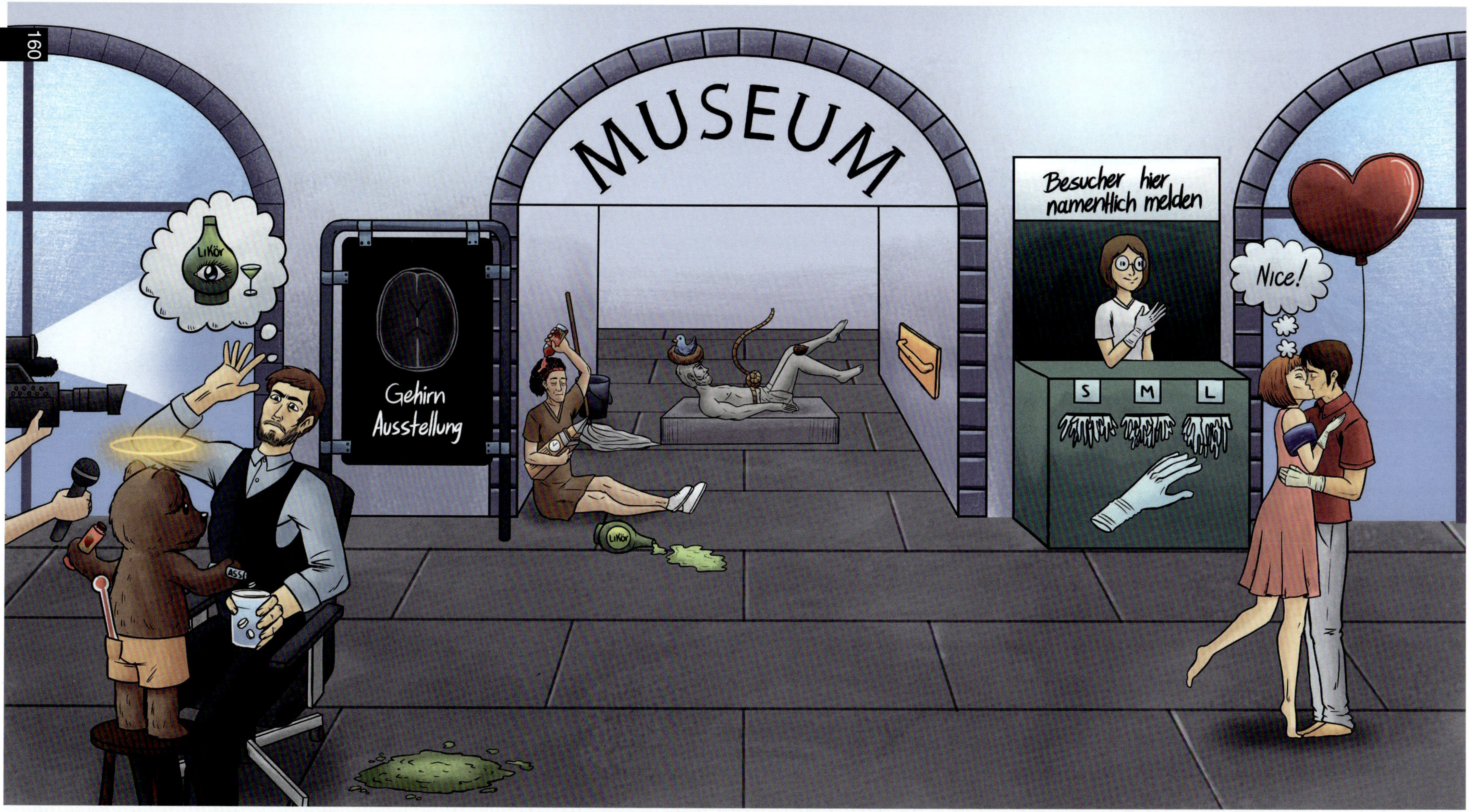

Quiz

1. Was bedeutet die seltsame Haltung des Museumsleiters in seinem Office-stuhl?
2. Warum ist die Presse mit Blitzlichtgewitter zur Stelle?
3. Was hat es mit dem Erdbeersmoothie auf sich?
4. Was zeigt die eingeschlafene Putzkraft?
5. Wie kann man Erreger trotz laufender Therapie noch identifizieren?
6. Wofür steht die moderne Steinskulptur?
7. Warum müssen sich BesucherInnen namentlich im Museum melden?

Antworten

1. Sie zeigt die Leitsymptome der Meningitis: Kopfschmerzen, Fieber und Meningismus sowie den Opisthotonus.
2. Typisch ist ebenfalls eine Photophobie.
3. Bei allen Meningitisverdachtsfällen sollten immer zuerst Blutkulturen abgenommen werden.
4. Die Diagnostik-Reihenfolge bei Bewusstseinseintrübung oder neurologischen Defiziten: Erst Blutkulturen (oben Smoothie), dann sofortige empirische Therapie (*empire* Big Ben) gefolgt von Lumbalpunktion (Likörflasche) und CT (Ausstellungsschild).
5. Durch den Latexagglutinationstest (Latexhandschuhe).
6. Für die Meningismuszeichen bei körperlicher Untersuchung: Brudzinski- (brütender Vogel), Kernig- (Kern), Lasègue-Zeichen (Lasso).
7. Da die Meningitis eine namentlich meldepflichtige Erkrankung ist.

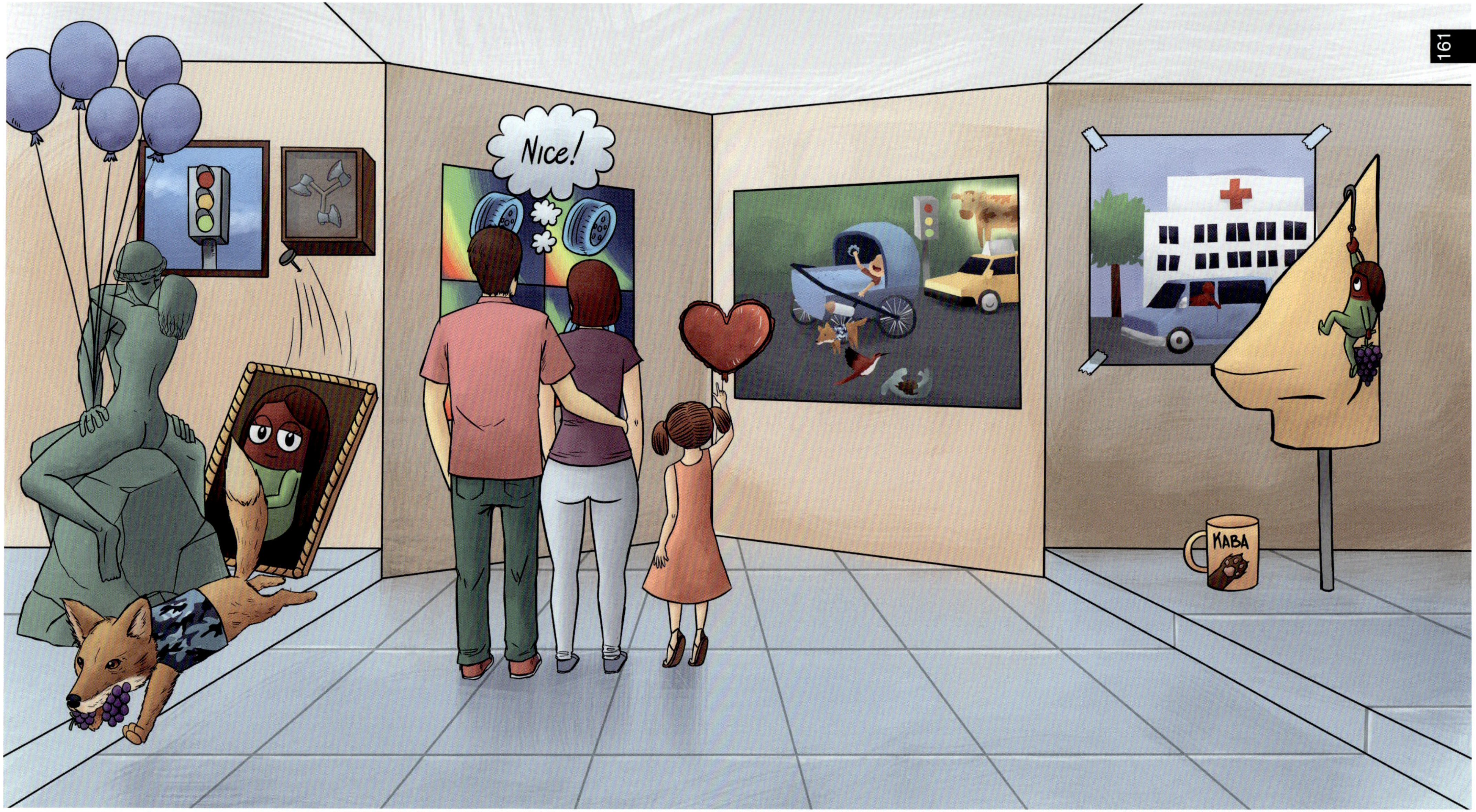

Quiz

1. Was wird rund um die steinerne Statue gezeigt?
2. Was zeigt das psychedelisch anmutende Reifenbild?
3. Wieso hält das kleine Mädchen einen Herzluftballon in der Hand ?
4. Warum fliegen Milchflasche und Fuchs in hohem Bogen aus dem Kinderwagen hinter dem Kolibri her?
5. Warum findet sich eine Nasenskulptur in der Ausstellung?
6. Was gibt man zur Meningitistherapie?

Antworten

1. Die häufigsten Meningitiserreger bei Erwachsenen: Pneumokokken (Luftballons) > Meningokokken (Paar) > Listerien (listigert Fuchs) > Staphylokokken (Trauben) > Pseudomonaden (Pseuda-Monalisa).
2. Den häufigsten Meningitiserreger bei Kindern: die Pneumokokken.
3. Für *Haemophilus influenzae* (blutliebend), der vor allem bei Kindern Meningitiden auslöst.
4. Reihenfolge der Neugeborenenmeningitiserreger: Gruppe-B(aby)-Streptokokken (Kettenkokken) wie beispielsweise *S. agalactiae* > Listerien (listiger Fuchs > E.coli (E-Kolibri).
5. Die Nase engl. *nose* steht für die nosokomialen Infektionen.
6. Antibiotika wie Ceftriaxon (Dreifach-Axt), Ampicillin (Ampel) zur Listerienabdeckung und bei Neugeborenen eine Kombi aus Cefotaxim (Taxi), Ampicillin (Ampel) und ggf. Aminogylkosiden (Glüh-Kühe). Bei nosokomialen Meningitiden: Vancocymin (Van) und Carbapeneme (Kaba-Tasse) wie Meropenem oder Ceftazidim (Tatze auf Tasse).

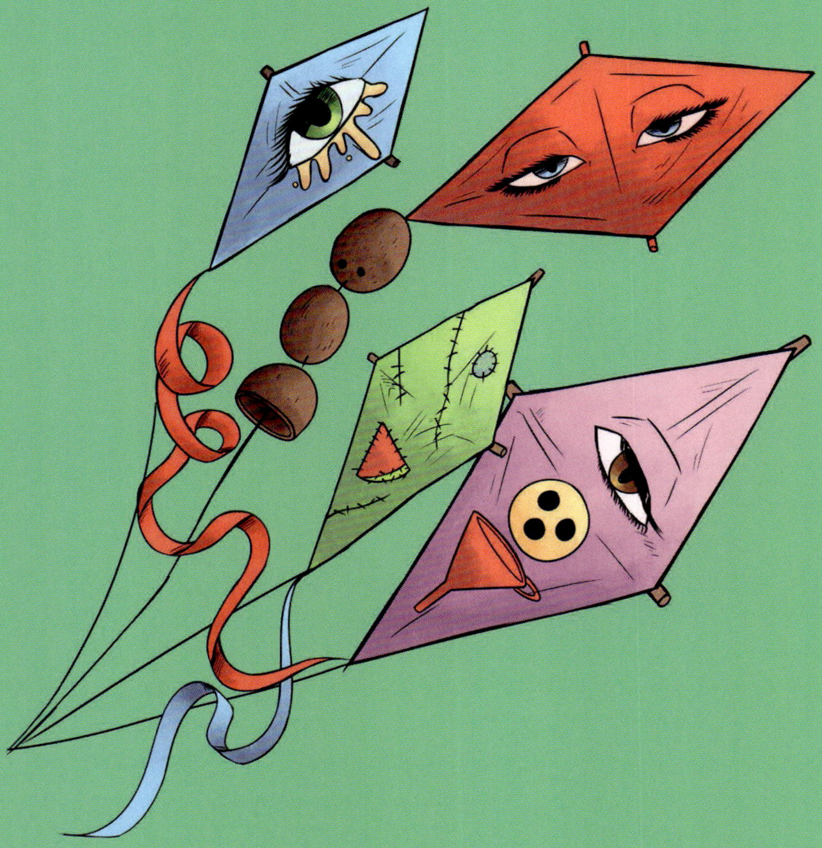

AUGE

PÄD S.12
STDs S.82
NEURO S.124

Trachom
Drachenfliegen mit Oma

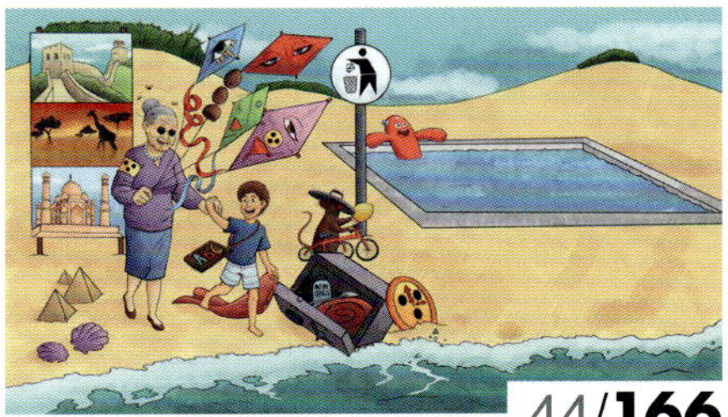

44/**166**

Das Trachom wird auch ägyptische Körnerkrankheit genannt. Auslöser sind die *Chlamydia trachomatis Serotypen A, B und C*. Die Erkrankung wird entweder durch Fliegen oder von Mensch zu Mensch übertragen. Der Verlauf wird nach McCallan in vier Stadien eingeteilt. Als Therapie empfiehlt die WHO die SAFE-Strategie: Surgery, Antibiotics, Facial cleanliness, Environmental improvement. Die antibiotische Therapie besteht aus Makroliden (Azithromycin) oder Tetrazyklinen.

Paratrachom
Paragleiter stürzt in Schwimmbad

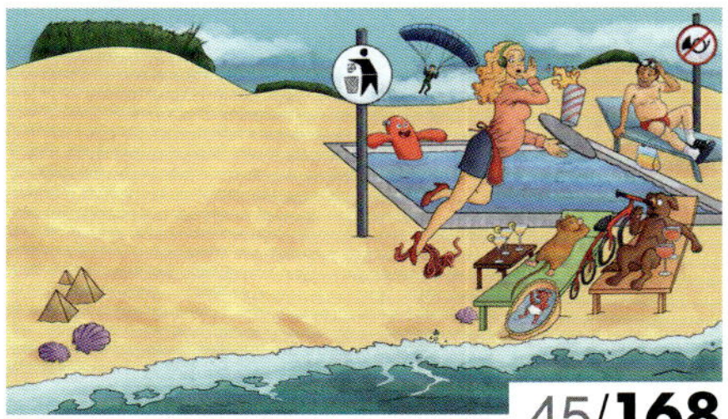

45/**168**

Das Paratrachom (Schwimmbad- oder Einschlusskörperchenkonjunktivitis). wird von den *Chlamydia trachomatis Serotypen D bis K* verursacht. Übertragen werden sie okulogenital. Eine vertikale Transmission ist möglich. Die einseitig beginnenden Symptome sind eitrig-schleimiger Ausfluss und eine leichte Rötung der Augen. Auch kann es zum Pannus und einer präaurikulären LKS kommen. Die Hornhaut ist nicht beteiligt. Therapiert wird mit einer lokalen und systemischen Antibiose (Tetrazykline oder Makrolide). Bei Kindern verabreicht man Erythromycin lokal und systemisch.

Gonoblennorrhoe
Zu Besuch bei Blind Eyed Jacks

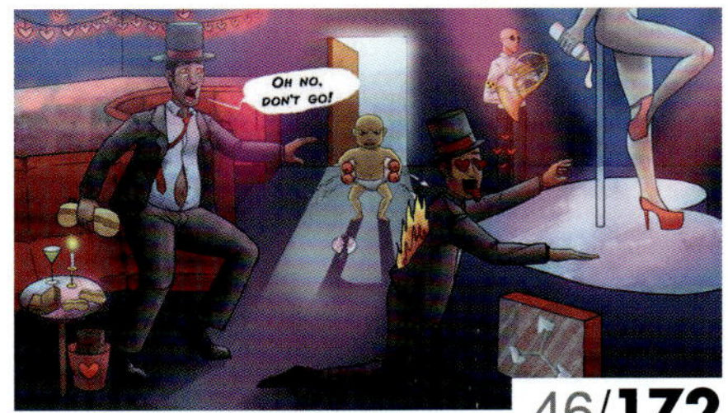

46/**172**

Die Gonokokkenkonjunktivitis ist eine Folgeerkrankung der Gonorrhoe (Tripper). Sie wird auch Gonoblenorrhoe genannt. Verursacht wird die Erkrankung von *Neisseria gonorrhoeae*. Es kommt zur hoch ansteckenden eitrigen Infektion der Bindehaut, die perinatal auf Kinder übertragen werden kann. Hornhautulcera bis hin zur Perforation oder sogar Erblindung sind mögliche Komplikationen der Gonoblennorrhoe. Bei einer Infektion ist die systemische Gabe von Ceftriaxon üblich.

PÄD S.12
STDs S.82
NEURO S.124

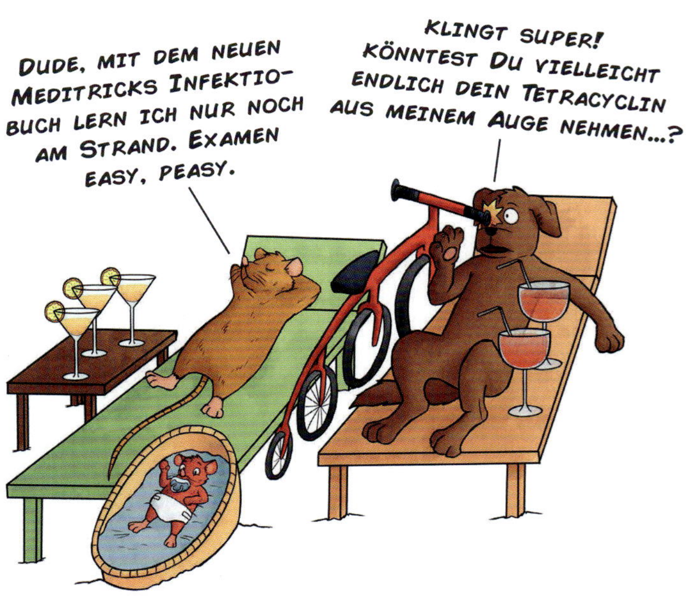

Toxoplasmose

Kater Gondi, Protozoen-Vertreter

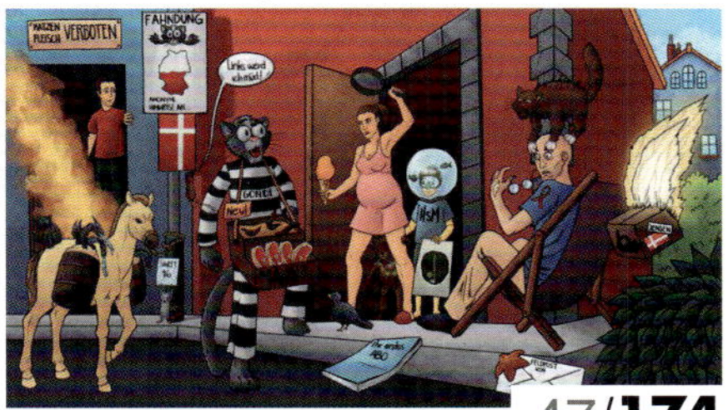

47/**174**

Toxoplasma gondii wird meist durch Katzenkontakt übertragen. Die diaplazentare Übertragung ist möglich. Die zerebrale Toxoplasmose verläuft meist letal. Toxoplasmose ist die häufigste neurologische AIDS-definierende Erkrankung. Bedeutung hat die Erstinfektion in der Schwangerschaft, die zur konnatalen Toxoplasmose führen kann. Danach typisch ist die Trias aus Hydrozephalus, intrazerebralen Verkalkungen und Chorioreitinitis. Behandelt wird die aktive Toxoplasmose bei Immunsuppression, die konnatale Toxoplasmose sowie die Chorioretinitis.

Quoi faire?

Die Toxoplasmose passt hier nicht so wirklich gut hin. Wir wollten sie unbedingt in Band 1 unterbringen, da sie zu den konnatalen Infektionen gehört, eine hohe Relevanz bei AIDS hat und dann ja auch eine spezielle Augenbeteiligung mit sich bringt. Ihr Status als STD ist umstritten, es ist keine spezielle Kinderinfektion – kurzum: wir parken sie bei den Augeninfektionen.

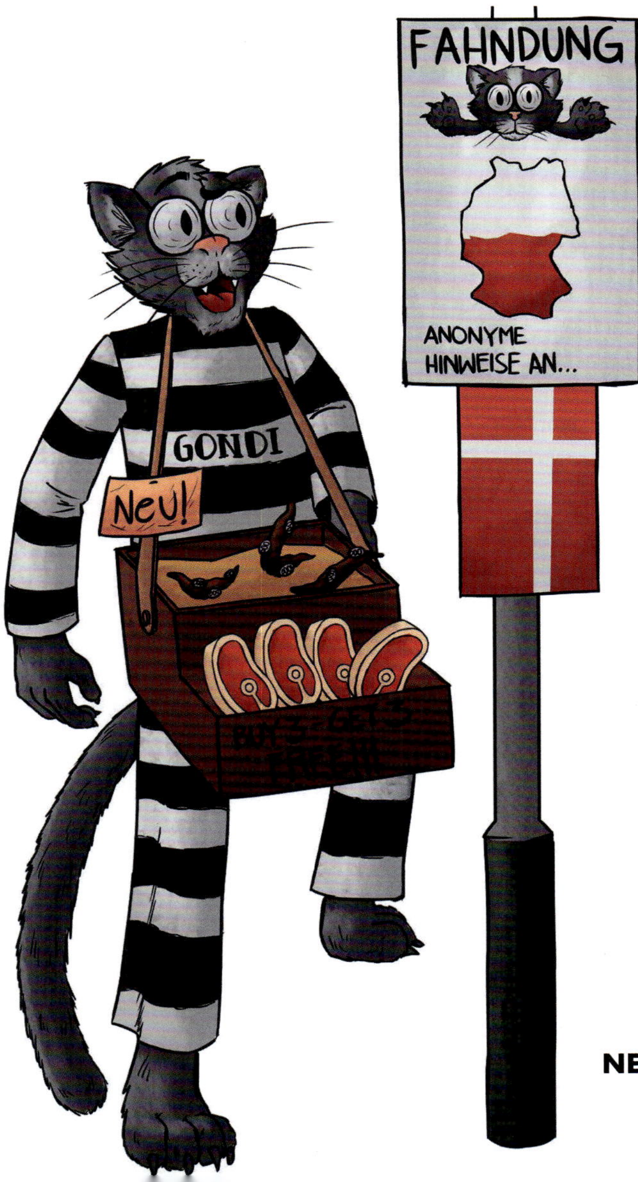

PÄD S.12
STDs S.82
NEURO S.124

Trachom

Drachenfliegen mit Oma

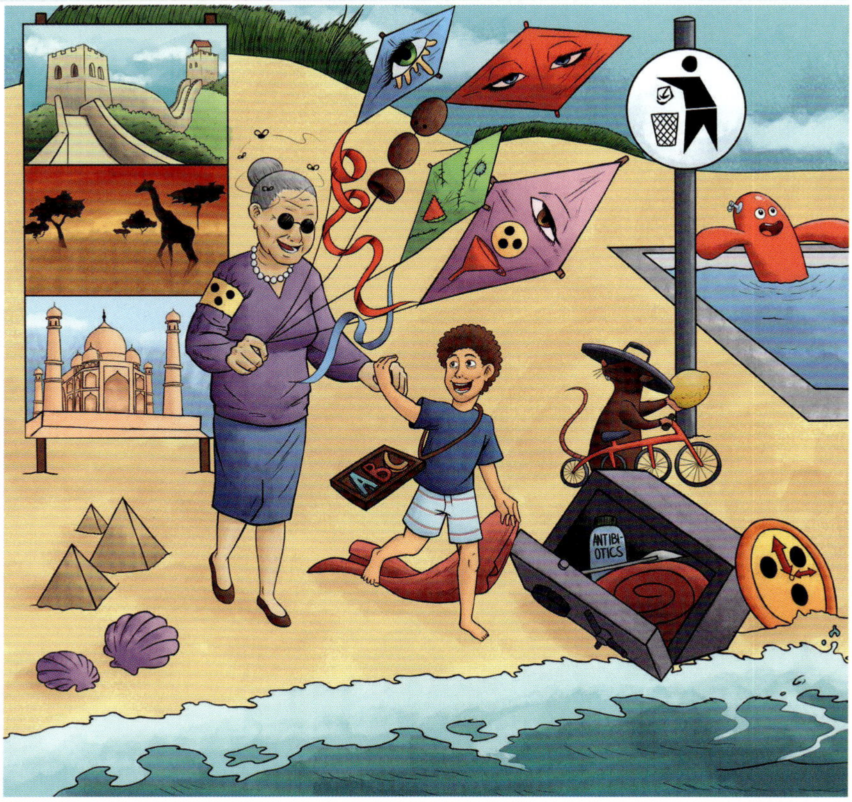

Das **Trachom**, eine Form der infektiösen Konjunktivitis, wird auch ägyptische Körnerkrankheit genannt. Auslöser sind Chlamydien der Serotypen A, B und C. Die Erkrankung wird entweder durch Fliegen oder von Mensch zu Mensch übertragen. Der Verlauf wird nach McCallan in vier Stadien eingeteilt. Als Therapie empfiehlt die WHO die SAFE-Strategie: *Surgery, Antibiotics, Facial cleanliness, Environmental improvement.* Die antibiotische Therapie besteht aus Makroliden (Azithromycin) oder Tetrazyklinen.

Wie schön, die Drachen-Oma hat den kleinen Jan von der Schule abgeholt. Sie wollen am Strand Drachen steigen lassen. Aber irgendetwas stimmt mit den Drachen nicht. Die sehen so komisch aus. Und was befindet sich wohl in dem angeschwemmten Safe?

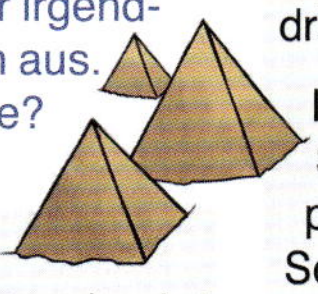

Allgemein

Das Trachom (Konjunktivitis granulosa trachomatosa) wird in unserem Bild durch die Drachen-Oma repräsentiert, die gerade ihr Enkelkind von der Schule abholt. Die Augenerkrankung wird auch ägyptische Körnerkrankheit genannt, deshalb sieht man am Strand die aus Sandkörnern gebauten ägyptischen Pyramiden.

Verursacht wird das Trachom durch Chlamydien, genauer durch *Chlamydia trachomatis* der **Serotypen A**, **B** und **C**. Die Muscheln am Strand erinnern an die Chlamydien (engl. *clam* für Muschel). Auf der Schultafel des Kindes steht ABC, um an *Chlamydia trachomatis* der Serotypen A, B und C zu erinnern.

Weltweit verursacht das Trachom **1,2 Millionen Erblindungen** und führt bei 1 Millionen Menschen zu einer Sehbehinderung. Die Drachen-Oma ist auch betroffen, sie trägt eine Blindenbinde um den Oberarm.

Übertragung

Die Erkrankung wird entweder durch **Fliegen** oder von **Mensch zu Mensch** übertragen. Die Übertragung von Mensch zu Mensch wird oft bedingt durch schlechte hygienische Verhältnisse, beispielsweise durch das gemeinsame Benutzen eines Handtuches. Sie erfolgt aber auch durch direkten Kontakt. Die Fliegen, die um den Kopf der Oma schwirren, das siffige Handtuch in der Hand des Jungen und das An-der-Hand-Halten von Oma und Enkel sind die Eselsbrücken für diese verschiedenen Übertragungswege.

Diagnostik und Klinik

Die Diagnose wird nach dem typischen Verlauf meist klinisch gestellt.

Die Erstinfektion mit Chlamydien erfolgt häufig im Kindesalter. Deshalb lässt das Schulkind mit der Oma die Drachen steigen. Der Verlauf der Erkrankung wird nach McCallan in vier Stadien eingeteilt (**McCallan I – IV**). Daher sieht man auch vier Drachen, von denen jeder eines der vier Stadien repräsentiert.
Im ersten Stadium stellt sich eine unspezifische **Konjunktivitis** mit serösem Sekret ein, zu sehen am blauen Drachen, aus dessen Auge gelbliches Sekret fließt.

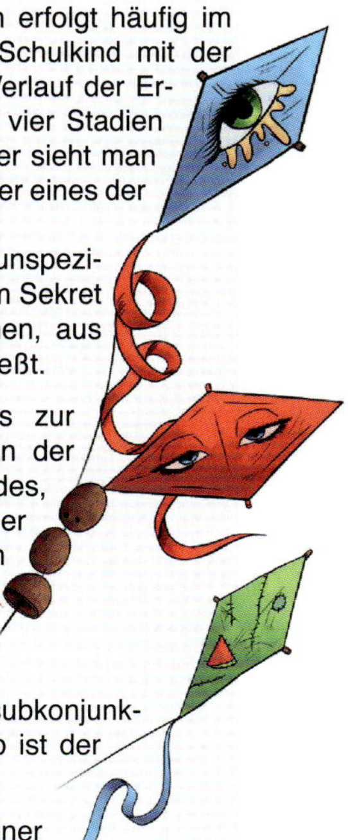

Im zweiten Stadium kommt es zur Bildung konjunktivaler Follikel an der tarsalen Bindehaut des Oberlides, zur **Pannusbildung** und zu einer **Ptosis** A. Am zweiten Drachen baumeln ein paar Nüsse (Pannus). Außerdem hängen seine Augenlider herab (Ptosis).

Das dritte Stadium wird durch subkonjunktivale **Narbenbildung** gekennzeichnet. Deshalb ist der dritte Drache geflickt (vernarbt).

Im vierten Stadium dann kommt es zu einer Schrumpfung der Narben und zur Einwärtskippung des Lidrandes samt Wimpern (**Entropium**) und damit zum Scheuern der Wimpern auf der Hornhaut (**Trichiasis**). Dies führt zu Verletzungen und **Vernarbungen der Hornhaut** B+C, letztendlich kommt es dadurch dann zur **Erblindung**. Beim vierten Drachen erkennt man die samt Wimpern nach innen gewölbten Lidränder (Entropium) und einen Trichter (Trichiasis). Außerdem trägt er den Kreis mit drei schwarzen Punkten darin, das Blindensymbol.

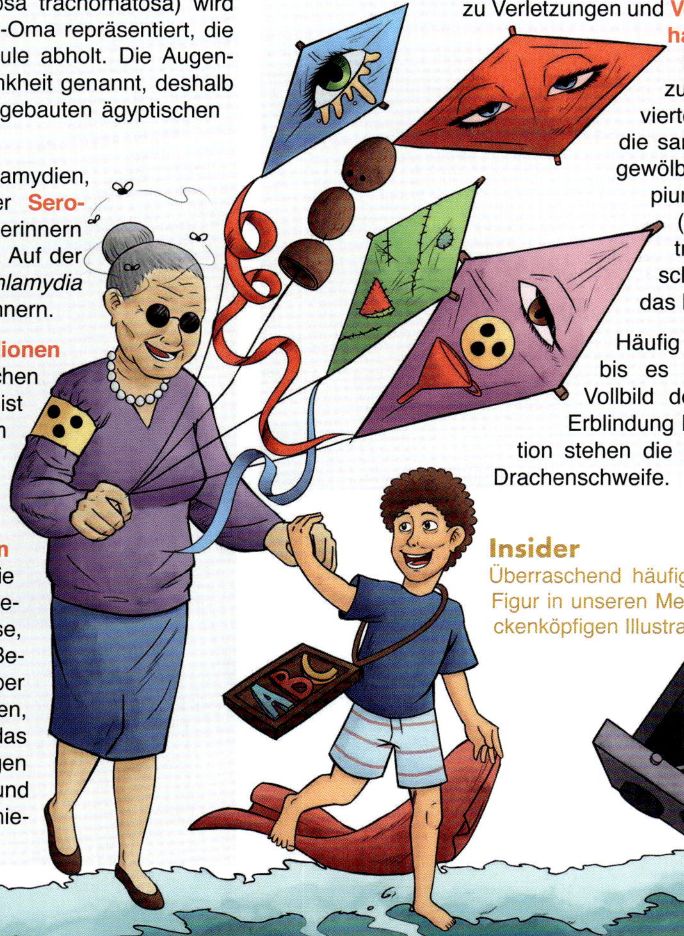

Häufig erfolgen Reinfektionen, bis es dann letztendlich zum Vollbild des Trachoms bzw. der Erblindung kommt. Für die Reinfektion stehen die hin und her flatternden Drachenschweife.

Insider
Überraschend häufig erinnert manch eine Figur in unseren Meditricks an unseren lockenköpfigen Illustrator Diego...

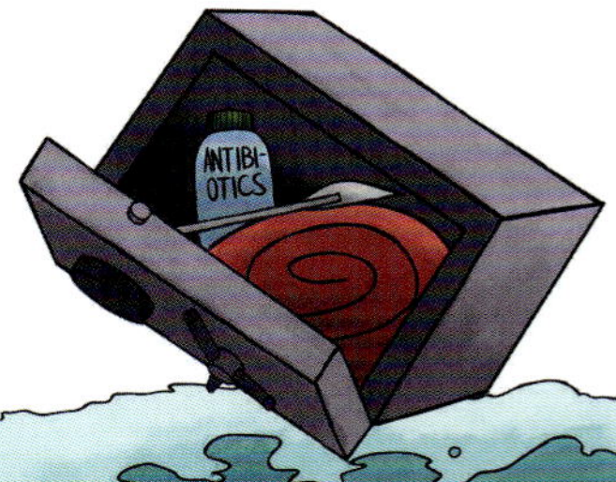

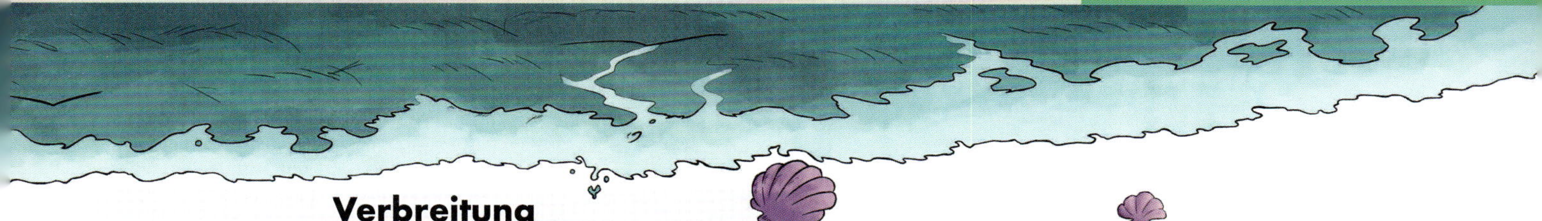

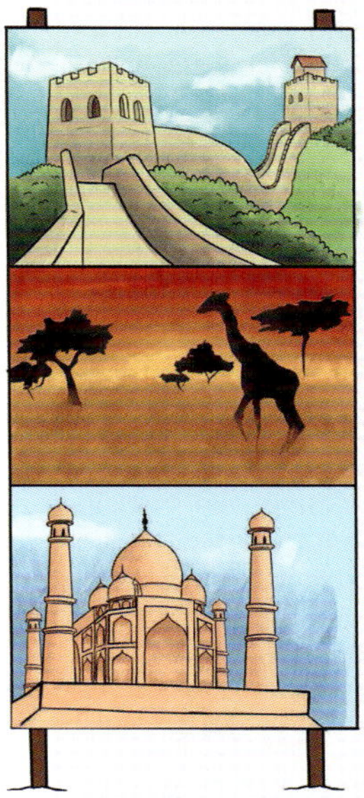

Verbreitung

Die Serotypen A, B und C kommen gehäuft in **Entwicklungsländern** und den **Tropen** vor. Für A wie Afrika, B wie Bollywood (Indien) und C wie chinesische Mauer (China) stehen die Reise-Werbeplakate links im Bild und erinnern uns an die jeweils häufigsten Serotypen in diesen Ländern.

Therapie

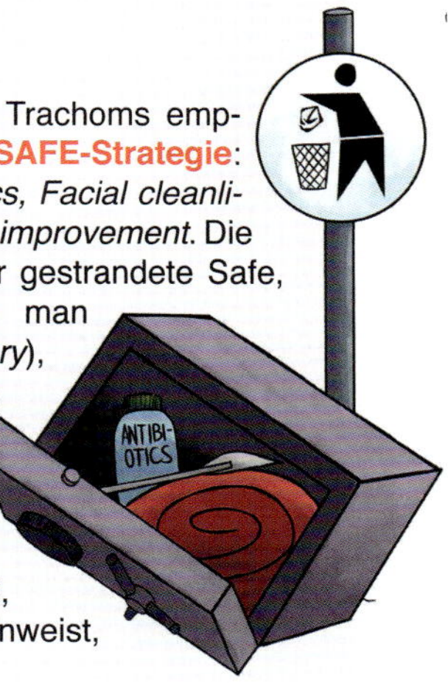

Zur Elimination des Trachoms empfiehlt die WHO die **SAFE-Strategie**: *Surgery* D, *Antibiotics, Facial cleanliness, Environmental improvement.* Die Merkhilfe ist hier der gestrandete Safe, in dessen Inneren man ein Skalpell (*surgery*), ein Pillenfläschchen (*antibiotics*) und ein frisches Handtuch (*facial cleanliness*) sieht. *Environmental improvement* wird durch das Schild, das auf das Sauberhalten des Strandes hinweist, verbildlicht.

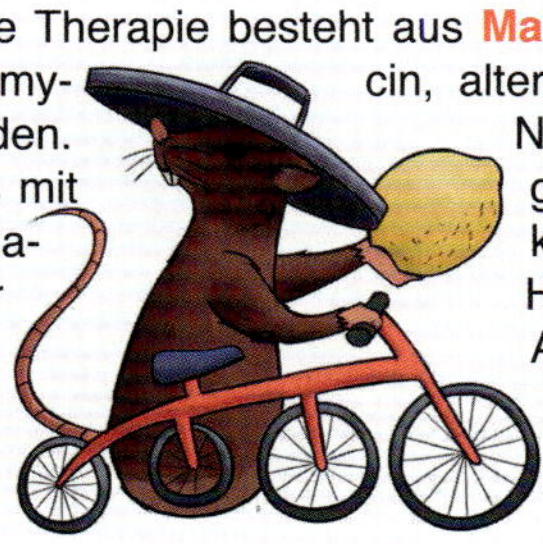

Die antibiotische Therapie besteht aus **Makroliden**. Beispielsweise kann Azithromycin, alternativ auch **Tetrazykline** gegeben werden. Neben dem Safe sieht man eine Maus mit großem Deckel (engl. *macro lid*, für Makrolide). Sie hat eine Zitrone in der Hand und erinnert so an Azithromycin. Außerdem schiebt sie ein Vierrad, also ein *tetra cycle*. Das klingt so ähnlich wie Tetrazykline.

Prognose

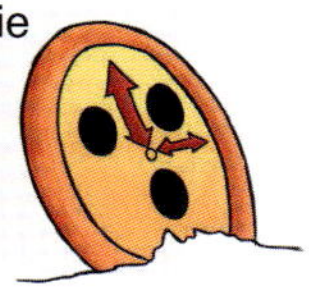

Wird die Erkrankung früh erkannt und therapiert, ist die Prognose gut. Ohne Therapie jedoch persistiert das Trachom über Jahre und führt bei **15%** aller Trachompatienten zur **Erblindung**. Die Blindenuhr neben dem Safe steht auf 15 Minuten (für 15%) nach Zwölf.

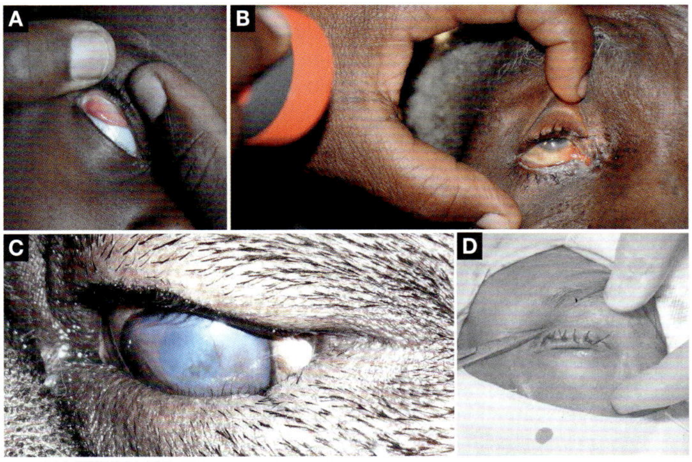

A Trachom (Stadium 2) **B** Trachom (Stadium 4)
C Entropium mit vernarbter Hornhaut (Hund) **D** Chirurgie bei Entropium (Stadium 4)

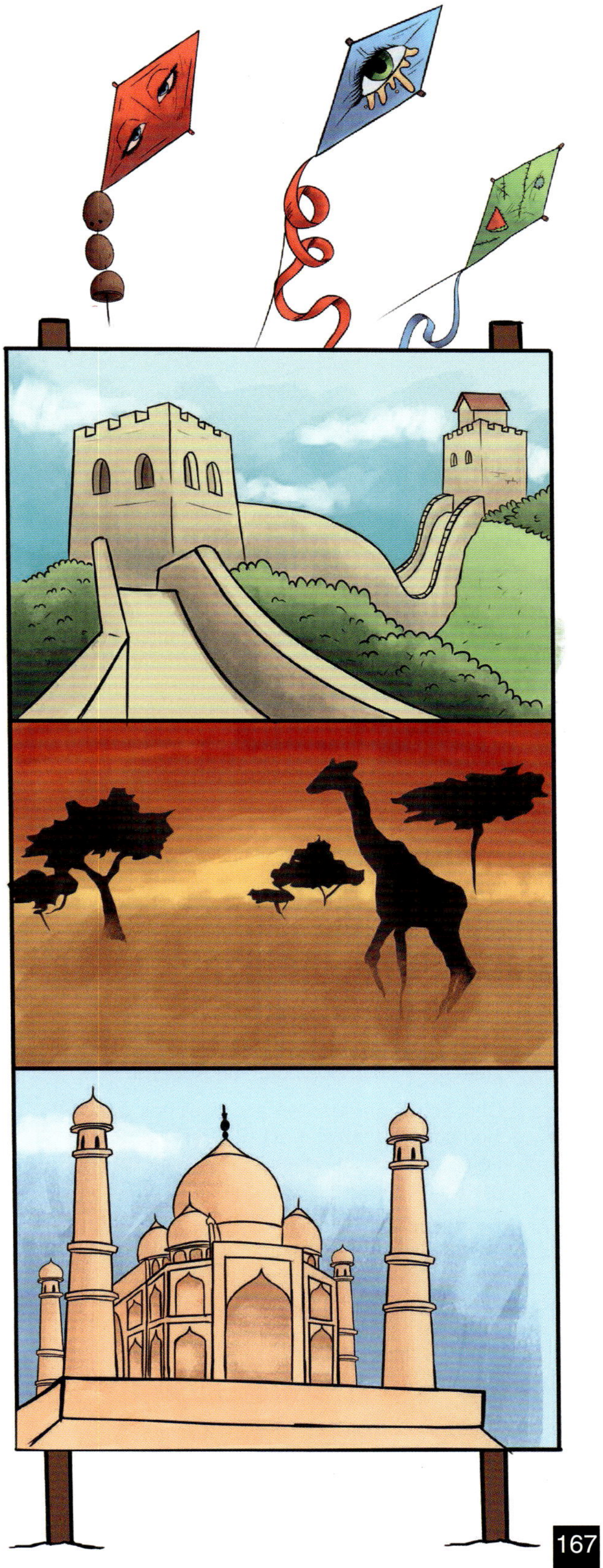

Paratrachom

Paragleiter stürzt in Schwimmbad

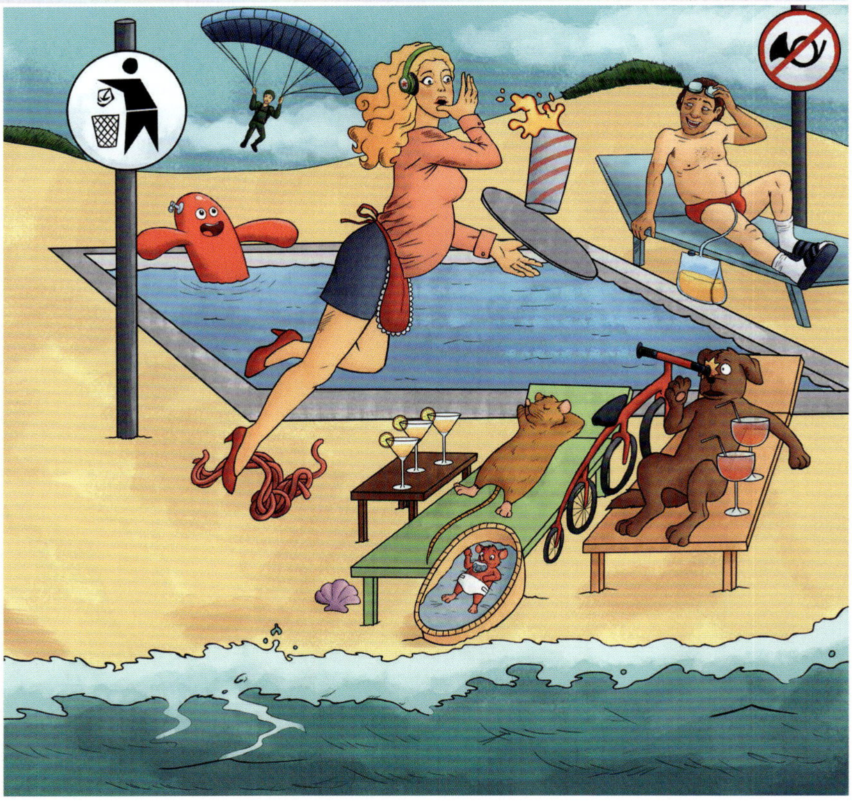

Ferienidylle am Strand. Wäre da nur nicht dieser lüstern glotzende deutsche Tourist! Aber weder die schwangere Kellnerin noch die anderen Strandbesucher scheint das zu stören. Außerdem eilt schon der Kavalier mit Paragleiter zur Rettung.

Das **Paratrachom** heißt auch Schwimmbad- oder Einschlusskörperchenkonjunktivitis. Erreger ist *Chlamydia trachomatis* (Serotypen D bis K). Übertragen wird das Paratrachom okulogenital. Ebenso ist eine vertikale Transmission möglich. Die einseitig beginnenden Symptome sind ein eitrig-schleimiger Ausfluss und eine leichte Rötung der Augen. Auch kann es zum Pannus und einer präaurikulären Lymphknotenschwellung kommen. Die Hornhaut ist nicht beteiligt. Therapiert wird mit einer lokalen und systemischen Antibiose (Tetrazykline oder Makrolide). Bei Kindern verabreicht man Erythromycin lokal und systemisch.

Allgemein

Das Paratrachom heißt auch Schwimmbadkonjunktivitis. Daran erinnert der Paragleiter (Paratrachom), der fast ins Schwimmbad stürzt. Ein weiterer Name der Erkrankung ist **Einschlusskörperchenkonjunktivitis** A+B. Im Pool eingeschossen ist ein aufblasbares Körperchen.

Klinik

Hauptsymptome eines Paratrachoms sind der Ausfluss eines **eitrig-schleimigen** Sekretes und eine leichte **Rötung** des Auges. Die Merkhilfe hierzu ist der schleimig-gelbe Michshake im rot-geringelten Glas. Die Symptome beginnen **einseitig**, weshalb die Kellnerin ihr Tablett mit nur einer Hand balanciert.

Eine präaurikuläre Lymphknotenschwellung ist ein weiteres Symptom des Paratrachoms. Daran erinnern die grünen Kopfhörer der Kellnerin.

Das Schild am Beckenrand, welches das Hornspielen verbietet, ist die Eselsbrücke dafür, dass es zu **keiner Hornhautbeteiligung** kommt.

Allerdings kann es zu einem **Pannus**, also einer vom Oberlid ausgehenden, gefäßreichen Überwucherung, kommen. Die Panne der Kellnerin (ihr Stolpern) wird durch einen roten Kabelsalat (gefäßreiche Überwucherung), über den sie fällt, ausgelöst.

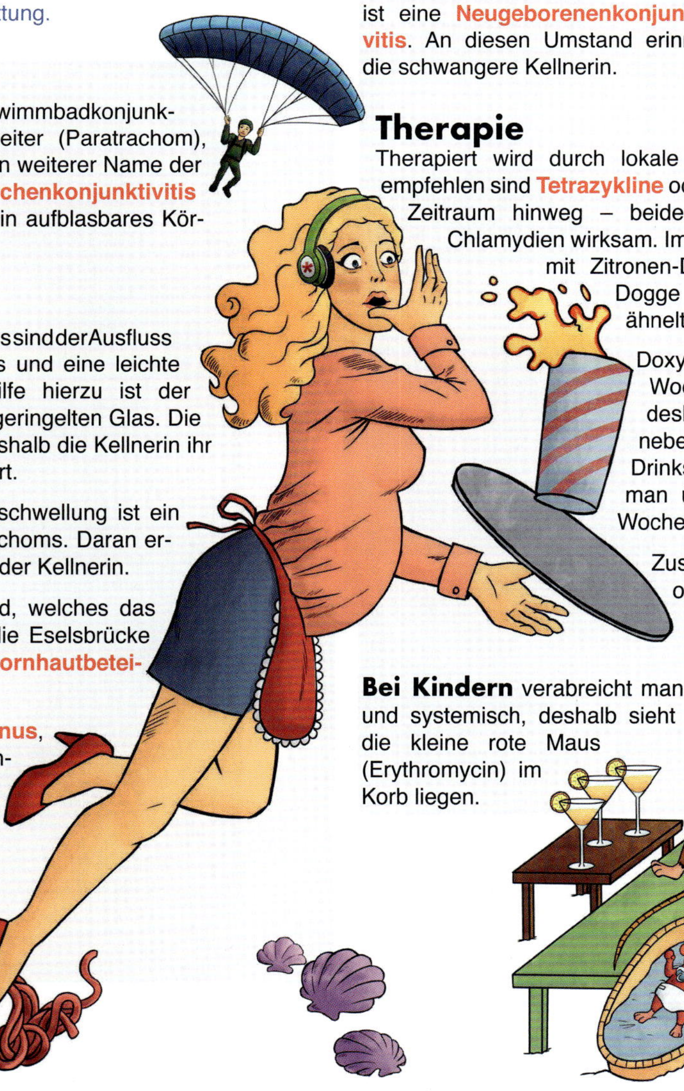

Ätiologie

Im Gegensatz zum Trachom, das fast ausschließlich in Schwellenländern verbreitet ist, kommt das Paratrachom auch hierzulande vor. Dafür steht (oder liegt) der deutsche Tourist auf dem Liegestuhl.

Der Dauerkatheter (DK) des Rentners erinnert daran, dass ein Paratrachom durch die Infektion mit *Chlamydia trachomatis* der **Serotypen D** bis **K** erfolgt C. Bei Erwachsenen geschieht dies entweder beim **Geschlechtsverkehr** oder beim **Schwimmbadbesuch** (okulogenitale Infektion). Der Rentner ist schon ganz scharf auf die Kellnerin – doch keine Chance!

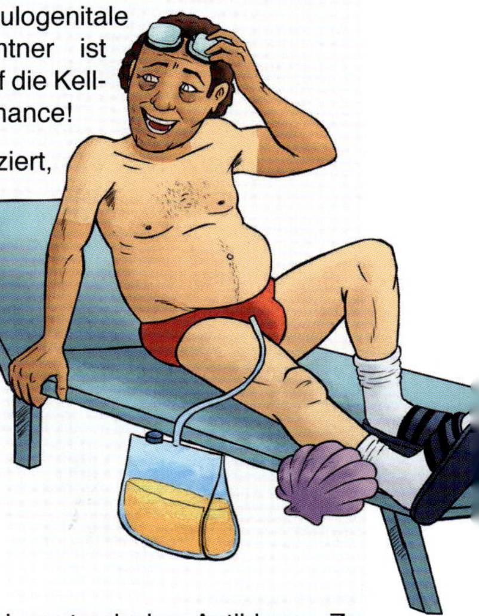

Ist die Mutter infiziert, kann es bei der Geburt zur Infektion des Neugeborenen mit Chlamydien kommen. Man spricht dann von einer vertikalen Transmission oder Infektion. Die Folge ist eine **Neugeborenenkonjunktivitis**. An diesen Umstand erinnert die schwangere Kellnerin.

Therapie

Therapiert wird durch lokale und systemische Antibiose. Zu empfehlen sind **Tetrazykline** oder **Makrolide** über einen längeren Zeitraum hinweg – beide sind gegen die intrazellulären Chlamydien wirksam. Im Bild sieht man deshalb eine Maus mit Zitronen-Drink (für Azithromycin) und die Dogge mit Vierrad (engl. *dog with cycle* ähnelt phonetisch Doxycyclin).

Doxycyclin gibt man über zwei Wochen (2 x 100 mg pro Tag), deshalb hat die Dogge zwei Drinks neben sich stehen. Die Maus hat drei Drinks, denn Azithromycin verabreicht man über drei Wochen (1 x 1 g pro Woche als Einmaldosis).

Zusätzlich werden lokal Tetracycline oder Makrolide (z. B. Erythromycin) gegeben. Der Lenker des Vierrads piekt der Dogge ins Auge.

Bei Kindern verabreicht man Erythromycin lokal und systemisch, deshalb sieht man die kleine rote Maus (Erythromycin) im Korb liegen.

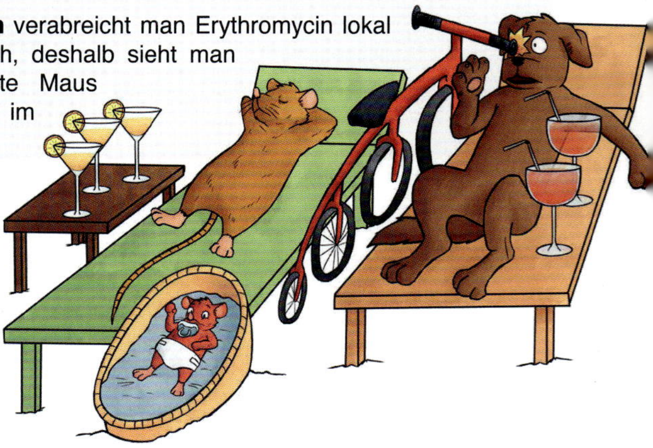

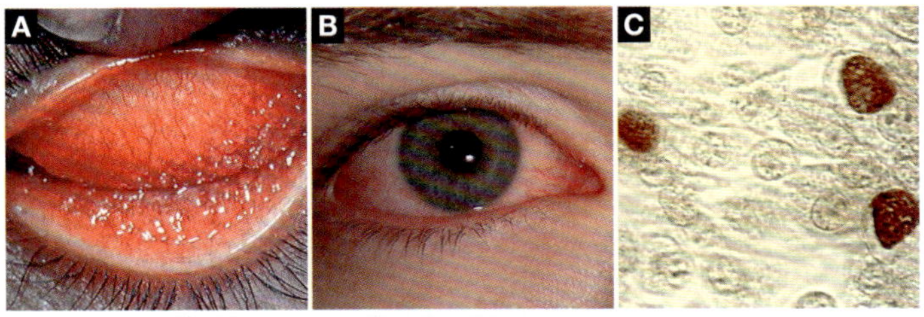

A Einschlusskörperchenkonjunktivitis **B** Konjunktivitis
C Chlamydia trachomatis, Einschlusskörperchen (braun) in McCoy Zellkultur

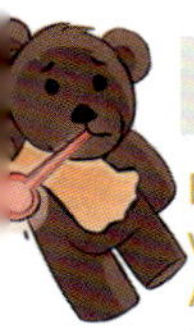

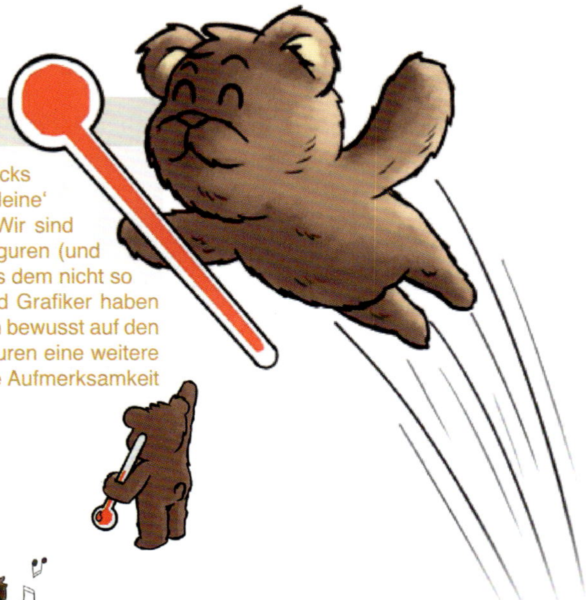

Die Abenteuer des Fieber-Bären

Es gibt wohl keine Figur, die so oft in unseren Meditricks vorkommt, wie der Fieber-Bär. Hier zeigen wir eine ‚kleine' Auswahl seines facettenreichen Erscheinungsbildes. Wir sind uns bewusst, dass viele gerne hätten, dass unsere Figuren (und dann auch der Fieber-Bär) immer gleich aussehen. Das dem nicht so ist hat zwei Gründe: Unsere geschätzten Zeichner und Grafiker haben verschiedene Stile. Und darüber hinaus, bauen wir auch bewusst auf den Effekt, dass Unterschiede im Erscheinungsbild der Figuren eine weitere Auseinandersetzung mit diesen bedeutet und somit die Aufmerksamkeit und das Lernen befeuern.

Soll der Fieber-Bär Dich besuchen?
meditricks.de/fieberbaer

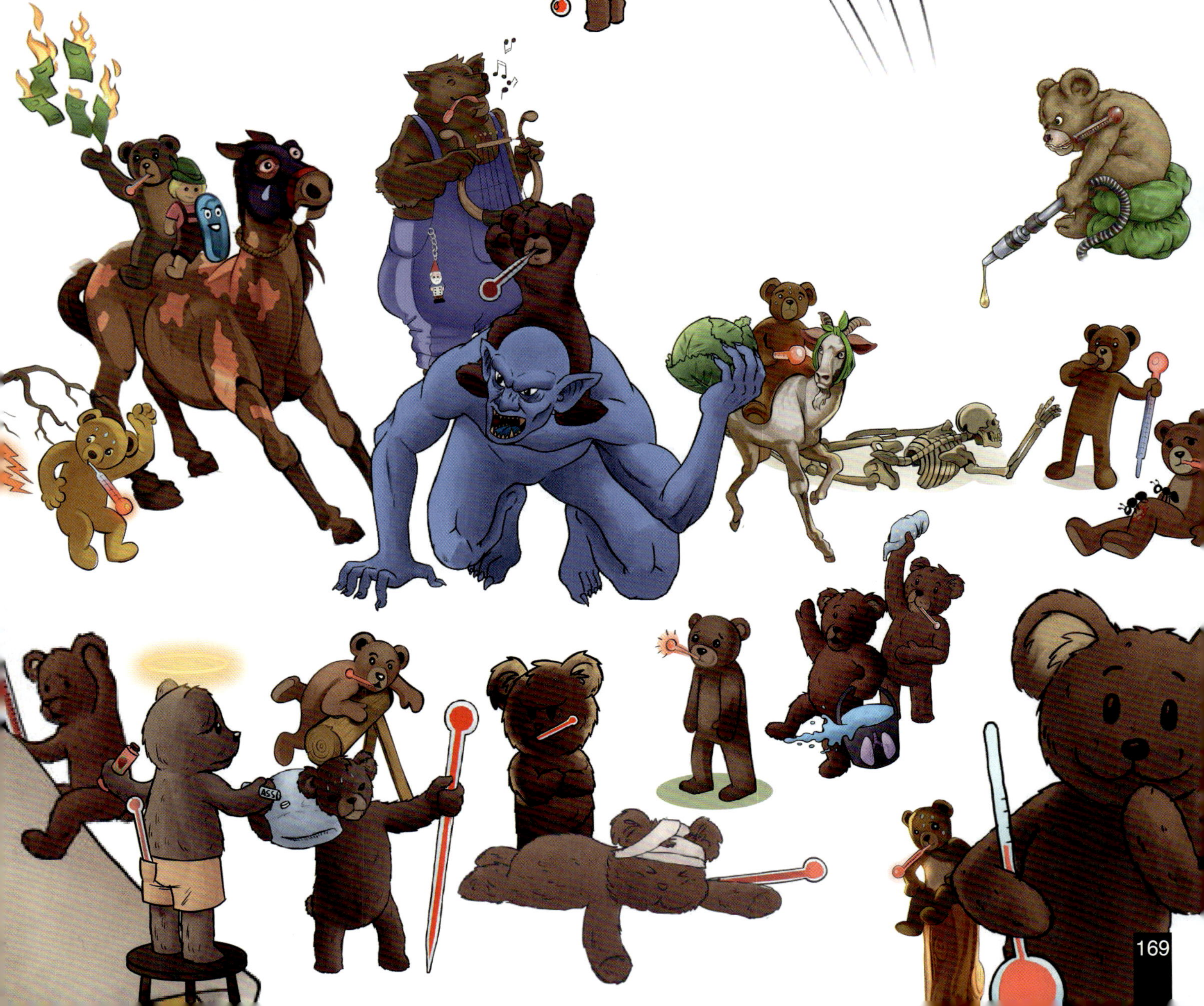

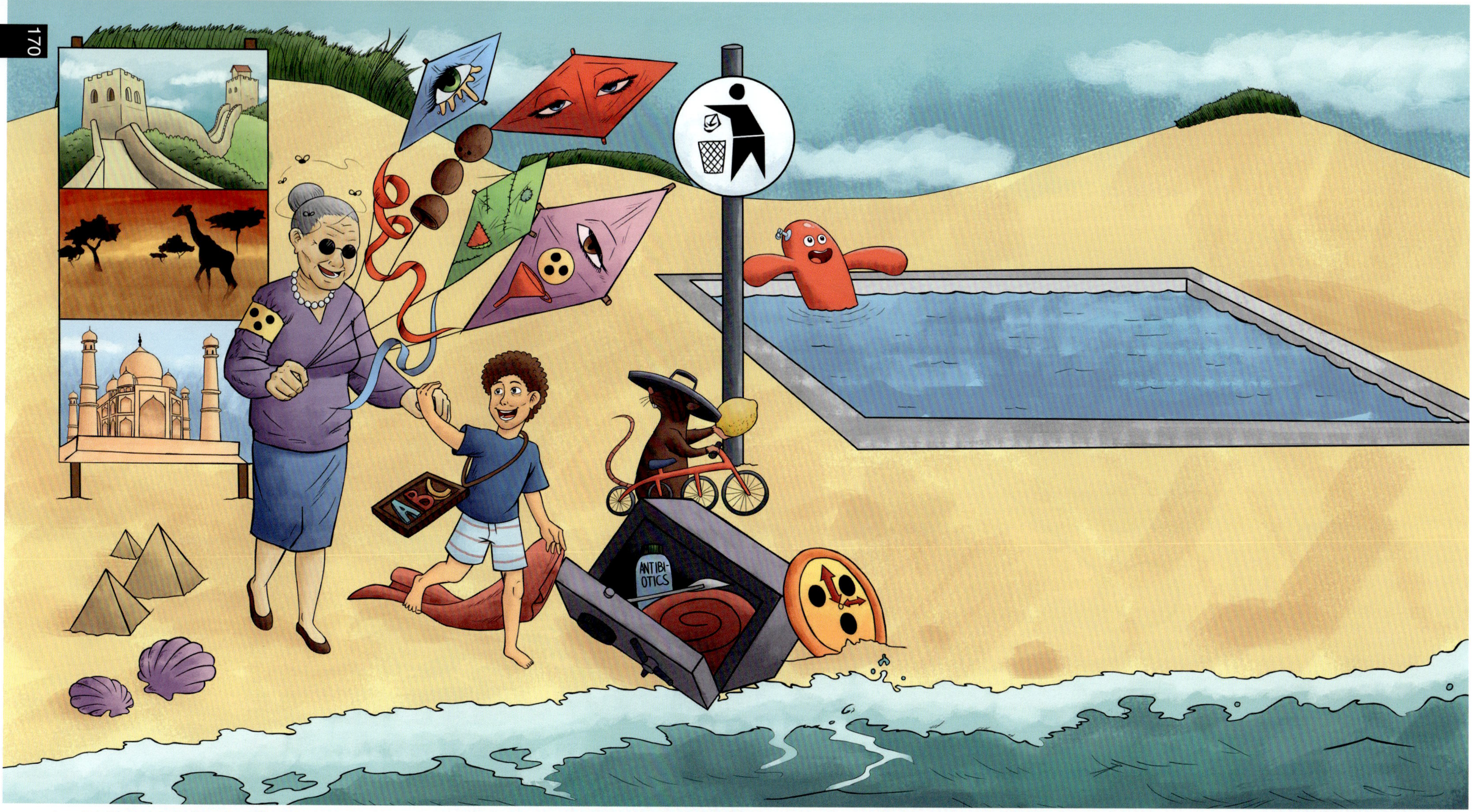

Quiz

1. Wofür steht die Drachen-Oma?
2. Welche Serotypen der Chlamydien lösen ein Trachom aus?
3. Wie werden diese Bakterien übertragen?
4. Was ist die typische Erstmanifestation des Trachoms?
5. Wofür stehen das Paar Kokosnüsse am Drachenschweif?
6. Was passiert in Stadium IV ?
7. Wie lauten die Therapie und Prognose des Trachoms?

Antworten

1. Für das Trachom, auch Konjunktivitis granulosa trachomatosa genannt.
2. Die Serotypen A, B und C (ABC-Tafel) von *Chlamydia trachomatis.*
3. Durch Fliegen (im Bild) oder direkt von Mensch zu Mensch (Händehalten).
4. Eine unspezifische Konjunktivitis mit serösem Sekret (Auge auf Drache).
5. Für die Pannusbildung (Paar Nüsse) und konjunktivalen Follikel in Stadium II.
6. Ein Schrumpfen der Narben mit Einwachsen der Lider (Entropium am Auge) und letztendlich Erblindung durch Hornhautveränderungen.
7. SAFE-Strategie (Safe am Strand): Surgery (Skalpell), Antibiotics, Facial cleaning, environmental improvement (Decke). Bei früher Therapie ist die Prognose gut, ansonsten kommt es zur Erblindung (Blindensymbol).

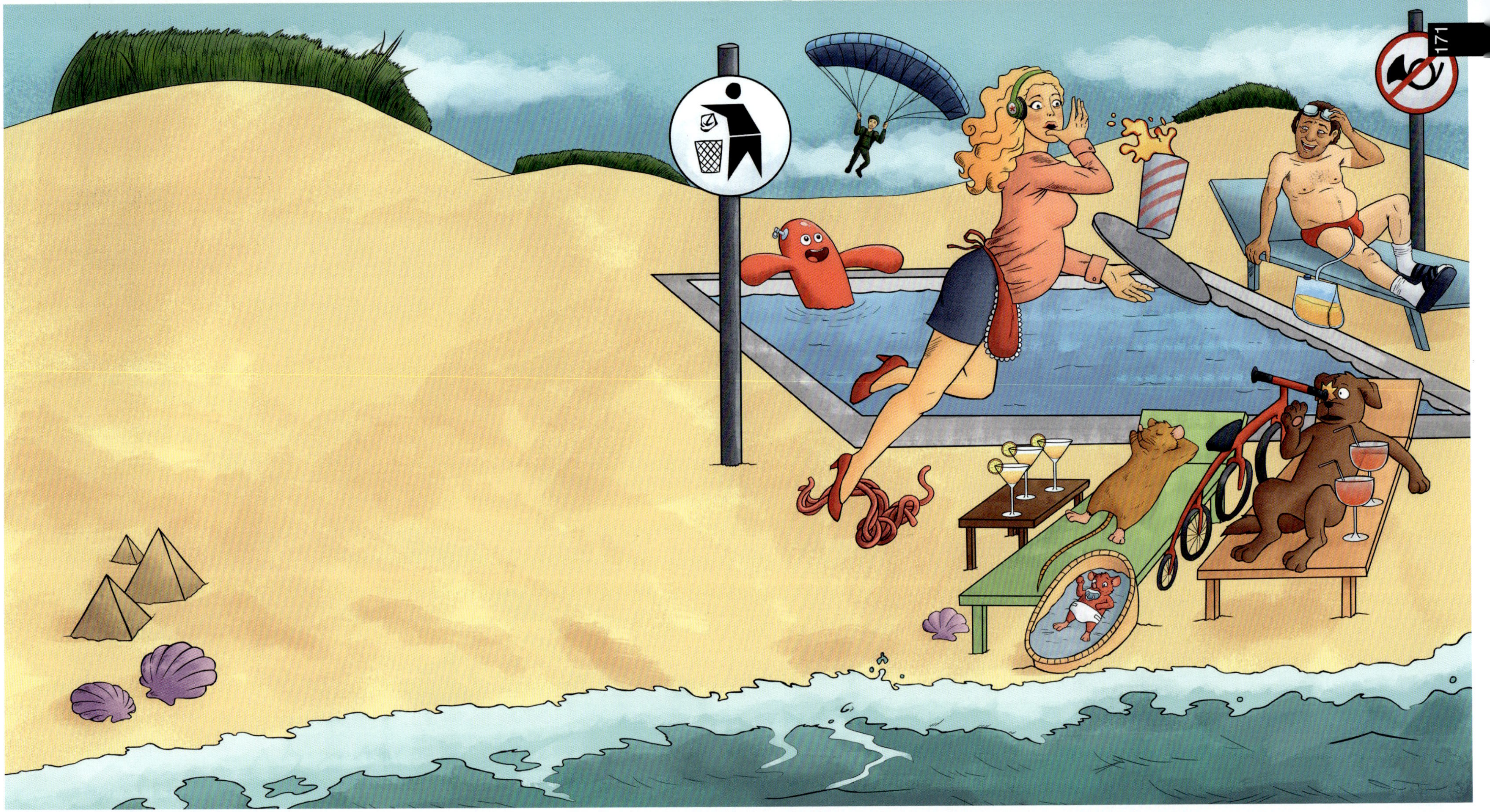

Quiz

1. Wie wird das Paratrachom noch genannt?
2. Wofür steht der gelbe Milchshake im rot-geringelten Glas ?
3. Warum sind Hörner am Pool verboten?
4. Welche Serotypen der Chlamydien sind verantwortlich für das Paratrachom?
5. Wodurch kann man sich anstecken?
6. Wofür steht die schwangere Kellnerin?
7. Wie therapiert man ein Paratrachom?

Antworten

1. Schwimmbadkonjunktivitis (Schwimmbad) oder Einschlusskörperchenkonjunktivitis (Körperchen im Pool).
2. Für die Hautmanifestation mit eitrig-schleimigen Sekret und leichter Augenrötung.
3. Weil beim Paratrachom keine Hornhautbeteiligung besteht (im Gegensatz zum Trachom).
4. Die Serotypen D-K (Dauerkatheter) von *Chlamydia trachomatis*.
5. Bei Geschlechtsverkehr oder bei Schwimmbadbenutzung als okulogenitale Infektion (Rentner beäugt die Kellnerin) sowie perinatal (Schwangere).
6. Für eine mögliche Neugeborenenkonjunktivitis bei vertikaler Transmission (Schwangere).
7. Durch lokale und systemische Antibiose mit Tetrazyklinen (Doxycylin: Dogge mit Vierrad) oder Makroliden (Azithromycin: Maus mit Zitrone).

Gonokokkenkonjunktivitis

Zu Besuch bei Blind Eyed Jacks

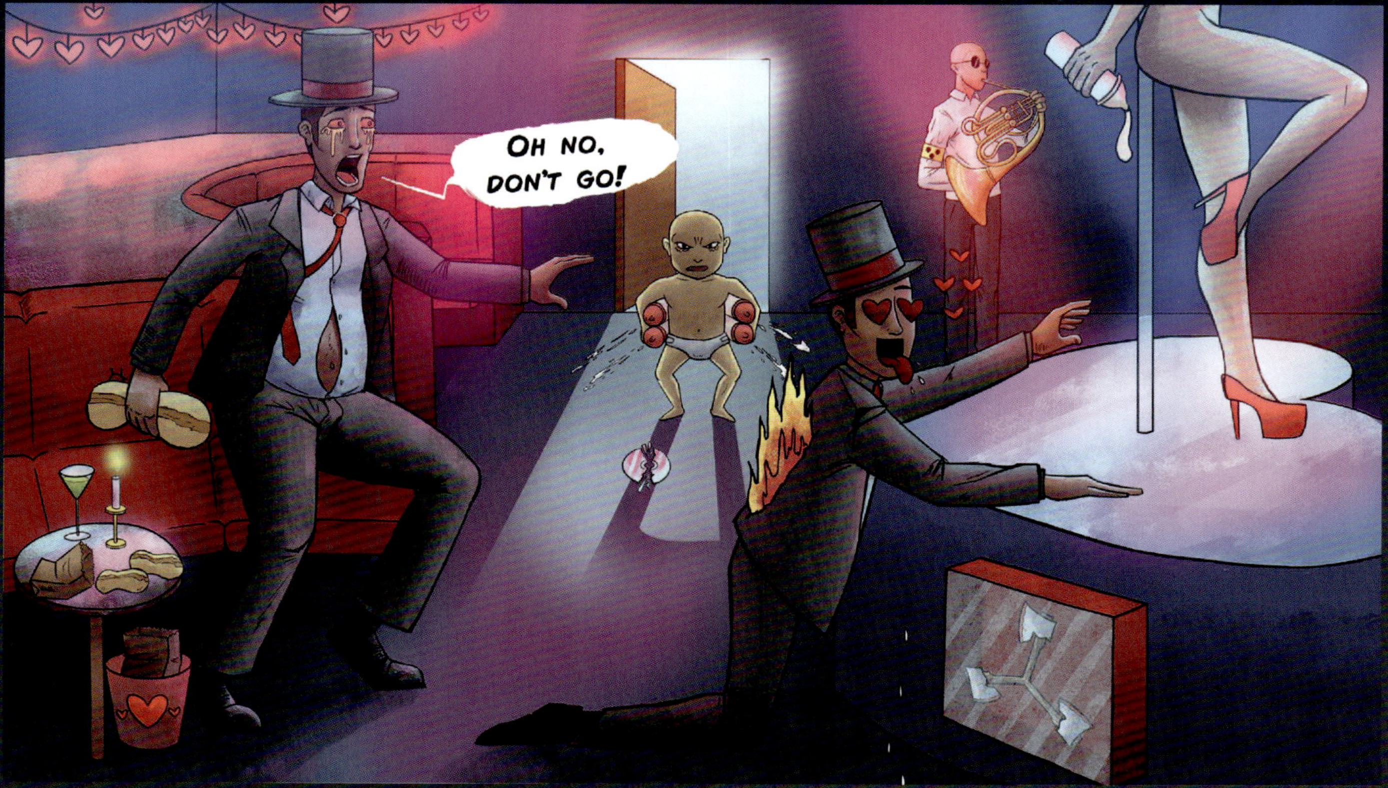

Sie haben sich getraut! Die zwei Diplomaten aus dem Tripper-Bild sind nun doch in das Striptease-Lokal gegangen. Und der eine ist sofort Feuer und Flamme für die Tänzerin. Aber was macht das Baby mit den Milchfläschchen denn da?

Ätiologie

Gonorrhö (Tripper) führt häufig zur Gonokokkenkonjunktivitis. Die Krankheit wird auch **Gonoblennorrhö** genannt. Die zwei Diplomaten aus dem Tripper-Bild haben sich getraut, das Striptease-Lokal zu betreten. Einer hat schon ganz entzündete Augen (Gonokokkenkonjunktivitis) und einen Blähbauch (für Gonoblennorrhö).

Erreger der Erkrankung sind **Diplokokken**, daher sind die Hauptfiguren in diesem Bild Diplomaten. Genauer gesagt ist es *Neisseria gonorrhoeae*. Um an diesen Namen zu erinnern sagt einer der Diplomaten „OH NO, DON'T GO!". Er schämt sich für seinen Kollegen.

Gonokokken sehen unter dem Mikroskop **semmelförmig** aus und haben keine Kapsel. Die Semmel des sitzenden Diplomaten hat ebenfalls keine Kapsel. Die Semmeltüte (Kapsel) ist im Mülleimer.

Gonoblennorrhoe ist **hoch ansteckend**. Der zweite Diplomat hat auch schon Feuer gefangen, ist also angesteckt.

Bei jungen, sexuell aktiven Erwachsenen kommt es durch **Schmierinfektion** ins Auge zur Übertragung. Daran erinnert der lüsterne Speichelfluss des liebestollen Diplomaten.

Auch bei der Geburt kommt es zur Infektion, erregerhaltiges Vaginalsekret gelangt ins Auge des Neugeborenen **A**. Dieser Infektionsweg heißt auch **vertikale** Infektion oder Trans-mission. Eselsbrücke ist hier die Babyflasche, die die Stripperin hält.

Klinik

Hauptsymptom der Gonokokkenkonjunktivitis ist eine stark **eitrige Sekretion** der Augen **B**, zu sehen am sitzenden Diplomaten. Bei Neugeborenen beginnt die Sekretion zwei bis vier Tage nach der Geburt. Deshalb ist das hereinstürzende Baby mit vier Fläschchen bewaffnet. Es schießt beidseitig Milch und erinnert so an den doppelseitigen Beginn der Sekretion. Es kann außerdem zu Konjunktivaläsionen kommen **C**.

Zusätzlich kommt es zu einer sehr starken **Schwellung** der Augenlider, auch am Baby zu beobachten.

Hornhautulcera bis hin zur Perforation oder sogar **Erblindung** sind mögliche Komplikationen der Gonoblennorrhoe. Merkhilfe ist hier der Blinde, der im Hintergrund Horn spielt.

Therapie

Bei einer Infektion wird systemisch **Ceftriaxon** gegeben. Hinter Sicherheitsglas sehen wir die altbekannte Dreifach-Axt für Ceftriaxon.

Die Credé-Prophylaxe mit Silbernitratlösung ist heutzutage obsolet und gesetzlich nicht mehr vorgeschrieben. Daran erinnert die zerbrochene, silberne CD vor dem Baby. Es gibt inzwischen weniger aggressive Alternativen wie z. B. **Alkohol** oder **Erythromycin-Augentropfen**. Beide sind auch wirksam bei den häufiger vorkommenden Chlamydien.

Bei Schwangeren sind Gonokokken inzwischen selten geworden. Sie können vor der Geburt des Kindes diagnostiziert und behandelt werden.

Die **Gonokokkenkonjunktivitis** ist eine Folgeerkrankung der Gonorrhö (Tripper). Sie wird auch Gonoblennorrhö genannt. Verursacht wird die Erkrankung von *Neisseria gonorrhoeae*. Es kommt zur hoch ansteckenden eitrigen Infektion der Bindehaut, die perinatal auf Kinder übertragen werden kann. Hornhautulcera bis hin zur Perforation oder sogar Erblindung sind mögliche Komplikationen der Gonoblennorhö. Bei einer Infektion ist die systemische Gabe von Ceftriaxon üblich.

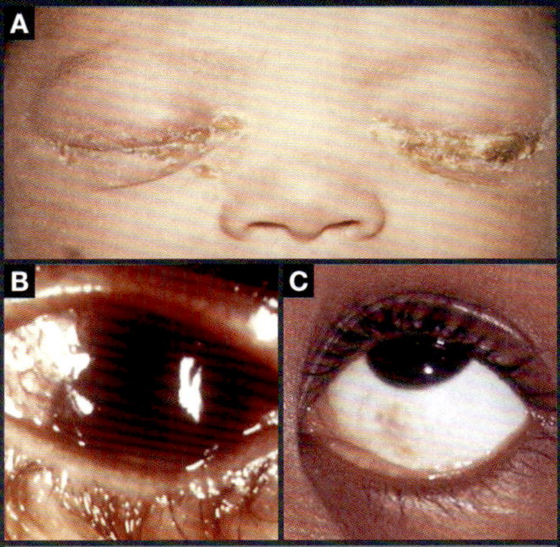

A Eitrige Neugeborenenkonjunktivitis
B Konjunktivitis **C** Konjunktiväläsion

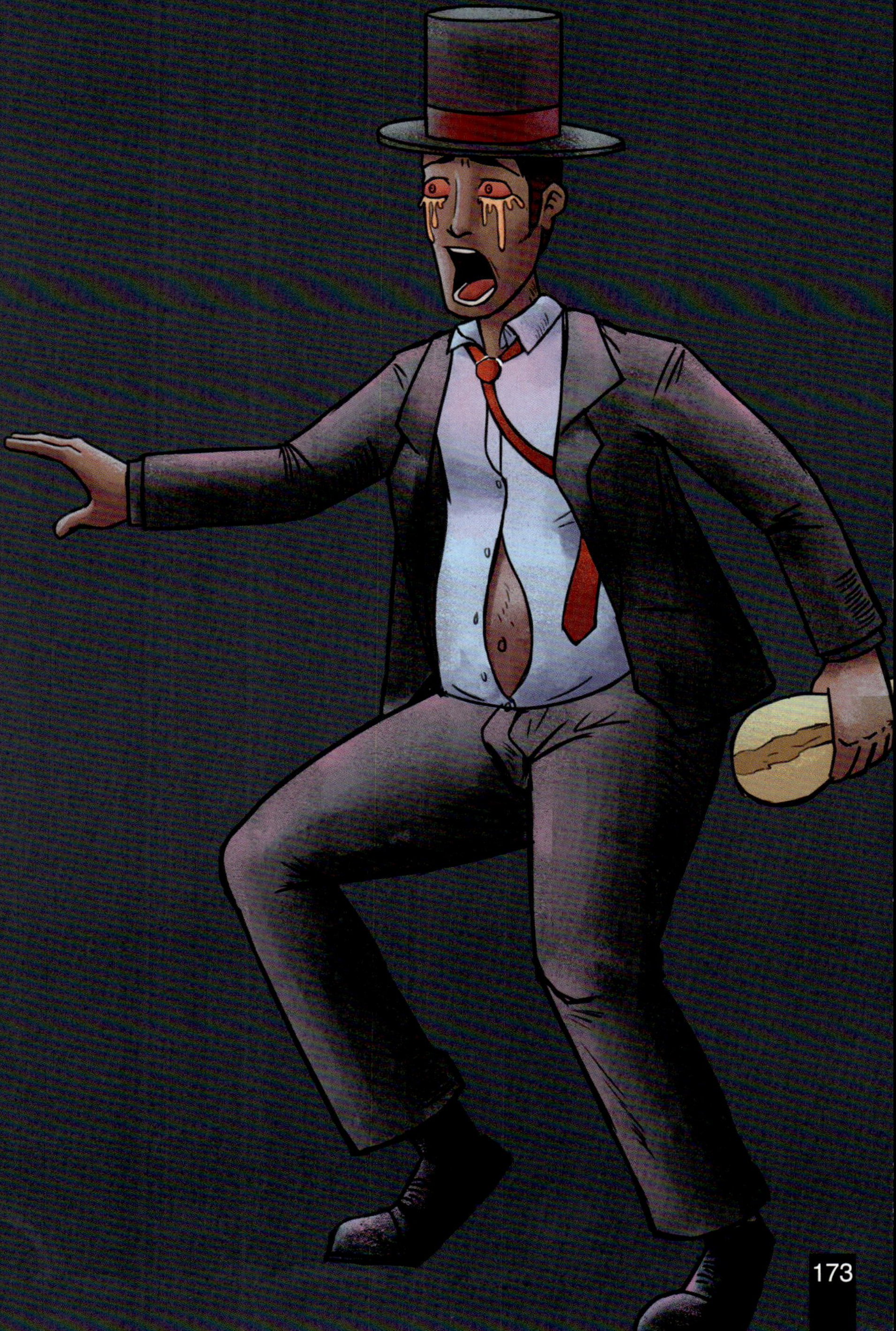

Toxoplasmose

Kater Gondi, Protozoen-Vertreter

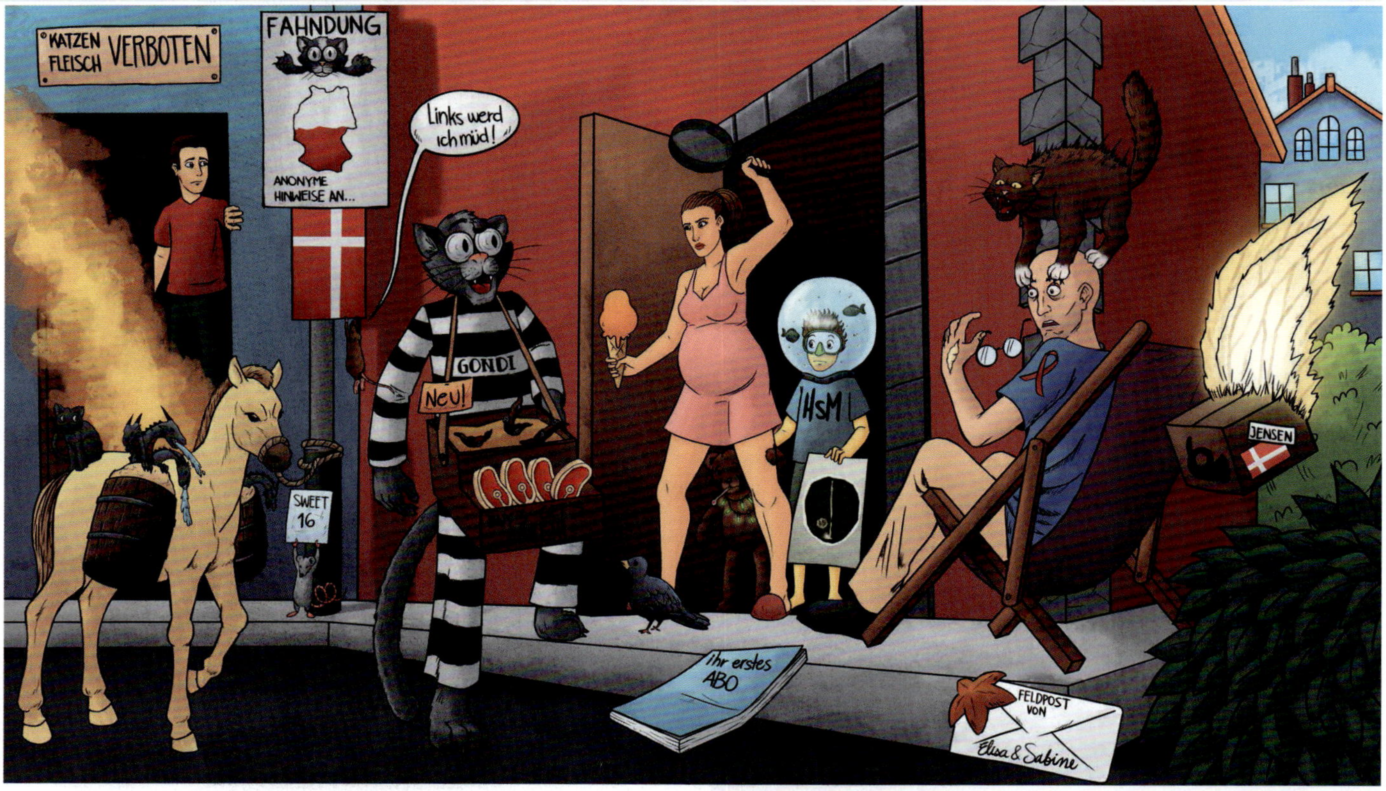

Wieder so ein Vertreter, den man nicht abwimmeln kann. Aber will der tatsächlich Katzen-Kacke und rohe Steaks verkaufen? Hoffentlich schafft es die Schwangere, ihn wieder loszuwerden. Vielleicht kann ihr ja der AIDS-Patient im Liegestuhl helfen.

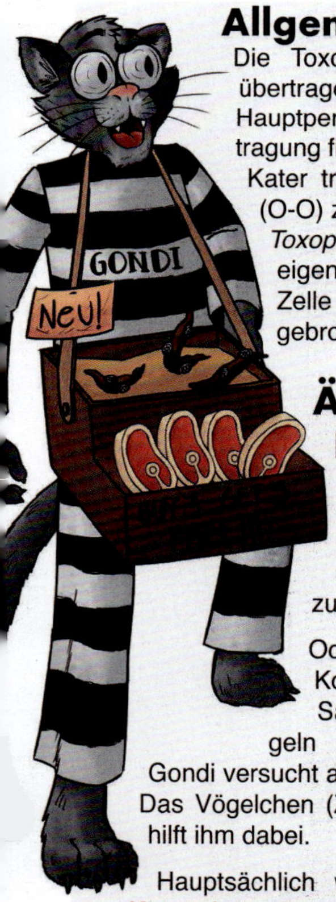

Allgemein

Die Toxoplasmose wird durch *Toxoplasma gondii* übertragen. Sie befällt primär **Katzen**, deshalb ist die Hauptperson dieses Bildes der Kater Gondi. Die Übertragung findet durch Oozysten oder Zysten statt. Unser Kater trägt eine dicke Brille, um an die **Oozysten** (O-O) zu erinnern **A**.

Toxoplasma gondii ist obligat intrazellulär. Und eigentlich hätte unser Kater Gondi auch in seiner Zelle bleiben müssen, aus der er vor kurzem ausgebrochen ist.

Ätiologie und Epidemiologie

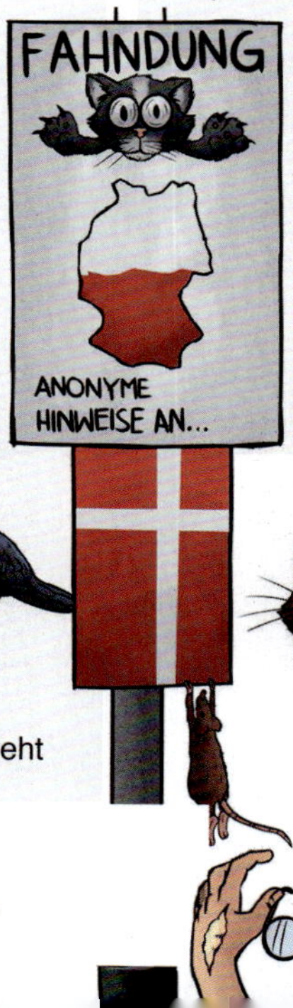

In Deutschland besteht eine Durchseuchung der Bevölkerung von ca. **50%**. Auf dem Fahndungsplakat sieht man eine Deutschlandkarte, die zur Hälfte rot ist.

Oozysten werden von Katzen mit dem Kot ausgeschieden und von anderen Säugern (Mensch, Rind etc.) und Vögeln (Zwischenwirt) oral aufgenommen. Gondi versucht allen Ernstes seinen Kot zu verkaufen. Das Vögelchen (Zwischenwirt) zu seinen Füßen hilft ihm dabei.

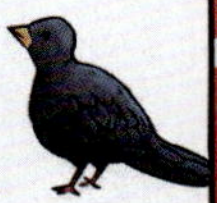

Hauptsächlich wird die Toxoplasmose durch **Katzenkot**, aber auch durch **rohes Fleisch** übertragen. Stellvertretend hierfür verkauft Gondi neben seinem Kot auch rohe Steaks.

Auch eine **transplazentare** Übertragung ist möglich. Dafür steht die Schwangere, die Gondi die Tür geöffnet hat.

Klinik

Die Inkubationszeit der Toxoplasmose beträgt drei Tage bis drei Wochen. Daran erinnert die Aufschrift auf dem Bauchladen des Katers: „*BUY 3 – GET 3 FREE!!!*"

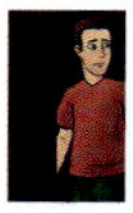

In 95% erfolgt eine **asymptomatische** Chronifizierung mit lebenslanger Immunität. Die anderen Nachbarn sind auch mit dem Kater in Kontakt gekommen, haben aber nichts von ihm gekauft.

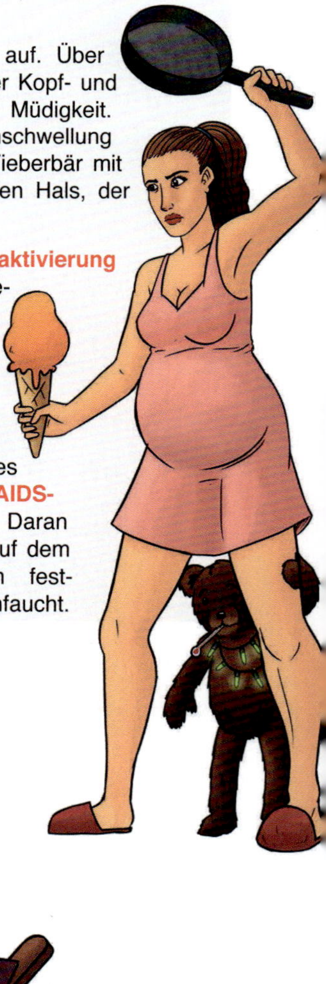

Bei 5% der Infizierten treten Symptome auf. Über mehrere Wochen leiden die Patienten unter Kopf- und Gliederschmerzen, leichtem Fieber und Müdigkeit. Eventuell kann es zu einer Lymphknotenschwellung kommen. Eselsbrücke ist hier der kleine Fieberbär mit grüner Lichterkette (LK-Schwellung) um den Hals, der sich hinter der Schwangeren versteckt.

Bei **Immunsuppression** erfolgt eine **Reaktivierung** der persistierenden Erreger. Voller Schrecken erkennt der AIDS-Patient auf dem Liegestuhl: Gondi ist sein eigener, lange vermisster Kater.

Es kann zu einer **zerebralen Toxoplasmose** kommen. Dies ist die häufigste neurologische **AIDS-definierende Erkrankung**. Daran erinnert die Katze, die sich auf dem Kopf des AIDS-Patienten festkrallt und den Kater anfaucht.

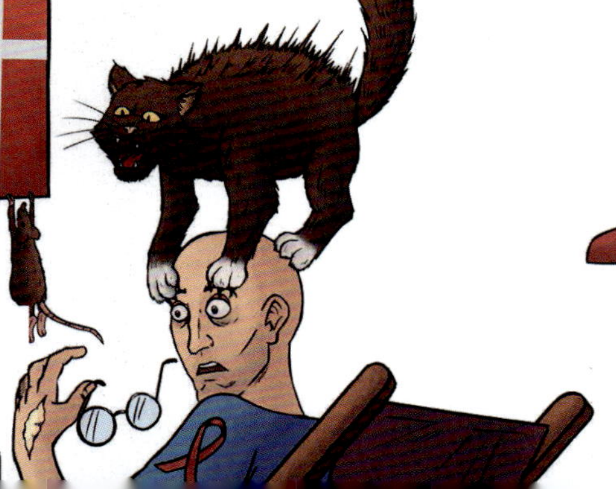

Die **Toxoplasmose** ist ein Zoonose. *Toxoplasma gondii* wird meist durch Katzenkontakt übertragen. Die diaplazentare Übertragung ist möglich. Abhängig vom Immunstatus verläuft sie asymptomatisch mit lebenslanger Immunität. Eine Reaktivierung bei Immunsuppression ist möglich, hier ist der Verlauf schwer. Gefürchtet ist die (häufig letale) zerebrale Toxoplasmose; die häufigste neurologische AIDS-definierende Erkrankung. *T. gondii* ist häufigster Erreger einer Chorioretinitis bei Immunkompetenten. Bedeutung hat die Erstinfektion in der Schwangerschaft, die zur konnatalen Toxoplasmose führen kann. Im ersten Trimenon kommt es zum Abort. Danach typisch ist die Trias aus Hydrozephalus, intrazerebralen Verkalkungen und Chorioreitinitis. Behandelt wird die aktive Toxoplasmose bei Immunsuppression, die konnatale Toxoplasmose sowie die Chorioretinitis. Die konnatale Toxoplasmose ist nicht-namentlich meldepflichtig.

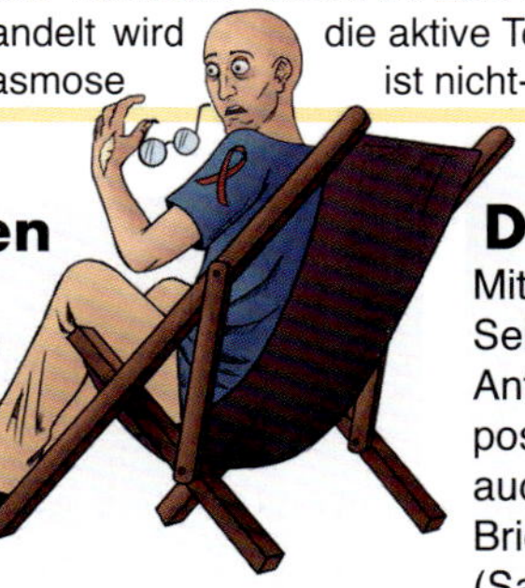

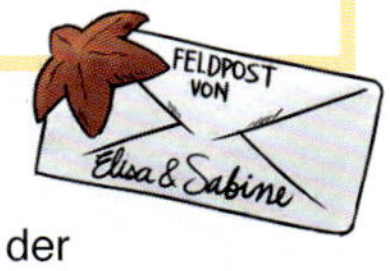

Verlaufs- und Sonderformen

Okuläre Toxoplasmose

Die okuläre Toxoplasmose wird auch Chorioretinitis oder **Retinochorioiditis toxoplasmotica** genannt. Die Katze kratzt dem AIDS-Patienten fast in die Augen. Seine Brille ist schon heruntergefallen.

Frische Herde sind **gelb-weißlich** und **flauschig** – so auch die Pfoten der Katze B. Es entsteht eine ausgeprägte Glaskörperreaktion. Die Glaskörper der Brille haben ebenfalls mit den Krallen der Katze reagiert – sie sind zerkratzt. Außerdem kommt es zu einer begleitenden Vaskulitis und zu Gesichtsfeldausfällen im Bereich der Entzündungsherde.

Sind es alte Herde, so haben sich schon Narben mit **weißlicher Atrophiezone** und umgebender dunkler, scharf begrenzter Pigmentierung gebildet. Solch eine Narbe mit Atrophie sieht man auf der Hand des Kranken.

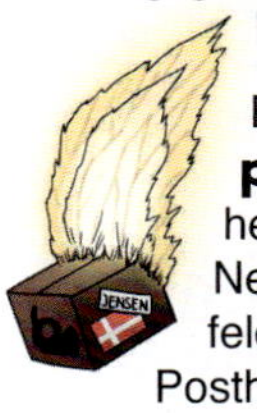

Eine Sonderform ist die **Retinochorioiditis juxtapapillaris Jensen** mit papillennahem Entzündungsherd. Es kommt zu einem kometenschweifförmigen Nervenfaserbündeldefekt und posthornförmigen Gesichtsfelddefekten. Daran erinnert das Paket an Jensen mit Posthorn darauf, das gerade mit Kometenschweif neben dem Patienten landet.

Toxoplasmose in der Schwangerschaft und kongenitale Toxoplasmose

Diese Sonderform der Toxoplasmose wird an der Schwangeren und dem Kind erläutert. In den Händen hält die Frau die Waffen gegen den Kater Gondi: Pfanne und Eis (kochen, braten, tiefkühlen).

Nur die **Erstinfektion** ist in der Schwangerschaft relevant. Die Infektionsgefahr nimmt mit Ausreifung der Plazenta von Trimenon zu Trimenon zu. Merkhilfe ist hier das Schild mit der Aufschrift „NEU" (für Erstinfektion) am Bauchladen des Katers.

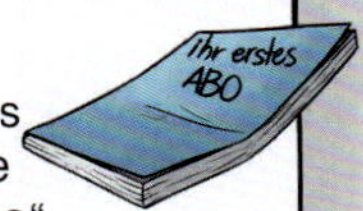

Bei einer Erstinfektion im ersten Trimenon kommt es häufig zum **Abort**. Daran erinnert die Zeitschrift, die auf dem Boden liegt. Darauf steht: „IHR ERSTES ABO".

Im zweiten und dritten Trimenon kommt es bei einer Toxoplasmose-Infektion in einem Prozent der Fälle zur schweren Verlaufsform.

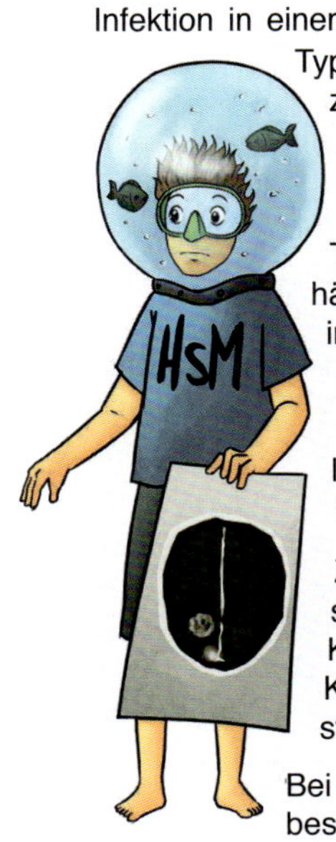

Typisch ist die **Trias** aus Hydrozephalus, intrazerebraler Verkalkung und Chorioretinitis. Das Kind neben der Schwangeren hat ein Fischglas auf dem Kopf (Hydrozephalus). Darin schwimmen verkalkte, graue Fische (intrazerebraler Verkalkung). Seine Taucherbrille steht für die Chorioretinitis. In der Hand hält das Kind eine CT-Aufnahme mit dem typischen intrazerebralen Kalkherd.

Weitere Symptome einer kongenitalen Toxoplasmose sind eine Hepatosplenomegalie und ein Ikterus. Das Kind ist ganz gelblich im Gesicht und trägt ein T-Shirt von HsM (Hepatosplenomegalie).

Zur **Prävention** sollte man in der Schwangerschaft kein rohes Fleisch essen und den Kontakt mit Katzen meiden. Über der Tür des Nachbarn, der den Kater nicht eingelassen hat, hängt ein Schild. Dort steht „KATZEN VERBOTEN – FLEISCH VERBOTEN".

Bei einem Erregernachweis bei der konnatalen Form besteht **nicht-namentliche Meldepflicht**. In manchen Bundesländern ist die Meldepflicht auch namentlich. Auf Gondis Fahndungsplakat steht:

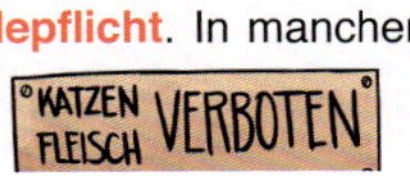

Diagnostik

Mittels **Immunfluoreszenz** oder **ELISA** kann der Serostatus erhoben werden. Der Sabin-Feldman-Test ist ein IgG-Antikörper-Test. Er ist erst zwei Wochen nach einer Infektion positiv – danach allerdings lebenslang. Ein IgM-Antikörper-Test ist auch bei einer akuten Infektion positiv. Mit dem Paket ist auch ein Brief angekommen. Es ist ein Feldpost-Brief von Elisa und Sabine (Sabin-Feldman-Test, ELISA). Daran klebt noch ein Seestern (IgM).

Vor allem bei der zerebralen Toxoplasmose sieht man im CT/MRT solitäre oder multifokale **raumfordernde Läsionen** (kleiner als 2,5 cm) mit **perifokalen Ödemen** C. Sie befinden sich meist in den Basalganglien und dem Thalamus. Dies ist am CT-Befund des Kindes zu sehen.

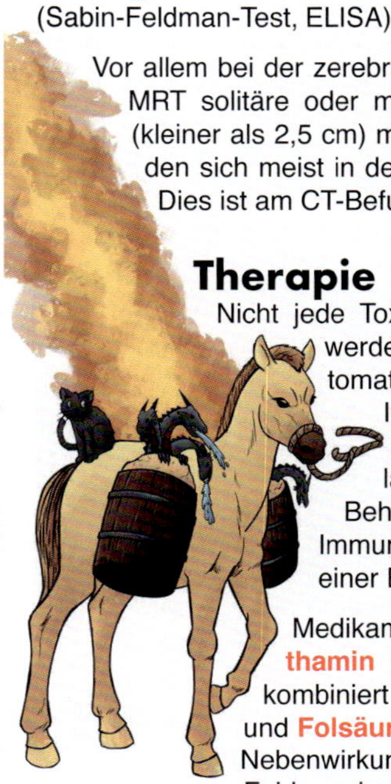

Therapie

Nicht jede Toxoplasmen-Infektion muss behandelt werden. Bei immunkompetenten, asymptomatischen Trägern kann man abwarten. Indikationen für eine Therapie sind eine aktive symptomatische, okuläre oder kongenitale Toxoplasmose. Behandelt werden sollten außerdem Immunsupprimierte oder Schwangere mit einer Erstinfektion.

Medikamente der ersten Wahl sind **Pyrimethamin** (Hemmer der Dihydrofolatreduktase) kombiniert mit **Sulfadiazin** (ein Sulfonamid) und **Folsäure** (zur Abschwächung myelotoxischer Nebenwirkungen von Pyrimethamin). Das saure Fohlen erinnert an die Folsäure. Es trägt zwei Fässer mit Püree darin, in denen zwei Hydras ertrinken (Pyrimethamin = Hemmer der Dihydrofolatreduktase). Der gelbe Schwefeldampf, der aus den Fässern steigt, erinnert an das Sulfadiazin.

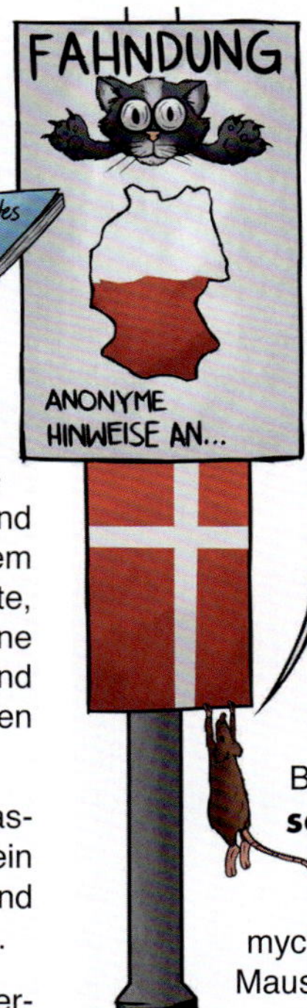

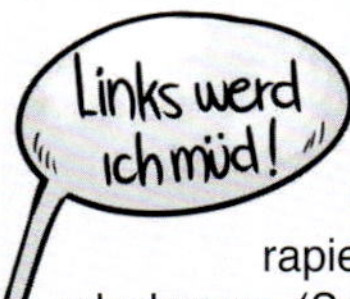

Bis zur **16. Schwangerschaftswoche** sollte mit **Spiramycin** therapiert werden. Danach kann die normale Therapie erfolgen. Eine Maus mit Spiralschwanz (Spiramycin) lehnt an der Laterne und hält ein Schild hoch, auf dem „SWEET 16" steht.

Bei **Neugeborenen** sollte für mindestens einen Monat Pyrimethamin, Sulfadiazin und Folinsäure gegeben werden. Die kleine Katze symbolisiert das Neugeborene. Sie sitzt auf dem Fohlen mit dem ganzen Therapie-Zubehör.

Bei **Retinochorioiditis juxtapapillaris Jensen** wird Sulfonamid, Pyrimethamin, Folinsäure und Clindamycin gegeben. An der Laterne hängt eine Dänemark-Flagge (Jensen), an der sich die Clindamycin-Maus festhält (*to cling*, engl. festhalten). Die Maus sagt: „LINKS WERD ICH MÜD" für Lincosamid.

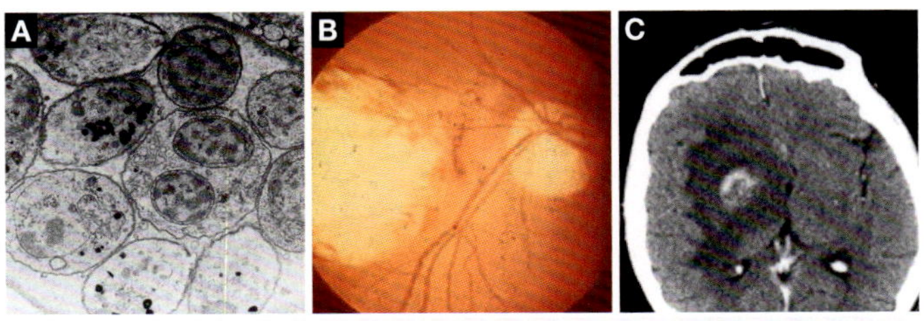

A TEM einer Gewebszyste in der sich Bradyzoiten entwickeln **B** Schwere, aktive Retinochorioiditis **C** CCT mit perifokalem Ödem

ADE /110 CMV 66 HIV Stadium C 110 HSV-Enzephalitis 146 Leishmaniose 50 PJP 150 TBC 128 Toxoplasmose 174 Trypanosomiasis 42

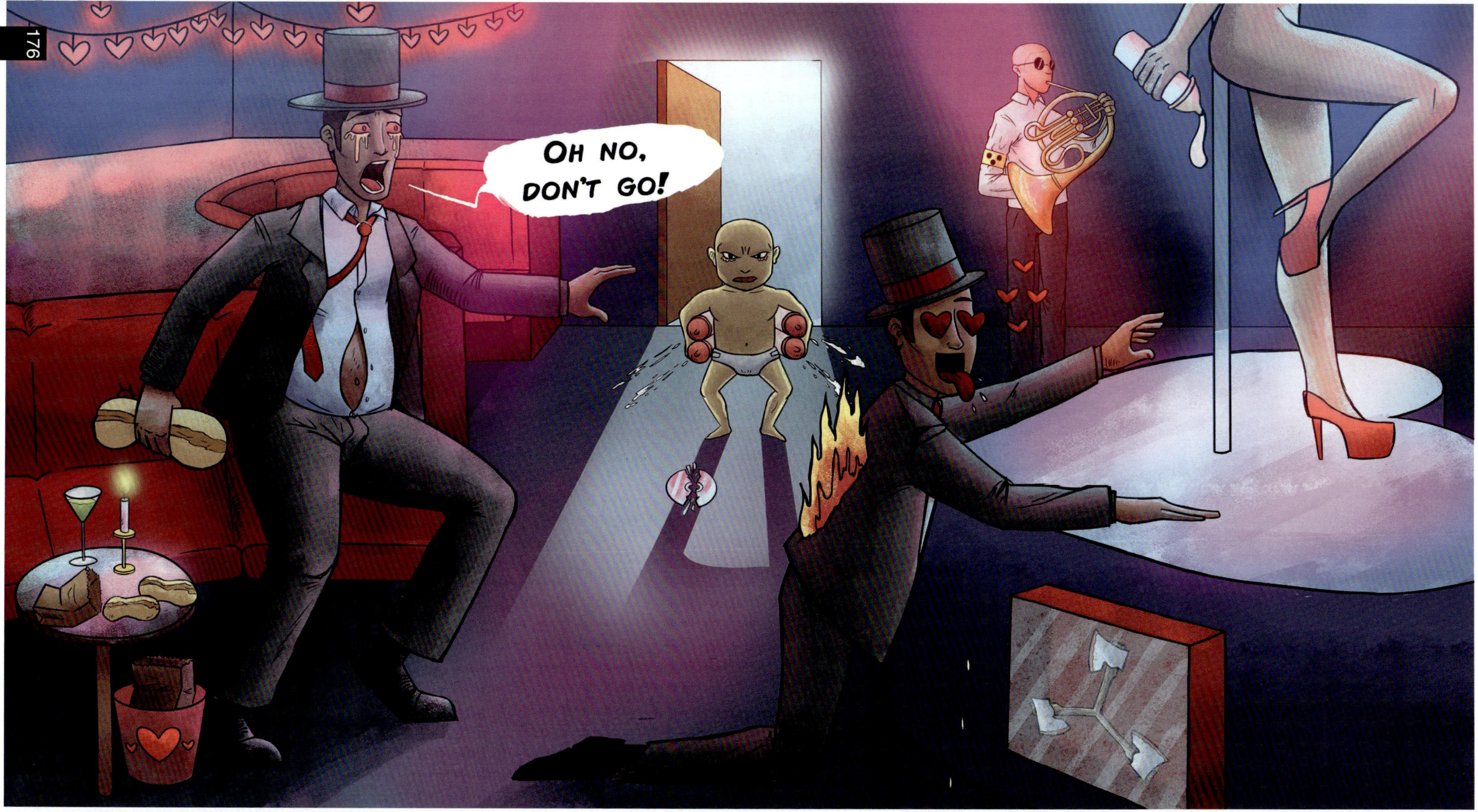

1. Was ist der Erreger der Gonoblennorrhö ?
2. Welche Erkrankung liegt der Gonoblennorrhö zugrunde ?
3. Warum züngeln Flammen an der Jacke des Diplomaten empor?
4. Wodurch kommt es zur Übertragung?
5. Warum trägt das Baby vier spritzende Flaschen im Arm?
6. Warum spielt ein Blinder Horn?
7. Wie behandelt man die Gonoblennorrhö?

Antworten

1. Die semmelförmigen, gramnegativen Diplokokken *Neisseria gonorrhoeae* (Diplomaten).
2. Eine Gonorrhö, umgangssprachlich auch Tripper genannt (Stripper).
3. Die Gono(bleno)rhö ist hochansteckend. Der zweite Diplomat hat sich beim ersten angesteckt (verliebt, entzündet).
4. Durch Schmierinfektionen (sabbert schmierig) ins Auge oder durch Übertragung von infektiösem Vaginalsekret auf das Auge des Neugeborenen (entzündete Augen des Neugeborenen).
5. Das symbolisiert den Beginn der beidseitigen eitrigen Neugeborenenkonjunktivitis zwei bis vier Tage nach Geburt.
6. Weil Hornhautulzera bis hin zur Perforation und Erblindung Komplikationen sind.
7. Durch systemische Gabe von Ceftriaxon (Dreifach-Axt).

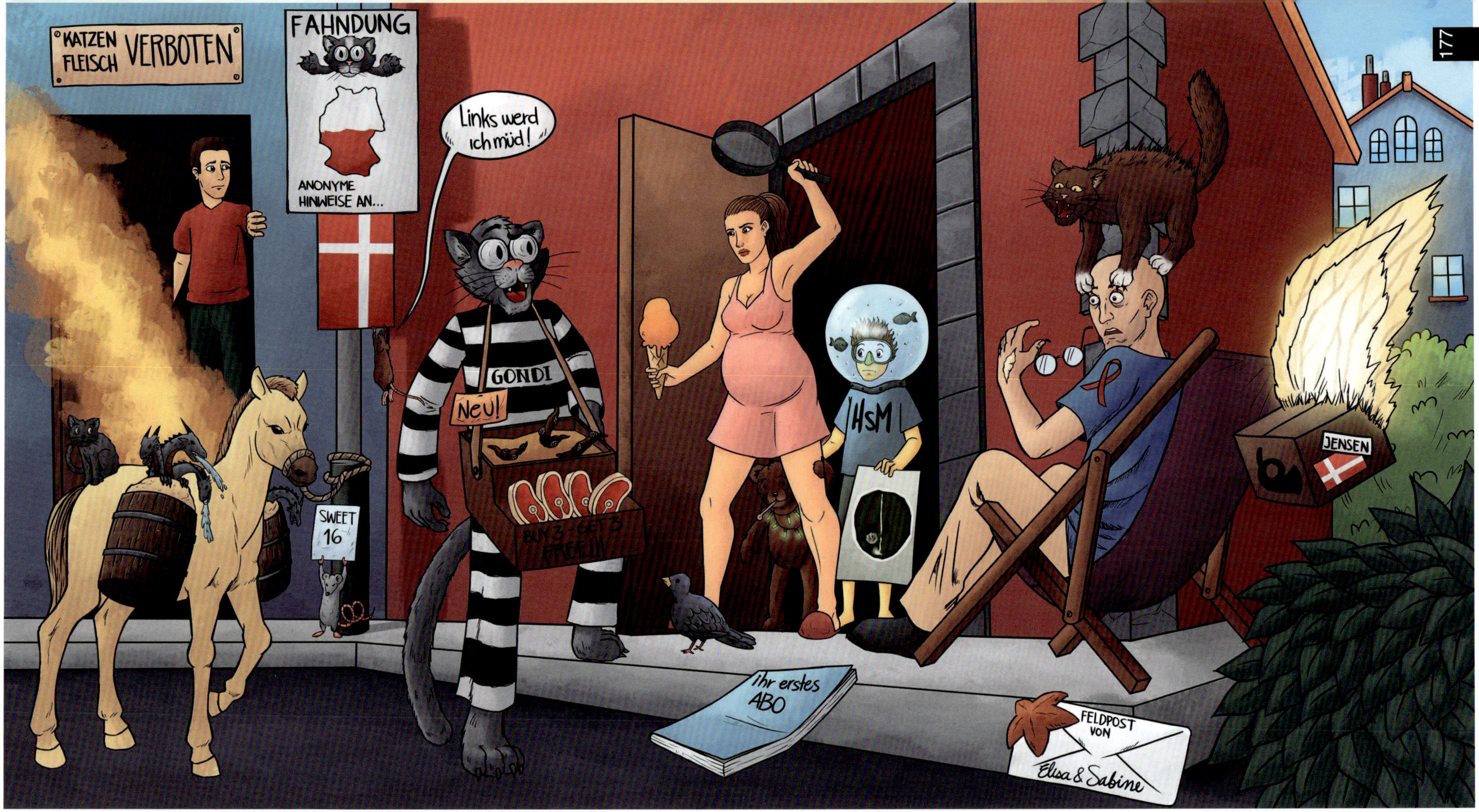

Quiz

1. Warum ist Kater Gondi aus dem Gefängnis ausgebrochen?
2. Was verkauft der Kater? Und Warum?
3. Warum haben die Nachbarn kein Fleisch gekauft?
4. Bei wem kommt es besonders oft zur okulären Toxoplasmose?
5. Was zeigt die schwangere Frau?
6. Warum steht "neu" auf dem Schild des Katers?
7. Was zeigt die Brille des Katers?

Antworten

1. Toxoplasmen sind obligat intrazelluläre Organismen.
2. Er verkauft rohes Fleisch, weil der Keim über unzureichend gegartes Fleisch übertragen wird.
3. Es kommt in den meisten Fällen zu einer asymptomatischen Chronifizierung.
4. Bei Immungeschwächten (AIDS-Kranker).
5. Es kann zur transplazentaren Übertragung mit möglichen Folgen kommen.
6. Weil nur Erstinfektionen für Schwangere "relevant" sind.
7. Sie sieht wie ein Doppel-O aus, um an Oozysten zu erinnern, die die Erkrankung übertragen.

BILDERVERZEICHNIS

Danke an all die Bereitsteller allgemeinzugänglichen Bildmaterials!
Creative Commons sind eine großartige Sache. Die Richtlinien sehen vor, dass die jeweiligen Lizenzen verlinkt werden:
Erklärungen zu den **Creative Commons** Lizenzen: **https://creativecommons.org/**
Erklärungen zu den **GNU** Lizenzen: **https://www.gnu.org/**

1/**18**

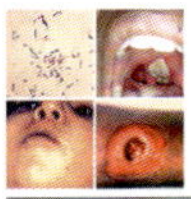

A B C D

A: CC0 CDC Public Health Image Library (PHIL), ID 7323
B: CC BY-SA 3.0 Wiki Commons Dileepunnikri
C: CC0 CDC Public Health Image Library (PHIL), ID 5325
D: CC0 CDC Public Health Image Library (PHIL), ID 1941

2/**20**

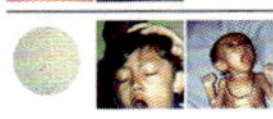

A B C

A: CC0 CDC Public Health Image Library (PHIL), ID 2121
B: CC0 CDC Public Health Image Library (PHIL), ID 6378
C: CC0 CDC Public Health Image Library (PHIL), ID 6379

3/**24**

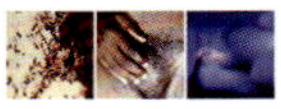

A B C

A: CC0 CDC Public Health Image Library (PHIL), Dr. Lucille K. Georg, ID 12635
C: CC0 CDC Public Health Image Library (PHIL), Dr. Lucille K. Georg, ID 12611
D: CC0 CDC Public Health Image Library (PHIL), Dr. Lucille K. Georg, ID 12638

4/**26**

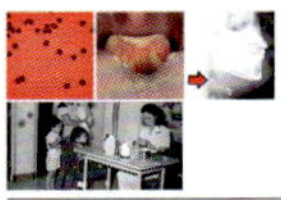

A B C D

A: CC0 CDC Public Health Image Library (PHIL), Dr. W. A. Clark, ID 1614
B: CC BY 4.0 Wiki Commons Dimitrios Malamos
C: CC0 Wiki Commons MedChaos
D: CC0 CDC Public Health Image Library (PHIL), Meridith Hickson, ID 2400

5/**30**

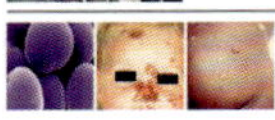

A B C

A: CC0 CDC Public Health Image Library (PHIL), Matthew J. Arduino, Janice Haney Carr , ID 11157
B: CC BY-SA 4.0 Wiki Commons Pp96
C: CC0 CDC Public Health Image Library (PHIL), ID 5154

6/**32**

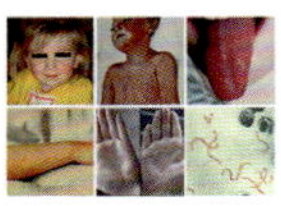

A B C D E F

A: CC0 Wiki Commons Estreya
B: CC0 Wiki Commons McCombs, Robert Shelmerdine
C: CC BY-SA 4.0 SyntGrisha
D: CC0 Wiki Commons Internet Archive Book images
E: CC0 Wiki Commons Yasmin Feeth
F: CC0 CDC Public Health Image Library (PHIL), ID 2110

7/**36**

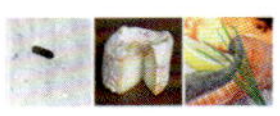

A B C

A: CC0 CDC Public Health Image Library (PHIL) Dr. Balasubr Swaminathan, Peggy Hayes, Elizabeth white, ID 2287
B: CC0 Wiki Commons Myrabella
C: CC0 Meditations auf Pixabay

9/**38**

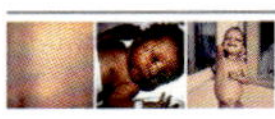

A B C

A: CC0 CDC Public Health Image Library (PHIL), ID 4514
B: CC0 CDC Public Health Image Library (PHIL), Dr. Andre J. Lebrun, ID 713
C: CC0 CDC Public Health Image Library (PHIL), Dr. Andre J. Lebrun, ID 15196

10/**42**

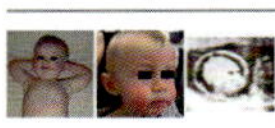

A B C

A: CC0 Wiki Commons Andrew Kerr
B: CC BY-SA 4.0 Wiki Commons Gzzz
C: CC BY-SA 3.0 Wiki Commons Nevit Dilmen

11/**46**

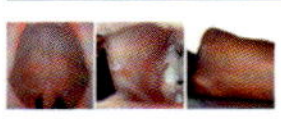

A B C

A: CC0 Wiki Commons Steffen Bernard
B: CC0 CDC Public Health Image Library (PHIL), ID 6111
C: CC0 Wiki Commons Mike Blyth

12/**50**

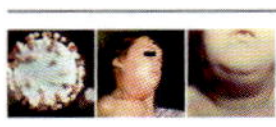

A B C

A: CC0 CDC Public Health Image Library (PHIL), Allison M. Maiuri, MPH; CHES, ID 21073
B: CC0 CDC Public Health Image Library (PHIL), NIP, Barbara Rice, ID 130
C: CC0 CDC Public Health Image Library (PHIL), ID 14488

13/**54**

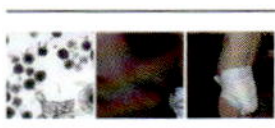

A B C

A: CC0 Wiki Commons Bernard Kramarksy
B: CC0 Wiki Commons Emiliano Burzagli
C: CC0 Wiki Commons M Davis

14/**56**

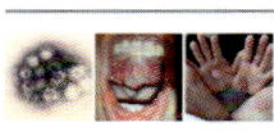

A B C

A: CC0 CDC Public Health Image Library (PHIL), Dr. Erskine Palmer, ID 15281
B: CC0 Wiki Commons Shawn C
C: CC BY-SA 3.0 Wiki Commons KlatschmohnAcker

8/**60**

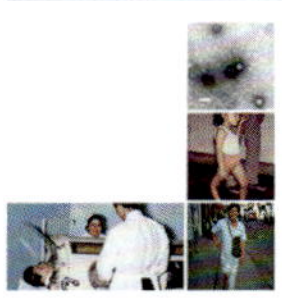

A B D C

A: CC0 U.S. Environmental Protection Agency (EPA), F.P. Williams
B: CC0 CDC Public Health Image Library (PHIL), ID 5578
C: CC0 CDC Public Health Image Library (PHIL), NIP, Barbara Rice, ID 134
D: CC0 CDC Public Health Image Library (PHIL), ID 2624

15/**62**

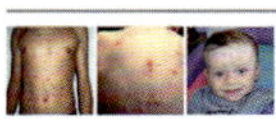

A B C

A: CC0 Wiki Commons Camiloaranzales
B: CC0 CDC Public Health Image Library (PHIL), ID 6121
C: CC0 Wiki Commons Thomas Netsch

16/**66**

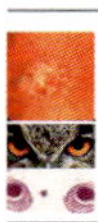

A B

A: CC0 National Eye Institute, National Institutes of Health, Ref EDA07
B: CC0 Chreacker auf Pixabay (Eulenaugen)
CC0 CDC Public Health Image Library (PHIL), Dr. Edwin P. Ewing, Jr. , ID 958

17/**68**

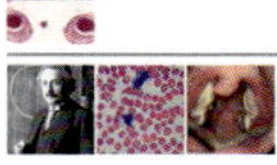

A B C

A: CC0 Wiki Commons, BHM Archive, Ferdinand Schmutzer
B: CC0 Wiki Commons Ed Uthman
C: CC BY-SA 3.0 Wiki Commons Welleschik

18/**72**

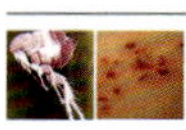

A B

A:CC0: CDC Public Health Image Library (PHIL), Janice Haney Carr ID 11436
B: CC0 Wiki Commons whitespace123

19/**74**

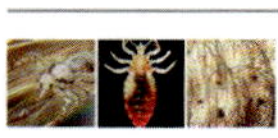

A B C

A: CC BY-SA 2.0 Wiki Commons Gilles San Martin
B: CC0 CDC Public Health Image Library (PHIL) ,Janice Harney Carr, ID 9217
C: CC BY-SA 3.0 SOA-AIDS Amsterdam

20/**78**

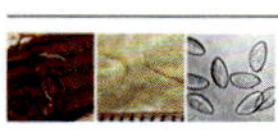

A B C

A: CC BY 3.0 Wiki Commons Vaio1488, Cartoffel
B: CC0 Wiki Commons Salvadorjo, Doc James, Cartoffel
C: CC0 CDC Public Health Image Library (PHIL), ID 5229

21/**86** A B C
A: CC BY 3.0 Wiki Commons Doc. RNDr. Josef Reischig, CSc.
B: CC0 Wiki Commons Mikael Hägström
C: CC0 CDC Public Health Image Library (PHIL), M.Rein, ID 14574

22/**88** A B C
A: CC BY-SA 3.0 Wiki Commons SOA-AIDS Amsterdam
B: CC0 CDC Public Health Image Library (PHIL), Dr. Lourdes Fraw, Jim Pledger, ID 3795
C: CC0 Wiki Commons Hic et nunc

23/**92** A B C
A: CC0 CDC Public Health Image Library (PHIL) Joe Millar, ID 4085
B: CC BY-SA 3.0 Wiki Commons SOA-AIDS Amsterdam
C: CC BY-SA 3.0 Wiki Commons SOA-AIDS Amsterdam

24/**94** A B C D E F
A: CC0 Goya auf Museo Nacional del Prado online gallery
B: CC0 CDC Public Health Image Library (PHIL), Dr. david Cox, ID 1971
C: CC BY 2.0 U.S. National Institute for Allergies and Infectious Diseases (NIAID)
D: CC0 CDC Public Health Image Library (PHIL), M.Rein, ID 6803
E: CC0 CDC Public Health Image Library (PHIL), Robert Sumpter, ID 6809
F: CC0 CDC Public Health Image Library (PHIL), ID 4098,

25/**98** A
A: CC0 CDC Public Health Image Library (PHIL) Renelle Woodall, ID 14968

26/**100** A B C
A: CC BY 4.0 Wellcome Library no. 575662i
B: CC BY 4.0 Wellcome Library uspr. aus Atlas der Syphilis. Leipzig : F.C.W. Vogel, 1922
C: CC0 CDC Public Health Image Library (PHIL), Peter Perine, ID 3823

27/**104** A B C
A: CDC Public Health Image Library (PHIL), Susy Mercado, ID 22494
B: CDC Public Health Image Library (PHIL), Jessie Blount, ID 20634
C: CC0 CDC Public Health Image Library (PHIL), C.Goldsmith, P. Feorino, E.L. Palmer, W.r. McManus, ID 10000

28/**106** A B C
A: CC0 CDC Public Health Image Library (PHIL), ID 1217
B: CC0 CDC Public Health Image Library (PHIL), Dave Bray, Walter Reed Army Medical Center
C: CC0 CDC Public Health Image Library (PHIL), Robert E. Sumpter, ID 12630

29/**110** A
A: CC0 CDC Public Health Image Library (PHIL), Sol Silverman, Jr., DDS, ID 12630

31/**116** A B C
A: CC0 Wiki Commons Ed Uthman, MD
B: CC0 Wiki Commons George Chernilevsky
C: CC0 CDC Public Health Image Library (PHIL), Dr. Wiesner, ID 4151

32/**120** A B C
A: CC0 CDC Public Health Image Library (PHIL), Joe Miller, ID 14500
B: CC0 CDC Public Health Image Library (PHIL), ID 5240
C: CC BY-SA 3.0 Wiki Commons Nephron

33/**128** A B C D E
A: CC BY-SA 3.0 Wiki Commons Felix Fellhauer
B: CC0 CDC Public Health Image Library (PHIL), Dr. Amanda Loftis et al, ID 8686
C: CC0 Catkin auf Pixabay
D: CC0 CDC Public Health Image Library (PHIL) James Gathany, ID 9875
E: CC0 CDC Public Health Image Library (PHIL), ID 6631

35/**134** A B C D E F
A: CC0 CDC Public Health Image Library (PHIL), ID 6372
B: CC0 Wiki Commons Sir Charles Bell, bereitgestellt durch Anatomyacts
C: CC0 CDC Public Health Image Library (PHIL)Dr. Thomas F. Seller Emory University, ID 2857
D: CC0 CDC Public Health Image Library (PHIL), ID 6373
E: CC0 CDC Public Health Image Library (PHIL), ID 6374
F: Copyright Meditricks GmbH

36/**138** A B C D
A: CC0 CDC Public Health Image Library (PHIL), ID 2107
B: CC0 Makamuki0 auf Pixabay
C: CC0 CDC Public Health Image Library (PHIL), ID 1935
D: CC0 CDC Public Health Image Library (PHIL), Dr.V.R. Dowell, ID 16209

37/**140** A B C
A: CC0 CDC Public Health Image Library (PHIL)
B: CC0 Nicooografie auf Pixabay
C: CC BY-SA 3.0 0 Epidemiologisches Bulletin RKI Nr.21/2012

38/**144** A B C
A: CC0 Wiki Commons
B: CC BY-SA 3.0 Wiki Commons SOA-AIDS Amsterdam
C: CC0 CDC Public Health Image Library (PHIL), ID 15560

39/**146** A B C
A: CC BY 3.0 Wiki Commons Dr. Laughlin Dawes
B: CC BY-SA 4.0 Wiki Commons Jensflorian
C: CC0 CDC Public Health Image Library (PHIL), ID 6491

40/**150** A B C
A: CC BY-SA 3.0 Wiki Commons Fisle
B: CC0 Wiki Commons M.S.
C: CC0 Wiki Commons StromBer

41/**152** A B C
A: CC0 CDC Public Health Image Library (PHIL), ID 2626
B: CC0 CDC Public Health Image Library (PHIL), ID 2539
C: CC0 CDC Public Health Image Library (PHIL), Dr. Daniel P. Perl, ID 3377

42/**156** A B C
A: CC0 Wiki Commons L.A. Marty, Hic et nunc
B: CC0 U.S. Army medical department, chapter 9 fig.36
C: CC BY-SA 3.0 Wiki Commons Brainhell

43/**158** A B
A: CC BY-SA 4.0 Wiki Commons Manu5
B: CC0 CDC Public Health Image Library (PHIL), Dr. Edwin P.Ewing, Jr., ID 33

44/**166** A B C D
A: CC BY-SA 3.0 CBM Trachom_18, Ressource ID 130520
B: CC BY-SA 3.0 CBM Trachom_20, Ressource ID 4703
C: CC BY-SA 3.0 Wiki Commons Joel Mills
D: CC BY 2.0 Wiki Commons Otis Historical Archives National Museum of Health and Medecine

45/**168** A B C
A: CC0 CDC Public Health Image Library (PHIL), Susan Lindsley, ID 15193
B: CC0 Wiki Commons P33tr
C: CC0 CDC Public Health Image Library (PHIL), ID 3802

46/**172** A B C
A: CC0 CDC Public Health Image Library (PHIL), J. Pledger, ID 3766
B: CC0 CDC Public Health Image Library (PHIL), ID 5176
C: CC0 CDC Public Health Image Library (PHIL), Susan Lindsley from Dr.M.F. rein, ID 6382

47/**174** A B C
A: CC0 CDC Public Health Image Library (PHIL), ID 14380
B: CC0 CDC Center for Disease Control and Prevention, DPDx > Toxoplasmosis
C: CC0 Ophthalmology Department, Rapallo Hospital, Genova, Italy via National Library of Medicine, Open-i

TEAM MEDITRICKS

Dieses Buch parallel zum laufenden Betrieb zu realisieren, war nur möglich, weil wir eine geniale Crew haben. Die Abteilung Videochirurgie hat weiterhin fleißig geschnitten, Schnipsel transplantiert und Bildfehler gekautert. Unvergessliche Soundspuren sind entstanden, neue Bildideen wurden vom Team Ideengebung konzipiert. Das Team unterliegt natürlich einem steten Wandel. Dies ist die Besetzung von einst – das aktuelle Team präsentieren wir auf: **meditricks.de/team**

Wir hoffen, dieses Buch begeistert Dich genau wie uns.
Dein

Team Meditricks

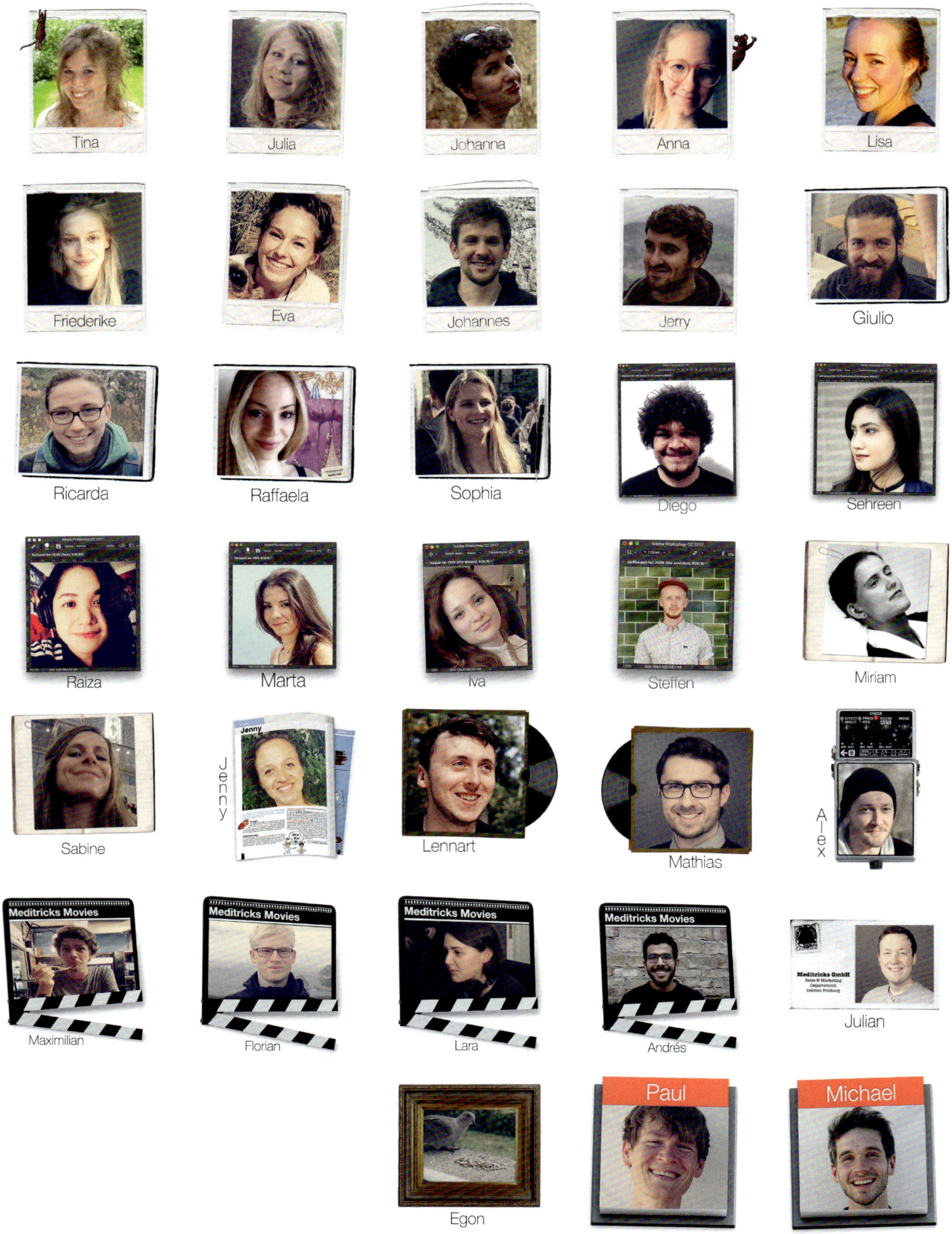

Wegen euch wuseln sie auf dem Papier, die Erreger.

Dankeschön

an alle Nutzerinnen und Nutzer von Meditricks. Euer Feedback hat unseren Arbeitsalltag erhellt.

Ein riesen Dank an die Crew der MIAMED GmbH. Wir haben zusammen eine grandiose Kooperation gestartet; ihr habt Erfahrungen mit uns ausgetauscht und immer fleißig neue Meditricks bei euch eingepflegt.

Merci

an die Abteilung Medizinische Psychologie in Freiburg. In euren Räumlichkeiten ist der Großteil dieses Buchs entstanden, eure Kaffeemaschine hat uns genährt. Danke für die Unterstützung, insbesondere an unseren Exist-Mentor Götz Fabry.

Unser Dank gilt auch dem Gründerbüro Freiburg. Mit eurer Unterstützung haben wir das Exist-Gründerstipendium geholt. Danke insbesondere an Thomas Maier.

Cheers

an die genialen und kreativen Menschen, die uns mit den Tools für dieses Buch ausgestattet haben, was gibt es nicht für geniales Zeug! Google, Slack, InDesign und Photoshop; Helvetica, Futura und und und. Nice!

Grazie mille

an die genialen Autoren der verschiedenen Nachschlagewerke, die uns als Quellen dienten. Big shouts an uptodate.com, an das RKI, den Herold und viele mehr!

Hut ab!

Danke nochmals an alle im Team Meditricks, die an diesem Werk und allem drumrum beteiligt sind. Ihr habt viel Energie in dieses Projekt gesteckt und manch Teil eurer Freizeit dafür geopfert.

Das Antibiotikabuch

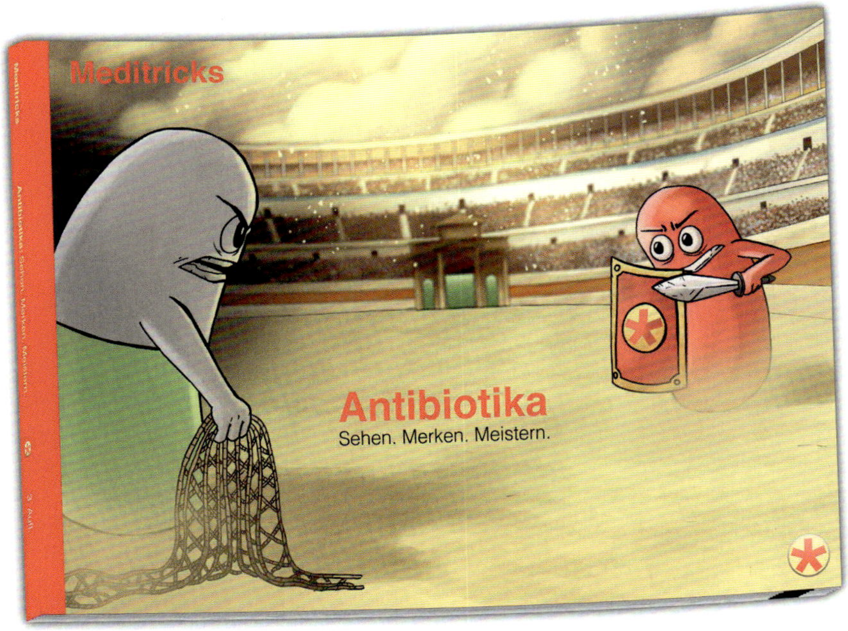

4. Auflage. 108 Seiten. DINA5. 23 Antibiotikaklassen.
Inkl. 20-seitigem Comic zu den Penicillinen.
Bessere farbige Markierungen.
Merkbilder vorlesen lassen.
Bunt, bunt, bunter.

*meditricks.de/**abb***

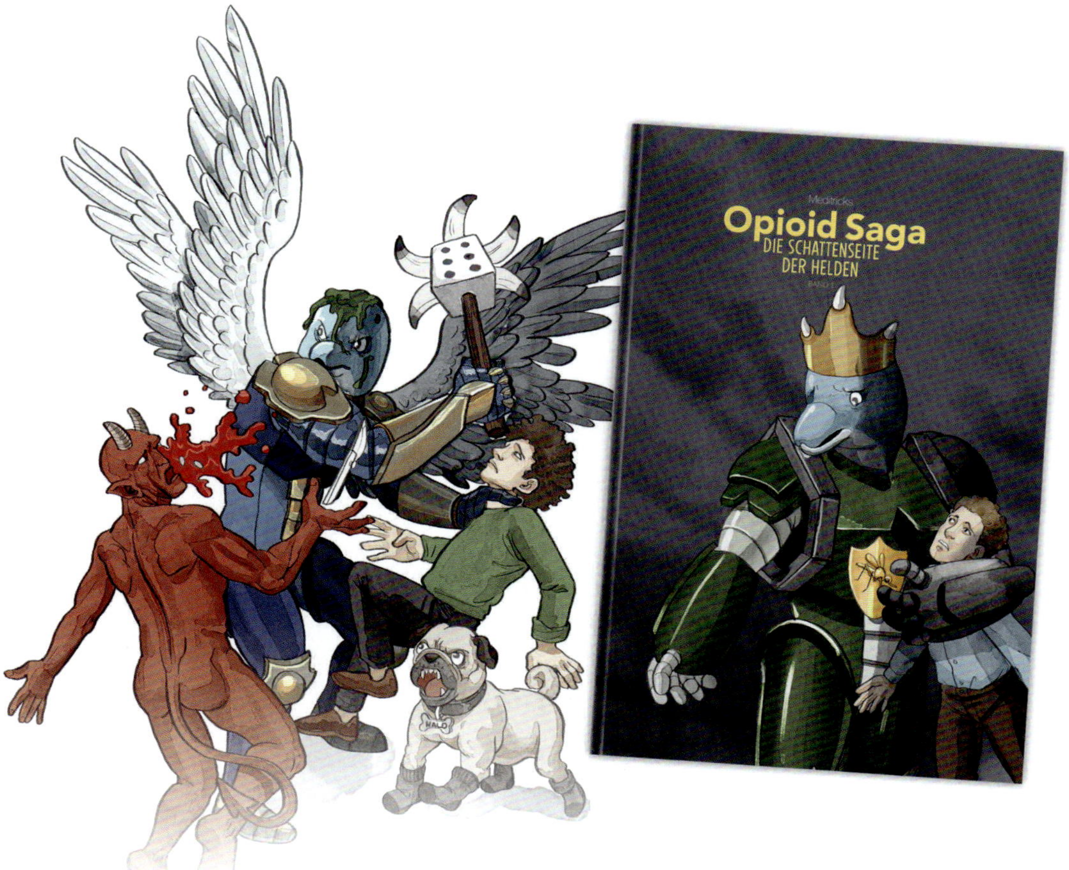

*meditricks.de/**osc***

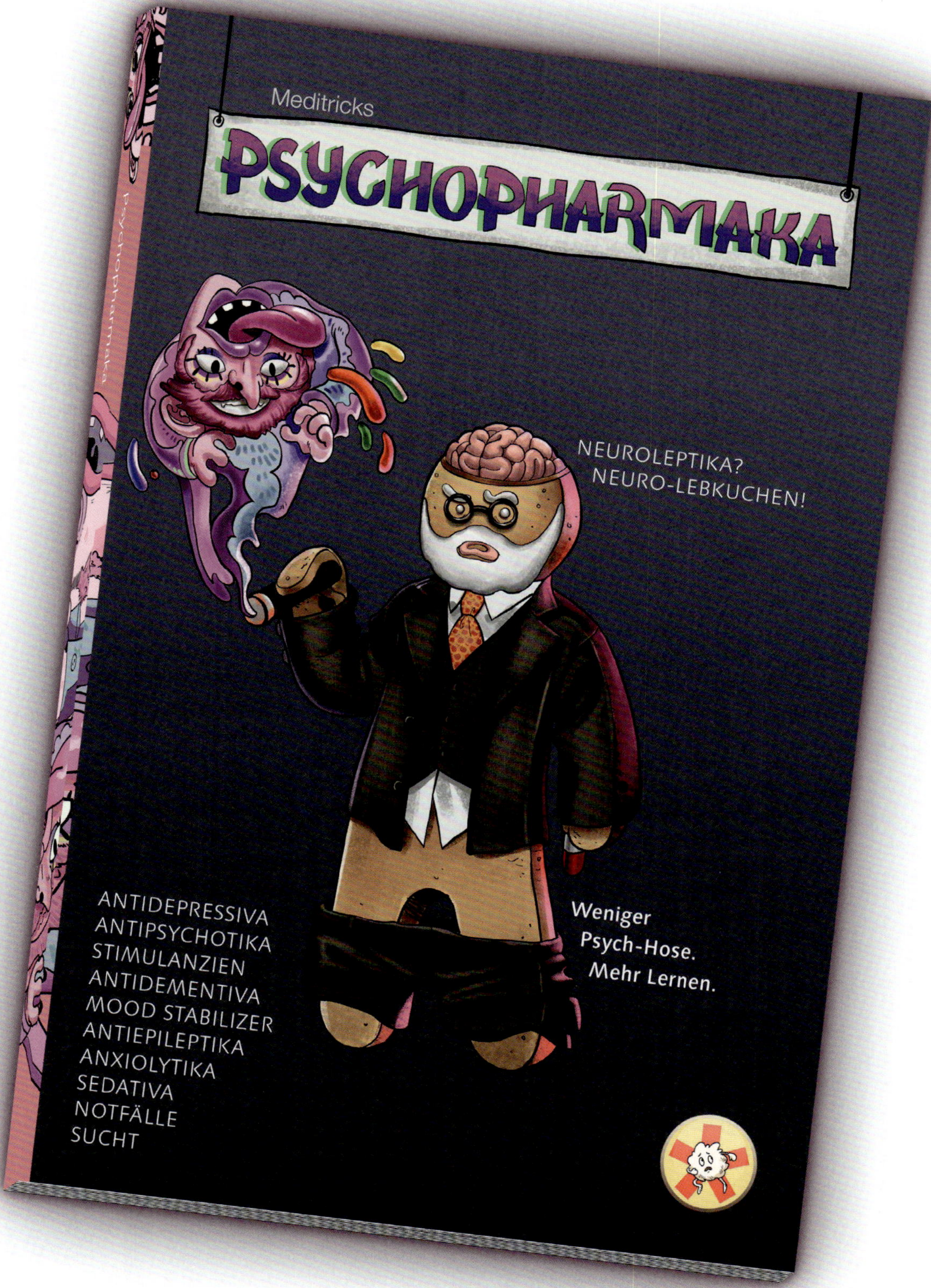

meditricks.de/psb